லன்ச் மேப்

தமிழக ஃபுட் டைரி

திலீபன் புகழ்

சூரியன் பதிப்பகம்

ISBN: 978-81-956304-0-0

Title :
LUNCH MAP
© Dhileeban Pugazh

சூரியன் பதிப்பகம்
வெளியீடு: 181

நூல் தலைப்பு:
லன்ச் மேப்

நூல் ஆசிரியர்:
© **திலீபன் புகழ்**

முதற்பதிப்பு:
மார்ச் 2022

விலை:
ரூ.250/-

சூரியன் பதிப்பகம்

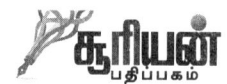

229, கச்சேரி ரோடு, மயிலாப்பூர்,
சென்னை-600004.
விற்பனைப் பிரிவு தொலைபேசி :
044-4220 9191 **Extn:** 21125
மொபைல்: 72990 27361
இமெயில் : **kalbooks@dinakaran.com**

பதிப்பாளர் மற்றும் ஆசிரியர் : **ஆர்.எம்.ஆர்.ரமேஷ்**
சீஃப் டிசைனர் : **பி.வேதா**

இந்தப் புத்தகத்தின் எந்த ஒரு பகுதியையும் பதிப்பாளரிடமிருந்து எழுத்துபூர்வமான முன் அனுமதி பெறாமல் மறுபிரசுரம் செய்வதோ, அச்சு மற்றும் மின்னணு ஊடகங்களில் மறுபதிப்பு செய்வதோ காப்புரிமைச் சட்டப்படி தடை செய்யப்பட்டதாகும். புத்தக விமர்சனத்துக்கு மட்டும் இந்தப் புத்தகத்திலிருந்து மேற்கோள் காட்ட அனுமதிக்கப்படுகிறது.

எண் சாண் உடம்புக்கு கைப் பக்குவமே பிரதானம்!

சமைப்பதெல்லாம் சமையல் ஆகிவிடாது. உணவில் சரியான அளவில் பொருட்களைச் சேர்த்துச் சமைத்தாலும் ருசி வந்துவிடாது. பக்குவமும் கைமணமும் சரியாக இருந்தால் மட்டுமே என்றென்றும் மனதில் நிற்கும் சமையல் சித்திக்கும்.

திருச்சி அருகே எண்பதுகளில் வசந்தி அக்கா இட்லிக்கடை வைத்து இருந்தார். காலை நான்கு மணிக்கு மூன்றாவது ஷிஃப்ட் ஊழியர்கள் டூல்ஸ் கம்பெனி வேலைக்குச் செல்வார்கள். அவர்களுக்காக இரண்டு மணிக்கே இட்லி சுடும் வேலையைத் தொடங்குவார் வசந்தி அக்கா.

வீட்டில் உறவுகளில் நடக்கும் நல்லது கெட்டது என எதற்கும் கடைக்கு விடுமுறை விட்டதில்லை. "விடியற்காலை நாலு மணிக்கு வேற யாரு கடை திறந்து வைப்பாங்க..? நான் ஒரு நாள் கடை மூடிட்டனா நம்பி வர்றவங்க ஏமாந்துபோயிடுவாங்க. டீயைக் குடிச்சுட்டு வேலைக்குப் போயிடுவாங்க. பாடுபட போறவங்க பசியோட போனா நல்லாவா இருக்கும்..?" என்று கேட்ட அவர் குரலில் வழிந்த அக்கறையும் வாஞ்சையும் இன்றும் என்னுள் ஒலித்துக்கொண்டிருக்கிறது.

பின்னொரு நாள் அந்த டூல்ஸ் கம்பெனியை மூடிவிட்டார்கள். என்ன செய்வதென ஒருசில நாட்கள் திகைத்திருந்தார் வசந்தி அக்கா. பிறகு, அங்கேயே இருந்த பெண்கள் மேல்நிலைப்பள்ளி அருகே தனது கடையைப் போட்டார்.

அந்தக் கடைக்கு எப்போது சென்றாலும் 'உளுந்த வடை' மணந்துகொண்டேயிருக்கும். அதுவும் மெனக்கெட்டு காந்தி மார்க்கெட்டுக்குச் சென்று நயமான உருட்டு உளுந்தம்பருப்பை வாங்கி வந்து, பார்த்து பக்குவமாக ஆட்டுக்கல்லில் அரைத்து சின்ன வெங்காயம், சீரகம் கறிவேப்பிலையைச் சேர்த்து, அத்தனை ருசியாக சுட்டு வைத்திருப்பார். அதேபோல இட்லியில் அதிகம் உளுந்தைச்

சேர்ப்பார். கொஞ்சம் வேகமாக எடுத்து வைத்தால் அதிகமான உளுந்தால் இட்லியே உதிர்ந்துவிடும்.

“என்ன பாட்டி எல்லா இட்லியும் உடைஞ்சிருக்கு..?” என்று அங்கு சாப்பிட வரும் இளவட்டப் பெண்கள் வம்பளப்பார்கள். “உளுந்து அதிகம் சேர்த்து இருக்கேன்டிமா... பொண்ணுங்க உடம்புக்கு உளுந்துதான் பொன்னு!” என்பார் வசந்தி அக்கா.

இதே போல் இன்னொரு கதை... இது அரியலூரில் கண்டது.

மகப்பேறு மருத்துவமனையில் சத்துமாவு உருண்டையுடன் நாட்டு மாட்டு பசும்பாலில் டீ போடும் அக்கா ஒருவர் இருக்கிறார்.

இப்படி எளிய மனிதர்களின் சமையலில்தான் உணவோடு சேர்ந்து உணர்வும் கலந்திருக்கும். நம் தமிழ்வாழ்வின் உடலும் குடலும் அப்படியான உணர்வோடும் உணவோடும் பிணைந்திருப்பதுதான்

தமிழகம் முழுவதுமே இப்படியானவர்கள் ஏராளம். உணவகக் கலை என்பது உள்ளிருந்து உந்தித் தள்ளும் கலை. வியாபாரம், காசைத் தாண்டி ‘ஒரு டீ போடுங்கண்ணே..., ரெண்டு இட்லி வைங்க அக்கா...’ என்று கேட்கும்போதே உணவோடு சேர்ந்து உறவின்முறையும் உள்ளே செல்கிறது.

இந்த மண்ணின் மணம் மாறா மனிதர்களையும் ருசி குன்றா அவர்கள் உணவையும் பதிவு செய்ய வேண்டும் என்பது என் வெகுநாள் விருப்பம். அப்படித்தான் குங்குமம் இதழில் ‘லன்ச் மேப்’ தொடரைத் தொடங்கினேன்.

2018 முதல் 2019 வரை இரண்டு ஆண்டுகள் இந்தத் தொடர் வாரம்தோறும் வெளிவந்த போது தமிழகம் முழுவதும் உள்ள ஆயிரத்துக்கும் மேற்பட்ட உணவகங்களில் கை நனைத்திருக்கிறேன்; வயிறு குளிர்ந்து ஏப்பம் விட்டிருக்கிறேன்.

ஒவ்வோர் இடத்திலும் உணவோடு சேர்ந்த உபசரிப்பு நெகிழ வைத்தது. மணமே மனிதர்களை அடையாளம் காட்டியது. உறவாட வைத்தது.

ருசித்ததை எல்லாம் செய்முறையுடன் ‘குங்குமம்’ வார இதழில் எழுதியபோது படித்தவர்கள் எல்லோரும் சப்புக் கொட்டினார்கள்; தத்தம் இல்லங்களில் தங்கள் கையால் சமைத்து சாப்பிட்டு நன்றி தெரிவித்தார்கள்.

மிகுந்த காதலோடு பி.எஸ்ஸி ஹோட்டல் மேனேஜ்மெண்ட் பட்டப் படிப்பை படித்தவன் நான். எனக்கு உணவுக்கலையைப் போதித்த நல்லாசான்களும் அற்புதமானவர்கள்.

திலக் கிரிஸ்டி, சுரேஷ் பாபு, தண்டபாணி மற்றும் எங்கள் துறைத் தலைவர் விஜய் ஆனந்த் என ஒவ்வொருவரும் எனக்குக் கற்றுக் கொடுத்த விஷயங்கள் என் வாழ்நாள் பாடம். அங்கு அவர்கள் கொடுத்த சுதந்திரம் எனக்கு உணவுக்கலையின் பிற பரிணாமங்களையும் புரிந்துகொள்ள உதவியது.

என்னுடன் பயணித்த நண்பர்களும் அப்படித்தான். ராஜா, ஆண்டனி, முத்தரசன், விமல்ராஜ் ஆகிய நால்வரும்தான் என் கூட்டாளிகள். நல்ல டீ குடிக்க வேண்டும் என்பதற்காக மெனக்கெட்டு பெட்ரோலைப்

போட்டுக்கொண்டு பைபாஸ் ரோட்டுக்கடை வரை போய்வருவோம். அந்த அனுபவங்கள் எல்லாம் சேர்ந்துதான் இந்த நூலை உருவாக்க எனக்கு உதவியது.

'குங்குமம்' இதழில் உணவு சார்ந்த தொடரை எழுதும் வாய்ப்பை எனக்கு வழங்கிய 'தினகரன் & குங்குமம்' குழுமத்தின் நிர்வாக இயக்குநரும் எங்கள் வழிகாட்டியுமான ஆர்.எம்.ஆர் அவர்களுக்கு மிகவும் கடன்பட்டிருக்கிறேன். உண்மையில் அவரே மிகச் சிறந்த உணவுப்பிரியர். உலகம் முழுதும் உள்ள பலநாட்டு உணவு வகைகள் பற்றியும் அவர் சொல்வதைக் கேட்டாலே பசியாறிவிடும்.

இத்தொடரை வாராவாரம் அழகான முறையில் வடிவமைத்துக் கொடுத்த வடிவமைப்பாளர்களுக்கும், தவறுகளைத் திறம்பட திருத்திய பிழை திருத்துநர்கள் எஸ். சண்முகவேல், ஆசி.கண்ணம்பி ரத்தினம் அவர்களுக்கும் 'குங்குமம்' இதழின் ஆசிரியர் கே.என்.சிவராமன் அவர்களுக்கும், சீஃப் டிசைனர் வேதா அவர்களுக்கும், 'தினகரன்' - 'குங்குமம்' போட்டோகிராபர்களுக்கும், சிறப்பாக நூலாக்கம் செய்து தந்திருக்கும் சூரியன் பதிப்பகத்தாருக்கும், இந்நூலைப் படித்து ருசிக்கப் போகும் உங்களுக்கும் நெஞ்சார்ந்த நன்றி.

தலைவாழை இலையில் உடலுக்குத் தீங்கிழைக்காத தமிழ்நாட்டின் உணவு வகைகளைச் செய்முறை/பக்குவங்களுடன் பரிமாறியிருக்கிறேன்.

படித்துவிட்டு ருசி எப்படியிருக்கிறது என்பதைச் சமைத்துப் பார்த்து விட்டு சொல்லுங்கள்.

தோழமையுடன்
திலீபன் புகழ்
dhileebanpugazh@gmail.com

படையல்

பேறுகாலம் பார்த்த
பூங்காவனம் அம்மாயிக்கு...

திலீபன் புகழ்

திருச்சி

செல்லம்மாள் உணவகம்

என்னதான் உணவில் சரியான அளவில் பொருட்களை சேர்த்துச் சமைத்தாலும் அதன் பக்குவமும், கைமணமும் சரியாக இருந்தால்தான் மனதில் நிற்கும்.

உணவுக்கு முக்கியம் ருசி, மணம், பார்வை. இக்காலத்தில் இந்த மூன்றும் அதன் இயல்பில் இல்லை. வறுத்த, பொரித்த, மசாலா உப்புக்கு அடிமையாகி 'மிகைச் சுவை'க்குள் தள்ளப்பட்டுள்ளோம்.

அதனால்தான் இயல் சுவையான இட்லி, தயிர் சாதம், பருப்பு சோறு, ஆட்டுக்கால் ரசம், பருத்திப்பால், சிறுதானியம் போன்ற

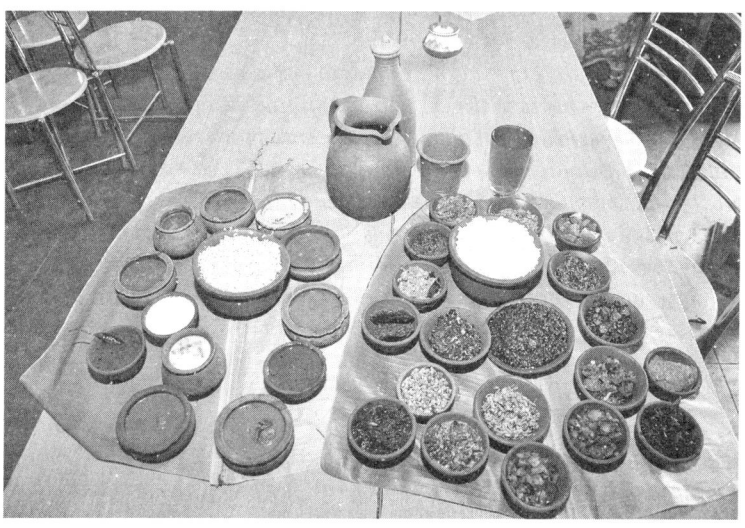

லன்ச் மேப்

உணவுகளின் ருசி நமது மனதுக்கு குறைவாகத் தெரிகிறது. மிகையான வாசனை, மிகையான சுவை, நமது உணவு உண்ணும் உணர்வை மழுங்கடிக்கிறது.

சுவை, வாசனை, பார்வை முன்றையும் என்னதான் ரசாயன உப்பைக் கொண்டு அதிகப்படுத்தினாலும் அதற்கென இருக்கும் இயல்பையும், சமைப்பவரின் கைப்பக்குவத்தையும் எந்த சுவையூட்டியாலும் கொடுக்கமுடியாது.

ஆதி உள்ளங்கை ருசியை யாரும் உள்ளார்ந்து கவனிப்பதில்லை. சில சமையல் புத்தகங்களில் ‘இதைப் போடவேண்டும், அதைச் சேர்த்து வதக்கவேண்டும்....’ என்று அளவுகோலில் தீர்மானித்து பொதுவாகக் குறிப்பிடுகின்றனர். யாரும் பக்குவத்தையோ, கால நேரத்தையோ, கனல் எரியும் அளவையோ கற்பிப்பது இல்லை.

நளபாக இருத்தலியல் என்பது உள்ளிருந்து உந்தித்தள்ளும் கலை. ‘வீட்டுக்காரர் வயிற்றுக்கு ஒப்புக்கொள்ளாது’; ‘தம்பிக்குக் காரம் புடிக்காது’; ‘வெயில் காலம் வந்துடுச்சு. தினமும் தயிர் பொற ஊத்தணும்’ என்று சொல்லும் அம்மா இல்லாத வீடே இல்லை.

‘உங்க ஊர்ல பெஸ்ட் ஹோட்டல் எதுனு யோசிக்காம சொல்லுங்க..?’ என்றால் சட்டென்று வருவது ‘ஆயா’க் கடையாகவோ, ‘அக்கா’ கடையாகவோதான் இருக்கும்.

பணியாரக்கிழவி, இட்லிக்கடை ஆயா, ஆப்பம் விற்கும் அம்மா, தோசைக் கடை குருராஜ் அண்ணன், இடியாப்ப அக்கா, தாத்தா கடை பிரியாணி... என்று உறவுகளோடு பின்னப்பட்டதுதான் நம் உடலும் குடலும்.

கடைக்கு போர்டுகூட இருக்காது. விளம்பரம் கிடையாது. வாய் வழியாக மக்களிடம் பரவும் செய்திதான் இந்த உணவகத்தை நோக்கி மக்களை வரத் தூண்டும்.

விளையாட்டுப் போட்டியில் கைஉடைந்த கல்லூரி மாணவனுக்கு ஊட்டிவிட்ட மெஸ் அம்மாக்கள்... 56 ரூபாய் பில் வந்தால் ‘50 ரூபாய் குடுப்பா போதும்’ என்று ஜிஎஸ்டி இல்லாமல் ரவுண்ட் செய்யும் ஆயா... பேச்சிலர் ஆசாமி, பிரசவத்துக்கு தாய் வீட்டுக்கு அனுப்பி வைத்த கணவன், பரீட்சை காலத்தில் சுடச் சுட இட்லியுடன் அறைக்கே வந்து உணவு தந்த தாபா கடைக்காரர்கள்... என்று உணவின் வழியாக உறவாடியவர்கள் ஏராளம்.

இது மாதிரியான அக்கறைதான் ருசியான உணர்வை முடிவு செய்கிறது. அத்துடன் அடுக்குப்பானை மணம், கரண்டியின் வாகு, சமையலறையின் வாசனை-இவையனைத்தும் தான் ருசியாக மிதக்கும்.

அப்படியான கைப்பக்குவத்தை எழுத்தில் கொண்டுவரும் சிறு ஆர்வமும் முயற்சியும்தான் இந்நூல்.

தமிழகத்தின் நவீன நகரமாக திருச்சி இருந்தாலும் தெருக்களுக்கு

தீலீபன் புகழ்

புளிச்ச கீரை

புளிச்ச கீரை – 1 கட்டு
பூண்டு – 5 பல்
காய்ந்த மிளகாய் – 2
உப்பு – தேவைக்கு
தனியா – 1 டேபிள் ஸ்பூன்
சின்ன வெங்காயம் – 5
எண்ணெய் – தேவைக்கு
வெந்தயம் – 1 டீஸ்பூன்
கடுகு – 1 டீஸ்பூன்

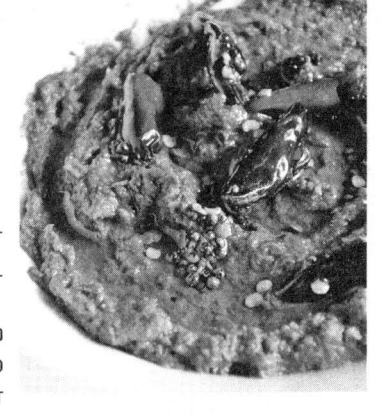

பக்குவம்: கீரைக்கு பிரதானமே மண் சட்டியும் பருப்பு கடையும் மத்தும்தான்.

கீரையை ஆய்ந்து சுத்தம் செய்து வெங்காயத்தை தோல் உரித்து நறுக்கி, கடாயில் எண்ணெய் ஊற்றி கீரையைத் தவிர மற்ற பொருட்களைப் போட்டு வதக்கிக் கொள்ளவும். வதங்கியதும் எடுத்து ஆற வைக்கவும். ஆறினால்தான் புளிப்புச் சுவை ஏறும். அதே பானையில் கீரையை நன்கு வதக்க வேண்டும்.

இப்போது, முதலில் வதக்கி ஆற வைத்துள்ள மற்ற பொருட்களை அம்மியில் அரைத்து அதனுடன் வதக்கி ஆற வைத்துள்ள கீரையைச் சேர்த்து தேவையான அளவு உப்பு சேர்த்து பருப்பு கடையும் மத்தினால் 5 நிமிடம் கடைய வேண்டும்.

பானையும் மத்தும் உராயும்போது கீரையின் சுவை கூடும். பானை தவிர வேறு பாத்திரத்தில் புளிச்சகீரையைச் செய்யும்போது அதன் இயல்பும் சுவையும் இருக்காது.

இறுதியாக காய்ந்த மிளகாய் மற்றும் கருவேப்பிலை, பூண்டினை எண்ணெயில் வதக்கி தாளிக்க வேண்டும்.

இடையே நடக்கும்போது கிராமத்துச் சூழலை லேசாக உணர முடிகிறது. காரணம் அங்குள்ள கோயில்கள்.

கடைகளே இல்லாத மக்கள் வாழும் தெருவில் உள்ளது முழுமையான சைவ உணவுக்கு பெயர்போன செல்லம்மாள் உணவகம்.

புத்தூர், ஆபீசர் காலனியில் இருக்கும் இந்தக் கடையில் கீரை தான் சிறப்பே. தினசரி 5 வகை கீரைகள் மெனுவில் கட்டாயம் இருக்கும்.

மண்பானையில் பொங்கியெழும் கைகுத்தல் அரிசிச் சோற்றின் வாசம் நம்மை கமகமவென வரவேற்கிறது. வரிசையாக ஏழெட்டு

9

லன்ச் மேப்

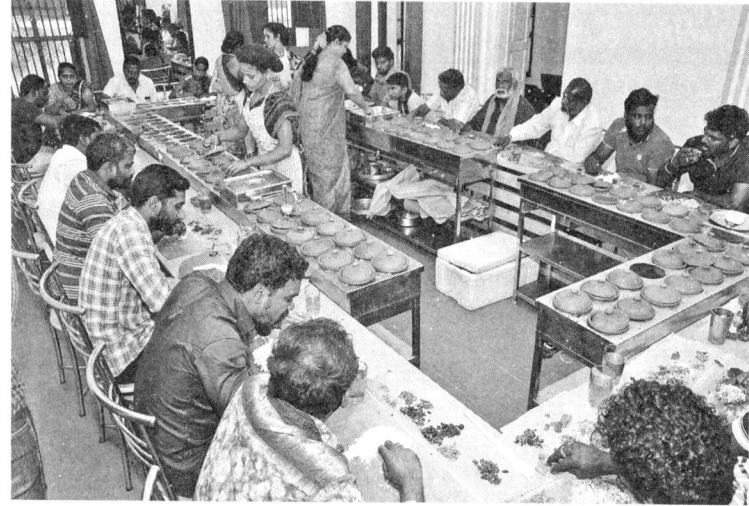

மண் அடுப்புகள். வேக வைக்க புளியமர விறகு. ஒவ்வொரு அடுப்பிலும் மண்சட்டி. இடுப்புயர மண்பானைகள், வெந்து பொங்குவதை கிண்டி விடுவதற்கென மர அகப்பைகள், காய்கறிகள், பல வகை கீரைகள்...

கண்முன்னே ஆரோக்கியம் தெரிகிறது.

"சொந்த ஊர் துறையூர் பக்கத்துல உப்பிலியாபுரம் கிராமம். பி.ஏ. படிச்சிருக்கேன். கல்யாணமானதும் திருச்சிலதான் வாழ்க்கை. முதல்ல மகளிர் விடுதி தொடங்கினேன்..." என்று ஆரம்பித்தார் இந்த உணவகத்தின் உரிமையாளரான செல்லா என்கிற செல்வி.

"வீட்டை விட்டு வெளில தங்கறவங்க முதல்ல மிஸ் பண்றது வீட்டுச் சாப்பாடுதானே. அதனால ஹாஸ்டல்ல தங்கியிருந்த பெண்களுக்கு வீட்டுச் சாப்பாடு செய்து கொடுத்தேன். சுவை, மணத்தை விட ஆரோக்கியம்தான் எனக்கு முக்கியம். சமைக்கும் உணவில் அதுதான் பிரதானம். சோறு குறைவாகவும் காய் கறி கீரைகளை அதிகமாகவும் சாப்பிட வைப்பேன். இது எல்லாருக்கும் பிடிச்சிருந்தது. 'நீங்க உணவகம் தொடங்கலாமே'னு பல பேர் சொன்னாங்க.

அப்பதான் சமையல் சார்ந்த சேவையா 5 வருஷங்களுக்கு முன்னாடி இந்த உணவகத்தை ஆரம்பிச்சேன்..." என்கிறார் செல்வி.

சமைப்பதில் தொடங்கி பரிமாறுகிற வரை எல்லாவற்றுக்கும் மண்பாண்டங்களையே பயன்படுத்துவதுதான் 'செல்லம்மாள் உணவக'த்தின் சிறப்பு. வேலை பார்ப்பவர்கள் அனைவருமே பெண்கள். அன்பான உபசரிப்புக்குக் குறைவில்லை!

"எங்க வீட்ல மண்பாத்திரங்கள்லதான் சமைச்சுக்கிட்டிருந்

தோம். இதனால காய்கறி, கீரைகளோட கலர் மாறாம இருக்கிற தையும், இயற்கையான சுவை அப்படியே இருக்கறதையும் தெளிவா உணர முடிஞ்சது. ஹோட்டல்லயும் அதையே முயற்சி செஞ்சோம்.

வீட்ல சின்ன அளவுல சமைக்கிறதுக்கும் ஹோட்டல்ல பெரிய அளவுல சமைக்கிறதுக்கும் நிறைய சவால்கள் இருந் தது. மண்பாண்டங்களுக்கு வாழ்நாள் குறைவு. கவனமா கையாளணும். சமைக்கிறப்ப விரிசலோ ஓட்டையோ விழலாம். சமைச்சு முடிச்சதும் பல நேரங்கள்ல கசியும். சமைக்கிறப்பவே பாத்திரம் உடைஞ்சு மொத்தமும் வீணாகறதும் நடக்கும்.

இதையெல்லாம் மீறி மக்களுக்கு சுவையான, சத்தான சாப்பாடு கொடுக்கணும்கிற எண்ணத்துலதான் மண்பானை சமையலை செய்யறோம்...” என்கிற செல்வி, தனது உணவகத்தின் மெனுவிலும் வித்தியாசம் காட்டத் தவறவில்லை.

தினமும் அம்மியில் அரைத்த மசாலாவில் செய்த 6 வகையான குழம்புகள்; 5 வகை கீரைகள்; 7 வகையான பொரியல்கள்; வித விதமான பச்சடி, துவையல்; இரண்டு வகை ரசம்; கூட்டு.

இவர்களது ஸ்பெஷல் என வாழைப்பூ உருண்டை குழம்பை யும் புளிச்ச கீரையையும் சொல்லலாம். எங்குமே கிடைக்காத சுவையில் இவை அசத்துகின்றன.

“காலை 4:30 மணிக்கே அரைத்தல், இடித்தல் வேலை களை கட்டும். 10 மணிக்கெல்லாம் பரபரப்பா சமையல் வேலை ஆரம்ப மாயிடும். மதிய உணவு மட்டும்தான் தர்றோம்.

மிளகுக் குழம்பு, கொள்ளுத்துவையல், மல்லித்துவையல், இடித்த பொடி + செக்கில் ஆட்டிய நல்லெண்ணெய், கைகுத்தல் அரிசி சாதம், அவல் பாயாசம், சுட்ட அப்பளம்னு அத்தனையும் ஆரோக்கிய சமையல். இதுபோக தினசரி மெனுல சிறுதானிய உணவுகளுக்குனு ஒரு பட்டியல் உண்டு...” என்கிறார் சமைக்கும் அக்கா கோகிலா.

ஒருவரே இத்தனையையும் ருசிக்க முடியுமா என்கிற கேள்விக் கும் செல்வியிடம் பதில் இருக்கிறது.

“நிச்சயமா இவ்வளவு பொரியல் கீரையையும் ஒருத்தரால சாப்பிட முடியாது. தவிர, எல்லாருக்கும் எல்லா காய், கீரைகளும் பிடிக்கும்னும் சொல்ல முடியாது.

ஃபுல் மீல்ஸ் என்ற பேர்ல பிடிக்காததையும் தேவையில்லாத தையும் இலைல வைச்சு வீணாக்கறதுல எங்களுக்கு உடன்பா டில்ல. அதனால எல்லா காய், கீரைகளையும் கொஞ்சம் கொஞ் சமா குவளைல வச்சு வாடிக்கையாளர்களோட இருக்கைக்கு எடுத்துட்டுப் போய் காட்டுவோம். யாருக்கு என்ன தேவையோ அதை மட்டும் ஆர்டர்பண்ணி சாப்பிடலாம். மெனு கார்டுல ஒரு அயிட்டத்தோட பேரை மட்டும் படிச்சுட்டு தேர்வு பண்றதுக்கும்,

 லன்ச் மேப்

ஒரு உணவை கண்ணால பார்த்து வாங்குறதுக்கும் வித்தியாசம் இருக்கில்லையா?" என்கிறார்.

விலை? 350 கிராம் அளவுள்ள சாதம் ரூ.15 மட்டுமே. குழம்பு வகையறாக்கள் ஒரு கப் ரூ.15. சாம்பார், ரசம், கீரை, பொரியல் போன்றவை ஒவ்வொன்றும் தலா ரூ.10.

இங்கு பணிபுரியும் அத்தனை பெண்களும் கிராமங்களைச் சேர்ந்தவர்கள். உணவையும் விருந்தோம்பலையும் உண்மையாக நேசித்துச் செய்கிறவர்கள்.

"உயிர்ச்சத்தும் நன்மை செய்யற நுண் அணுக்களும் இறந்துடாம முழுச் சத்தோட சமைக்கறதுதான் எங்க நோக்கம்..." என்கிறார் கடையில் வேலை செய்யும் ஜெயாம்மாள் பாட்டி.

"மண்பானைல சமைக்கறதால முழுச்சத்தும் கிடைக்குது. அதோடு உணவுப்பொருட்களோட நிறமும் மாறாது. சமைக்கிறப்ப நுண் சத்துகள் கொஞ்சமாதான் வீணாகும். விறகைத்தான் பயன்படுத்தறோம். புகைபோக்கி அடுப்புகளை வைச்சு திறந்த வெளிலதான் சமைக்கிறோம்.

மிளகாய், மல்லி, பருப்பு தானிய வகைகளை நாங்களே அரைச்சு இடிச்சு உணவுல சேர்க்கறோம். செக்குல ஆட்டி எடுக்கற நல்லெண்ணெய்லதான் முழுக்க முழுக்க சமையல் செய்யறோம்..." என்கிறார் செல்வி.

சமைப்பதும் பரிமாறுவதும் மட்டுமல்ல... குடிநீரும் மண் குவளையில்தான். அதுவும் ஓமமும் சீரகமும் கலந்து காய்ச்சி ஆற வைத்த குடிநீர்!

திலீபன் புகழ்

வடபழனி

பாட்டிக் கடை!

நாக்கிற்கும் மூளைக்குமான சுவையின் தூரம் வெறும் அரை நொடிக்கும் கீழேதான். ஆனால், வாய்க்கும் குடலுக்குமான தூரத்தை இப்படி கணக்கிட முடியாது. அதை செரிக்கும் நேரத்தால்தான் குறிப்பிட முடியும்.

நம்மில் பலர் சுவையை மட்டுமே கருத்தில் கொண்டு உணவைத் தேர்வு செய்கிறோம். உண்மையில் எந்த வித இடரும் இல்லாமல் இரைப்பையை கடப்பதுதான் நல்ல உணவு.

அதனால்தான் நீராவியில் வேகவைத்த இட்லியை எல்லா மருத்துவர்களும் பரிந்துரைக்கிறார்கள். வடபழனி துரைசாமி சாலையில் 42 வருடங்களாக இட்லி விற்கும் பாட்டிக்கடை இந்த

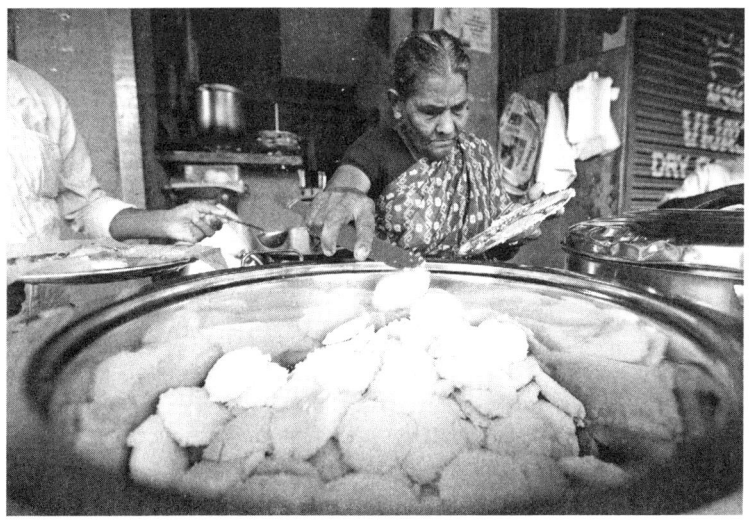

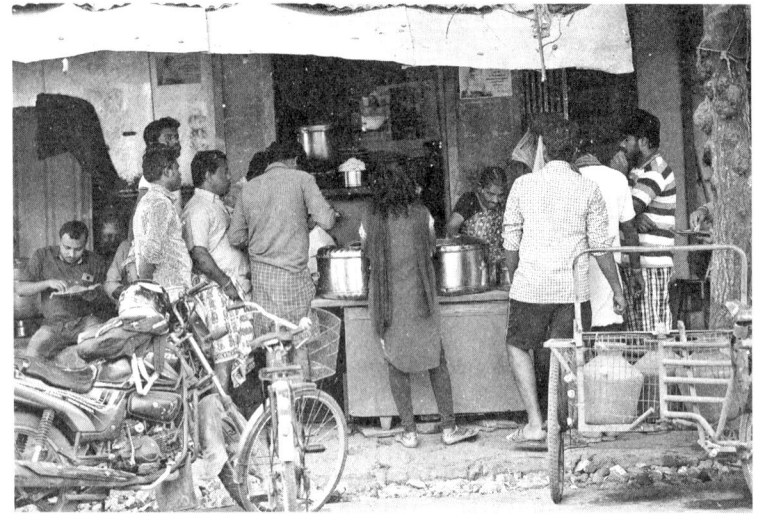

விஷயத்தில்தான் சுடச்சுட ஆவி பறக்கிறது!

பாட்டியின் பெயர் செல்வக்கனி. வயது 82. நெல்லை மாவட்டம் திசையன்விளையில் பிறந்தவர். ஆடி காரில் வருபவர் முதல் பஸ் டிக்கெட்டுக்கு காசில்லாமல் நடந்து வரும் வாடிக்கையாளர் வரை அனைவருக்கும் இன்முகத்துடன் இட்லி பரிமாறுவது பாட்டியின் ஸ்பெஷல்.

"பல வருஷங்களுக்கு முன்னாடியே அவரு போய்ச் சேர்ந்துட்டாரு. எங்களுக்கு மொத்தம் ஆறு வாரிசுங்க. அதுல மூணு மகளுங்க. எல்லாருக்கும் நல்லபடியா கண்ணாலம் பண்ணி வைச்சேன்..." என்று நிறுத்திய பாட்டி, தொடர சில நிமிடங்களானது. காரணம், அவர் வாழ்வில் வீசிய புயல்.

"ஒருநாள் திடுதிடுப்புனு என் கடைசி மருமவன் ஆக்சிடென்ட்டுல இறந்துட்டார். ரெண்டு சின்னப் பொண்ணுங்களையும் ஒரு பையனையும் வைச்சுகிட்டு என் கடைசி பொண்ணு செல்வராணி திகைச்சு நின்னா. 'கவலப்படாத கண்ணு. நானிருக்கேன்'னு தைரியம் சொல்லிட்டு, என் மருமவன் நடத்தின ஸ்வீட் கடையை எடுத்து நடத்துனேன். எதுவும் புரியல. முன்னேறவும் வழி தெரியல. வறுமைதான் வாட்டுச்சு.

நான் நல்லா இட்லி சுடுவேன். இதையே ஏன் தொழிலா பண்ணக் கூடாதுனு தோணுச்சு. உடனே ஸ்வீட் கடைய இட்லி கடையா மாத்துனேன்.

எங்க காலத்துல தெனமும் இட்லி சாப்பிட முடியாது. அமாவாசை, நல்ல நாளு, திருவிழா... இப்படித்தான் இட்லி சுடுவோம். என்னிக்கோ சாப்பிடறதுனால சுவையா சாப்பிடணும்னு

பாட்டியின் ஃபார்முலா

இட்லி அரிசி அல்லது புழுங்கலரிசி – 1 கிலோ

உருட்டு உளுத்தம் பருப்பு – 250 கிராம்

வெந்தயம் – 2 சிட்டிகை

அவல் – ஒரு கைப்பிடி

பக்குவம்: இட்லி அரிசி என்றால் 5 மணி நேரம், புழுங்கலரிசி என்றால் 7 மணி நேரம்; உளுத்தம்பருப்பு 4 மணி நேரம் ஊற வைக்கவும். வீட்டில் வெப்பம் குறைவாக உள்ள இடத்தில் இப்படி ஊற வைப்பது நல்லது.

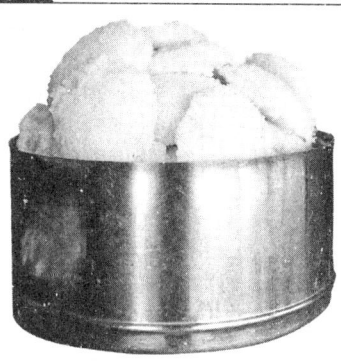

அரிசியைக் களைந்து கிரைண்டரில் போட்டு 2 நிமிடத்துக்கு ஒருமுறை குளிர்ச்சியான நீரை தெளிக்கவும். இதனுடன் அவல், வெந்தயத்தையும் சேர்த்து மணல் பதத்துக்கு அரைக்கவும். தனியாக உளுந்து இருபத்தைந்து நிமிடங்கள் அரைபட வேண்டும். வெண்ணெய் போல அரைபட்டால்தான் இட்லி பதமாக இருக்கும். இதுதான் சூட்சுமம்.

பிறகு சிறிதளவு உப்பைச் சேர்த்து அரைத்த மாவை நொதித்தலுக்காக துணியினால் கட்டி வைக்கவும்.

துணியில் மாவு இட்டு செய்யும் இட்லிகள் சுவையாக இருக்கும்.

சரியான நேரத்தில் வெந்துள்ளதா என்று பார்த்து இறக்கி விட வேண்டும். தொடர்ந்து நெருப்பில் இருந்தால் இட்லி இறுகிவிடும்.

பக்குவமா மாவு ஆட்டி எடுப்போம். அந்த பக்குவம்தான் இப்ப கைகொடுக்குது..."

கடைக்கு எந்தப் பெயரும் வைக்காமல் சாதாரணமாகத்தான் இந்தக் கடையை பாட்டி தொடங்கியிருக்கிறார். குறைந்த விலை, வாய் நிறைய நெல்லைத் தமிழ், தாய்க்கு நிகரான அன்பு உபசரிப்பு- இவை எல்லாம் குறுகிய காலத்தில் பாட்டியை ஃபேமஸாக்கி இருக்கிறது. கூட்டமும் அலைமோதத் தொடங்கியது.

எனவே, ஊரில் இருந்து சமையல் வேலைக்கு மட்டும் இருவரை வரவழைத்திருக்கிறார். மற்றபடி இட்லி பரிமாறுவது, பார்சல் கட்டுவது என பம்பரமாகச் சுழல்கிறார். ஒரு மணிநேரத்தில் 100 பார்சல் என்றால் சும்மாவா?!

"ஒண்டியா உழைச்சே பழகிடுச்சு. வேலைக்கு ஆள் வைச்சா அவங்களை எதிர்பார்த்து இருக்கணும். ஆண்டவன் உழைக்க தெம்பு கொடுத்திருக்கான். அப்புறமென்ன? உழைச்சுட்டிருக்கும்

வரலாறு

இந்தியாவில் எப்போது முதல் இட்லி புழக்கத்தில் இருக்கிறது என்று தெரியவில்லை. ஒவ்வொருவரும் ஒவ்வொரு தகவலைச் சொல்கிறார் கள். கி.பி.10ம் நூற்றாண்டைச் சேர்ந்த சாளுக்கிய மன்னன் இட்லி குறித்து தன் குறிப்புகளில் பதிவு செய்திருக்கிறார்.

இட்லியைக் கண்டறிந்தவர்கள் தாங்களே என பல நாடுகள் சொந்தம் கொண்டாடுகின்றன. என்றாலும் இந்தியாவில்தான் இந்த உணவை உண்பவர்கள் அதிகம். இட்லியின் தாயகம் இந்தோனேஷியாதான் என்கிறது 'ஹிஸ்டாரிக்கல் டிக்ஷனரி ஆஃப் இந்தியன் ஃபுட்' நூல். போலவே உளுந்தின் தாயகமும் இந்தியாதான் என்கிறது.

சங்கப் பாடல்களில் உளுந்தின் பிறப்பிடம் கர்நாடகம் என்ற குறிப்பு உள்ளது. மொத்தத்தில் இட்லியின் வரலாறு இன்றுவரை இடியாப்பச் சிக்கலாகவே இருக்கிறது.

அரிசியுடன் உளுந்து சேர்ந்தால்தான் மென்மையான இட்லி கிடைக் கும். எனவே, உளுந்து சேர்க்காத நீராவி உணவை மற்ற நாட்டினரும், உளுந்து சேர்த்து ஆவியில் வேகவைத்த உணவை இந்தியர்களும் பயன்படுத்தி உள்ளனர் என குத்துமதிப்பாக சொல்லலாம்.

இதனால்தான் இட்லி, 'இண்டியன் கேக்' என கொண்டாடப் படுகிறது.

போதே உசுரு போயிடணும். இதான் என் ஆசை...”

அதிகாலை 5 மணிக்கு கடையைத் தொடங்கும் பாட்டி, பகல் ஒரு மணி வரை டிபன் விற்கிறார். இட்லி, தோசை, பொங்கல், பூரி என சகலமும் உண்டு. என்றாலும் பாட்டியின் இட்லியும் சாம்பாரும்தான் ஃபேமஸ்.

ஒரு இட்லி ரூ.3; பூரி செட் ரூ.7; ஒரு தோசை ரூ.12; பொங்கல் ரூ.15. பல வருடங்களாக இதுதான் விலை. எப்படிப்பட்ட விலைவாசி உயர்விலும் இந்த ரேட் மாறவில்லை. தரமும் குறையவில்லை.

“கடைக்கு வர்ற பாதிப்பேர் கஷ்டப்பட்டு வேலை பார்க்கிற வங்க. இதுக்கு மேல விலை வைச்சா அவங்களால சரியா சாப்பிட முடியாது. இருக்கிற பணத்துக்கு அரைவயிறு சாப்பிடுவாங்க. இது தப்புய்யா... ஒண்ணு தெரியுமா? இந்த விலைக்கு எனக்கு லாபம் கிடைக்குதே அதுபோதும்.

பேரன், பேத்திங்க எல்லாம் பெரியாளாகிட்டாங்க. போதும் ஆச்சி... ரெஸ்ட் எடுனு எள்ளுப்பேரன் சொல்றான்! ஆக்கிப் போட்டே பழகின கையால... சும்மா இருக்க முடியலை. என்னை நம்பி இத்தனை பேர் தெனமும் வர்றாங்க. அவங்களை எப்படிய்யா

ஏமாத்த முடியும்?"

இதுவரை பாட்டிக்கு காய்ச்சல், தலைவலி வந்ததில்லை. "சுறு சுறுப்பா வேலை செஞ்சுகிட்டே இருந்தா நோய் வராதுப்பா..."

மதியம் ஒரு மணிக்குப் பிறகு மாலை 6 மணிக்குத்தான் பாட்டி கடையைத் திறக்கிறார். அதன் பிறகு இரவு ஒரு மணி வரை மக்கள் சாப்பிட வந்து கொண்டேயிருக்கிறார்கள்.

2015ம் ஆண்டு சென்னை பெருமழை/வெள்ளத்தின்போது கூட தன் கடையை பாட்டி மூடவில்லை. இடுப்புயர நீரில் நின்றபடியே கடையை நடத்தியிருக்கிறார். இக்காலத்தில் ஒருவாரத்துக்கு மின் சாரம் இல்லை. மாவு அரைக்க எந்திரமில்லாத அந்த நேரத்தில் கையால் மாவாட்டி, வருபவர்களின் பசியைத் தீர்த்திருக்கிறார்.

உதவி இயக்குநர்கள், குறைந்த சம்பளத்தில் வேலை பார்ப்ப வர்கள், ஆட்டோ/கால் டாக்சி ஓட்டுபவர்கள், வெளியூரிலிருந்து வருபவர்கள்... அனைவருக்குமே இந்த செல்வக்கனி பாட்டிதான் அம்மா. அன்னபூரணி. பசியாற்றும் தெய்வம்.

திருச்சி

ஆதிகுடி காபி கிளப்

மூன்று அல்லது நான்கு அல்லது ஐந்து தலைமுறைகளுக்கு முன் உங்கள் எள்ளுத் தாத்தா திருச்சிக்கு சென்று சாப்பிட்ட 'பட்டணம் பக்கோடா'வை அதே ருசியில், அதே நாற்காலி, அதே சூழலில், அதே போன்ற மாஸ்டரின் கைப்பக்குவத்தில் சாப்பிட வேண்டுமா..?

உடனே ஆதிகுடி காபி கிளப்புக்கு கிளம்புங்கள்!

1916-ன் இறுதியில் தொடங்கப்பட்ட 'ஆதிகுடி காபி கிளப்'புக்கு இப்போது வயது 100.

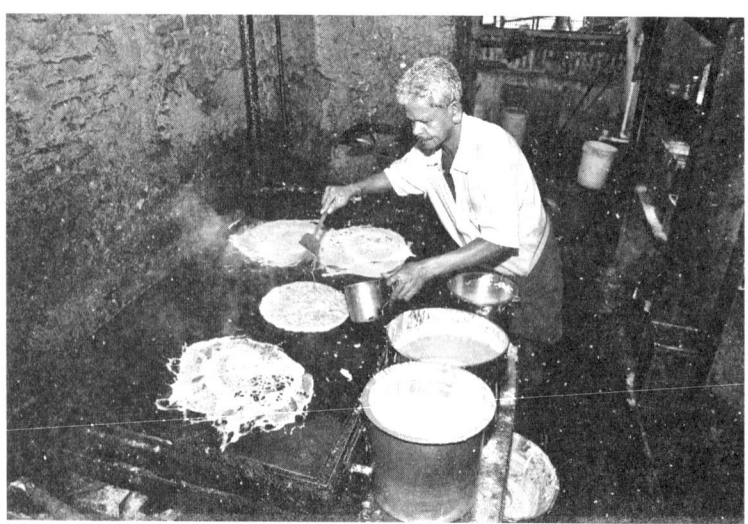

திலீபன் புகழ்

பட்டணம் பக்கோடா

கடலை மாவு – 200 கிராம்.
அரிசி மாவு – 400 கிராம்.
வெண்ணெய் – 100 மில்லி.
நறுக்கிய சின்ன வெங்காயம் – 1/2 கிலோ.
முந்திரி – 150 கிராம்.
இஞ்சி – பெரிய துண்டு.
பச்சை மிளகாய் – 5.
கறிவேப்பிலை, உப்பு, பெருங்காயத்தூள் – தேவையான அளவு.
கடலெண்ணெய் – பொரித்தெடுக்க.

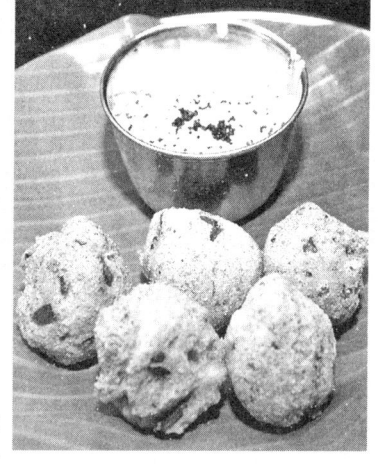

வெண்ணெய் அல்லது நெய் சேர்த்து; உப்பை நன்றாகக் கலந்து; நறுக்கிய வெங்காயம், இஞ்சி, பச்சை மிளகாய், கறிவேப்பிலை, முந்திரி, பெருங்காயத்தூள் சேர்த்து; லேசாக நீர் தெளித்து பிசைந்து கொள்ளவும்.

இந்த மாவை சின்னச் சின்ன உருண்டைகளாகப் பிடித்து அகலமான வாணலியில் எண்ணெய் ஊற்றி பொன்னிறமாகும் வரை பொரித்து எடுத்தால் பட்டணம் பக்கோடா ரெடி.

ஆங்கிலேயர்கள் இந்தியாவை ஆண்டபோது மாலை நேரத்தில் பொழுதைக் கழிக்க கிளப் ஆரம்பித்தனர். சரக்கடித்தனர்.

இதற்கு சமமாக நம் ஆட்களும் கிளப்புகளைத் தொடங்கினர். ஆனால், சரக்கடிக்க அல்ல. காபி குடிக்க! இதற்காகவே டம்ளர், டபரா எல்லாம் பக்காவாக ரெடி செய்தனர். சுடச்சுட காபியைக் குடித்தபடியே அரட்டை அடித்து நம் மக்களும் பொழுதைக் கழித்தனர்.

அப்படி ஆரம்பிக்கப்பட்டதுதான் இந்த ஆதிகுடி காபி கிளப்பும். என்றாலும் காபியுடன் கூடவே சுவையான பட்டணம் பக்கோடாவும், ரவா பொங்கலும் கொடுக்கத் தொடங்கியதுதான் இந்த கிளப்பின் தனி அடையாளம்.

லால்குடியை அடுத்துள்ள சிறிய கிராமம்தான் ஆதிகுடி. இக்கிராமத்தைச் சேர்ந்த வெங்கட்ராம அய்யர், ஊரின் மீதுள்ள அன்பில் திருச்சி மெயின் கார்டில் ஒரு கடையைத் தொடங்கினார்.

காலப்போக்கில் இவரால் தொடர்ந்து கிளப்பை நடத்த முடியாமல் போனது. ராயர், மணி அய்யங்கார் என கைமாறி

லன்ச் மேப்

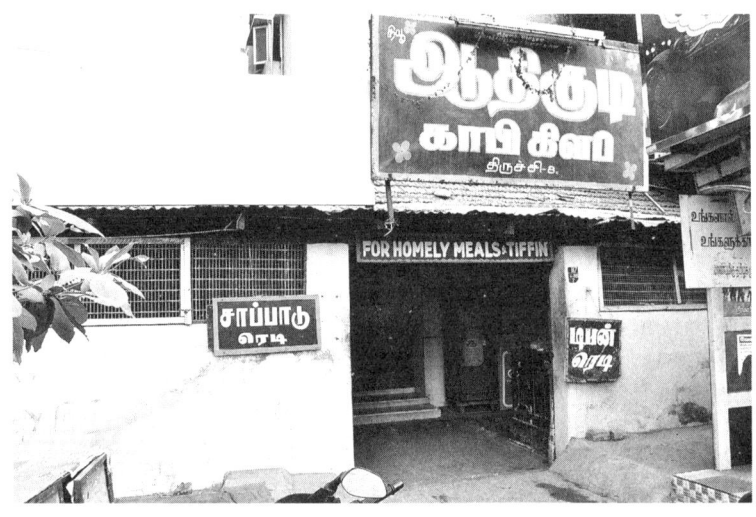

கடைசியில் அதே கிளப்பில் வேலை செய்த ராமகிருஷ்ண அய்யரின் கைக்கு இந்த கிளப் வந்து சேர்ந்தது.

போதாதா? அப்பாவின் கைப்பக்குவத்தை உடனிருந்து அறிந்த மகன் கண்ணனும், கணேசனும் இப்போது இந்த கிளப்பை நடத்துகிறார்கள். அதனால்தான் சுவையும் மணமும் மாறாமல் அப்படியே இருக்கிறது.

இன்று பாதாம் அல்வா, கோதுமை அல்வா, காசி அல்வா, தம்ரூட் அல்வா... என நாளுக்கொரு அல்வாவை ஸ்பெஷலாக விற்கிறார்கள்; பரிமாறுகிறார்கள்.

வாடிக்கையாளர்களும் காபிக்கு சமமாக இதையும் தினமும் ருசிக்கிறார்கள். என்றாலும் 'பட்டணம் பக்கோடா'வும், 'ஸ்பெஷல் அடை'யும் ஒட்டுமொத்த திருச்சியையும் கட்டிப் போட்டிருக்கிறது.

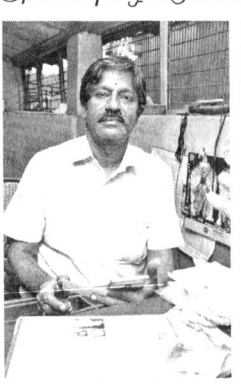

கண்ணன்

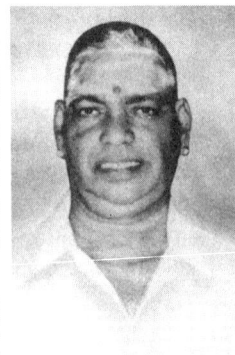

ராமகிருஷ்ணய்யர்

"அப்பலாம் சென்னையும் திருச்சியும் தான் பட்டணம். நாடக கொட்டாயும் இங்க எக்கச்சக்கம். 'பட்டணம்போயிட்டு வரேன்'னு தென் மாவட்டங்கள்ல யாராவது சொன்னா அது சென்னை இல்லைனா திருச்சியைத்தான் குறிப்பிடும்..." மலர்ச்சி

திலீபன் புகழ்

அடை

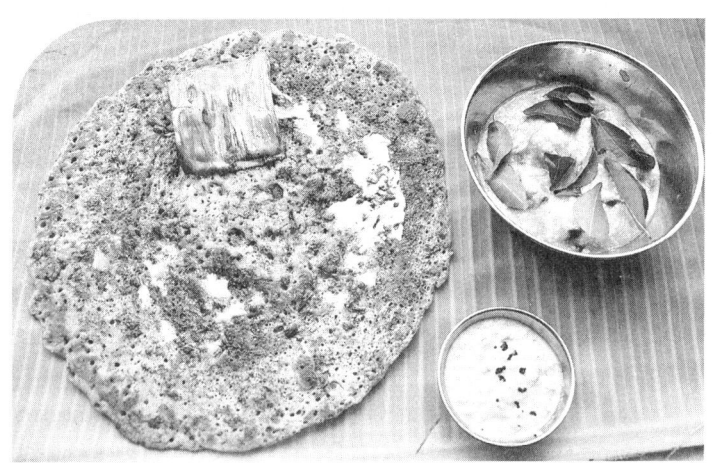

சரி பங்கு துவரம்பருப்பு, கடலைப் பருப்பு, பாசிப்பருப்பு மற்றும் உளுத்தம் பருப்புடன்; கால்பங்கு பச்சரிசி கலந்து; ஒன்றரை மணி நேரம் ஊறவைத்து; வர மிளகாய், உப்பு சேர்த்து அரைத்து; சின்னச் சின்னதாக நறுக்கிய தேங்காய், கறிவேப்பிலை, முருங்கைக்கீரை, பெருங்காயம் கலந்து; வெண்ணெய் வார்த்து சுட்டெடுத்தால், அது ஆதிகுடி அடை.

யுடன் தொடங்குகிறார் மூத்தவரான கண்ணன்.

"அந்தக் காலத்துல கடலை மாவுல உதிரி உதிரியா செய்யற பக்கோடாதான் தமிழகம் முழுக்க கிடைச்சது. இந்தச் சூழல்ல தான் எங்கப்பா முதன் முதல்ல போண்டா சைசுக்கு மென்மை யான பக்கோடாவைப் போட்டார்!

மதராஸோ சென்னையோ... அதெல்லாம் வெறும் 300 - 400 வருஷங்களுக்கு முன்னாடிதான் உருவாச்சு. திருச்சி அப்படியா? சங்க காலத்துலேந்தே உறையூர் பட்டணமாச்சே... கிட்டத்தட்ட இரண்டாயிரம் வருஷ நகரமாச்சே... அதனாலதான் உறையூர் ஓரமா ஆரம்பிக்கப்பட்ட இந்த கிளப்புல செய்யற பக்கோடா வுக்கு அப்பா, 'பட்டணம் பக்கோடா'னு பெயர் வைச்சார்..." சொல்லும்போதே கணேசனின் குரலில் அவ்வளவு பெருமை.

அதிகாலை ரவா பொங்கலும் அந்திசாயும் நேரத்தில் பட்டணம் பக்கோடாவும் அடை - அவியலும் சுடச் சுட இங்கு கிடைக்கிறது. இதற்காகவே ஸ்பெஷலாக தேங்காய், கொத்தமல்லி சட்னியோடு, போதுமென்கிற அளவுக்கு சாம்பாரும் ஊற்றுகிறார்கள்.

லன்ச் மேப்

காபியின் கதை

உலகிலேயே அதிகமாக விற்று, வாங்கக்கூடிய... நிலத்தின் விளை பொருளாக இருப்பதில் பெட்ரோலியத்துக்கு அடுத்த இடம் காபிக் கொட்டைக்குத்தான்.

ஆப்பிரிக்கக் காடுகளைப் பூர்வீகமாகக்கொண்ட காபி, எத்தியோப் பாவிலிருந்து 17ம் நூற்றாண்டில் இந்தியாவுக்கு வந்தது.

மத்திய இந்தியாவில் அக்காலகட்டத்திலேயே காபிக்கொட்டை உற்பத்தி தொடங்கிவிட்டாலும் தெற்கே காபி வந்தடைய சில நூற்றாண்டுகளாகின.

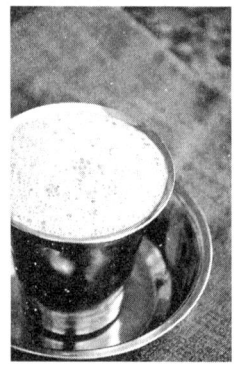

19ம் நூற்றாண்டின் இறுதியில் தமிழகத்தில் நுழைந்த காபி, அடுத்தடுத்த வருடங்களில் தமிழர்களை வசியப்படுத்திவிட்டது.

நன்கு விளைந்த நயமான காபி கொட்டை களை, தெறிக்கும் பதத்தில் மென்மையாக வறுத்து, அரைத்து சூடு குறைவதற்குள் பசும் பால் அல்லது நீரில் கலந்து வடிகட்டினால்... அதுதான் ஒரிஜினல் டிகிரி காபி.

இந்த டிகிரி காபியை கும்பகோணம் சொந்தம் கொண்டாடினாலும் ஸ்ரீரங்கம்தான் பூர்வீகம் என்கிறார்கள்.

"எவ்வளவு சாப்பிட்டாலும் திகட்டாது. சும்மாவா... வெங்கட்ராம அய்யரோட தனி கண்டுபிடிப்பாச்சே! நடிகர் திலகம் சிவாஜி, எம்.ஆர்.ராதா, தியாகராஜ பாகவதர், ஜெமினி கணேசன்னு திருச்சிக்கு நாடகம் போட வர்ற எல்லாருமே தவ றாம இந்த கிளப்புக்கு வருவாங்க. அதே மாதிரி இந்தப் பக்கம் பிரசாரம், பொதுக் கூட்டங்களுக்கு வரும்போதெல்லாம் ஆள் அனுப்பியாவது பக்கோடாவை வாங்கிட்டுப் போவார் கலைஞர் அய்யா!

இந்த கிளப் ஆரம்பிக்கப்பட்டப்ப எந்த கட்டடம் இருந் ததோ அதே பில்டிங்குலதான் இப்பவும் இயங்கறோம். லேசா ஆல்ட்ரேஷன் செய்திருக்கோம். தரைக்கு டைல்ஸ் போட்டிருக் கோம். மத்தபடி புது கட்டடம் கட்ட விருப்பமில்ல..." என்கிறார் இளையவரான கணேசன்.

தினமும் காலை 5 மணிக்கு தொடங்கி, மதியம் 12.30 மணி வரையிலும், திரும்பவும் மாலை 3 முதல் 5 மணி வரையிலும் பக்கோடா, காபி காம்பினேஷனுக்காகவே கூட்டம்

அலைமோதுகிறது.

ரவா பொங்கல் இன்னொரு ஸ்பெஷல். ரவையை நன்கு வறுத்து சிறிதளவு பாசிப்பருப்பு சேர்த்து குழையும்படி வேகவைத்து, மிளகைத் தூவி, இஞ்சி, சீரகம், கொத்தமல்லித் தழைகளைச் சேர்த்து பதமாகக் கொடுக்கிறார்கள். இதன் நடுவே வடையை வைத்து சட்னி, சாம்பாருடன் சாப்பிட்டால்... அப்படியே சொர்க்கத்தில் இருப்பது போன்ற உணர்வு.

சரி. அப்படியென்றால் மதியம் ஒரு மணியிலிருந்து மாலை நான்கு மணி வரை கிளப் இயங்காதா?

யார் சொன்னது? அந்த நேரத்திலும் மக்கள் கும்பல் கும்பலாக வருகிறார்கள். காரணம், சூடாகக் கிடைக்கும் வெண்ணெய் அடை. தொட்டுக்கொள்ள காய்கறி அவியல்!

 லன்ச் மேப்

| புதுக்கோட்டை |

பழநியப்பா மெஸ்

அடிப்படையில் மூன்று சமையல் முறைகள் உள்ளன. தண்ணீரைக் கொதிக்கவைத்து 'வேக வைத்தல்'; நீராவியில் 'சமைத்தல்'; எண்ணெய்யில் பிரட்டுதல்.

இந்த மூன்று முறையிலுமே செய்யக்கூடிய ஏராளமான உணவுகள் தமிழக உணவுகளில் / உணவகங்களில் உள்ளன. வேறு எந்த நாட்டு உணவிலும் இப்படி ஒரு தலைவாழைக் கூட்டு அமைப்பு இல்லை.

நம் வீடுகளில் உள்ள உணவுகள் எப்படி தனிப்பக்குவமாகவும்,

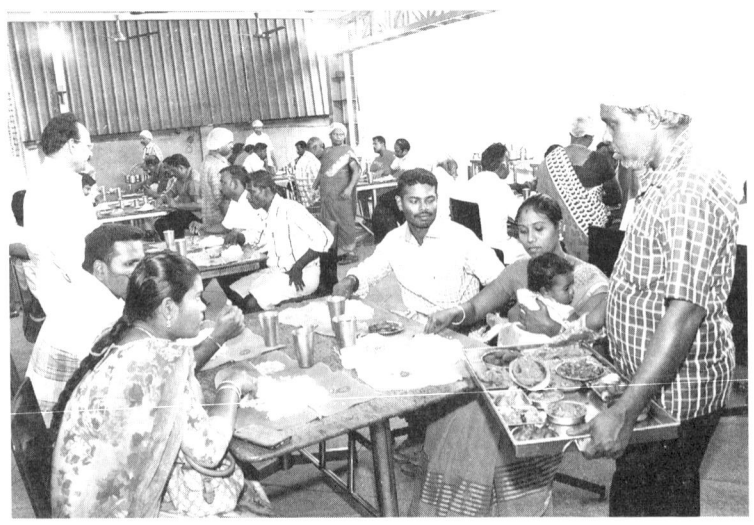

அசைவ டிப்ஸ்

எந்த இறைச்சியாக இருந்தாலும் அவை உயிர்விட்டு நீண்ட நேரமாகக் கூடாது. குறைந்தது ஐந்து முறையாவது நல்ல நீரில் இறைச்சியைக் கழுவ வேண்டும்.

கோழியை மஞ்சள் தேய்த்து ஊற வைத்த பிறகே சுடுநீரில் கழுவ வேண்டும். கோழியில் ஒட்டுண்ணிகளும் சிறு நுண்ணுயிர்களும் அதிகம் என்பதை மறக்கக் கூடாது.

ஆடு மற்றும் கடல்சார் மாமிசங்களை கழுவுவதற்கு என்றே தனிப்பக் குவம் உண்டு. ஒரு குவளை தயிருக்கு 10 பங்கு தண்ணீர் என்ற அளவில் ஒரு எலுமிச்சை பழத்தை பிழிந்து இக்கலவையிலேயே கழுவ வேண்டும்.

இறுதியாக எல்லாவகை அசைவ உணவிலும் பூண்டு, பட்டை, ஏலக் காய் ஆகியவற்றை சரியான விகிதத்தில் போட வேண்டும்.

– இதுதான் பழநியப்பா மெஸ்ஸின் சீக்ரெட்.

ருசி நிறைந்து ஆரோக்கியமாகவும் இருக்குமோ அப்படி இருக்க வேண்டும் என்ற எண்ணத்தில் உருவாக்கப்பட்ட உணவகம்தான் மெஸ் என்ற பெயரில் தமிழகம் முழுவதும் உள்ளது.

அந்த வகையில் அமைக்கப்பட்டதுதான் பழநியப்பா மெஸ்.

புதுக்கோட்டை பேருந்து நிலையத்துக்கு எதிரே கூப்பிடும் தூரத்தில் இது இருக்கிறது. அரை நூற்றாண்டைக் கடந்து அசைவச் சாப்பாட்டுக்கு பெயர்பெற்றதாக விளங்குகிறது.

மெஸ்ஸுக்கு உரிய எல்லா லட்சணங்களும் பழநியப்பாவிலும் உண்டு. பாரம்பரிய வீட்டுக்குள் செல்வது போன்ற உணர்வை ஏற்படுத்தும் இருப்பிடம். வருபவர்களை எல்லாம் வாயார வரவேற்கிறார்கள் உரிமையாளரான பழநியப்பனும் அவரது மகன்களான கண்ணனும் ராஜனும்.

“தலைமுறை தலைமுறையா இசைத் தொழில் செய்து வந்தோம். உணவகம் பக்கம் வந்த முதல் ஆள் நான்தான். அந்தக் காலத்து பியூசி படிச்சிருக்கேன். ஆசிரியர் பணிக்கு போகணும்னு ஆசை.

1960ல ‘கிராமப்புற கல்வித் திட்டம்’ ஒண்ணு இருந்தது. பேருந்து வசதியே இல்லாத ஊருக்குப் போய் ஆசிரியர்பணி செஞ்சேன். குறைவான ஊக்கத் தொகை மட்டும் தருவாங்க. ஒரு கட்டத்துல அதையும் நிறுத்திட்டாங்க. ‘வாகை சூடவா’ படத்துல வருமே... அதுவேதான் என் கதையும்.

நடுத்தர குடும்பம். வசதி வாய்ப்புகள் இல்லை. எப்படியாவது ஆசிரியராகணும்னு ரொம்ப முயற்சி செஞ்சேன். பணம் கொடுத்து வேலை வாங்கற அளவுக்கு வசதி இல்லை. ‘தொடர்ந்து ஊக்கத் தொகை தர முடியாத நிலை. இந்த திட்டத்தை நிறுத்துகிறோம். கிளம்பி ஊருக்கு செல்லுங்கள்’னு கடிதம் வந்தது.

வருத்தத்தோட புதுக்கோட்டை வந்தேன். படிச்ச படிப்பை

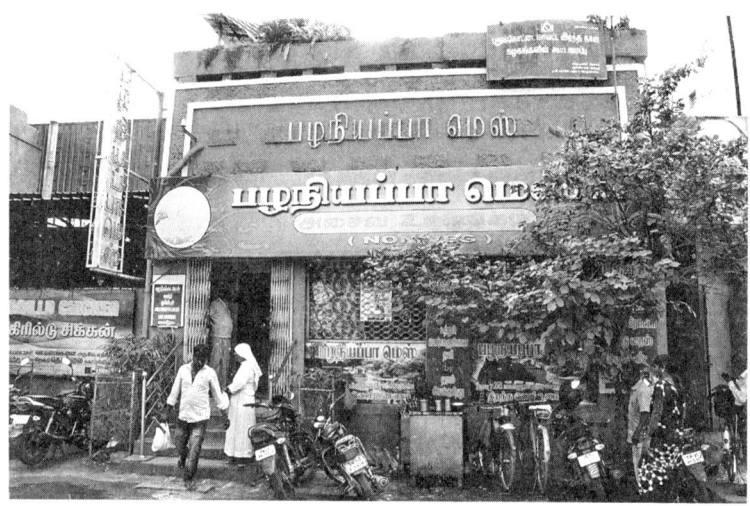

வெளில சொல்லாம ஒரு மெஸ்ல சமையல் வேலைக்கு சேர்ந்தேன்...”

தன் கடந்தகாலத்தை நிதானமாக அசைபோடும் பழநியப்பன், 11 வருடங்கள் மெஸ்ஸில் வேலைபார்த்து நளபாகத்தை கற்றிருக்கிறார்.

“தனியா மெஸ் வைக்கலாம்னு முடிவு செய்தேன். நண்பர்கள் பணம் கொடுத்து உதவினாங்க. ஐந்தாயிரம் ரூபாய் செலவுல ஒரு கீத்துக் கொட்டாய்ல மெஸ் ஆரம்பிச்சேன். அதுதான் இப்ப ‘பழநியப்பா மெஸ்’ஸா வளர்ந்திருக்கு.

எனக்கு கம்யூனிச சித்தாந்தத்து மேல ஈடுபாடு உண்டு. அதனால கடையோட வரவு செலவை வேலையாட்கள்கிட்ட கொடுத்துட்டு அடுப்படில வேலை செய்தேன். ஒரு கட்டத்துல கடைல வேலைபார்க்கறவங்களே ஏமாற்ற ஆரம்பிச்சாங்க.

வீட்டை வித்து கிட்டத்தட்ட நடுத்தெருவுல நின்னேன். வாடகை வீட்டுக்கு குடிபோக வேண்டிய சூழல். அப்ப என் மனைவி ராமு, ‘நா இட்லி கடை வைச்சு காப்பாத்தறேன். நீங்க எதுக்கும் கவலைப்படாதீங்க’னு சொன்னாங்க. நெகிழ்ந்துட்டேன்...” சற்றே இடைவெளிவிட்ட பழநியப்பன், இதன் பிறகு மறுபடியும் முதலில் இருந்து தொடங்கியிருக்கிறார். இம்முறை குடும்பத்துடன் உழைக்க ஆரம்பித்திருக்கிறார்.

“குடும்ப சகிதமா வாடிக்கையாளர்களை கையெடுத்துக் கும்பிட்டு வரவேற்க ஆரம்பிச்சோம். இந்த வழக்கம் இப்பவும் தொடருது. முந்தைய அனுபவத்துல நான் கற்ற பாடம், ‘நாம கரண்டி பிடிச்சா வாடிக்கையாளர்களுக்கும் நமக்குமான உறவு

தூள்மீன் வறுவல்

மீன் – அரைக் கிலோ
(சிறு துண்டாக நறுக்கியது).
மிளகாய்த் தூள் – 25 கிராம்.
மஞ்சள் தூள் – அரை டீஸ்பூன்.
மிளகுத் தூள் – ஒரு டீஸ்பூன்.
சீரகத் தூள் – ஒரு டீஸ்பூன்.
உப்பு – தேவைக்கேற்ப.
எலுமிச்சை – 1.
ஓமம் – கால் டீஸ்பூன்.
கறிவேப்பிலை – சிறிதளவு
(பொடியாக நறுக்கியது).
பூண்டு – ஐந்து பல் (நசுக்கியது).
அரிசி மாவு – 25 கிராம்.
முட்டை – 2 (வெள்ளைக்கரு பகுதி மட்டும்) .

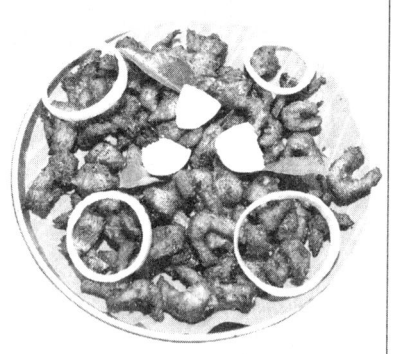

பக்குவம்: ஒரு கிண்ணத்தில் மிளகாய்த் தூள், மஞ்சள் தூள், மிளகுத் தூள், ஓமம், பூண்டு, எலுமிச்சை சாறு, உப்பு சேர்த்து நன்றாக கலக்கவும். இதில் அரிசி மாவு, முட்டை வெள்ளைக்கரு சேர்த்து பிசைந்து ஒரு மணி நேரம் ஊறவைத்து சில நிமிடங்கள் வெயிலில் காயவைத்து கடலெண்ணெய்யில் பொரித்தெடுக்கவும்.

முட்டையின் வெள்ளைக்கருவும் வெயிலில் காயவைக்கும் முறையும் தான் ருசியை கூட்டுபவை அல்லது குறைப்பவை.

விட்டுப் போயிடும்...' அதனால இந்தமுறை அப்படி செய்யலை.

உயிர் ஆதாரத்துக்குதான் தொழில். இதுல என்ன ரகசியம்? அதனால வேலைக்கு வர மாஸ்டர்களுக்கு என் கை பக்குவத்தை, சமைக்கிற முறையை சொல்லித் தரேன். இங்கிருந்து தொழில் கத்துகிட்டு போனவங்க பல நூறு பேரு. எல்லாரும் இப்ப நல்லா இருக்காங்க..." சிரிக்கிறார் பழநியப்பன்.

மீன் வறுவல், இறால் வறுவல், மட்டன் சுக்கா... என பல வகைகள் இருந்தாலும் தூள் மீன், கோதுமை பரோட்டா, முட்டை மாஸ்... ஆகியவைதான் இவர்களின் தனி அடையாளம். சுவைக்காகவே சுற்றியிருக்கும் மூன்று மாவட்டங்களில் இருந்தும் தேடி வந்து சாப்பிடுகிறார்கள்.

சமையல் பக்கம் சென்றோம். இறால், கோழி, வஞ்சிரம் மீன்களை பெண்கள் கழுவிக்கொண்டிருக்கிறார்கள். சிலர் மசாலா அரைத்துக்கொண்டிருக்கிறார்கள். குழம்பு, வறுவல், பிரட்டல் என ஒவ்வொன்றுக்கும் தனித்தனி மசாலா. அடுப்பும் தனித்தனி. ஒவ்வொரு அசைவத்துக்கும் அந்த மாமிசத்தைப் பொறுத்து

27

 லன்ச் மேப்

கோதுமை பரோட்டா

மைய அரைத்த கோதுமை மாவு – ½ கிலோ.
எண்ணெய் – தேவையான அளவு.
வெண்ணெய் – 1 மேசைக்கரண்டி.
உப்பு – 1 டீஸ்பூன்.

பக்குவம்: முழு கோதுமையை வாங்கி அரைத்து சலித்து பயன்படுத்தும் போது பரோட்டா வடிவில் உதிரியாக நிச்சயம் வரும். வெண்ணெய், உப்பு, கோதுமை மாவை கலந்து சிறுகச் சிறுக தண்ணீர் விட்டு ஒன்று சேரப் பிசைந்து, மாவை சப்பாத்தி மாவு உருண்டைகளை விட சற்று பெரிய உருண்டைகளாக உருட்டி 2 மணி நேரம் ஊற விட வேண்டும்.

மாவு நன்றாக ஊறி புளிப்பு ஏறும்போதுதான் கோதுமை பரோட்டா நன்றாக வரும்.

பிறகு தனித்தனியாக இரண்டு மாவு உருண்டைகளை சப்பாத்தி போல் உருட்டி அவை இரண்டையும் ஒட்ட வைத்து, மடித்து இருபுறமும் சுருட்டி மறுபடியும் மாவை வட்ட வடிவில் தேய்த்து தோசைக் கல்லில் வாட்டி எடுத்தால் கோதுமை பரோட்டா ரெடி.

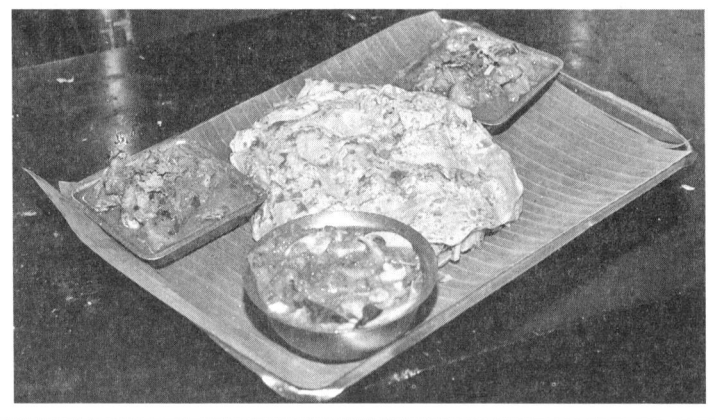

கடாயின் அளவு, வெப்பம், சூடு மாறுபடுகிறது.

"அசைவத்துக்கு முக்கியமே சுத்தம்தான். பத்து நிமிஷங்களுக்கு ஒருமுறை உணவகத்தை சுத்தப்படுத்திக்கிட்டே இருப்போம். இந்தப் பொறுப்பை பெண்கள்கிட்ட ஒப்படைத்திருக்கிறோம். கனமான பாத்திரங்களைத்தான் பயன்படுத்தறோம். லேசான பாத்திரங்கள்னா, வெப்பத்தை ஈசியா உணவுக்கு கடத்திடும்..." என்கிறார் இளைய மகன் ராஜன்.

சோறு, கறிக்குழம்பு, கோழிக்குழம்பு, மீன்குழம்பு, இறால் குழம்பு, ரசம், கீரை இதுதான் மதியஉணவு. வறுவல், பிரட்டல் எல்லாம்

ராஜன், கண்ணன், பழநியப்பன்

தனியாக வாங்க வேண்டும்.

“ஏழை, பணக்காரன், நோயாளின்னு எல்லாருக்கும் நாக்கும் வயிறும் ஒண்ணுதான். சாப்பிட்டுப் போறப்ப ‘சரியில்லை’னு வயித்தெரிச்சலோட வாடிக்கையாளர்கள் சொன்னா, அந்த உணவகம் உருப்படாது. விலை, ருசி, ஆரோக்கியம்... இந்த மூணும் ஒண்ணுக்குள்ள ஒண்ணு பிணைந்தது. இதுல எந்த ஒண்ணு சரியில்லைனாலும் வாடிக்கையாளர்களோட வயிறு சாபமிடும்.

உணவு செரிக்காம கஷ்டப்படறதுதான் உலகத்துலயே கொடுமையானது...” ஆத்மார்த்தமாக சொல்கிறார் பழநியப்பன்.

“பொதுவா அறுசுவை உணவுனுதான் சொல்லுவாங்க. எங்களைக் கேட்டா எண்சுவைனு சொல்லுவோம். மீதி இரண்டும் அன்பும் உபசரிப்பும். அன்போட சமைச்சாதான் பக்குவத்தோட ருசியாவும் ஆரோக்கியமாகவும் வரும். அமிர்தத்தையே கொடுத்தாலும் உபசரிக்கணும். இதுதான் எங்கப்பா எங்களுக்கு சொல்லிக் கொடுத்தது. அதைத்தான் நாங்க கடைப்பிடிக்கிறோம்...” என்கிறார் மூத்தவரான கண்ணன்.

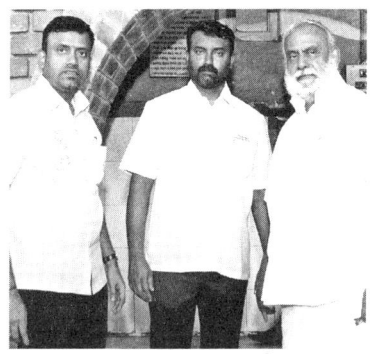

 லன்ச் மேப்

காஞ்சிபுரம்

செல்லப்பா கோயில் இட்லி

"திருநெல்வேலினா அல்வாதான்னு எல்லாரும் நினைக்கறாங்க. ஆனா, அல்வாவுக்கு முன்னாடி 'திருப்பாகம்'னு ஒரு இனிப்பு பிரபலமா இருந்துச்சு தெரியுமா?" அல்வா வாங்கி வரச்சொன்ன போது நெல்லை நண்பர் ஒருவர் இப்படிக் குறிப்பிட்டார்.

உண்மையில் மகத்தான உண்மை இது. ஒவ்வொரு ஊரிலும் சில உணவுகள் பிரபலமாக, அடையாளமாக பல காலங்கள் இருந்திருக்கும். காலவெள்ளத்தில் அது மறைந்து வெகு சிலரது

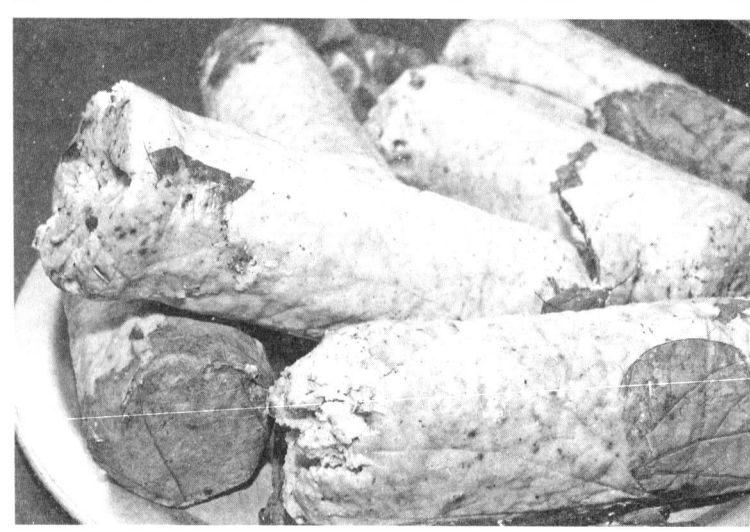

கோயில் இட்லி

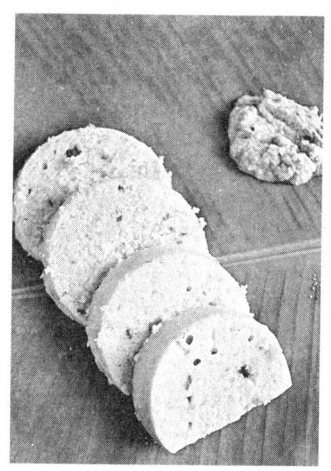

பச்சரிசி – 4 படி.
உளுந்து – 2 படி.
வெந்தயம் – 4 டேபிள் ஸ்பூன்.
மிளகு – 5 டேபிள் ஸ்பூன்.
சீரகம் – 5 டேபிள் ஸ்பூன்.
(மிளகு – சீரகத்தைப் பொடிக்கவும்).
பெருங்காயம் – சிறிதளவு.
கறிவேப்பிலை – பொடியாக நறுக்கி ஒரு கைப்பிடி.
சுக்குத் தூள் – 20 கிராம்.
உப்பு – தேவையான அளவு.
வெண்ணெய் – 1 கப்.

பக்குவம்: அரிசி, பருப்பு, வெந்தயம் – மூன்றையும் ஒன்றாக 3 மணிநேரம் ஊறவைத்து மணல் திட்டத்துக்கு அரைத்து அத்துடன் மிளகு, சீரகத் தூள், பெருங்காயம், கறிவேப்பிலை, சுக்குத்தூள், உப்பு, நல்லெண்ணெய் சேர்த்து, கட்டி விழாமல் கலந்து வைக்கவும்.

வட்ட அடுக்கில் வெண்ணெய் தடவி பாதி அளவு ஊற்றி, 40 நிமிடம் வேக வைக்க வேண்டும். வீடுகளில் செய்யும்போது சின்னச்சின்ன கிண்ணங்களில் இட்லி பானையில் செய்துபார்க்கலாம்.

விறகடுப்பில் சமைக்கும்போது அனலானது நன்றாகப் பரவி, நீராவி யானது இட்லியை ருசியாக வேகவைக்கும்.

கேஸில் செய்யும் போது குறைவான அனல்தான் கிடைக்கும். எனவே முடிந்தவரை கேஸ் அடுப்பை தவிர்க்கவும்.

இல்லங்களில் மட்டும் இப்போது செய்துகொண்டிருப்பார்கள்.

அப்படித்தான் 'கோயில் இட்லி'யும்!

தமிழகத்தைப் பொறுத்தவரை சைவமோ அசைவமோ, உண வோடு வழிபடும்போதுதான், கடவுள் உணர்வோடு கலக்கிறார். கிடா விருந்தோ, புளியோதரையோ பிரசாதத்தோடுதான் பிரார்த் தனைகளும் வேண்டுதல்களும் நடைபெறுகின்றன.

பெருமாள் கோயிலில் தரப்படும் துளசி தீர்த்தத்தை இரண் டாம் முறை வரிசையில் நின்று ரசித்து ருசித்துக் குடிப்பவர்களும் இங்குண்டு.

தென்னிந்திய கோயில்கள் பக்திக்கு மட்டுமல்ல, பிரசாதங் களுக்கும் புகழ்பெற்றவை. உலகிலுள்ள வேறெந்த வழிபாட்டுத் தலங்களுக்கும் இந்தப் பெருமை இல்லை என்பது முக்கியம்.

 லன்ச் மேப்

திருப்பதி லட்டில் தொடங்கி திருச்செந்தூர் 'இலைப் பிரசாதம்' வரை தெய்வத்தையும் சாப்பாட்டையும் பிரிக்கவே முடியாது.

அந்த வகையில் காஞ்சிபுரம் கோயில் இட்லியும் புகழ்பெற்றது.

ஆயிரம் ஆண்டுகளுக்கும் மேலாக கல்வியிலும், கலை ஆற்றலிலும் புகழ்பெற்று விளங்கும் காஞ்சி நகரத்தில் வரதராஜ பெருமாள் கோயிலிலும், ஏகாம்பரேஸ்வரர் கோயிலிலும் பல நூறு ஆண்டுகளாக ஒரே சுவையில்; அதே பக்குவத்தில்; சுக்கு, மிளகிட்டு பச்சரிசி உளுந்து மாவை சேர்த்து மந்தாரை இலையில் சமைத்த இட்லியை இன்றும் பிரசாதமாக வழங்கிவருகின்றனர்.

இதில் குறிப்பிட்டுச் சொல்லவேண்டியவர் செல்லப்பா. 1944 முதல் சில வருடங்களுக்கு முன் அவர் மறையும் வரை கோயில் இட்லியை அற்புதமாகப் படைத்துவந்தவர் செல்லப்பாதான் என்கிறார்கள் ஊர்மக்கள். இப்போது அப்பணியை அவரது 85 வயதான மனைவி விஜயலட்சுமி அம்மாளும், மகன் கண்ணனும் செய்துவருகிறார்கள்; அதுவும் அதே சுவையுடன்.

"எங்கப்பா 1930களில் பிரபலமான சமையல்காரர். அவர் காலத்திலிருந்தே தனியாக நாங்கள் கடை வைக்கவில்லை. வீட்டிலிருந்தேதான் செய்கிறோம். தினமும் காலையும் மாலையும் மக்கள் எங்களைத் தேடிவந்து வாங்கிச் செல்வார்கள். வீட்டு விசேஷங்களுக்கு ஆர்டரின் பெயரில் அதிகளவு செய்தும் தருகிறோம்.

வியாபாரநோக்கில் இதை செய்யக்கூடாது என்பது அப்பாவின் பாலிசி. தயாரிப்புச் செலவை மட்டும் கணக்கிட்டு குறைந்த விலைக்கே தருகிறோம்.

30 வருடங்களுக்கு முன்பே சிங்கப்பூர், லண்டனுக்கு எல்லாம் எங்களிடமிருந்து 'கோயில் இட்லி'யை வாங்கிச் செல்வார்கள்..." என்று பூரிக்கிறார் கண்ணன்.

எப்படி சுடுகிறார்கள் இந்த இட்லியை? புன்னகையுடன் விவரிக்க ஆரம்பித்தார் விஜயலட்சுமி அம்மாள்.

"முதிர்ச்சி அடையாத பசுமையான மூங்கிலை மெல்லியதாக, குடலையாக சீவவேண்டும். அதில் மந்தாரை இலையை வைத்து, பச்சரிசி, உளுந்து, இட்லி மாவு கலவையை ஊற்றி பெரிய அளவு பித்தளைப் பாத்திரத்தில் இட்டு மேலே வாழை இலையை வைத்து வேக வைக்க வேண்டும்.

பச்சைநிற வாழைஇலை வெந்து வெளிர்மஞ்சள் நிறத்துக்கு மாறும். வாழை இலையின் சாறும், மந்தாரை இலையின் வாசமும் கோயில் இட்லியை நாக்கில் கரையவைக்கும்..." என்கிறார் விஜயலட்சுமி அம்மாள்

"கோயில் பிரசாதங்களை அதே ருசியில் செய்து தருவது சிரமமான காரியம். அவர் சமையலில் திறமையானவர். அவருடன் வாழ்ந்திருந்தாலும், அவர் சமைப்பதை அருகில் இருந்து பார்த்

திலீபன் புகழ்

கோயில் இட்லி வரலாறு

காஞ்சிபுரத்தில் 700 ஆண்டுகளுக்கு முன்பு 200 வகையான இட்லி இருந்துள்ளது. பலநூறு ஆண்டுகளுக்கு முன்பு வல்லபாச்சாரியார் என்பவர் வரதராஜ பெருமாளுக்கு நிவேதனமாக 'கோயில் இட்லி'யைப் படைத்துள்ளார்.

மருத்துவக்குணம்கொண்ட பொருட்களால் இது தயாரானதால் இதற்கு நல்ல வரவேற்பு கிடைத்தது. இப்போது நகரில் ஒருசிலரே இதை தயாரிக்கின்றனர்.

வரதராஜப் பெருமாளுக்குப் பல நூறு ஆண்டுகளாக தினமும் காலையில், இந்த வகை இட்லிபடைக்கப்படுகிறது. அந்த நேரத்தில் பக்தர்களுக்கு பிரசாதமாகவும் வழங்கப்படுகிறது.

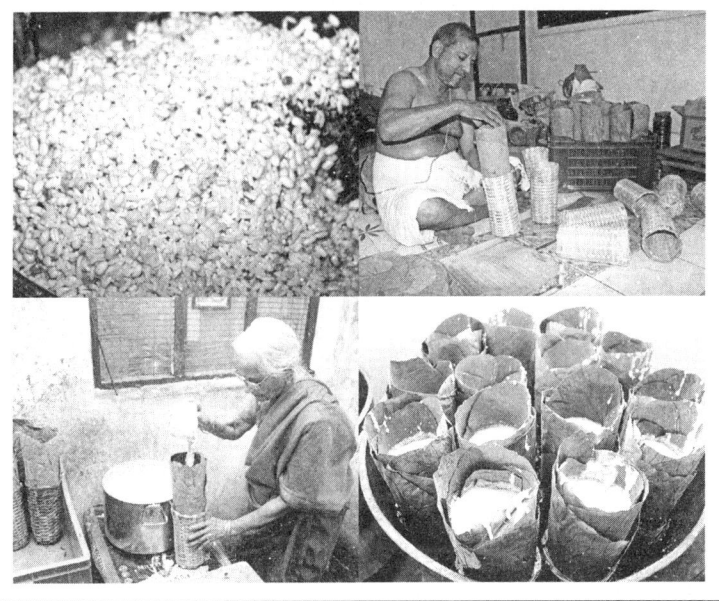

திருந்தாலும், டைரியில் அவர் எழுதி வைத்திருக்கும் சமையல் நுணுக்கங்களை படித்திருந்தாலும் அவரளவுக்கு என்னால் சமைக்க முடியவில்லை.

சாப்பிடுபவர்கள், 'அவரை மாதிரி சமைச்சிருக்கீங்க' என்று சொல்லும்போது அது பொய் என்று மனதுக்கு தெரியும். ஒவ் வொரு நாளும் அவரை மனதில் வணங்கிவிட்டுத்தான் சமைக்கவே தொடங்குகிறோம்.

எல்லா உணவுக்குறிப்பையும் அவர் எழுதி வைத்திருக்கி

33

லன்ச் மேப்

கீரை வடை

முழு உளுந்து – 1 படி.
காய்ந்த மிளகாய் – 5.
முளைக்கீரை, பசலைக் கீரை – தலா ஒரு கட்டு.
சின்ன வெங்காயம் – 150 கிராம்.
பெருஞ்சீரகம் – 2 ஸ்பூன்.
உப்பு – தேவைக்கேற்ப.
எண்ணெய் – பொரித்தெடுக்க.

பக்குவம்: கீரை, வெங்காயத்தை பொடியாக நறுக்கி; உளுந்தை ஒரு மணி நேரம் ஊற வைத்து, உப்பு சேர்த்து அரை பதத்துக்கு அரைக்கவும்.

அரைத்த உளுந்துடன் கீரை, வெங்காயம், அம்மியில் அரைத்த காய்ந்த மிளகாய், பெருஞ்சீரகம் சேர்த்து மிதமான சூட்டில் எண்ணெய்யை அதிகம் சூடாக்காமல் பொன்னிறமாகப் பொரித்தெடுக்கவும்.

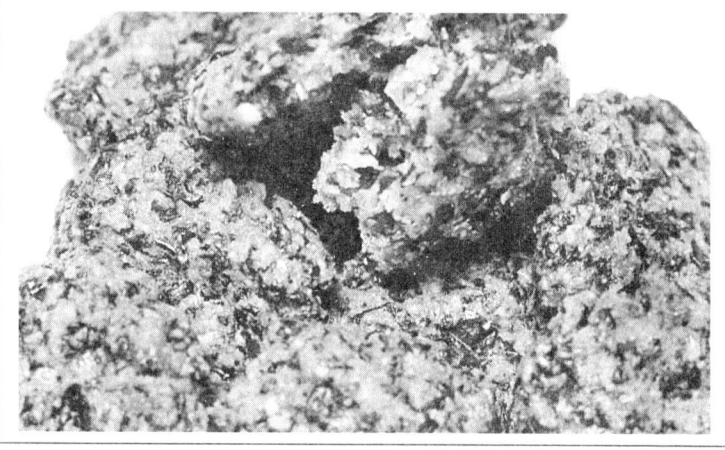

றார். எல்லா உணவின் ருசிக்கும் புளியமர விறகு அடுப்பும் ஒரு காரணம் என அடிக்கடி அவர் சொல்லுவார்.

கைபடாமல் புளியோதரை செய்வதில் அவர் கில்லாடி. தாளித்த புளிக்கரைசலையும் வடித்த சாதத்தையும் நீளமான துணியில் கொட்டி இரண்டு பக்கமும் கைபடாமல் மேலே தூக்கி முன்னும் பின்னும் துணியை லாவகமாகச் சுற்றியே சாதத்தை கலக்குவார். ருசி அப்படியிருக்கும். நான்கு நாட்களானாலும் கெட்டுப் போகாது..." என அடுக்குகிறார் விஜயலட்சுமி அம்மாள்.

மூங்கில் குடலை, காஞ்சி மற்றும் சுற்றுவட்டாரங்களில் மட்டுமே கிடைக்கிறது. அங்கிருந்தே குடலையை வரவைக்கிறார்கள்.

"மூங்கில் கொண்டு பின்னப்பட்ட குடலையில் மந்தாரையைச் சுருட்டி செருகி, மாவை நிறைத்து, மேலே நூலால் கட்டி வேகவைப்பது பாரம்பரிய முறைகளில் ஒன்று. இப்போது அந்த முறையை யாரும் பின்பற்றுவதில்லை. என்னதான் என் கணவருடன் சமைத்திருந்தாலும் அதன் பக்குவத்தை முழுதாக என்னால் கற்றுக் கொள்ளமுடியவில்லை..." வருத்தப்படுகிறார் விஜயலட்சுமி அம்மாள்.

சாதாரண இட்லிக்கும், கோயில் இட்லிக்கும் மகத்தான வித்தியாசமிருக்கிறது. ஆம்; கோயில் இட்லிக்கு சாம்பாரோ சட்னியோ தொட்டுக்கொள்ளத் தேவையில்லை. அப்படியே சாப்பிடலாம். மட்டுமல்ல, மூன்று நாட்களானாலும் கெடாது! இரண்டு 'பீஸ்' கோயில் இட்லியும் ஒரு கீரை வடையும் சரியான ஜோடி.

இது தவிர, விரும்பிக் கேட்பவர்களுக்கு கீரை வடை, புளியோதரை, இனிப்பு வகைகளையும் வீட்டிலேயே செய்து தருகிறார்கள்.

ஒரு இட்லி, கிட்டத்தட்ட இரண்டரைக் கிலோ எடை கொண்டது. தயிர்பத புளிப்பில் மிளகுசேர்த்தோ, தனியாக மிளகு சேர்த்தோ பல வகைகளில் காஞ்சிபுர உணவகங்களில் கோயில் இட்லி கிடைக்கிறது.

ஆனால், ஒரிஜினல் செல்லப்பா கோயில் இட்லிதான்! லேசான பழுப்புநிறம், நிறைய மிளகு, சுக்கு. அருமையான மந்தாரை வாசனை. நாவின் சுவையை மனம் உணரும்.

 லன்ச் மேப்

புதுக்கோட்டை

முத்துப்பிள்ளை கேண்டீன்

ஒரு நிறுவனத்தின் கீழ் பணிபுரியும் தொழிலாளர்கள், அலுவலர்கள், உழைக்கும் மக்கள் என ஒரு குடையின் கீழ் இயங்குபவர்களுக்கு வழங்கப்படும் ஆகாரம்தான் கேண்டீனா?

இல்லை. இதையும் தாண்டி மூலப்பொருட்களுக்கு ஆகும் செலவில் கால்வாசிக்கும் குறைவாக - அதாவது ரூ.10 தேநீரை ரூ.2க்கும்; ரூ.50 சாப்பாட்டை ரூ.5க்கும் விற்பதுதான் கேண்டீன்.

புதுக்கோட்டையைப் பொறுத்தவரை கேண்டீன்கள்தான் எங்கும். உணவகம், ஹோட்டல், ரெஸ்ட்டாரண்ட் போன்ற பெயர்களைக் காண்பது அரிதினும் அரிது.

இங்கு மட்டுமே 70க்கும் மேற்பட்ட கேண்டீன்கள் உள்ளன.

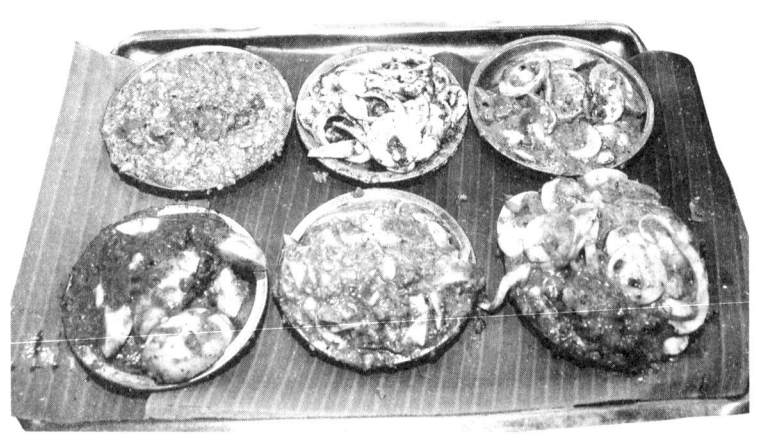

திலீபன் புகழ்

ராமனின் முட்டை மாஸ்

முட்டை – 3.
தக்காளி – 100 கிராம்
எண்ணெய் – 2 சிட்டிகை.
மஞ்சள் தூள் – 1 சிட்டிகை.
மிளகாய்த் தூள் – 1 சிட்டிகை.
மல்லித் தூள் 2 சிட்டிகை.
உப்பு – தேவையான அளவு.
அத்துடன் ஏதாவது ஒரு மசாலா குழம்பு.
பக்குவம்:
முட்டையை வேக வைத்து, தோல் உரித்து, சிறு சிறு துண்டு களாக நறுக்கவும். நல்லெண்ணெய் விட்டு, கடுகைத் தாளித்து அதில் தக்காளியை வதக்கி மஞ்சள்தூள், மிளகாய்த்தூள், மல்லித் தூள், சிறிது உப்பு சேர்த்து கிளறவும்.

வெட்டி வைத்துள்ள முட்டையை இதில் கொட்டி சிறிது நேரம் வேகவைத்து ஏதாவது ஓர் அசைவ குழம்பு அல்லது சைவ குருமாவை லேசாகச் சேர்த்து சுண்டக் கிளறி இறக்கவும்.

அனைத்தும் குறைந்தது 60 ஆண்டுகளுக்கு முன் ஆரம்பிக்கப் பட்டவை!

1886ல் 'ராஜமார்த்தாண்ட பைரவ தொண்டைமான்' காலத்தில் இருந்தே புதுக்கோட்டை சமஸ்தானம் வணிகத் தளமாக விளங்கி யுள்ளது. பண்டமாற்று முறைக்கு பெயர்பெற்றிருக்கிறது. தவிர மா, பலா, வாழை என முக்கனியும் புதுக்கோட்டையைச் சுற்றியுள்ள ஆலங்குடி, வடகாடு, கீரமங்கலம், நெடுவாசல் வரை ஏற்றுமதி செய்யும் அளவுக்குச் செழிப்பாக இருந்துள்ளது.

அத்துடன் டெல்டா மக்கள் விளைவிக்கும் தானியம், பருப்பு, பயிர் என அனைத்தையும் வாங்கிச் செல்ல வண்டி கட்டி ஆங்கிலேயர்கள் வந்துள்ளனர்.

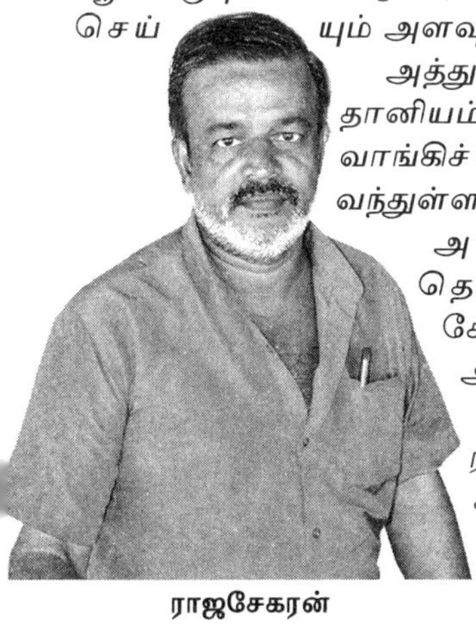

அப்போது இங்கு சாலையோரம் தொடங்கப்பட்ட மோட்டல்களை கேண்டீன் என அழைத்துள்ளனர். அது அப்படியே இன்று வரை தொடர்கிறது. தமிழ்நாட்டில் 72 பாளையக்கா ரர்களும் ஆங்கிலேயருக்குக் கப்பம் கட்டிக்கொண்டிருந்தபோது பைரவ தொண்டைமானிடம் வருடத்துக்கு ரூ.36 ஆயிரம் வரி கட்டியுள்ளது

ராஜசேகரன்

37

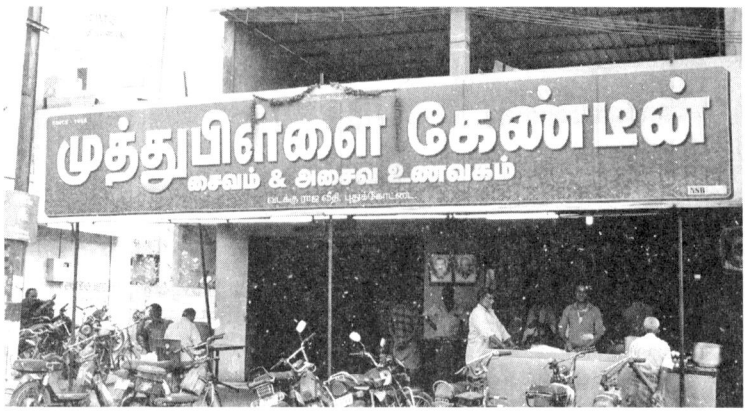

பிரிட்டிஷ் கம்பெனி!

அப்படியானால் எந்த அளவுக்கு உணவுப்பொருட்களை இவர்கள் ஏற்றுமதி செய்துள்ளனர் என்று யோசித்துப் பாருங்கள்!

சமகாலத்தில் புதுக்கோட்டையின் தனித்துவமான உணவே முட்டை மாஸ்தான். அந்த முட்டை மாஸை அறிமுகப்படுத்திய முத்துப்பிள்ளை கேண்டீனுக்கு வயது 70.

“1960ல ‘பழனியப்பா திரையரங்கம்’ பக்கத்துல முத்துப்பிள்ளை இந்த கேண்டீனை தொடங்கினாரு. அசைவ உணவும், பரோட்டாவும் இங்க ஃபேமஸ். பரோட்டா பஞ்சு மாதிரி இருக்கும். அதை பிச்சு முட்டை மாஸை கிள்ளுனாப்ல அள்ளி சாப்பிட்டா... சொர்க்கம்!” என்கிறார் உரிமையாளர் ராஜசேகரன்.

“முத்துப்பிள்ளை அய்யாவுக்குப் பெறகு அவர் மகன் கர்ணன் நடத்தினார். நானும் கர்ணனும் டவுசர் காலத்துல இருந்து ஃப்ரெண்ட்ஸ். அவர் கன்ஸ்ட்ரக்ஷன் துறைக்கு போனதால இந்த கேண்டீனை நான் எடுத்து நடத்த ஆரம்பிச்சேன்.

ஏற்றுமதி பூமி

சங்க காலத்திலிருந்தே உணவுக்கும் உணவுப் பொருட்களுக்கும் புதுக்கோட்டைவாசிகள் முக்கியத்துவம் தந்துள்ளனர்.

‘பன்றி நாடு’ எனவும் அதன் கீழ் ‘கோநாடு கானாடு’ எனவும் பிரித்து உணவுப்பொருள் சார்ந்த கடல் வணிகத்தில் இம்மக்கள் ஈடுபட்டுள்ளனர்.

ரோமாபுரிக்கு இங்கிருந்து உணவுப்பொருட்கள் ஏற்றுமதி செய்யப்பட்டுள்ளன. இதில் நல்லெண்ணெய், தானியம், பயிர் வகைகள் அதிகம்.

ஆட்டுக்காலை சுத்தம் செய்வது எப்படி?

ஆட்டுக்காலை சுத்தம் செய்யத் தெரியாமல் பலரும் அதை தவிர்த்துவருகின்றனர். உண்மையில் பல சத்துக்கள் ஆட்டுக் காலில் இருக்கின்றன.

அகலமான பாத்திரத்தில் தண்ணீருடன் ஆட்டுக் காலை கொதிக்க வைக்கவும். சிறிதளவு வெற்றிலைக்குப் பயன்படும் சுண்ணாம்பை இதில் கட்டாயம் சேர்க்க வேண்டும். நன்றாகக் கொதித்ததும் ஆட்டுக்காலின் மேலிருக்கும் முடியை கையால் இழுத்தால் வந்துவிடும்.

பிறகு விறகடுப்பில் ஈரப்பதம் போகும் அளவுக்கு நன்றாகக் கறுப்பாகும் வரை சுட்டு எடுக்கவும். அதே நேரம் கருகிவிடக்கூடாது.

கொதியில் இருந்து மூட்டு பிரிந்து எலும்பில் இருக்கும் கறி பாதியானதும் பாயாவுடன் கலக்க வேண்டும். கொதிநிலையின் ருசி பக்குவம் இதுதான்.

ஆட்டுக்காலில் கொழுப்பு அதிகம். எனவே எண்ணெயை குறைவாகப் பயன்படுத்தவும்.

சோழமண்டலத்துல நெல், தானியம், பயிர் வகைகள்... அப்பறம் நாகப்பட்டினத்துல இருந்து கடல் உயிர்கள்னு இந்தியா முழுக்க கொண்டு போவாங்க. அதிகப்படியா லாரிகள் வரும், போகும். அப்படி ஒருமுறை குஜராத் லாரி டிரைவர் ஒருத்தர் கடை சாத்துற நேரத்துல சாப்பிட வந்தார்.

அப்ப ராமன்னு ஒரு மாஸ்டர் இருந்தாரு. வேலை எல்லாம் முடிச்சுட்டு அப்பதான் சாப்பிட உட்கார்ந்தாரு. கொஞ்சமா மட்டன் குருமா மட்டும் மீதி இருந்தது. அது ஓராள் சாப்பிட காணாது.

பசியோட வந்த குஜராத்தி டிரைவரை வெறும் வயித்தோட அனுப்ப அவருக்கு மனசில்லை. சுத்தி பார்த்தாரு. அவிச்ச முட்டைங்க கண்ல பட்டுச்சு. உடனே அவருக்கு ஒரு ஐடியா தோணுச்சு.

அதை உதிர்த்துப் போட்டு மசாலா சேர்த்து கலக்கி, வதக்கி கூடவே மீதமிருந்த ஆட்டுக்கறி குழம்பை சேர்த்து புது விதமான ரெஸிப்பியா கொடுத்தார்.

சாப்பிட்ட குஜராத்தி டிரைவர் ஆடிப் போயிட்டார்! அப்படியொரு சுவையை அவர் தன் வாழ்நாள்ல சாப்பிட்டதே இல்லைனு கண்ல தட்டுப்பட்ட எல்லா வடநாட்டு டிரைவர்கள் கிட்டயும் சொல்ல ஆரம்பிச்சார். ஒரு கட்டத்துல முத்துப்பிள்ளை கேண்டீன்னா முட்டை மாஸ் நினைவுக்கு வர்ற அளவுக்கு அந்த அயிட்டம் ஃபேமஸாகிடுச்சு!

இது நடந்து 50 வருஷங்கள் இருக்கும்...” பெருமையுடன் நினைவுகூர்கிறார் ராஜசேகரன்.

சாதா மாஸ், பெப்பர் மாஸ், பெருவெட்டு மாஸ், சிறுவெட்டு

லன்ச் மேப்

ஆட்டுக்கால் பாயா

ஆட்டுக்கால் – 4.
வெங்காயம் – 150 கிராம்
தக்காளி – 100 கிராம்
பச்சை மிளகாய் – 4.
மஞ்சள் தூள் – கால் சிட்டிகை.
இஞ்சி, பூண்டு பேஸ்ட் – 2 மேசைக்கரண்டி.
மிளகுத் தூள் – 2 தேக்கரண்டி.
தனியாத்தூள் – 2 மேசைக்கரண்டி.
உப்பு – தேவையான அளவு.
தேங்காய் – அரை மூடி.
பக்குவம்:

பட்டை, ஏலம், கிராம்பு தலா இரண்டு, இஞ்சி பூண்டு பேஸ்ட் ஒரு மேசைக் கரண்டி, கொத்தமல்லி ஒரு கொத்து, புதினா சிறிதளவு சேர்த்து தேங்காயுடன் பால் பதத்துக்கு அரைத்துக்கொள்ளவும்.

அடுப்பில் ஆட்டுக்காலுடன், நறுக்கியதில் முக்கால் பாகம் வெங்காயம், இஞ்சி பூண்டு, பச்சைமிளகாய், தக்காளி, மிளகுத் தூள், மல்லித் தூள், மஞ்சள் தூள், சிறிது உப்பு சேர்த்து கிளறி தண்ணீர் ஊற்றி (குக்கர் என்றால் 6 விசில்) அரைமணி நேரம் அதிக தீயிலும், பதினைந்து நிமிடம் குறைவான தீயிலும் வைத்து இறக்கவும்.

மற்றொரு கடாயை அடுப்பில் வைத்து நெய் ஊற்றி சூடானதும் பட்டை, கிராம்பு, ஏலக்காய், மீதம் உள்ள வெங்காயத்தை வதக்கி இஞ்சி, பூண்டு கலவையுடன் இரண்டு நிமிடம் வதக்கி, கொத்தமல்லி, புதினா சேர்த்து கொதித்துக்கொண்டிருக்கும் ஆட்டுக்காலுடன் தேங்காய் விழுதைப் போட்டு கொதிக்க விடவும்.

இறுதியாக இரண்டையும் கலந்தால் ஆட்டுக்கால் பாயா தயார்.

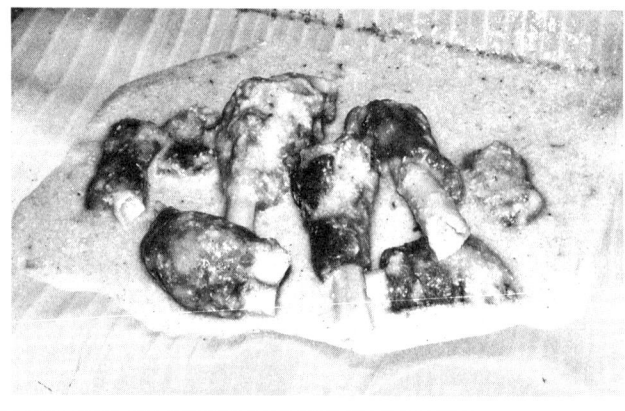

மாஸ், நைஸ் மாஸ், கோல்டன் மாஸ், ஆனியன் மாஸ்... என முட்டை மாஸை மட்டுமே எட்டுக்கும் மேற்பட்ட வகைகளில் இங்கு செய்கின்றனர். எட்டும் எட்டு சுவைகளில் மணக்கிறது! முட்டையை மட்டுமே வைத்து 30க்கும் மேற்பட்ட உணவுவகை களையும் தயாரிக்கின்றனர்!

பொதுவாக பரோட்டாவுக்கு தொட்டுக்கொள்ள இரண்டு விதமான கிரேவிகளைத்தான் மற்ற இடங்களில் தருவார்கள். இங்கு ஆறு வகையான கிரேவிகளைத் தருகிறார்கள்!

இதில் முட்டை கிரேவிக்கும், ஆட்டுக்கால் பாயாவுக்கும்தான் ஏக டிமாண்ட்!

ஒரு காலத்தில் 24/7 நேரமும் இயங்கிவந்த இந்த கேண்டீன், இப்போது இரவு 2 மணிக்கு மூடப்பட்டு காலை 5 மணிக்கு திறக்கப்படுகிறது.

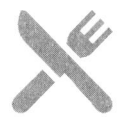

லன்ச் மேப்

மயிலாப்பூர்

வள்ளலார் மெஸ்

உலகில் இதுவரை எத்தனையோ புனிதர்கள், தீர்க்க தரிசிகள், இறைத்தூதர்கள் தோன்றியிருக்கின்றனர். அநேகமாக எல்லோருமே எளியவர்களின் வயிற்றுப் பசியை அன்னமிடுவதன் மூலம் போக்குவதே 'புண்ணியம்' என வலியுறுத்தியுள்ளனர்.

ஆனால், 'பிறர் பசி போக்குவதே கடவுளை அடையும் வழி' என்று சொன்னவர் வள்ளலார்தான்.

23.05.1867ல் வடலூரில் 'சத்திய தர்ம சாலை'யில் வள்ளலார் மூட்டிய நெருப்பு இன்றுவரை அணையாமல் எரிகிறது.

பசி என்னும் தீயை தீயினால் அடக்கினார் வள்ளலார். பசி

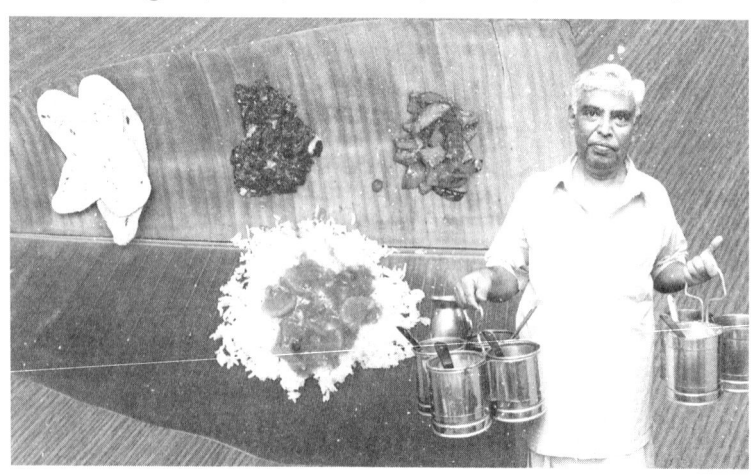

கரிசலாங்கண்ணி கீரை துவையல்

வெள்ளை கரிசலாங்கண்ணி கீரை – ஒரு கட்டு.
காய்ந்த மிளகாய் – 8.
உளுத்தம் பருப்பு – சிறிதளவு.
மிளகு – ஒரு தேக்கரண்டி.
பூண்டு – 8 பல்.
கொத்தமல்லி விதை – ஒரு தேக்கரண்டி.
நல்லெண்ணெய் – சிறிதளவு.
உப்பு – சிறிதளவு.
புளி – சிறு உருண்டை.

பக்குவம்:

கீரையை ஐந்து முறைக்கும் மேல் சுத்தமாகக் கழுவி வாணலியில் சிறிதளவு எண்ணெய் விட்டு காய்ந்த மிளகாய், உளுத்தம் பருப்பை சிவக்க வறுத்து, மிளகு மற்றும் மல்லியை வறுத்துக் கொள்ளவும்.

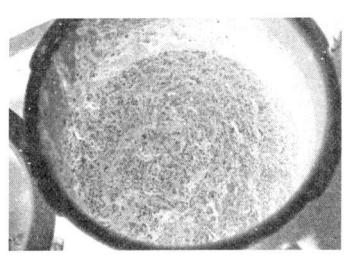

இதனை தனியே எடுத்து வைத்து, அதே பாத்திரத்தில் நல்லெண்ணெய் விட்டு கீரையை வதக்கி, ஆறியபின் லேசான சூட்டில் மத்தினால் கடைந்தால் கரிசலாங்கண்ணி கீரை துவையல் தயார்.

யாகப் பார்த்த தீ, அருட்பெரும் ஜோதியாக எரிந்து கொண்டிருக்கிறது. அந்த தீக்கு சரியாக இது 150வது வருடம்.

விளக்கின் வழி பார்ப்பதும் ஒரே ஜோதி, அடுப்பின் வழி பார்ப்பதும் ஒரே ஜோதி. எது ஜீவகாருண்யத்தின் மூலாதாரத்தோடு பசியாற்றுதலில் கொண்டுபோய் வள்ளலாரை இணைக்கச் செய்தது... என்ற கேள்வியுடன் இருபது வருடங்களாக சென்னை மயிலாப்பூரில் காரணீஸ்வரர் கோயில் எதிரே 'அருட்பெருஞ் ஜோதி வள்ளலார் சைவ உணவகம்' நடத்திவரும் சத்தியநாதன் அய்யாவைத் தேடிச் சென்றோம்.

பழைய கட்டடம். ஒருவர் மட்டுமே நுழையக்கூடிய மாடிப் படிக்கட்டுகள். ஐந்து பேர் மட்டுமே அமரும் அளவில் மிகச்சிறிய இடம்.

வாய் நிறையச் சிரிப்புடன் வரவேற்கிறார் சத்தியநாதன். நாற்புறச் சுவர்களிலும் வள்ளலார் படமும் பொன்மொழிகளும். மெல்லியதாக ஒலிக்கிறது அருட்பெருஞ்ஜோதி பாடல்.

"ஆச்சு தம்பி 64 வயசு. சொந்த ஊரு மாமல்லபுரம். பி.ஏ. பொருளாதாரம் முடிச்சதும் அறநிலையத்துறைல உத்தியோகம். சொந்த

பந்தம்லாம் சேர்ந்து ஜெயந்திய கல்யாணம் செஞ்சு வச்சாங்க. ரெண்டு பசங்க. மணிகண்டன், குணசேகரன். நல்லபடியா குடும்பம் நகர்ந்துச்சு. எனக்குள்ள இருந்த கலை ஆர்வத்துல வேலையை விட்டுட்டு தஞ்சாவூர் பெயின்டிங், கிளாஸ் ஓவியம்னு பயணிக்க ஆரம்பிச்சேன்.

ஏற்ற இறக்கமா வாழ்க்கை போச்சு. அந்த நேரத்துல வள்ளலார் பக்தரா இருந்த ஒரு நண்பர் அறிமுகமானார். வள்ளலாரின் வார்த்தைகள்ல நான் மூழ்கிப்போனது அவராலதான். அடிக்கடி அன்னதானம் செய்யும் திருப்பணிக்கும் என்னை அழைச்சுட்டுப் போவார். ஏழைக்கும் பசினு வர்றவங்களுக்கும் சோறு போடுற அந்த தொண்டு ரொம்ப ஈர்த்து சன்மார்க்கத்துல கொண்டுவந்தது

'அன்னதானம் செய்யற அளவுக்கெல்லாம் வசதி இல்ல. நீங்க செய்ங்க. முடியும்போது நானும் பணம் தர்றேன்'னு அந்த நண்பரை ஊக்கப்படுத்தினேன். உறுதுணையா நானும் பயணிச்சேன்.

ஒரு முறை வியாபாரத்தை விரிவு பண்ண வங்கிக் கடன் வாங்கினார். அவருக்கு ஜாமீன் கையெழுத்து போட்டேன். ஆனா, நல்ல விஷயத்தை நமக்கு அறிமுகப்படுத்துறவங்க எல்லாம் நல்லவங்களா இருப்பாங்கனு சொல்லமுடியாதே!

அந்த நண்பர் அவ்வளவு பணத்தையும் ஏமாத்திட்டு தலைமறைவாகிட்டார். என் சக்திக்கு மீறின தொகை அது. இருபது வருஷங்களுக்கு முன்னால... ரூ.3 லட்சம்! சொத்தையெல்லாம் வித்து அந்த கடனை அடைச்சேன்.

அப்படியும் பத்தலை. எல்லா பக்கமும் கடன். சாகக்கூட நினைச்சேன். ஆனா, தற்கொலையை கடுமையா வள்ளலார் எதிர்க்கிறார். கடைசில நீங்கதான் வழினு மானசீகமா வள்ளலார் காலைப் பிடிச்சு அழுதேன்.

'வாழ வழி இல்லை, சாப்பாடு போட தகுதி இல்லைனு ஏன் கலங்குற..! நான் சொல்றேன்... போடு!'னு அவரே சொல்றா மாதிரி உள்மனசு சொல்லிச்சு. இருந்த வீட்டை நானும் என் மனைவி ஜெயந்தியும் சேர்ந்து மெஸ்ஸா மாத்திட்டோம்..."

மென்மையாகப் பேசும் சத்தியநாதன், தன் மெஸ் மெனுவிலும் காரங்களுக்கு இடம் கொடுப்பதில்லை. சாத்வீக உணவுமுறைதான். காரம், உப்பு குறைவாகத்தான் இருக்கும்.

மதிய உணவுடன் கரிசலாங்கண்ணி, தூதுவளை, அரைக்கீரை, சிறுகீரை, முருங்கைக் கீரை, புளிச்ச கீரை என அரிதான உணவு இங்கே கிடைக்கும்! இரவு இட்லி தோசை.

"ஊரே 30 ரூபாய்க்கு அளவுச் சாப்பாடு தரும்போது, இவர் பத்து ரூபாய்க்கு அன்லிமிட்டட் மீல்ஸ் தந்தார். கேட்டா, 'சாப்பாட்டுக்குக் காசு வாங்கறதே பாவம். ஜீவகாருண்யத்துக்கு

தூதுவளை ரசம்

தூதுவளை கீரை – அரைக் கட்டு.
மிளகு – 3 தேக்கரண்டி.
சீரகம் – 3 தேக்கரண்டி.
பூண்டு – 15 பல்.
தக்காளி – இரண்டு.
புளி – எலுமிச்சம்பழ அளவு.
காய்ந்த மிளகாய் – 8.
கொத்தமல்லி, கறிவேப்பிலை – சிறிதளவு.
பெருங்காயம் – சிறிதளவு.

பக்குவம்:

மிளகு, சீரகம், பூண்டு ஆகியவற்றை அம்மியில் தட்டி தனியாக வைக்கவும். புளியை தண்ணீரில் ஊறவைத்து சக்கையை நீக்கி புளிக் கரைச்சலாக எடுத்து தக்காளிப்பழத்தை மசித்து புளிக்கரைச்ச லோடு சேர்த்து குறைவான தீயில் சுடவைத்து, தட்டிவைத்த மிளகு, சீரகம், பூண்டு சேர்த்து கொதிக்க விடவும்.

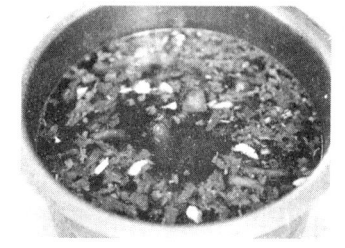

தூதுவளை இலை, கொத்த மல்லி, கறிவேப்பிலை, உப்புசேர்த்து கொதிக்கும் முன் இறக்கவும். தனி யாக எண்ணெய் ஊற்றி கடுகு தாளித்து ரசத்தை அதில் கொட்டி இறக்கினால் தூதுவளை ரசம் ரெடி.

எதிரானது. நாம தொடர்ந்து மக்களுக்கு சாப்பாடு போட ணும். அடுத்த நாள் மளிகைப்பொருள் வாங்க இந்தக் காச வாங்கறேன்'பார்.

பிழைக்கத் தெரியாத ஆளுனு நாலு பேரு திட்டும்போது மனசு கொதிக்கும். ஆனா, வயிறு நிறைய சாப்பிட்டு, 'ரொம்ப நல்லா இருக்கும்மா'னு கையெடுத்து கும்புட்டு மத்தவங்க சொல்றப்ப மனசு அப்படியே பூரிச்சுப்போகுது.

எம் புள்ளைங்களுக்கு பெருசா சொத்து சேர்த்து வைக்கலை. ஆனா நிறைய புண்ணியத்தைச் சேர்த்து வெச்சிருக்கோம்..." கண்ணீருடன் சிரிக்கிறார் ஜெயந்தி அம்மாள்.

"இப்ப ஒரு சாப்பாட்டுக்கு 70 ரூபா வாங்கறேன். அன் லிமிடட் மீல்ஸ்தான். வேலைக்கு ஆள் வைச்சுக்கறதில்ல. கடனை எல்லாம் அடைச்சுட்டோம். எம் பசங்களும் வேலைக்குப் போக ஆரம்பிச்சுட்டாங்க. இப்ப ஞாயிற்றுக்கிழமை காலைல

 லன்ச் மேப்

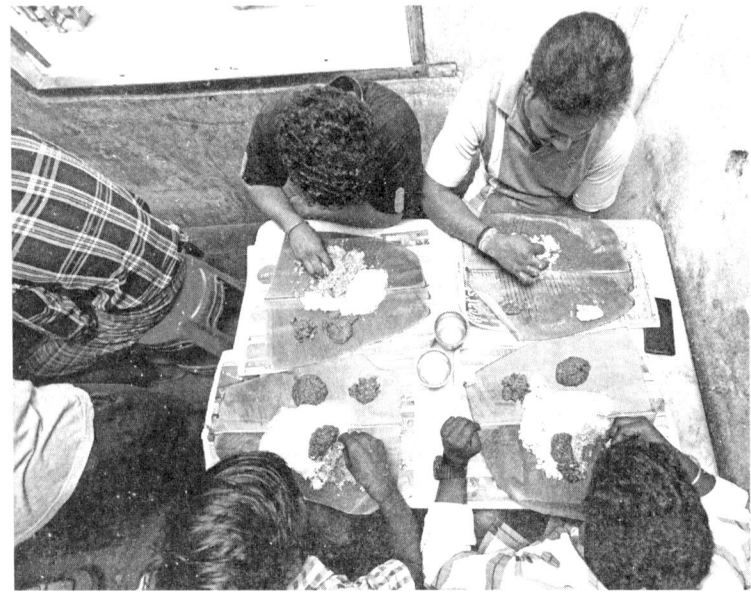

அன்னதானம் செய்யறேன்.

என் பசங்களும் விருப்பத்தோட இதை செய்யறாங்க. வாழையடி வாழையா இந்த சோறு போடற ஜீவகாருண்யப் பணி தொடர்ந்து நடத்தா போதும்..." கைகூப்புகிறார் சத்தியநாதன்.

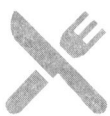

காஞ்சிபுரம்

மன்னார் மிலிட்டரி ஹோட்டல்

அக்காலத்தில் பட்டாளத்துக்கு போன ஆட்கள் எல்லா வகையான உணவுகளையும் நன்றாக சாப்பிட்டு நாக்கில் ருசியுடன் வந்தார்கள். அந்த காரசாரமான அசைவ உணவு கலாசாரத்தை இங்கு பரப்பவும் செய்தார்கள்.

அவர்களில் சிலர் அசைவ உணவுக்குப் பேர்போன கடைகளை ஆரம்பித்தனர். அப்படி தொடங்கப்பட்ட உணவகத்தோடு ஒட்டிக்கொண்ட பெயர்தான் 'மிலிட்டரி'.

காஞ்சிபுரம் செங்கழுநீர் ஓடைவீதியில் 90 வருடங்களாக இயங்கி வருகிறது 'மன்னார் மிலிட்டரி அசைவ உணவகம்'.

இந்த உணவகத்தில் அசைவம் தனிச்சிறப்பு என்றாலும்

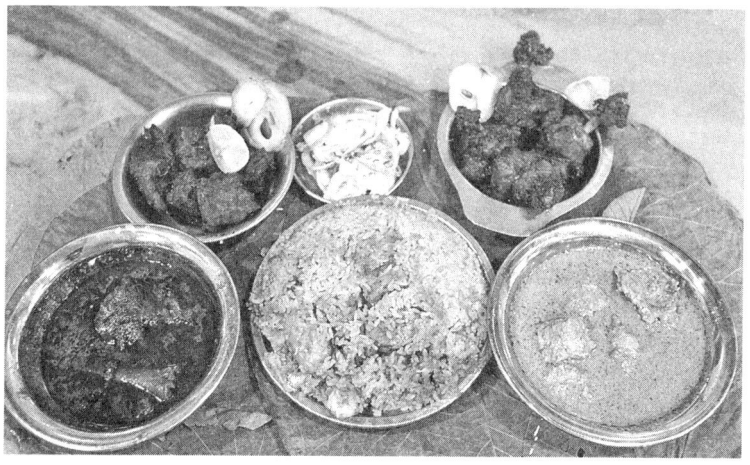

ராமனின் முட்டை மாஸ்

மட்டன் – ஒரு கிலோ.
வெங்காயம் – 1/2 கிலோ.
தக்காளி – 200 கிராம்.
இஞ்சி, பூண்டு விழுது – 150 கிராம்.
பச்சை மிளகாய் – 4.
மிளகாய்த் தூள் – 4 தேக்கரண்டி.
தயிர் – 200 மி.லி.
பட்டை – 1 துண்டு.
கிராம்பு – 4.
ஏலக்காய் – 2.
கொத்தமல்லித் தழை – சிறிதளவு.
புதினா – 4 (சிறிதளவு).
எலுமிச்சை – 1.
கடலை எண்ணெய் – 1/4 லிட்டர்.
அரிசி (ஜீரகச் சம்பா) – ஒரு கிலோ.
உப்பு – தேவையான அளவு.

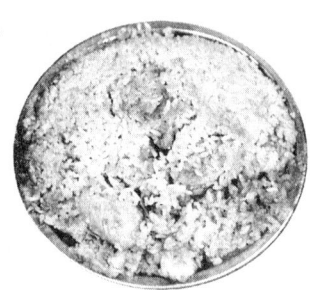

பக்குவம்: வெங்காயம், தக்காளியை தனியாக விழுதுபோல அரைத்துக் கொள்ளவும். அதேபோல இஞ்சி பூண்டையும் தனியாக.

அரிசியை நன்றாக அலசி அரைமணி நேரம் ஊற வைக்கவும்.

கடாயை அடுப்பில் வைத்து எண்ணெய் சூடானவுடன், பொடியாக அரைத்த பட்டை, கிராம்பு, ஏலக்காயை வறுத்து விழுதாக உள்ள வெங்காயம் தக்காளியை சேர்த்து பொன்னிறமாக வதக்கவும்.

மிளகாய்த் தூள் சேர்த்து 5 நிமிடம் கலக்கவும். தயிர், பச்சைமிளகாய், கொத்தமல்லி, புதினா, தேவையான அளவு உப்பு ஆகியவற்றை கலக்கவும்.

பிறகு பெரிய பாத்திரத்தில் உப்பு சேர்த்து தண்ணீரில் கொதிக்க வைத்து, அதில் ஊறவைத்த அரிசியை சேர்த்து, கூடவே சிறிதளவு எலுமிச்சைச்சாறு விட்டு, 70 சதவிகிதம் வேகவைத்து எடுக்கவும். எலுமிச்சைச் சாறு விடுவதால் அரிசி உடையாது.

தனியாக ஒரு பாத்திரத்தில் கறியுடன் சிறிதளவு உப்பு, இஞ்சி பூண்டு விழுது சேர்த்து வேகவைத்து இறக்கவும்.

மசாலா ருசியை சரிபார்த்து, மிதமான தீயில் வேகவைத்த கறியைச் சேர்த்து எண்ணெய் மேலே வரும்வரை வதக்கி, வடித்த சாதத்தைச் சேர்த்து, அடுப்பில் தோசைக்கல் வைத்து, அதில் சிறிது நீர் ஊற்றி, குறைவான தீயில், பாத்திரத்தின் ஓரத்தில் ஈரத்துணியைத் தலைப்பாகை போல் சுற்றி, காற்றுப் புகாமல் மூடி, அதன் மேல் ஒரு நீர் நிறைந்த பாத்திரத்தை ஆவி போகாமல் சுமார் 20 நிமிடம் மூடி வைக்கவும். இறுதியாக நெய் சேர்த்து கிளறவும்.

திலீபன் புகழ்

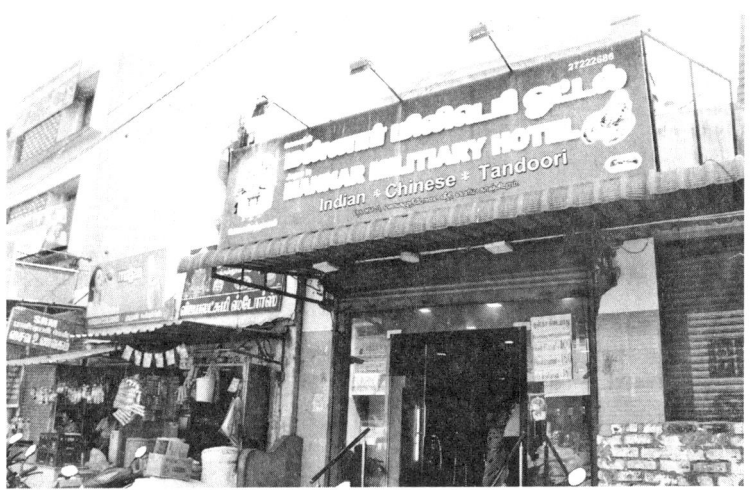

பிரியாணிதான் ஆல்டைம் பெஸ்ட்.

தமிழகத்திலேயே அதிகாலை 6 மணிக்கெல்லாம் சுடச்சுட இங்குதான் பிரியாணி கிடைக்கிறது.

"90 வருஷங்களுக்கு முன்னாடி எங்க பாட்டி சுப்புலட்சுமி இந்தக் கடையை ஆரம்பிச்சாங்க. அப்ப பிரியாணி கிடையாது. மதியம் அசைவ சோறு, காலை, இரவு இட்லி தோசை. இதையெல்லாம் தாமரை இலைல சுடச்சுட பரிமாறுவாங்களாம்..." நினைவு கூர்கிறார் மன்னார் ராஜாவின் மகனான சந்தானம்.

60 வருடங்களுக்கு முன்பு மன்னார் ராஜாவும் அவரது மனைவி தனலெட்சுமியும் உணவகத்தைப் பெரிதாக்கி தனிப்பக்குவத்தில் பிரியாணியை அறிமுகப்படுத்தியுள்ளனர்.

"அறிஞர் அண்ணா, எம்ஜிஆர்னு பலரும் அப்பா மன்னார் சமைச்ச பிரியாணியை விரும்பிச் சாப்பிடுவாங்க. சின்ன வய சுல இருந்தே அண்ணாவும் அப்பாவும் நண்பர்கள். அண்ணா சென்னைக்கு போனபிறகு கூட தொடர்புல இருந்திருக்காங்க. காஞ்சிபுரத்தைச் சுத்தி எங்க பொதுக்கூட்டம் நடந்தாலும் அன்னிக்கு ராத்திரி எங்க ஹோட்டல்லதான் அண்ணா சாப்பிடுவார்.

இரவு 12 மணிக்கு மேல கூட்டம் முடிச்சுட்டு வருவாரு. கூட தொண்டர்களும் வருவாங்க. 'என்ன மன்னார்... உன் ஹோட்டல்லதான் இன்னைக்கு மீட்டிங் போல'னு அண்ணா கிண்டல் செய்வார். அப்புறம் 'இரண்டாயிரம் கடவுள்கள் ஒரே இடத்துல இருக்கிற இந்த கோயில் நகரத்துல ஓர் அசைவ உணவகம் பிரபலமா இருக்கறது எவ்வளவு பெரிய மாற்றம் தெரியுமா..?'னு தொண்டர்களிடம் சொல்லுவார்..." சொல்லும்போதே சந்தானத்தின்

49

லன்ச் மேப்

பழையமுறை ஆட்டுக்கால் பாயா

ஆட்டுக்கால் – 6.
சின்ன வெங்காயம் – 100 கிராம்.
தக்காளி – 50 கிராம்.
இஞ்சி, பூண்டு பேஸ்ட் – 2 தேக்கரண்டி.
ஏலம், பட்டை, கிராம்புத்தூள் – அரை சிட்டிகை.
மிளகு – 3 தேக்கரண்டி.
மஞ்சள் தூள் – அரைத்தேக்கரண்டி.
தனியாத்தூள் – 1 தேக்கரண்டி
மிளகாய்த்தூள் – அரைத்தேக்கரண்டி.
நல்ல எண்ணெய் – 2 தேக்கரண்டி.
உப்பு – தேவைக்கு.

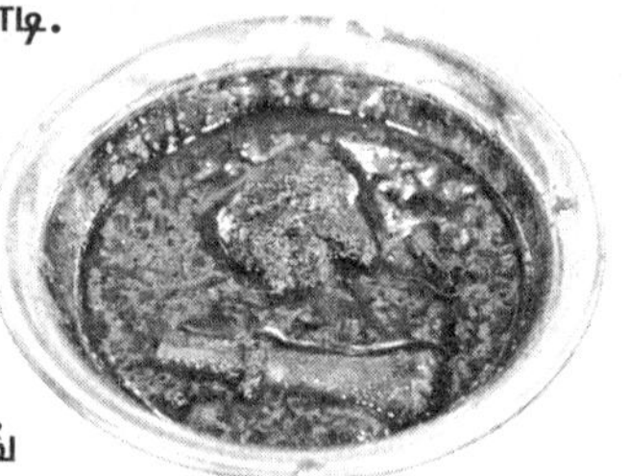

அரைக்க தேவையான பொருட்கள்: மிளகு, சீரகம், சோம்பு, கொத்தமல்லி, முந்திரி இவற்றை லேசாக வறுத்து அரைத்துக் கொள்ளவும்.

பக்குவம்: எண்ணெய்யில் வெங்காயம் போட்டு நன்கு வதக்கவும். பொன் நிறமாக வரும்போது இஞ்சி பூண்டு பேஸ்ட்டை கரம் மசாலா சேர்த்து வதக்கவும். சிறிது நறுக்கிய கொத்தமல்லி, கருவேப்பிலை, புதினா சேர்த்து கிளறி, தக்காளி, மஞ்சள் தூள் சேர்க்கவும். தேவையான அளவு மிளகாய்த்தூள், தக்காளி சேர்த்து வதக்கவும்.

வேகவைத்து சுத்தம் செய்து துண்டாக்கிய ஆட்டுக்காலை உப்பு மற்றும் அரைத்த மிளகு மசாலாவைச் சேர்த்து கொதிக்க வைத்து இறுதியாகக் கொத்தமல்லி சேர்க்கவும்.

குரலில் பெருமை இழையோடுகிறது.

"கடலெண்ணெய்தான் பயன்படுத்தறோம். சமைக்கிறப்ப மசாலா பொருட்களை கையாலதான் அள்ளிப் போடுவோம். எல்லா ஊர் மிளகாய்த் தூளும் ஒரே மாதிரி இருக்காது. அதே மாதிரி எல்லா பட்டை, ஏலக்காய், கிராம்பும் ஒரே காரசாரத்துடன் இருக்காது.

இதைப் புரிஞ்சுட்டு கவனமா கையாள்வோம். அதேபோல மசாலா பொருட்கள் மேல வேகமா அனல் பாயக்கூடாது. எப்பவுமே அடி கனமான பாத்திரம்தான் பிரியாணிக்கு சரியா இருக்கும். குறிப்பா அடி அகலமான கூம்பு வடிவ பாத்திரம்னா மிதமான வெப்பத்துல ருசியா வரும்.

பிரியாணியை, பிரியாணியாதான் சாப்பிடணும். அதாவது தனிச்சு. அதுதான் உண்மையான ருசி. பச்சடி, கத்தரிக்காய்

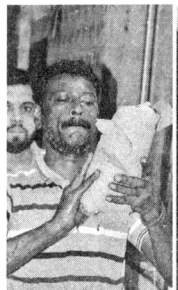

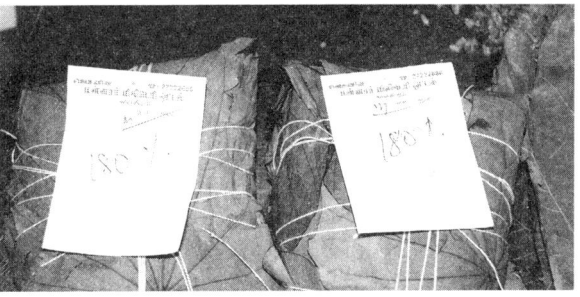

கூட்டுனு எதையும் தொட்டுக்க எடுத்துக்கக் கூடாது.

பிரியாணிக்கும் பதமிருக்கு. ஒவ்வொரு பருக்கைலயும் கறியோட மணம் வாசனையா ருசியா சேரணும். பட்டையோ, ஏலக்காயோ கூடவோ குறைச்சோ போனா கூட பிரியாணி முகத்துல அடிச்சா மாதிரி ஆகிடும். எவ்வளவு சாப்பிட்டாலும் திகட்டக்கூடாது.

இதுதான் எங்க அப்பா எனக்கு சொல்லித் தந்த ஃபார்முலா. சாப்பிட்ட மறுநாள் வரை உள்ளங்கைல மசாலா வாசம் இருக்கணும். பிரியாணியை மட்டும் ரசிச்சு சாப்பிடும் ஒருவராலதான் ருசியான பிரியாணியை சமைக்க முடியும்...” என்கிறார் சந்தானம்

காலை 6 மணிக்கு தொடங்கி இரவு 10 மணி வரை மட்டன், சிக்கன் பிரியாணிகள் தனித்தனியாக ரூ.180க்கு இங்கு கிடைக்கிறது. இத்துடன் பழையகால முறையில் தேங்காய்ப்பால் சேர்க்காமல் செய்யும் ஆட்டுக்கால் பாயாவும் இங்கு பிரபலம். லேசான கருமையான நிறத்தில் குழம்பு போலிருக்கும் இந்த வகை பாயாவை இவர்களது கடையில் மட்டும்தான் ருசிக்க முடியும்.

வரலாறு

பிரியாணி என்னும் சொல் வறுத்த என்ற பொருள் தரும் ‘பிர்யான்’ எனும் பாரசீகச் சொல்லிலிருந்து பிறந்ததாக சொல்கிறார்கள்.

கி.பி. 2ம் நூற்றாண்டில் பிரியாணி சமைக்கும் முறை பாரசீகத்தில் தோன்றி அந்நாட்டு வணிகர்கள் மூலம் உலகெங்கும் பரவியது. மொகலாயர்கள் காலத்தில் இந்தியாவில் புகழ் பெற்றது.

இப்படி பிரியாணிக்கு பாரசீகர்கள் சொந்தம் கொண்டாடினாலும், சோழ / சேர மன்னர்கள் தங்கள் படை வீரர்களுக்கு ஆட்டிறைச்சியை சோறு + மிளகு + சில மசாலா பொருட்களைச் சேர்த்து பசு நெய் கொண்டு ‘ஊன் சோறு’ கொடுத்ததாக குறிப்புகள் தெரிவிக்கின்றன.

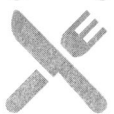

 லன்ச் மேப்

கும்பகோணம்

மங்களாம்பிகா விலாஸ்

உலகம் அழியும் பிரளய நேரம் வந்தபோது அமுதக்குடம் வந்து சேர்ந்த இடம்தான் குடந்தை என்கிற கும்பகோணம். இங்குள்ள ஆதி கும்பேஸ்வரர் கோயிலுக்கு போகும் நடையில், அதுவும் சன்னதித் தெருவில் உள்ளது ஸ்ரீ மங்களாம்பிகா விலாஸ். அந்தக் காலத்து 'காபி பேலஸ்' கட்டடத்துக்குள் நுழையும் போதே உணவின் வாசத்தை கடந்து, ஒரு விதமணம் வீசுகிறது.

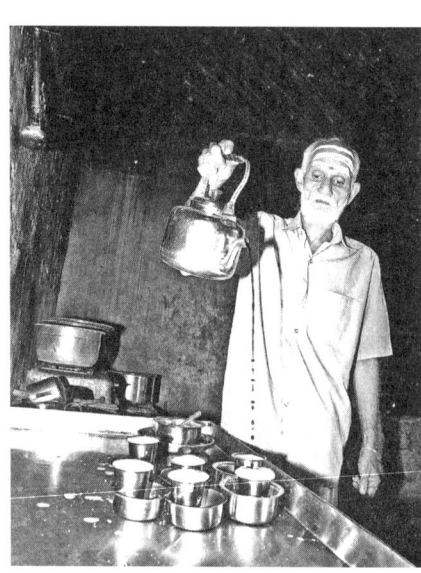

"1914ல் என் பெரியப்பா வி.ஜி.ஹரிஹர அய்யர் இந்த உணவகத்தை தொடங்கினார். அப்போலாம் ஓடு போட்ட கட்டடம். 'மங்களாம்பிகா விலாஸ்'னு இருந்தாலும் கோயில் வாசல்ல இருக்கற தால 'கோயில் கடை'னு பேரு.

கும்பகோணம் டிகிரி காபியை கண்டுபுடிச்சது பஞ்சாமிகேச அய்யர். இப்ப அய்யர் கடை இல்லை. அந்தக் காலத்துல காபினா 'அய்யர் கடையும்' 'கோயில் கடை'யும்தான் ஞாபகத் துக்கு வரும். 7 மகாமகம்

டிகிரிகாபி

அய்யர் டிகாக் ஷனை ஒரு பாத்திரத்திலும், பாலை இன்னொரு பாத்திரத்திலுமாக ஆற்றுவார். அப்போது இரண்டு பாத்திரங்களுக்கும் இடையில் ஒரு மீட்டர் வரை இடைவெளி இருந்ததால் மீட்டர் காபி என்ற பெயர் வந்தது.

குறிப்பிட்ட டிகிரியில் காபி கொட்டையை தெறிக்கும் பதத்தில் வறுத்து, பித்தளைப் பாத்திரத்தில் வடிகட்டி, தண்ணீர் கலக்காத பசும்பாலில் பாலாடை மேலே வரும் பதத்துக்கு சூடாக்கி டிகாக்ஷன் சேர்த்தால்தான் கசப்பான சுவையை ருசிக்க முடியும்.

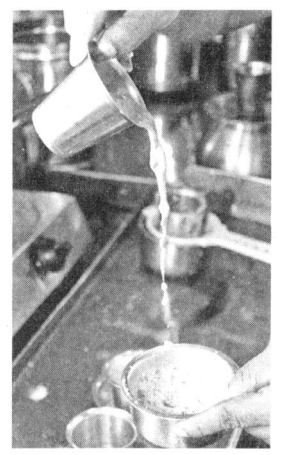

இந்தச் செயல்கள் அனைத்திலும் டிகிரி (வெப்பம்) கணக்கிடல் முக்கியம். காபிக்கு முக்கியம் பால். பசும்பாலில் தண்ணீரின் அளவை கணக்கிட டிகிரி போட்டுப் பார்க்கும் பழக்கம் இருந்துள்ளது.

அதனால்தான் ‘மீட்டர் காபி’ பெயர் மறைந்து ‘டிகிரி காபி’ புழக்கத்துக்கு வந்தது!

பார்த்த உணவகம் இது...” பூரிப்புடன் கூறுகிறார் ‘நண்பன்’ பட சுப்பிரமணியம் தாத்தா

“ஹரிஹர அய்யர் காபி போட்டா அவ்வளவு ருசியா இருக்கும். பஞ்சாமி கேச அய்யர் காபிக்கு போட்டினே சொல்லலாம். அந்த அளவுக்கு சுவையா இருக்கும். அவருக்குப் பிறகு சுப்பிரமணியம் அய்யா ஃபார்முலாவை கத்துகிட்டு 60 வருசங்களுக்கும் மேல கும்பகோணத்தையே தன் காபிக்கு அடிமையாக்கிட்டார்...” என்கிறார் உணகத்தை இப்போது நடத்திவரும் அவர்களின் உறவினர் ஹரிஹரன்

“சின்ன வயசுலயே அப்பா இறந்துட்டார். பெரியப்பாதான் பாத்துக்கிட்டார். நளபாகத்தை சொல்லித்தந்த ஆசான். அப்போலாம் அதிகாலை மூணு மணிக்கே கறவை மாடுடன் பால்காரர்கள் வந்துடுவாங்க. கடை வாசல்லயே கறந்து நுரை பொங்க கொடுத்துட்டு போவாங்க.

முதல் டிகாக் ஷனில் கலக்கப்படும் காபியை குடிப்பதற்காகவே அதிகாலை நான்கு மணிக்கு காபி பிரியர்கள் வர ஆரம்பிச்சிடுவாங்க.

வெந்தய தோசை

பச்சரிசி – 600 கிராம்.
புழுங்கல் அரிசி – 400 கிராம்.
உளுந்து – 250 கிராம்.
வெந்தயம் – 100 கிராம்.

பக்குவம்: வெந்தயத்தையும், அரிசியையும் தனித்தனியாக ஊறவைத்து இரண்டு மணி நேரம் கழித்து வெந்தயத்தை நன்கு பொங்க அரைத்து அதன்பின் உளுந்தை அரைத்து பிறகு அரிசியை நெருடும் பதத்தில் அரைத்து உப்பு சேர்த்து கரைத்து வைக்கவும்.

கிரைண்டரில் அரைக்கும் போது ஆட்டுக்கல் சூடாகாமல் பார்த்துக் கொள்ளவும். அவ்வப்போது சிறிது குளிர்ந்த நீர் தெளிக்கவும்.

எட்டு மணி நேரத்திற்குப் பிறகு புளித்ததும் அடி கனமான தோசைக் கல்லில் வார்த்து, மூடி போட்டு வேகவைக்கவும். பிரட்டக் கூடாது. ஒரு பக்கம் மட்டுமே வேகவைக்க வேண்டும்.

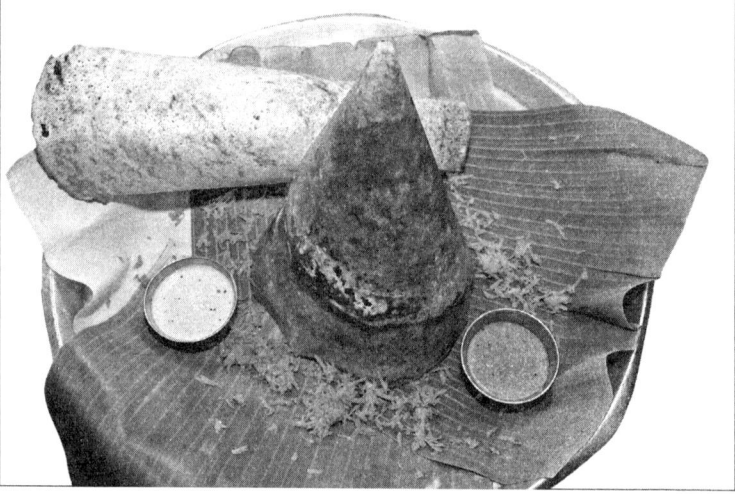

மைசூர்ல போய் காபி கொட்டையை வாங்கிட்டு வந்து தஞ்சாவூர் மண்பானையில பதமா வறுத்து அரைச்சுடுவோம். ஈயம் பூசுன பித்தளை பாத்திரத்துல வடிகட்டித் தருவோம்

எழுத்தாளர்கள் தி.ஜானகிராமன், எம்.வி.வெங்கட்ராம், கரிச்சான்குஞ்சு, இந்திரா பார்த்தசாரதினு பலபேர் உணவகத்தோட தீவிர ரசிகர்கள். ‘ஸ்ரீ மங்களாம்பிகாவில் நாலு இட்லி ஸ்பெஷல் மிளகாய்ப் பொடியோடு ஒரு கப் காபி சாப்பிட்டால் அந்த பொழுதே திவ்யமா இருக்கும்’னு எழுதி இருக்காங்க...” என்கிறார் சுப்பிரமணியம்.

திலீபன் புகழ்

காலை நான்கு மணிக்கு தொடங்கி இரவு 11 மணி வரை காபி கிடைக்கும். மதியம் மீல்ஸும் உண்டு. இட்லி, தோசை, ரவா தோசை, பொங்கல், அடை அவியல் என டிபன்தான் இங்கு எப்போதும் ஸ்பெஷல். வியாழக்கிழமை மட்டுமே தயாரிக்கப்படும் கடப்பாவை சாப்பிட உள்ளூரில் ஹோட்டல் நடத்துபவர்களே தேடி வருகிறார்கள்!

"காபித்தூள் கலவையை நாங்களே செய்றோம். டிகாக்ஷனை முழுமையாக வடியவிட்டு காலையில் கறந்த பசும்பால் சேர்த்து சுடச்சுட காபி கொடுக்கிறோம். பிறகு பாக்கெட் பால்தான். கறவை பால் இப்ப அவ்வளவா கிடைக்கிறதில்ல.

வடிந்து மூன்று மணி நேரத்துக்கு மேலான டிகாக்ஷனை பயன்படுத்தறது இல்ல. அதே மாதிரி காபித்தூளில் ஒரு முறைக்கு மேல் டிகாக்ஷன் எடுக்கறதில்லை.

கும்பகோணம் சமையலுக்கு புகழ்பெற்றது. காபியும், கடப்பாவும் இங்க மட்டும்தான் கிடைக்கும். ஒருவேளை வேறு எங்காவது கிடைத்தால், அங்கே கும்பகோணம் சம்பந்தப்பட்டவர் இருக்கிறார் என்று அர்த்தம்..." என்கிறார் ஹரிஹரன்.

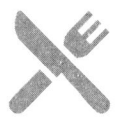

 லன்ச் மேப்

புத்தூர்

ஜெயராமன் அசைவ உணவகம்

கூரைக் கொட்டகைக் கடைதான். பதினைந்து பேர்தான் ஒரேநேரத்தில் அமர்ந்து சாப்பிட முடியும். ஆனால், 100 பேருக்கும் மேல் கடைக்கு வெளியே வரிசையில் நின்று காத்திருக்கின்றனர்.

மயிலாடுதுறை கொள்ளிடம் ஆற்றங்கரையில் இருந்து சீர்காழி செல்லும் வழியில் உள்ளது புத்தூர் கிராமம். இங்குள்ள கூரைக் கடை அசைவச் சாப்பாடு உலகப் பிரசித்தம்.

வண்டி கட்டி வந்து சாப்பிட்டுச் சென்றவர்களைக் கேள்விப்பட்டிருப்போம். ஆனால், ஃப்ளைட் பிடித்து வந்து சாப்பிட்டுச் செல்வார்கள் என்ற புதிய அத்தியாயத்தை புத்தூர் ஜெயராமன்

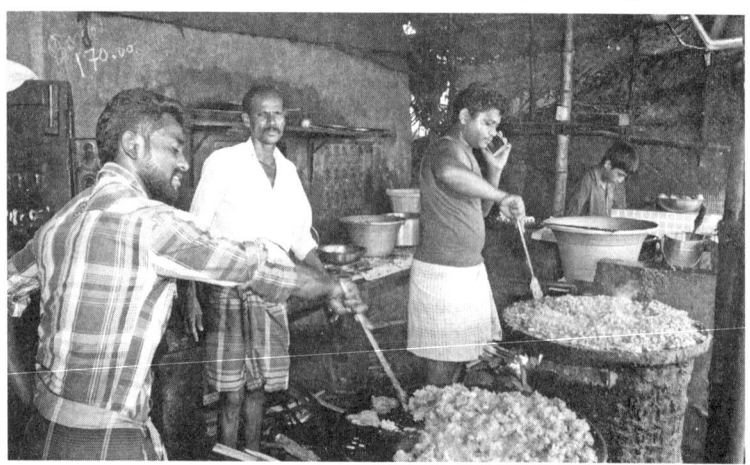

திலீபன் புகழ்

இறால் வறுவல்

இறால் - 1/4 கிலோ
வெங்காயம் - 2 (பெரியது).
பூண்டு - 10 பெரிய பல்.
சோம்பு - ஒரு தேக்கரண்டி.
சீரகம் - ஒரு தேக்கரண்டி.
தக்காளி - 2 பழம்.
தேங்காய் - கால் மூடி (துருவியது).
உப்பு - 1 தேக்கரண்டி.
மஞ்சள் தூள் - 1/2 தேக்கரண்டி.
இஞ்சி - ஒரு விரலளவு.
எண்ணெய் - 2 தேக்கரண்டி.
கறிவேப்பிலை - ஒரு கையளவு.
வத்தல் மிளகாய் - 20 (பெரியது).

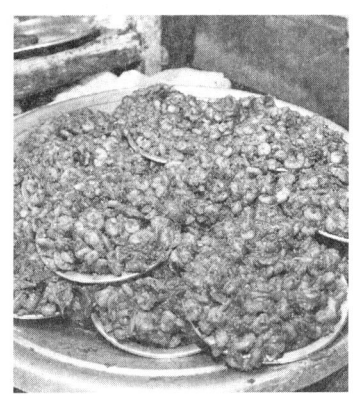

பூண்டையும் இஞ்சியையும் நன்கு அரைத்துக் கொள்ளவும். வெங்காயத்தை நீளவாக்கில் வெட்டிக் கொள்ளவும். தோல், ஓடு நீக்கிய இறாலை நன்கு சுத்தம் செய்து கொள்ளவும்.

தேங்காய் துருவலையும் 15 வத்தல் மிளகாயையும் சோம்பு, சீரகத்துடன் சேர்த்து அரைத்துக் கொள்ளவும்.

வாணலியில் கொஞ்சம் எண்ணெய் விட்டு வெங்காயம், கொஞ்சம் கறிவேப்பிலை சேர்த்து நன்கு வதக்கவும். வெங்காயம் பொன்னிறத்துக்கு வந்தபின் தக்காளியை துண்டங்களாக்கிப் போட்டு வதக்கவும்.

இறாலையும் மஞ்சள்தூளையும் பிசைந்து வாணலியில் போட்டு 5 நிமிடம் வதக்கவும். மறக்காமல் கொஞ்சமாக நீர் விட்டு அரைத்து வைத்துள்ள பூண்டு இஞ்சி விழுதையும், தேங்காய், வத்தல் கூட்டணியையும் சேர்த்து நீர் வற்றும் வரை கிளறவும்.

இறாலில் மசால் பிடித்தவுடன் தாளிப்பு கரண்டியில் சிறிது எண்ணெய் விட்டு 5 வத்தல் மிளகாயை வெட்டிப் போட்டு கொஞ்சம் கறிவேப்பிலை தூவி தாளிக்கவும்.

தாளித்தபின் அதனை இறக்கி வைத்துள்ள இறால் வறுவலின் மேல் ஊற்றி சிறிது நேரம் கழித்து பரிமாறவும்.

உணவகம் ஏற்படுத்தியிருக்கிறது!

நாம் சென்றபோது முருக வேல் என்பவர் இங்கு சாப்பிடுவதற்காகவே சிங்கப்பூரில் இருந்து விமானத்தில் வந்திருந்தார்!

"வாழ்ந்து கெட்ட குடும்பம் பத்தி கேள்விப்பட்டிருக்கீங்களா தம்பி... நாங்களும் அப்படித்தான். தாத்தா காலத்துல வசதியான குடும்பம். கஷ்டம்னா என்னனே தெரியாம சின்ன வயசுல வளர்ந்தேன். காலமும் வறுமையும் உழைப்புனா என்னனு

57

 லன்ச் மேப்

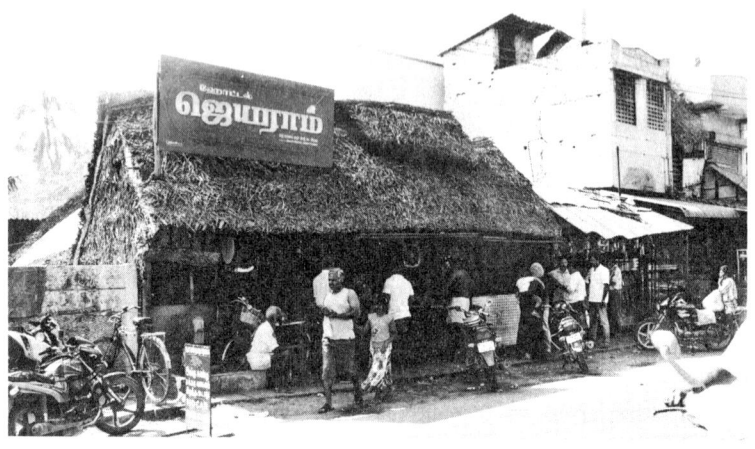

கத்துக் கொடுத்தது!"

நிதானமாகப் பேச ஆரம்பித்தார் ஜெயராமன்.

"இந்தக் கடை ஆரம்பிச்சு 47 வருஷங்களாகுது. கடந்து வந்த பாதையைத் திரும்பிப் பார்த்தா ரணமும் வலியும்தான் தெரியும். ஆரம்பத்துல இதே புத்தூர்ல டீக்கடை வைச்சிருந்தேன். அப்புறம் சைவ உணவகம் நடத்தினேன்.

பக்கத்துல ரெண்டு காலேஜ் இருக்கு. பசங்க எல்லாம் மாச அட்டைல சாப்பிடுவாங்க. மெஸ் வளர்ந்துச்சு. அப்புறம் 7 வருஷம் லேடீஸ் ஹாஸ்டல் நடத்தினேன்.

40 வருஷங்களுக்கு முன்னாடி லேடீஸ் ஹாஸ்டல் நினைச்சுப்

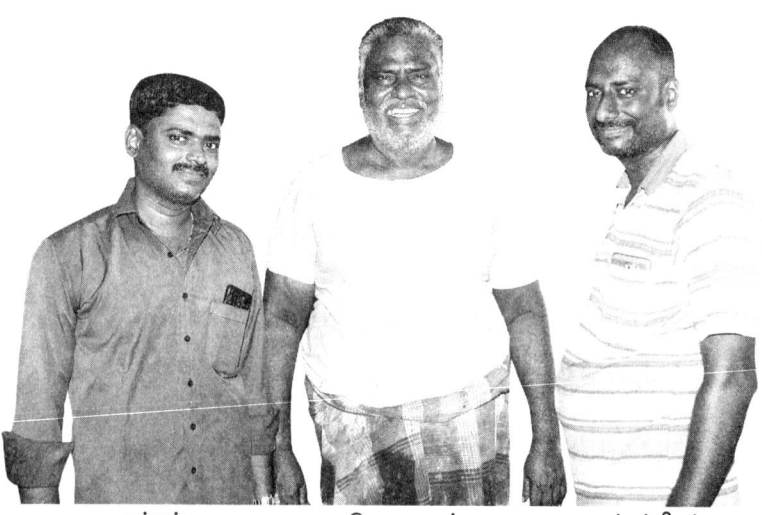

சங்கர்   ஜெயராமன்   ராமச்சந்திரன்

ஜெயராமன் மீன் குழம்பு

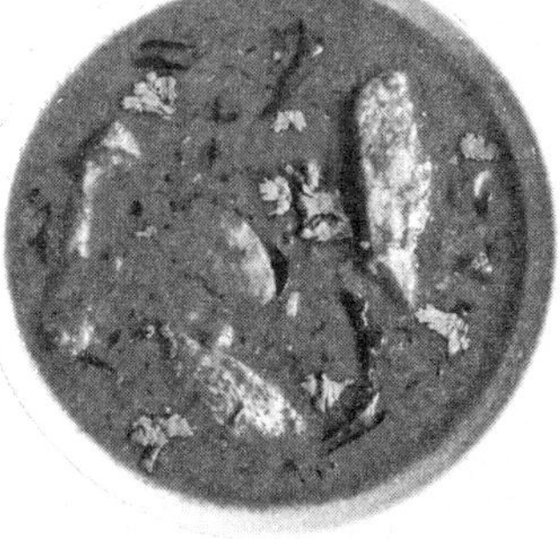

மீன் - 1/2 கிலோ (எந்த மீனாகவும் இருக்கலாம்)
நல்லெண்ணெய் - தேவைக்கு.
கடுகு - 1 டீஸ்பூன்.
சின்ன வெங்காயம் - 5.
தக்காளி - 1.
கறிவேப்பிலை - சிறிது .
புளி - (ஒரு சிறிய எலுமிச்சை அளவு).
உப்பு - தேவையான அளவு.
அரைப்பதற்கு...
தேங்காய் - 1 கப்.
சின்ன வெங்காயம் - 10.
வறுத்து அரைப்பதற்கு....
வரமிளகாய் - 8 முதல் 10.
தனியா - 2 டேபிள் ஸ்பூன்.
சீரகம் - 1 டீஸ்பூன்.

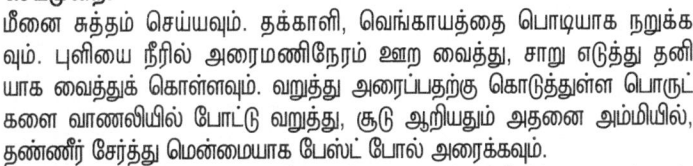

செய்முறை:

மீனை சுத்தம் செய்யவும். தக்காளி, வெங்காயத்தை பொடியாக நறுக்கவும். புளியை நீரில் அரைமணிநேரம் ஊற வைத்து, சாறு எடுத்து தனியாக வைத்துக் கொள்ளவும். வறுத்து அரைப்பதற்கு கொடுத்துள்ள பொருட்களை வாணலியில் போட்டு வறுத்து, சூடு ஆறியதும் அதனை அம்மியில், தண்ணீர் சேர்த்து மென்மையாக பேஸ்ட் போல் அரைக்கவும்.

பின் இதில் தேங்காய் துருவல், சின்ன வெங்காயத்தைச் சேர்த்து அரைக்கவும். பின்பு ஒரு பாத்திரத்தில் போட்டு அதனுடன் கரைத்து வைத்துள்ள புளிச் சாற்றினை கலந்து தனியாக வைக்கவும்.

ஒரு கடாயில் எண்ணெய் ஊற்றி காய்ந்ததும், கடுகு, கறிவேப்பிலை சேர்த்து தாளித்த பின் வெங்காயம், தக்காளியை சேர்த்து பொன் நிறமாக வதக்கவும். இதில்அரைத்துவைத்துள்ளமசாலாவைசேர்த்து,அத்துடன்தேவையானஅளவுஉப்பு, தண்ணீர் கலந்து, பச்சை வாசனை போக கொதிக்க விடவும்.

குழம்பிலிருந்து எண்ணெய் தனியே பிரியும்போது, அதில் மீன் துண்டுகளை சேர்த்து கிளறி, 10 நிமிடங்கள் மிதமான தீயில் வைத்து இறக்கவும்.

பார்க்க முடியாத சிரமமான விஷயம். பெத்தவங்க நம்மை நம்பி கொழந்தைங்களை ஒப்படைச்சிருக்காங்க. பத்திரமா பார்த்துக்க வேண்டியது நம்ம கடமை இல்லையா..? காலையும் மாலையும் அவங்க கூடவே காலேஜ் வரை போவேன்; கூட்டிட்டு வருவேன். நானும் நாலு பொம்பள பிள்ளைங்களை பெத்தவன் தம்பி...” என்று சிரிக்கும் ஜெயராமன், இதன்பிறகே அசைவ உணவகம் தொடங்கியிருக்கிறார்.

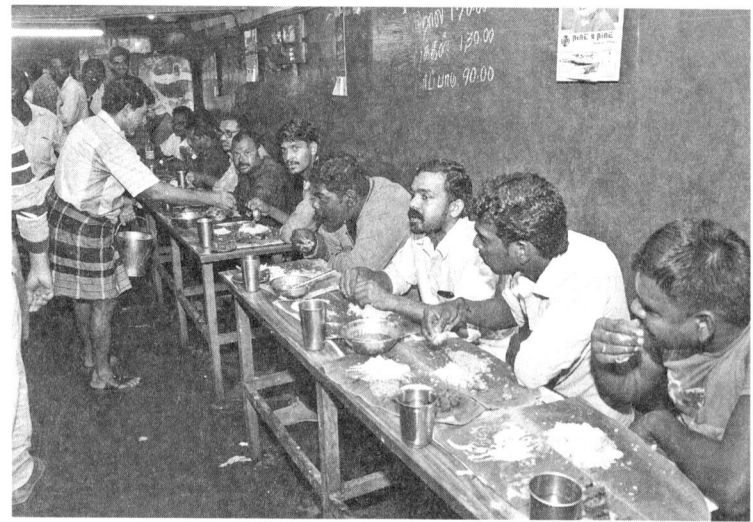

நாலு பெண்கள் தவிர இவருக்கு இரு மகன்கள். பெண் களுக்குத் திருமணமாகிவிட்டது. இப்போது மனைவி, மகன்கள், மருமகள்கள் என குடும்பம் சகிதமாக உணவகத்தை நடத்துகிறார். அதனாலேயே ஒவ்வொரு பருக்கையிலும் அன்பு ததும்புகிறது.

“வலைகட்டி பண்ணைல வளர்க்கிற இறாலை வாங்கவே மாட்டோம். கடலுக்குள்ள போய் இயற்கையா புடிச்சிட்டு வர்ற தைத்தான் வாங்கி பயன்படுத்தறோம்.

இறாலுக்கு அதிகம் மெனக்கெடணும். ரொம்ப நேரம் உரிக் கணும். பொறுமையை சோதிக்கிற வேலை. அதனால தனியா ஆள் போட்டு சுத்தம் செய்யறோம்...” என்கிறார் ஜெயராமின் மூத்த மகனான ராமச்சந்திரன்.

“இறால் மட்டுமில்ல... எல்லா வகையான மீன்களையும் ஃப்ரெஷ்ஷாதான் வாங்கறோம். பொதுவா ஹோட்டல் நடத்தற வங்க அரிசி, மளிகை சாமானை எல்லாம் வார / மாத கடனுக்கு வாங்குவாங்க. இது தப்புனு நான் நினைக்கறேன். கடனா வாங்கற பொருள் தரமா இருக்காது. ‘சரியில்லையே’னு நாம சொன்னா, ‘நாளைக்கு சரியா தரேன்’னு கடைக்காரங்க சொல்லிடுவாங்க.

இதனால சரியான உணவை வாடிக்கையாளருக்கு தரவே முடி யாது. அதனால தக்காளி, வெங்காயம், மீன், கோழினு எல்லாத்தை யும் அப்பப்ப பணம் கொடுத்து வாங்கறோம். கடைக்காரங்ககிட்ட அடிச்சுப் பேசி தரமான மூலப்பொருட்களை இப்படித்தான் வாங்க றோம். உணவுக்கு ஆதாரம் உயிர் மட்டுமில்ல தம்பி... உண்மையும் தான்!” அழுத்தமாகச் சொல்கிறார் ஜெயராமன்.

இங்கு அசைவம் மட்டுமல்ல... தயிரும் ஃபேமஸ். “உறை

ஊத்தறதுதான் தயிருக்கு முக்கியம். பத்துபங்கு பாலை சரிபாதியா சுண்டக் காய்ச்சி ஒரு குவளை புளிச்ச தயிரை உறை ஊத்தி மண் பானைல வைக்கணும். குறிப்பா சீதோஷ்ணநிலையை கணக்குல எடுத்துக்கிட்டு மண் பானையை வைக்கணும். அந்தக் காலத்துல உரி கட்டி தொங்க விட்டதெல்லாம் இதுக்குதான்!” கண்சிமிட்டுகிறார் ஜெயராமன்.

எளிமையான உணவுப் பட்டியல். சோறு, கறிக்குழம்பு, கோழிக்குழம்பு, மீன்குழம்பு, இறால் குழம்பு, ரசம், கீரை, வெங்காயப் பச்சடி.

வறுவல், பிரட்டல் எல்லாம் தனியாக வாங்க வேண்டும்; மிக முக்கியமாக கெட்டித் தயிரை!

கேட்கக்கேட்கப் போடுகிறார்கள். சுடச்சுட வடித்த மண்ணச்சநல்லூர் பொன்னி அரிசி சாதத்தில் குழி பறித்து கெட்டித் தயிரை நிறைய ஊற்றி விரல்கள் வழியே வழியப் பிசைந்து இறால் வறுவலையும் மீன் வறுத்த தூளையும் தொட்டுக் கொண்டு சாப்பிடுவதற்காகவே ஒருசாரார் இங்கு வருகிறார்கள்!

“அசைவத்துக்குப் பக்குவம் இதுதான். ஆடு, கோழி, மீனு எதுனாலும் உயிர் விட்ட கொஞ்ச நேரத்துல அடுப்புல ஏத்திடணும். அதாவது சதை குலையக் கூடாது. கொஞ்சம் கூட வாட வரக் கூடாது...” என்று சொல்லும் ஜெயராமன், வீட்டுப் பக்குவத்தில் மசாலா அரைத்து விறகு அடுப்பில்தான் சமைக்கிறார்.

மந்தைவெளி

டவுசர் கடை

'பாய்ஸ்' படத்தில் வரும் 'அன்னம்வெறி கண்ணையன்' செந்தி லிடம் இருந்த டைரியைப் போன்றே இன்று சென்னையில் பலரிடம் ஒரு தகவல் பெட்டகம் உள்ளது.

ஒரு வருடம் பேச்சுலராக வாழ்ந்தவர்கள் / வாழ்பவர்கள் 'குறைந்த விலையில் தரமான உணவு' எங்கு கிடைக்கும் என்பதை அதில் பதிந்து வைத்திருப்பார்கள்.

அப்படிப்பட்டவர்களிடம் இருக்கும் டைரி அல்லது பட்டி யலை வாங்கிப் பாருங்கள்.

நிச்சயம் அதில் 'மந்தைவெளி டவுசர் கடை' முதலிடத்தில் இருக்கும்!

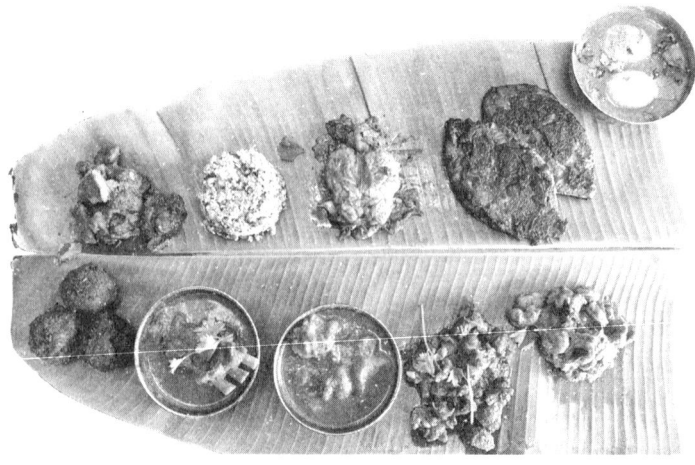

கோலா உருண்டை

எலும்பு நீக்கிய இளம் ஆட்டுக்கறி – கால் கிலோ.
சோளமாவு – 1 தேக்கரண்டி.
சின்ன வெங்காயம் – 200 கிராம்.
பச்சைமிளகாய் – 3.
இஞ்சி, பூண்டு இடித்தது – 1 கைப்பிடி.
தேங்காய்த்துருவல் – 1 தேக்கரண்டி.
கரம் மசாலாத்தூள் – 1/4 சிட்டிகை.
மிளகாய்த்தூள் – 1 சிட்டிகை.
மஞ்சள்தூள் – 1 சிட்டிகை.
பொட்டுக்கடலை – 1/2 கப்.
சோம்பு – 1/2 சிட்டிகை.
கறிவேப்பிலை, கொத்தமல்லி – சிறிது.
உப்பு – தேவையான அளவு.
நல்லெண்ணெய் – தேவையான அளவு.

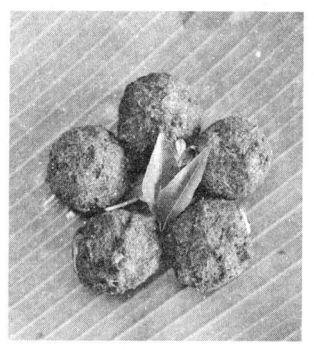

பக்குவம்: பொட்டுக்கடலையை லேசாக வறுத்து மாவாக அரைத்து, எலும்பில்லாத ஆட்டுக்கறியை பொடியாக வெட்டி உப்பு, மஞ்சள்தூள் போடவும். கடாயில் சிறிதளவு எண்ணெய் விட்டு சோம்பு, கறிவேப்பிலை தாளித்து வெங்காயம், பச்சைமிளகாய், இடித்த இஞ்சி பூண்டு சேர்த்து வதக்கவும். மிளகாய்த் தூள், மஞ்சள்தூள், கரம்மசாலா, உப்பு சேர்த்து நீர் போல வதக்கவும்.

தேங்காய்த்துருவல், சோளமாவு சேர்த்து சுண்ட வதக்கி இறக்கவும். பொட்டுக்கடலை மாவு, கொத்தமல்லி கலந்து உருண்டைகளாகப் பிடித்து, சூடான எண்ணெயில் பொரித்து பரிமாறவும்.

நல்ல உணவகத்துக்கு விளம்பரம் தேவை இல்லை. எனவே இக்கடைக்கும் போர்டு கிடையாது! வாசலும் இல்லை.

மயிலாப்பூரில் இருந்து அடையாறு செல்லும் வழியில், மந்தைவெளி பஸ் டிப்போவுக்கு முன் இக்கடை உள்ளது.

கறுத்த உருவம். சிரித்த முகம். 40 வருடங்களாக டவுசரை மட்டுமே அணிந்துகொண்டு ஆகச்சிறந்த ருசியில் அனைவருக்கும் ஆக்கித் தருகிறார் டவுசர் தாத்தா.

அவர் சமைக்கும் அனைத்துமே தனித்தனி ரகம். தனித்தனி ருசி. எல்லாவற்றையும் எழுத்தில் தருவது சிரமம். செந்தில் சொல்வது போல "அங்கதான் இருக்கு சூட்சுமம்!"

எந்த ஓர் உணவகத்துக்கும் வாடிக்கையாளர்கள் இருப்பார்கள். போட்டிக் கடைகளுக்கு இடையே சில காலம்தான் அவர்களைத் தக்க வைக்க முடியும். இது எழுதப்படாத விதி.

லன்ச் மேப்

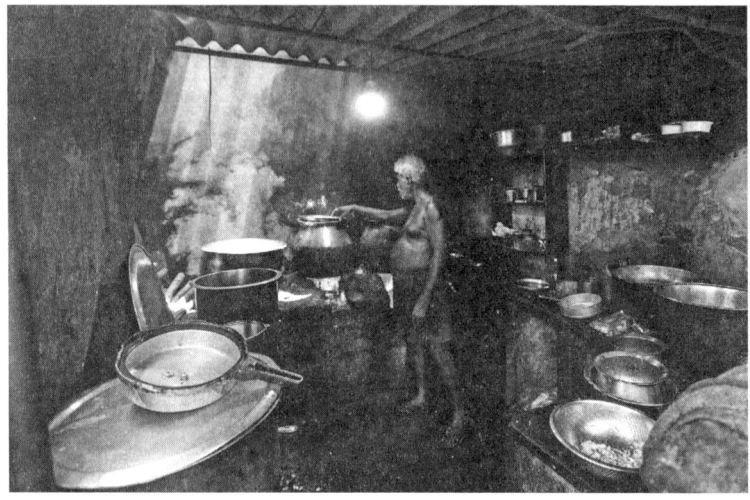

இதைத்தான் தன் சமையல் பக்குவத்தால் மாற்றி எழுதியிருக்கிறார் டவுசர் தாத்தா. ஆம். இக்கடையில் 30 வருங்களுக்கும் மேலாக தொடர்ந்து சாப்பிட வரும் வாடிக்கையாளர்களின் எண்ணிக்கை குறைந்தபட்சம் நூறைத் தாண்டும்.

"அப்பா அந்தக் காலத்துல இருந்து டவுசரோடதான் சமைச்சுட்டிருக்கார். ஆனா, டவுசர் காலத்துல இருந்தே சாப்பிட வர்ற வங்க பேன்ட்டுக்கு மாறியும் வந்து சாப்பிட்டுப் போறாங்க. ஒரு குடும்ப உறுப்பினராதான் ஒவ்வொரு வாடிக்கையாளரையும் பாக்கறோம்; கவனிக்கறோம்..." என்கிறார் தாத்தாவின் மகன் ரமேஷ்.

தென் மாவட்டங்களில் விறகடுப்பில் சமைப்பது சாத்தியம். சென்னை போன்ற மாநகரங்களில் அதுவும் ட்ராஃபிக்கை கடந்து மந்தைவெளிக்கு விறகை கொண்டு வருவது கடினம்.

என்றாலும் கடந்த நாற்பது வருடங்களாக 20 சிக்னல் 6 ட்ராஃபிக்கில் மணிக்கணக்கில் காத்திருந்து டவுசர் கடை அடுப்புக்கு வருகின்றன விறகுகள்.

"பூர்வீகம் விருதுநகர் பக்கம். 1977ல இதே இடத்துல இந்த உணவகத்தை ஆரம்பிச்சேன். தொடக்கத்துல சமையல் செய்யத் தெரியாது. என் மாமனார் திருச்சில ஒரு மெஸ் நடத்தினார். மேற்பார்வையாளரா சில வருடங்கள் அங்கிருந்தேன்.

ஒரு நாள் சமையல் மாஸ்டர் சோறு மட்டும் வடிச்சுட்டு 'இதோ வரேன்'னு போனார். திரும்பி வரலை. என்ன நெனைச்சாரோ பஸ் ஏறி ஊருக்கு போய்ட்டார்.

என்ன செய்யறதுனு தெரியலை. ரெகுலரா சாப்பிட வர்றவங்

டவுசர் கடை சுறா புட்டு

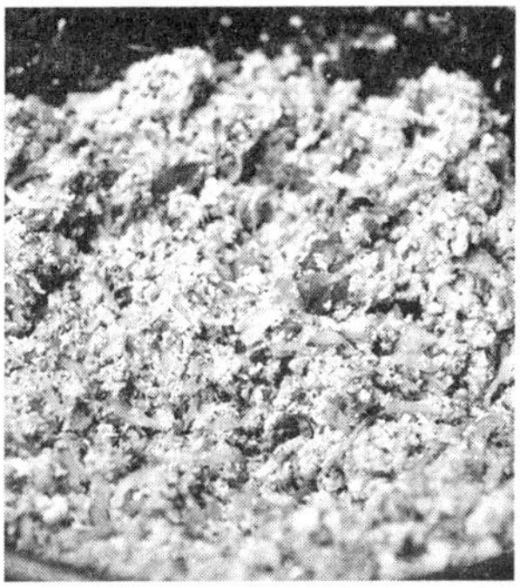

சுறா மீன் – அரைக் கிலோ.
மஞ்சள் தூள் – ஒரு தேக்கரண்டி.
சின்ன வெங்காயம் – 200 கிராம்.
பூண்டு – 20 பல்.
பச்சை மிளகாய் – 5.
இஞ்சி – 1 துண்டு.
நல்லெண்ணெய் – 3 மேஜைக்கரண்டி.
கடுகு – 1/4 தேக்கரண்டி.
உப்பு – தேவையான அளவு.
கறிவேப்பிலை,
கொத்தமல்லி – சிறிதளவு.

பக்குவம்: சுறாமீனை மஞ்சள் தூள் சேர்த்து சுடு நீரில் சுத்தம் செய்யவும். இட்லி வேக வைக்கும் பாத்திரத்தில் சுறாமீனை வைத்து அரைப் பங்கு தண்ணீர் ஊற்றி 1/2 தேக்கரண்டி மஞ்சள் தூள், உப்பு சேர்த்து வேக விடவும்.

வெந்த பிறகு சிறிது ஆறவிட்டு, தோலினை நீக்கி மீனை பஞ்சு போல உதிர்க்கவும். இஞ்சி, பூண்டு, பச்சை மிளகாயை அம்மியில் அரைக்காமல் இடிக்கவும்.

தனியாக எண்ணெயைக் காய வைத்து கடுகு தாளித்து இடித்த பூண்டை சேர்த்து நன்றாக வதக்கவும். அள்ளிச் சாப்பிடும் அளவுக்கு பூண்டின் வாசம் வந்த பிறகு கறிவேப்பில்லை, வெங்காயம் சேர்த்து மைய வதக்கி, உதிர்த்து வைத்துள்ள சுறாமீனைச் சேர்த்து நன்றாக வதக்கி கொத்தமல்லி சேர்த்து பரிமாறவும்.

களை பசியோட திருப்பி அனுப்பமுடியுமா? மனசு கேட்காம நானே சாம்பார், ரசம், கூட்டுனு செய்தேன்.

‘ரொம்ப நல்லா இருக்கு. வீட்ல சாப்பிட்ட உணர்வு’னு எல்லாரும் சொன்னாங்க. வயிறு குளிர்ந்துச்சு. அதுக்குமுன்னாடி எத்தனையோ தொழில்கள் செய்திருக்கேன். ஆனா, சோறு வடிச்சு போடும்போது கிடைக்கிற திருப்தி வேற எதுலயும் கிடைக்கலை தம்பி...” கண்சிமிட்டுகிறார் டவுசர் தாத்தா.

சொந்தப் பெயர் என்ன என்பது அவருக்கே தெரியுமா என்று தெரியவில்லை. வருபவர்கள் அனைவரும் தாத்தா, அப்பா, அண்ணா என்றே உரிமையுடன் அழைக்கின்றனர்.

அதுசரி. உணவோடும் உறவோடும் கலந்ததுதானே நம் உடலும் குடலும்?!

“திருச்சில இருந்து என் மகள் யமுனாவுக்கு இங்கயே தங்கி மருத்துவம் பார்க்க வந்தேன். கொஞ்ச நாள்லயே மக இறந்துட்டா.

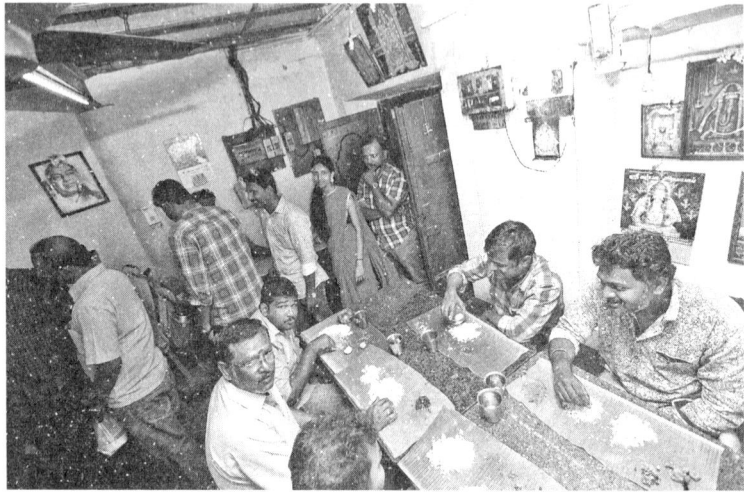

என் பொண்டாட்டி தனபாக்கியத்துக்கு என்ன தோணுச்சோ, 'இங்கயே இருந்துடலாம்'னு சொன்னா.

யாரையும் தெரியாத சென்னைல எப்படி பொழைக்கறதுனு தயங்கினேன். அப்ப என் நண்பர் சரவணன் 'எதுக்கும் கவலைப் படாதீங்க. நாங்க இருக்கோம். மெஸ் ஆரம்பிங்க'னு சொன்னார். இந்தக் கடைய பார்த்துக் கொடுத்தது கூட அவர்தான். இப்ப வரைக்கும் அதே பாசத்தோட உயிர் நண்பரா இருக்கார்.

எனக்கு மூணு புள்ளைங்க. இந்தக் கடைய நானும் என் மனைவியும் நடத்தினோம். 2002ல அவ இறந்துட்டா. ரொம்பவே தளர்ந்துட்டேன்..." என்று கலங்கியவர் மகன்கள் ஆறுதலாக இருப்பதாகக் குறிப்பிட்டார்.

"டிமானிடைசேஷன் அப்ப படாதபாடு பட்டோம். யார்கிட்டயும் பணமில்ல. சாப்பிட வர்றவங்களும் ரெண்டாயிரம் ரூபா நோட்டை நீட்டினாங்க. 'சில்லரை இல்ல. சாப்பிட்டுப் போங்க. அப்புறமா கொடுங்க'னு சொன்னோம். மூணு மாசத்துக்குப் பிறகுதான் நிலைமை சரியாச்சு. அதுக்குள்ள நாக்கு தள்ளிடுச்சு. எங்கயும் பொருள் வாங்க முடியாம மளிகை, மீன், கறிக்கடைனு எல்லாமே கடன்லதான் ஓடுச்சு. அந்தக் கடனை இப்ப வரை அடைக்க முடியலை..." என்கிறார் தாத்தாவின் மகனான ரமேஷ்.

காலை ஆறு மணிக்கு தொடங்கி இரவு பதினொரு மணி வரை கடை இயங்குகிறது. காலையில் இட்லி, தோசை, பொங்கல், வடகறி. மதியம் சாப்பாடு, அயிரை மீன்குழம்பு, எறா தொக்கு, கோலா உருண்டை, சுறா புட்டு, வஞ்சிரம் வறுவல். இவற்றை தனித்தனியாக வாங்கிக்கொள்ள வேண்டும்.

டவுசர் தாத்தாவின் சமையல் குறிப்பு

நண்பர் சரவணனுடன் தாத்தா

"அசைவத்துக்கு எப்பவுமே அம்மில அரைக்கக் கூடாது. மாறா அம்மில நசுக்கணும். இல்ல சின்ன இரும்பு உரல்ல இடிக்கணும். மிக்ஸில அரைச்சா அதுல ஏற்படற சூட்டுல இஞ்சி பூண்டு வாசம் போயிடும்.

எந்த உணவா இருந்தாலும் சாப்பிட்ட 3 மணி நேரத்துல செரிக்கணும். அப்படி ஆகலைனாஇன்னும் சமைக்க கத்துக்கணும்னு அர்த்தம்.

பூஞ்செடிக்கு தண்ணீர் தெளிக்கற மாதிரி சமைக்கணும். வேகமா பைப்ல நீரை பாய்ச்சுனா செடி பிச்சுட்டு போயிடும். சமையலும் அப்படித்தான். விறகடுப்புல சமைக்கிறப்ப நெருப்பு கனலா எரியும். பாத்திரம் சூடாகி அந்த சூட்டுல பொருள் வேகும்.

கேஸ், கரண்ட் அடுப்புல பாத்திர சூட்டைத் தாண்டி நேரடியா உணவுப் பொருள்ல அனல் விழும். அது ருசிய கெடுத்து சக்கையா மாத்திடும்.

தவிர்க்கவே முடியாம கேஸ்ல சமைக்க நேர்ந்தா குறைவான அனல் / கனல்ல சமைங்க.

பலருக்கு மஞ்சள் தூளை ஏன் பயன்படுத்தறோம்னே தெரியலை. அசைவத்துல இருக்கிற நுண்ணிய கிருமிங்களை அழிக்கத்தான் முதல்லயே கறிமேல தூவுறோம்... தூவணும்.

இப்படி செய்யாம மிளகாய்த் தூள், மல்லித் தூள் போடறப்ப மஞ்சள் தூளையும் போட்டா நுண்கிருமிங்க சாகாது..."

இரவு டிபன். முட்டை தோசை, கறிபிரட்டல் உள்ளிட்டவை. வாரம்தோறும் புதன் அன்று பிரியாணி. மற்ற கடைகளை விட இங்கு விலை மிகக் குறைவு.

விடைபெறும்போது தன் ரகசியத்தை சொன்னார் தாத்தா. "13 வயசுல இருந்து டவுசரோடு வேலை பார்த்துப்பழகிட்டேன். இடைஞ்சல் இல்லாம சுதந்திரமா இருக்கு. அப்புறம்..." நிறுத்திய தாத்தா நம் கன்னத்தைத் தட்டி சொன்னார்.

"என் பேரு ராஜேந்திரன்!"

 லன்ச் மேப்

சேலம்

மங்கள விலாஸ்

அம்மாக்களும் பாட்டிகளும் மகன்கள் எழுதி வீசிய காகிதத்தின் மறுபக்கத்தில் சமையல் குறிப்புகளை எழுதி அஞ்சறைப் பெட்டி அருகே வைத்திருப்பார்கள்.

அவை அத்தனையும் அனுபவத்தால் கற்ற ஆரோக்கிய பாடம். எந்த சமையல் கல்லூரியிலும் எப்பேர்ப்பட்ட நட்சத்திர ஹோட்டல்களிலும் இல்லாத படிப்பினை.

அப்படியான அரிய பொக்கிஷத்தை சிலர் பாதுகாப்பார்கள். சிலர் குப்பைகளாக வீசி எறிவார்கள்.

இதில் முதலாவது ரகத்தைச் சேர்ந்தவர்கள்தான் இன்று சேலத்தில் 'மங்கள விலாஸ்' நடத்திவருகிறார்கள்!

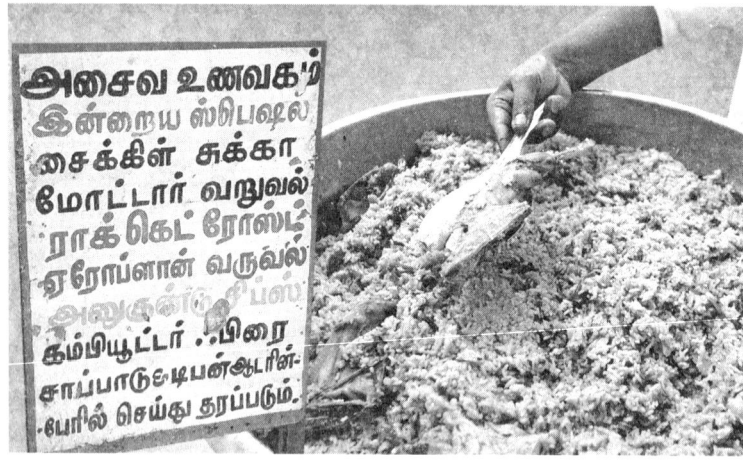

திலீபன் புகழ்

பிச்சுப் போட்ட நாட்டுக்கோழி வறுவல்

நாட்டுக்கோழி – முக்கால் கிலோ.
சின்ன வெங்காயம் – 100 கிராம்.
இஞ்சி பூண்டு விழுது – சிறிதளவு.
மஞ்சள் தூள் – அரை தேக்கரண்டி.
சீரகம் – ஒரு தேக்கரண்டி.
சோம்பு – ஒரு தேக்கரண்டி.
கறிவேப்பிலை – சிறிதளவு.
காய்ந்த மிளகாய் – 4.
பச்சை மிளகாய் – 2.
மல்லித்தூள் – ஒருதேக்கரண்டி.
மிளகாய்த்தூள் – அரைத்தேக்கரண்டி.
மிளகுத்தூள் – அரைத்தேக்கரண்டி.
உப்பு, எண்ணெய் – தேவையான அளவு.

பக்குவம்:
கோழியைச் சுத்தம் செய்து இஞ்சி பூண்டு விழுது, உப்பு, மஞ்சள் தூள் சேர்த்து வேக வைக்கவும். தனியாக வாணலியில் எண்ணெய் ஊற்றி சூடானதும் சோம்பு, காய்ந்த மிளகாய், கறிவேப்பிலை, வெங்காயம், பச்சைமிளகாய் சேர்த்து வதக்கி இத்துடன் வேகவைத்த நாட்டுக்கோழியை எலும்பு நீக்கி நன்றாக 'பிச்சிப்' போட்டு மிளகாய்த் தூள், மல்லித்தூள், உப்பு சேர்த்து நன்கு வதக்கி (இதில் 26 வகை மசாலா பொருட்களை சேர்க்கின்றனர்) இறுதியாக மிளகுத்தூள் தூவி இறக்கினால் போதும்.

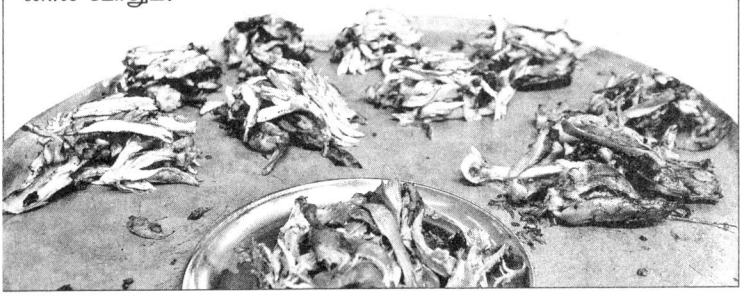

ஆம். தாத்தா கோவிந்தராஜனும், பாட்டி சவுண்டம்மாளும் எழுதி வைத்துவிட்டுப் போன சமையல் குறிப்பை வைத்து மூன்று தலைமுறைகளாக தனி மசாலா ருசியில் கொடிகட்டிப் பறக்கிறார்கள்.

கொங்கு மண்டலத்தின் கிழக்கு எல்லையில் உள்ள சேலத்தில் மேட்டூர் அணையின் நீர் வரத்தால் உணவு தானியங்களுக்கும் காய்கறிகளுக்கும் எப்போதுமே பஞ்சமில்லை. அப்படியிருக்க

லன்ச் மேப்

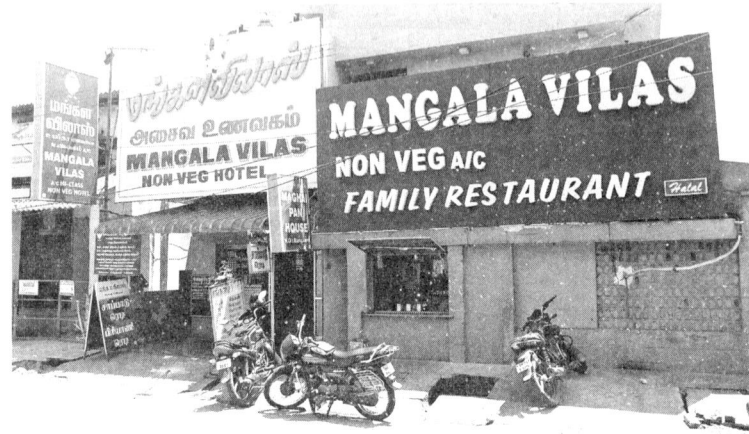

உணவகங்கள் தோன்றுமா இல்லையா?

நான்கு இடங்களில் தோன்றியிருக்கின்றன. என்றாலும் சேலம் பழைய பேருந்து நிலையம் சாந்தி தியேட்டர் அருகில் இருப்பது தான் ஆதிமூலம்.

"1950ல தாத்தா கோவிந்தராஜ், சூரமங்களத்துல இருந்து தலைச்சுமை வியாபாரியா சேலம் வருவார். உணவுகளை வித்துட்டுப் போவார். அந்தக் காலத்துல ஓர் ஊர்ல இருந்து இன்னோர் ஊருக்குப் போனா பொதுவா பேர்சொல்லி அழைக்க மாட்டாங்க. பிறந்த ஊர் பேர் சொல்லித்தான் கூப்பிடுவாங்க. அப்படி 'மங்களத்துக்காரரா' எங்க தாத்தா சேலத்துக்கு அறிமுகமாகி 1956ல 'மங்கள விலாஸை'த் தொடங்கினார்..." பெருமிதத்துடன் தங்கள் வரலாறைச் சொல்கிறார் பேரன் பிரகாஷ்.

ஒரு காலத்தில் சேலம்தான் தமிழ் சினிமாவின் தாய்வீடாக இருந்தது. 'மாடர்ன் தியேட்டர்ஸ்' இங்குதான் இயங்கி வந்தது. எனவே திரையுலக நட்சத்திரங்கள் சேலத்துக்கு வருவதும் போவதுமாக இருப்பார்கள்.

அப்படி வரும் அனைவருமே தவறாமல் 'மங்கள விலா'ஸில் சாப்பிட்டுவிட்டுச் செல்வார்கள். தயாரிப்பாளரும் இயக்குநருமான 'மாடர்ன் தியேட்டர்ஸ்' டி.ஆர்.சுந்தரம், கலைஞர், எம்.ஜி.ஆர் உள்ளிட்ட பலரும் இந்த உணவகத்தின் ரெகுலர் கஸ்டமர்ஸ். குறிப்பாக சிவாஜி கணேசன் தன் இறுதிக்காலம் வரை சேலத்துக்கு எப்போது வந்தாலும் இங்குதான் கை நனைப்பார்.

அந்தளவுக்கு புகழ்பெற்ற 'மங்கள விலாஸை' கோவிந்தராஜுக்குப் பிறகு அவர் மகன் அனந்த கிருஷ்ணன் நடத்தினார். இப்போது மூன்றாம் தலைமுறையாக பிரகாஷ் நடத்துகிறார். ருசி

சேலம் மட்டன் குழம்பு

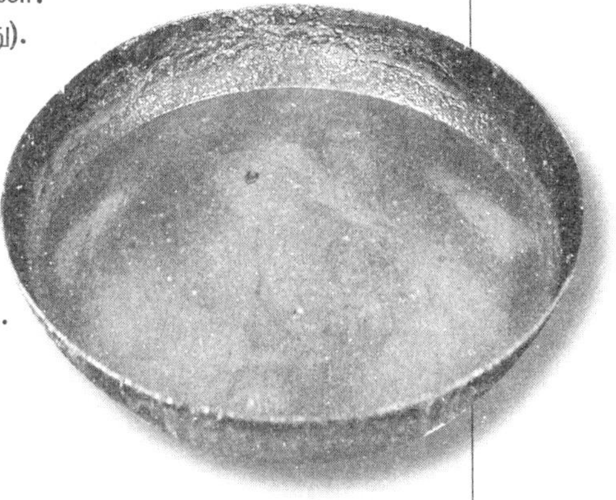

இளம் ஆட்டு இறைச்சி – ஒரு கிலோ.
சின்ன வெங்காயம் – 1/2 கிலோ.
தேங்காய் – 1 மூடி (துருவியது).
இஞ்சி – 2 அங்குல துண்டு.
பூண்டு – 50 கிராம் பல்.
காய்ந்த மிளகாய் – 20.
மிளகு – 2 தேக்கரண்டி.
சீரகம் – 2 தேக்கரண்டி.
சோம்பு – 2 தேக்கரண்டி.
கசகசா – அரை தேக்கரண்டி.
மல்லி – 3 தேக்கரண்டி.
தக்காளி – 200 கிராம்.
மஞ்சள் தூள் – 1 சிட்டிகை.
பட்டை – சிறிது.
கிராம்பு – 6.
ஏலக்காய் – 4.
பிரிஞ்சி இலை, கறிவேப்பிலை – சிறிது.
எண்ணெய், உப்பு – தேவையான அளவு.

பக்குவம்:

வெங்காயம், பூண்டினை நறுக்கி தேங்காயை துருவி வைக்கவும். பூண்டு, இஞ்சியை அரைத்து வைக்கவும்.

ஆட்டு இறைச்சியை மஞ்சள் சேர்த்துக் கழுவி சிறிது உப்பு, மஞ்சள் தூள், பாதி இஞ்சி பூண்டு விழுது சேர்த்து பஞ்சுபோல வேகவைத்து எடுத்துக் கொள்ளவும்.

தனியாக அடி கனமான இரும்புப் பாத்திரத்தில் சீரகம், மிளகு, பட்டை, கிராம்பு, சோம்பு, கசகசா, மல்லி, காய்ந்த மிளகாய் ஆகியவற்றை மிதமான சூட்டில் வறுத்து அரைத்துக் கொள்ளவும்.

அதே கடாயில் வெங்காயம், தக்காளி, பூண்டு, மீதி உள்ள இஞ்சி பூண்டு விழுது சேர்த்து பேஸ்ட் பதத்துக்கு வதக்கி வேகவைத்த கறியைச் சேர்த்து அரைத்த மசாலாவை (தங்கள் தனி பக்குவ மசாலாவை இப்போதுதான் 'மங்கள விலாஸ்' சேர்க்கிறது) சேர்த்து, கொதிக்கும் முன்பு தேங்காய் பால் சேர்த்து, நன்கு கொதித்த பிறகு இறக்கவும்

மட்டும் மாறவேயில்லை என்பதுதான் ஹைலைட்.

"சோறு, குழம்பு, மட்டன் கதம்பம், தலக்கறி, இறால் வறுவல், குடல், நாட்டுக்கோழி ரசம், வறுத்த மீன்னு எல்லாத்தையும் பெரிய கூடைல வைச்சு பத்தாததுக்கு கைல சில பித்தளை

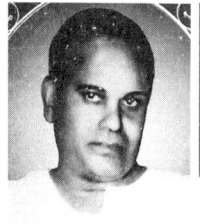

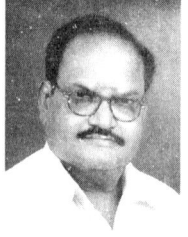

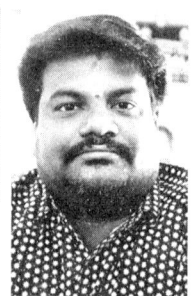

கோவிந்தராஜன்

அனந்தகிருஷ்ணன்

பிரகாஷ்

தூக்குச் சட்டிகளையும் தூக்கிட்டு தெருத் தெருவா போய் விற்பனை செய்வார் எங்கப்பா. இந்த வகைல ஒரு நாளைக்கு 50 கி.மீ.க்கு மேல நடப்பார்.

அம்மா சவுண்டம்மாள்விடியற்காலைலயே எழுந்து சமைக்க ஆரம்பிச்சுடுவாங்க. இஞ்சி, பூண்டு, வெங்காயத்தை அம்மில அரைப்பாங்க.

அப்பலாம் வறுவல் பிரட்டலுக்கு வித்தியாசமான பேரு இருக்கும். சைக்கிள் சுக்கானாகோழி சுக்கா; மோட்டார் வறுவல்னா மட்டன் சுக்கா; ஏரோப்பிளேன் வறுவல்னா புறா வறுவல்!

மக்களைக் கவர இப்படி அப்பா பேரு வைச்சார். இப்பவும் இந்த பேர்களை சேலத்துக் கடைகள்ல பார்க்கலாம்!

முதநாள் அந்தி சாயறப்ப மிளகு, சீரகம், சோம்பு, பட்டை, ஜாதிக்காய், மிளகாய், மல்லினு 26 வகையான மசாலா பொருட்களைச் சேர்த்து பதமா வறுத்து வீட்லயே அரைச்சிடுவாங்க. இதெல்லாம் அஞ்சறைப் பெட்டி ரகசியம். யார்கிட்டயும் பகிர்ந்துக்கறதில்ல...” கண் சிமிட்டிய அனந்தகிருஷ்ணன், ஒரு குறிப்பை மட்டும் கொடுத்தார்.

“நாம வறுத்த நிலக்கடலையை ரசிச்சு சாப்பிடுவோம். இடைல கெட்டுப்போன கடலை ஒண்ணு வாய்ல மாட்டி மொத்த ருசியையும் கெடுத்துடும்.

இது சமையலுக்கும் பொருந்தும். எங்கம்மா மசாலா பொருட்கள், தானியம், பருப்புகளை தேர்வு செய்யறப்ப கவனமா இருப்பாங்க. அதுல இருக்கிற சாவி, பதரு, தூசுனு எல்லாத்தையும் எடுத்துடுவாங்க. தூற்றல், புடைத்தல், இடித்தல்னு அவங்களே தன் கைப்பட செய்வாங்க.

ஒரு கிலோ மிளகை ஒரு சில கெட்டுப்போன மிளகு மொத்தமா மழுங்கடிச்சுடும். இன்னைக்கு பலபேர் செய்யற தப்பு அதுதான். கவர்ல இருக்கிற பொருட்களை அப்படியே வாங்கறாங்க. அதை அப்படியே சமையல் பாத்திரத்துல கொட்டி மூடி வைக்கறாங்க.

சமைக்கிறப்ப அப்படியே தேவையான அளவை எடுத்துப் போட றாங்க.

இப்படி செய்யக் கூடாது. என்னதான் முதல் தரமான பொருளா இருந்தாலும் பாக்கெட்டைப் பிரிச்சு பெரிய பாத்திரத்துல கொட்டி கசடுகளை நீக்கணும்.

இந்தப் பழக்கத்தை எங்கம்மா என் மனைவி சாந்திக்கு கத்துக் கொடுத்தாங்க. இப்பவும் கடைக்கு மசாலா தயார் செஞ்சு அனுப்பறது என் மனைவிதான்.

இன்னொரு விஷயம் - சமையல்ல இருக்கிறவங்களை அவசரப் படுத்தக் கூடாது. ஒவ்வொரு உணவுக்கும் ஒவ்வொரு கால அளவு, எரியற பக்குவம் இருக்கு. அதைக் கடைப்பிடிச்சு பொறு மையா சமைச்சாலே அந்த உணவு ருசியா இருக்கும்.

நாங்க எந்தப் பொருளையும் உதிரியா வாங்கறதில்லை. மொத்த கொள்முதல்தான். மிளகாய், சீரகம், மிளகு, சோம்பு எல்லாமே கொல்லிமலை பக்கத்துல இருந்து வரவைக்கிறோம். சமைக்க இரும்பு கடாயும் அலுமினிய கரண்டியும்தான் பயன்படுத்தறோம். இந்த ரெண்டு உலோகத்தோட சத்தும் உணவுல சேரணும்.

எந்தவொரு உணவோட வாசனையும் பாதி வயிற்றை நிரப் பிடும். அப்புறம் மென்னு நிதானமா சாப்பிடணும். அப்பதான் நல்லா சாப்பிட்டோம்னு திருப்தி கிடைக்கும்.

உடல் உழைப்புல இருக்கிறவங்களுக்கு இந்தக் கட்டுப்பாடு தேவையில்ல. மத்தவங்களுக்கு இது கண்டிப்பா தேவை.

அப்பா எல்லா வாடிக்கையாளரையும் 'வாங்க முதலாளி'னு தான் கூப்பிடுவார். உணவு நல்லா இருந்தா தன்னால மக்கள் மத்தில பேசப்படும். அதுவே சரியா இல்லைனா மக்கள் மத்தில தப்பா பேசப்படும். கடை மூடறப்ப யார் வந்தாலும் இருக்கிறதை பரிமாறிடக் கூடாது. அந்த நேரத்துலயும் நல்ல உணவைத்தான் பரிமாறணும்.

இது எங்கப்பா எனக்கு சொன்னது. இதையேதான் என் மகனுக்கு நானும் சொல்றேன்..." என்று அனந்தகிருஷ்ணன் சொல்ல தலையை அசைத்தபடி அதை வழிமொழிகிறார் பிரகாஷ்.

சேலம்

குகைப்பகுதி குழம்புத்தெரு

ஒரு முழு சாப்பாட்டில் சுண்டி இழுக்கும் சுவையில் சோறு, கூட்டு, பொரியல் என சமைத்திருந்தாலும் குழம்புதான் அனைத்தையும் சமன் செய்யும்.

'கூட்டு நல்லா இருந்துச்சு...'; 'பச்சடியில காரம் அருமை...'; 'அந்த ஸ்வீட்டு...' என சிலாகித்து பேசுவார்கள். ஆனால், சாம்பாரும், குழம்பும் கொஞ்சம் பிசகினாலும் மற்ற அனைத்தும் ருசியாக இருந்தாலும் 'சாப்பாடே நல்லா இல்லபா...' என்று மொத்தமாக முடித்து விடுவார்கள்.

ஆக, மெயின் டிஷ், சைட்டிஷ்ஷின் கவுரவப் பிரசாதம் 'குழம்பு'! சேலம் மாவட்டத்தில் 'குகை' என்பது ஓர் ஏரியா. இங்குள்ள

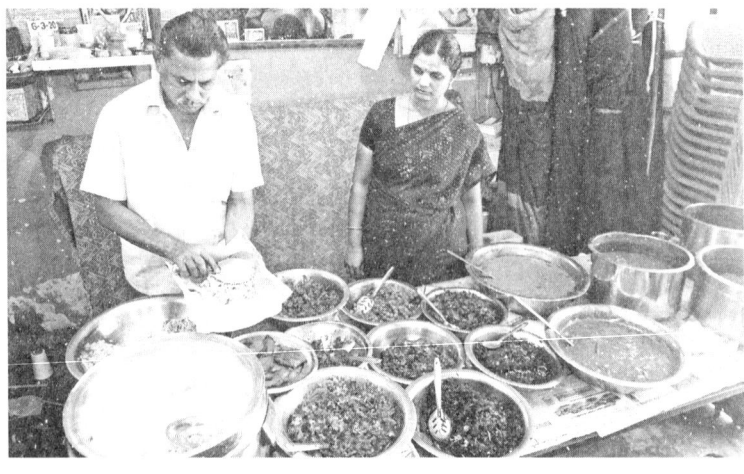

மொச்சைக்கொட்டை குழம்பு

மொச்சைக்கொட்டை – 250 கிராம்.

சின்ன வெங்காயம் – 100 கிராம்.

தக்காளி – 100 கிராம்.

மஞ்சள் தூள் – சிறிதளவு.

மிளகாய், மல்லி சேர்த்து அரைத்த வீட்டு மசாலா தூள் – அரை தேக்கரண்டி.

கடுகு உளுத்தம் பருப்பு – தாளிக்க.

தேங்காய் – 3 கரண்டி (துருவியது).

சோம்பு – அரைத் தேக்கரண்டி.

உப்பு, எண்ணெய் – தேவையான அளவு.

பக்குவம்: மொச்சைக்கொட்டையை முதல் நாள் இரவே ஊற வைக்கவும். பிறகு முதலில் மொச்சையைத் தனியாக வேக வைக்கவும்.

ஒரு வாணலியில் எண்ணெய்யை சூடேற்றி, கடுகு, உளுத்தம் பருப்பு, சோம்பு சேர்க்கவும். இவை காய்ந்து வெடித்ததும், வெங்காயம், கறிவேப்பிலை சேர்த்து பொன்னிறமாக வதங்கியவுடன் தக்காளியைக் கலந்து மஞ்சள் தூள், அரைத்த மிளகாய்த்தூள், உப்பு சேர்த்து பச்சை வாசனை போகும் வரை வதக்கவும்.

வேகவைத்த மொச்சைக்கொட்டையைச் சேர்த்து தேவையான அளவு தண்ணீர் ஊற்றி குழம்பை கொதிக்க விடவும் (இதில் மொச்சையை வேகவைத்த தண்ணீரையும் சேர்க்கலாம்).

குழம்பு கெட்டியானவுடன் தேங்காய்ப்பால் ஊற்றி ஒரு கொதி வந்தவுடன் இறக்கவும்.

மொச்சைக்கொட்டை குழம்பை சூடான சாதத்துடன் சாப்பிட்டால் ருசியாக இருக்கும்.

காளியம்மன் கோயில், அம்மாப்பேட்டை, கருக்கல்பாளையம் உள்ளிட்ட சுற்றுப் பகுதிகளில் குழம்புக்கென்றே ஒரு தெரு உள்ளது! 200க்கும் மேற்பட்ட குழம்பு கடைகள். வீட்டு முறைப்படி பெண்களே சமைத்து விற்பனை செய்கின்றனர்!

குழம்பு விற்கும் முறையை சேலத்திற்கு அறிமுகப்படுத்தியது ‘ஆனந்தா கேட்டரிங் சர்வீஸ்’ கிருஷ்ணவேணிதான். இவரிடம்

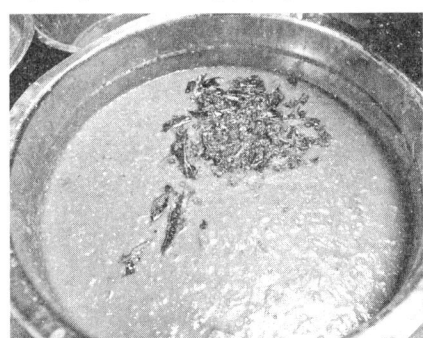

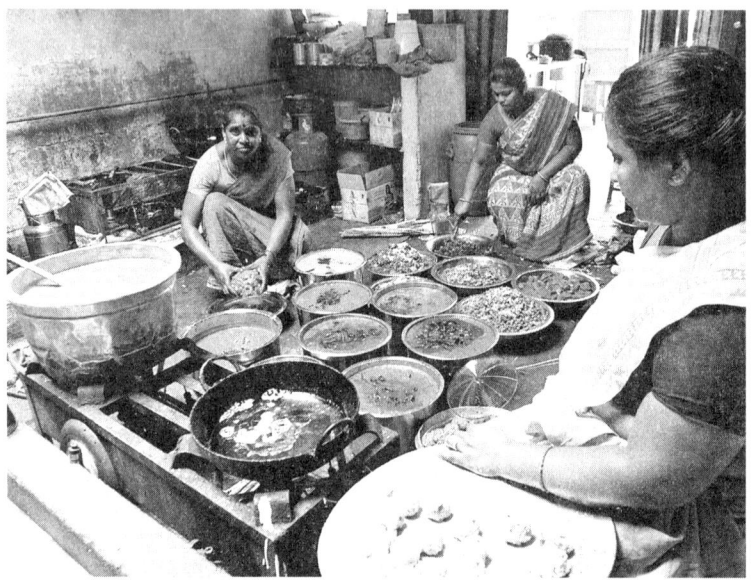

வேலை செய்தவர்கள் எழுபது சதவீதத்திற்கும் மேல் அதே பகுதியில் தனியாக கடை போட்டிருக்கின்றனர்.

“முப்பது வருஷங்களுக்கு முன்னாடி ஒரு திருமணத்துக்கு காலைலயே குடும்பத்தோட கிளம்புனோம். வீட்ல தோசை மாவு மட்டும்தான் இருந்துச்சு. சட்னி அரைக்க நேரம் இல்ல. கணவர்கிட்ட ஹோட்டல்ல போய் சாம்பார் மட்டும் வாங்கிட்டு வரச் சொன்னேன். அவரு ‘சாம்பார் வடை’ வாங்கிட்டு வந்தார். சாம்பார் தனியா கேட்டோம்; தரலை.

அப்ப டிவி அதிகம் இல்ல. மாலை நேரத்துல பக்கத்து வீட்டு பெண்கள் எல்லாம் கூடி கதை பேசிட்டு இருப்போம். அப்பதான் குழம்பு செய்ய பலருக்கு நேரமில்லைனு தெரிஞ்சுச்சு.

சேலம் வளர்ந்து வர்ற தொழில் நகரம். நெசவுத்தொழில் அதிகம். ஆண்கள், பெண்கள்னு எல்லாரும் வேலை செய்து கிட்டே இருப்பாங்க. சமைக்க நேரம் இருக்காது.

அதனால குழம்பு, ரசம் செஞ்சு தந்தா அவங்க சுலபமா சாதம் வடிச்சுடுவாங்கனு தோணிச்சு. உடனே கடை போட்டேன். ஆரம் பத்துல சாம்பார், ரசம், கூட்டு மட்டும்தான். மூணு ரூபாய்க்கு குழம்பு ரெண்டு ரூபாய்க்கு ரசம், ஒரு ரூபாய்க்கு பொரியல்னு தந்தோம்...” என்கிறார் கிருஷ்ணவேணி.

“தொடக்கத்துல யாருமே குழம்பு வாங்க வரலை. பல மாதங் கள் குழம்பை வச்சுட்டு யாராவது வருவாங்களானு காத்துட்டு இருப்போம். இந்த சமயத்துல நாக அர்ஜுனன்னு என் நண்பர்

வடகம்

சின்ன வெங்காயம் – ஒரு கிலோ.
உடைத்த வெள்ளை உளுத்தம்பருப்பு – 200 கிராம்
முழுப் பூண்டு – 6.
கடுகு – 100 கிராம்.
சோம்பு – 100 கிராம்.
சீரகம் – 100 கிராம்.
வெந்தயம் – 100 கிராம்.
விரலி மஞ்சள் – ஒன்று
(அல்லது) மஞ்சள் தூள் – 2 தேக்கரண்டி.
கறிவேப்பிலை – 3 கப்.
விளக்கெண்ணெய் – அரை கப்.

பக்குவம்: சின்ன வெங்காயம் மற்றும் கறிவேப்பிலையைப் பொடியாக நறுக்கி உளுத்தம் பருப்பைத் தனியாக 2 மணி நேரம் ஊற வைத்து பூண்டுப்பல்லை சிறிய உரலில் தட்டி விறலி மஞ்சளை அம்மியில் அரைக்கவும்.

பெரிய வாணலியில் ஊறிய உளுத்தம் பருப்பை கசடு நீக்கி, நறுக்கிய வெங்காயம், கறிவேப்பிலை, பூண்டுப், சேர்த்து பாதியளவு விளக்கெண்ணெய் ஊற்றி வதக்கவும்.

அப்படியே அள்ளிச் சாப்பிட வேண்டும் போல வாசனை வரும். அப்போது மற்ற பொருட்களையும் சேர்த்து வதக்கி மீதி விளக்கெண்ணெய்யை ஊற்றி நன்றாகப் பிசைந்து உருண்டைகளாக உருட்டவும்.

இந்த உருண்டைகளை உதிர்த்து மீதி இருக்கும் விளக்கெண்ணெய்யை ஊற்றி பிசைந்து மறுபடியும் உருண்டைகளாகப் பிடித்து வெயிலில் காய விடவும்.

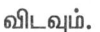

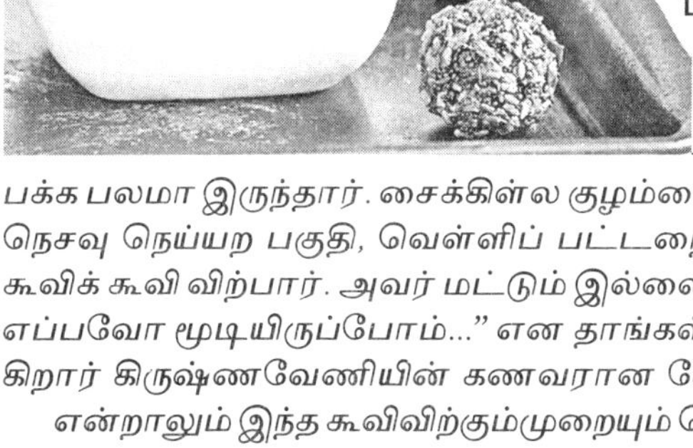

ஒரு வாரம் காய்ந்ததும் எடுத்து ரசம், குழம்பு என தேவையானவற்றுக்கு பயன்படுத்தலாம். ஆறு மாதங்கள் வரை கெடாது.

பக்க பலமா இருந்தார். சைக்கிள்ல குழம்பை எடுத்துட்டுப் போய் நெசவு நெய்யற பகுதி, வெள்ளிப் பட்டறை இருக்கற ஏரியாவுல கூவிக் கூவி விற்பார். அவர் மட்டும் இல்லைனா இந்தக் கடையை எப்பவோ மூடியிருப்போம்...” என தாங்கள் வளர்ந்ததை விவரிக்கிறார் கிருஷ்ணவேணியின் கணவரான கோபாலன்.

என்றாலும் இந்த கூவிவிற்கும்முறையும் பெரிதாக கைகொடுக்க

வில்லையாம். செட்டியார் சமூக திருமணங்களில் 'மொச்சைக் கொட்டை குழம்பு' பிரதானமாக இருக்கும். ஒரு திருமணத்தில் அதை சாப்பிட்டு மெய்மறந்த கிருஷ்ணவேணி அதையே சமைத்து ஒருநாள் விற்றிருக்கிறார்.

அன்று இக்குழம்பை வாங்கியவர்கள் அதன்ருசிக்கு அடிமையா னார்கள். தெரிந்தவர்களிடம் எல்லாம் சொன்னார்கள். போதாதா? கடை மெல்ல மெல்ல புகழ்பெற ஆரம்பித்தது.

இன்று தினமும் சாம்பார், வத்தக் குழம்பு, கூட்டு, சுண்டல், பச்சடி, பொரியல், ரசம், பருப்புக் கீரை குழம்பு, காளான் குழம்பு, மொச்சைக் கொட்டை குழம்பு, வத்தல் குழம்பு, மோர்க் குழம்பு, கொள்ளு ரசம், கீரை பொரியல், கிச்சடி, பணியாரம், அவல், இட்லி, மட்டன் குழம்பு, சிக்கன் குழம்பு... என 30 வகையான அயிட்டங்களை விற்கிறார்கள். புதன், ஞாயிறுகளில் அசைவம் உண்டு. இவை அனைத்தும் தனித்தனியாக ரூ.5ல் தொடங்கி ரூ.25க்குள் கிடைப்பதுதான் ஸ்பெஷல். அத்துடன் அனைத்து உணவிலும் 'வடகம்' சேர்க்கின்றனர். அது ருசியை இன்னும் கூட்டுகிறது.

காலை 7.30க்கு திறக்கும் கடை இரவு 10 மணிக்குத்தான் மூடப் படுகிறது. காலையில் 20 வகையான சட்னிகள் கிடைக்கும்! ஒவ்வொன்றும் ரூ.5 முதல் ரூ.10 வரை. இதில் பூண்டு சட்னியில் மட்டும் 5 வெரைட்டிகள்!

மாலையில் இட்லி, தோசை, இடியாப்பம், அடை. இத்துடன் காலை போலவே 20 வகையான சட்னிகள்!

"குழம்புகளுக்குத் தேவையான மசாலா வகைகளை நாங்களே தயாரிக்கிறோம். அவசரத்துக்குக் கூட கடைகள்ல விற்கிற பாக்கெட் மசாலாவை வாங்க மாட்டோம்..." என்கிறார் 'லட்சுமி மெஸ்' கவிதா. தனி ஆளாக இந்த மெஸ்ஸை வளர்த்திருக்கிறார் இவர்!

"ஆரம்பத்துல முதியோர்களுக்கு குழம்பு செஞ்சு கொடுத்தேன். சேலத்துல பலரும் வேலை நிமித்தமா வெளியூர்கள்ல செட்டில் ஆகியிருக்காங்க. அவங்களைப் பெத்தவங்க இங்கயே இருப்பாங்க. வயசானவங்களால சாதம் மட்டும்தான் வடிக்க முடியும். இவங்க ளுக்கு மத்த அயிட்டங்களை சமைச்சுக் கொடுப்பேன்.

இவங்க அதிகமா சுத்தம் பார்ப்பாங்க. அதனால ஒவ்வொரு பாத்திரம், கரண்டியையும் அடிக்கடி கழுவிடுவேன்..." என்கிறார் கவிதா.

மகப்பேறு காலத்தில் ஏழாம் மாதம் பெண்களுக்கு கட்டுச் சோறு ஆக்கி வளையல் அணிவித்து பேறு காலத்துக்காக பிறந்த வீட்டுக்கு அனுப்பி வைப்பார்கள்.

இதில் இருபது வகையான 'கட்டுச் சோறு' சமைத்து தருவதில் கலைசெல்வி அம்மாள் பிரபலம். அதுவும் இவர் செய்யும் புளி சாதத்தையும், தாளித்த மாங்காய் சோற்றையும் பார்த்ததுமே

திலீபன் புகழ்

கச்சாயம் இனிப்பு

ரவா – 250 கிராம்.
மைதா – 250 கிராம்.
சர்க்கரை – 1/2 கிலோ.
ரஸ்தாளி வாழைப்பழம் – இரண்டு.
கடலெண்ணெய் – தேவையான அளவு.
ஏலக்காய் பொடி– அரைத் தேக்கரண்டி.

பக்குவம்: ரவை, மைதா, சர்க்கரை மற்றும் வாழைப்பழத்தைக் கலந்து சிறிது நீர் தெளித்து கட்டி விழாமல் கெட்டியாக பிசைந்து கொள்ளவும். ஏலக்காய் பொடி சேர்த்துக் கலக்கி வாணலியில் எண்ணெய் காய்ந்தவுடன், கலவையை கிள்ளியது போல அள்ளி உருண்டையாக உருட்டி பொன்னிறமாகும் வரை பொரித்து எடுக்கவும்.

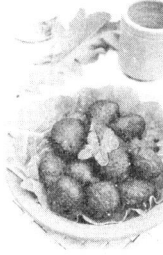
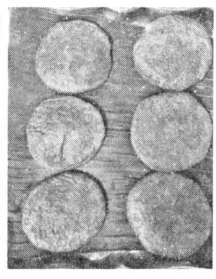

நாக்கில் உமிழ்நீர் சுரக்கும்.

அதே போல் பெண் பிள்ளைகள் பூப்படையும்போது புட்டு சுற்ற ருசியான புட்டு செய்து தருகிறார். பதமாக வறுத்த அரிசி யுடன் தேங்காய் சேர்த்து நாட்டு வெல்லம் கலந்து தானே இடித்து செய்து தருவார்.

மகப்பேறு நிகழ்ச்சி, மஞ்சள் நீராட்டு விழா என்றால் சேலம் மக்களுக்கு கலைச்செல்வி அம்மாள்தான் எல்லாம். இவரது மூன்று மகள்கள், இரண்டு மருமகள்கள் என ஆறு பெண்களும் சேர்ந்து கார்த்திகா மெஸ்ஸை நடத்துகின்றனர்.

இவர் கடையில் மொச்சைக்கொட்டை குழம்பு ஃபேமஸ். குழம்பு சமைக்கும் கைப்பக்குவத்துக்காக பல விருதுகள் வாங்கியி ருக்கிறார். இவர் கடையில் கச்சாயம் இனிப்பை உண்பதற்காகவே கூட்டம் அலைமோதுகிறது.

ஒரு தெருதான். ஒரேயொரு தெருதான். ஆனால், தமிழக குழம்பு வகைகளுக்கு இத்தெருவே அடையாளமாக விளங்குகிறது.

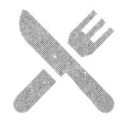

மன்னார்குடி

குஞ்சான் செட்டியார் மிட்டாய் கடை

வீடுகளில் இனிப்பு பண்டங்கள் செய்து முடித்து வாரங்கள் பல கடந்தாலும் அந்த வாசம் சுற்றியபடியே இருக்கும்.

வேறு எந்த உணவுக்கும் இப்படியொரு தன்மை இல்லை. இனிப்பும் எண்ணெய்யும் சேரும்போது மட்டுமே இந்த மேஜிக் நிகழ்கிறது.

வீடுகளுக்கு மட்டுமல்ல, மன்னார்குடி பெரியகடை வீதியில் இருக்கும் குஞ்சான் செட்டியார் கடை பலகாரங்களுக்கும் இந்த குணம், மணம் உண்டு.

பின்னே... 115 வருட கடையாயிற்றே! மதிலழகு மிக்க மன்னார் குடியே குஞ்சான் செட்டியார் மிட்டாய்கடை பக்கோடாவுக்கு

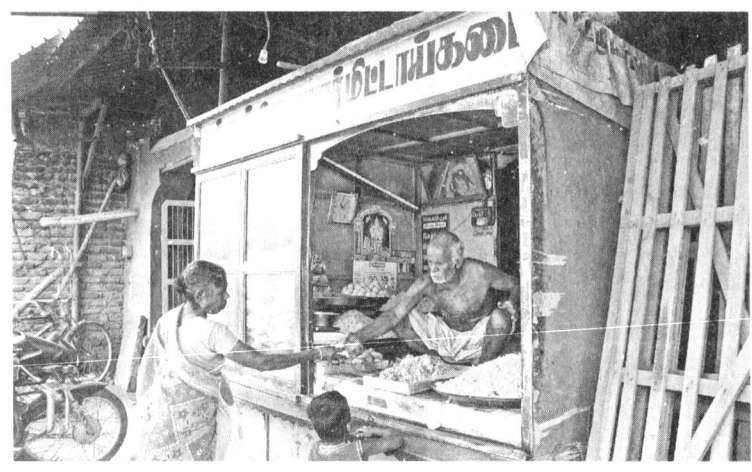

பக்கோடா

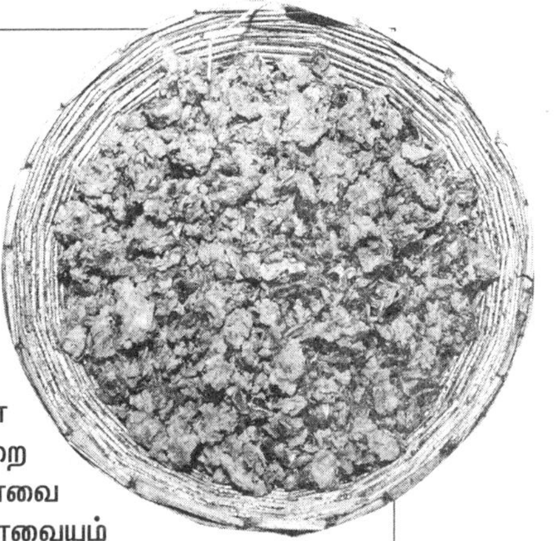

சின்ன வெங்காயம் – 1/2 கிலோ.
கடலை மாவு – 200 கிராம்.
அரிசி மாவு – 100 கிராம்.
பச்சை மிளகாய் – சிறிது.
இஞ்சி – சிறு துண்டு.
பெருங்காயம் – சிறிது.
கறிவேப்பிலை – ஒரு கைப்பிடி.
உப்பு – தேவைக்கு.
பொரிக்க – கடலை எண்ணெய்.

பக்குவம்: வெங்காயம், பச்சை மிளகாய், இஞ்சி, கறிவேப்பிலை ஆகியவற்றை நறுக்கி சிறிது உப்பு சேர்த்து; கடலை மாவை மையவும், நெருடும் பதத்தில் அரிசி மாவையும் அரைத்து சலித்து பயன்டுத்தினால் சுவை அதிகம் இருக்கும்.

பெருங்காயம் சேர்த்து தண்ணீரை சிறிது சிறிதாகத் தெளித்து பிசைந்து (தூவினாற் போல அழுத்திப் பிசையாமல்) உதிர்த்தாற் போல் எண்ணெயில் வறுத்து எடுக்கவும்.

அடிமையாக இருக்கிறது.

ஆதிகாலத்து அடுப்பில் தொடங்கி கூம்பு வடிவ பொட்டலத்தில் மடித்துத் தரும் பழக்கம் வரை பழமை மாறாமல் கடையை நடத்துகிறார்கள் குஞ்சான் செட்டியார் வாரிசுகளான விஸ்வநாதனும் அவரது மகன்களான கதிரும் பிரதீப்பும். கடை? ஆம். அதே சிறிய அளவு பெட்டிக் கடை.

தஞ்சை மாவட்ட சுற்றுவட்டார கோயில் திருவிழாக்களில் சீனி மிட்டாய் மிகப்பிரபலம். மரப்பலகையில் படிக்கட்டுகள் செய்து பலகாரம், இனிப்பு என மலைபோல குவித்து வைத்திருப்பார்கள். பார்க்கவே வண்ணமயமாக இருக்கும். அந்தக் கடைகளுக்கெல்லாம் குஞ்சான் செட்டியார் கடைதான் தொடக்கம்.

“பூர்வீகம் மகாதேவப் பட்டணம். எள்ளுத் தாத்தா குஞ்சான் செட்டியார் 1914ல இந்தக் கடையை ஆரம்பிச்சார். அவர் மகன் துரைசாமி செட்டியார் அதை பிரபலமாக்கினார். வடைல தனி ருசியை கொண்டு வந்தது இவர்தான். இப்ப நாங்க 5வது தலைமுறை. ருசி மாறாம இருக்க அவங்க கத்துக் கொடுத்த கைப் பக்குவம்தான் காரணம்...” என்கிறார் பிரதீப்.

பக்கோடா, லட்டு, பூந்தி, அல்வா, ஜாங்கிரி, தேன்மிட்டாய்,

கடலைமிட்டாய், எள்ளு உருண்டை, சீனிகாரசேவ், கமர்கட், தேங்காய் மிட்டாய்... என அனைத்துக்கும் இந் தக் கடையே அடையாளம். குறிப்பாக மெதுவடை.

பிரதீப் கதிர்

கிட்டப்பா காலத்தில் 'தஞ்சை ஜில் லா'வில் எங்கு நாடகம் போட்டாலும் அவருடைய ஆட்கள் வந்து பக்கோடா வாங்கிச் செல்வார்களாம்!

"இப்பவும் ஆட்டுக்கல்லுலதான் மாவு ஆட்டறோம். விறகா புளிய மரத்தை த்தான் பயன்படுத்தறோம். மண் அடுப் புலதான் பலகாரம் சுடுறோம். ஒரு கிலோ பக்கோடாவை அஞ்சு பைசாவுக்கு வித்திருக்கோம்! கூம்பு வடிவ பொட்டலமா கட்டித் தருவோம். இப்ப கிராம் அளவுல தந்தா லும் கூம்பு வடிவ பொட்டலத்தை மாத்தலை..." என்கிறார் கதிர்.

"மூணு பஞ்ச காலத்தை எங்க முன்னோர்கள் சந்திச்சிருக்காங்க. அதே மாதிரி காவிரில வெள்ளம் வந்து ஊரே மிதந்ததையும் பார்த்திருக்காங்க. எப்பவும் கடையை மூடினதில்ல. வருமானமே இல்லாம வெறுமனே கடையைத் திறந்து வைச்ச காலமும் உண்டு. ஆனாலும் வேற ஊருக்குப் போய் பிழைக்கணும்னு யாருமே நினைக்கலை. ரொம்ப விருப்பப்பட்டு கடையை தாத்தா தியாக

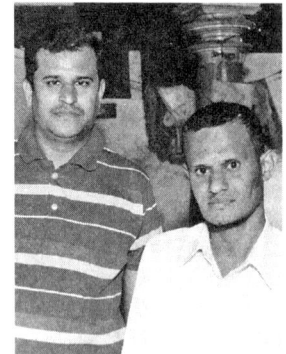

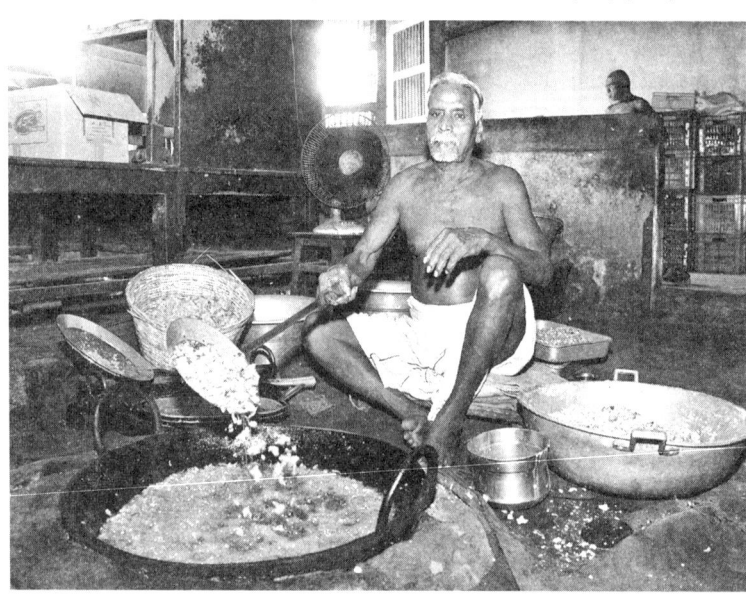

தீலீபன் புகழ்

மெதுவடை

உளுந்து – 500 கிராம்.
பச்சரிசி மாவு – 100 கிராம்.
பச்சைமிளகாய் – 2.
சின்ன வெங்காயம் – 200 கிராம்.
கறிவேப்பிலை, கொத்தமல்லி – சிறிதளவு.
மிளகு – 10 கிராம்.
உப்பு, எண்ணெய் – தேவையான அளவு.

பக்குவம்: உளுந்தை ஒரு மணிநேரம் ஊற வைத்து, கெட்டியாக அரைக்கவும். இதனுடன் கட்டி விழாமல் பச்சரிசி மாவு சேர்த்து, நறுக்கிய வெங்காயம், பச்சைமிளகாய், கொத்தமல்லி, கறிவேப்பிலை, மிளகு, உப்பு சேர்த்துப் பிசைந்து, வட்டமாகத் தட்டி, காயும் எண்ணெயில் பொரித்து எடுக்கவும்.

உளுந்து அரைத்தவுடன் வடை சுட வேண்டும். நேரம் கடந்தால் மாவு புளிக்க ஆரம்பித்துவிடும்.

அதேபோல அதிகம் தண்ணீர் சேர்த்து அரைக்க வேண்டாம். பிறகு வடையில் எண்ணெய் இழுக்கும்.

ராஜ செட்டியார் நடத்தினாரு. சமையலுக்கு தேவையான மூலப் பொருள் சரியா கிடைக்காது. வெங்காய விளைச்சல் கடுமையா பாதிக்கப்பட்டப்ப கூட பக்கோடா போட்டிருக்கோம். விலையை உயர்த்தினதேஇல்ல. எப்பவும் அடக்க விலைக்கும் குறைவாதான் தர்றோம்..." என்கிறார் ப்ரதீப்.

"இனிப்பு மிட்டாய்க்கு சரியான அளவுல மாவு, சர்க்கரை சேர்க்கணும். அதே மாதிரி அடுப்புல இருந்து இறக்கற பதமும் முக்கியம்.

மாவு பிசையறப்ப சொட்டு சொட்டா நீர் விட்டு கட்டி விழாம பிசையணும். அப்பதான் பதம் கிடைக்கும். பொருளோட தரத்துக்கும் ருசிக்கும் தொடர்பிருக்கறதால மலிவான பொருட்களைச் சேர்க்க மாட்டோம். செக்குல ஆட்டின எண்ணெய்தான் எப்பவும்.

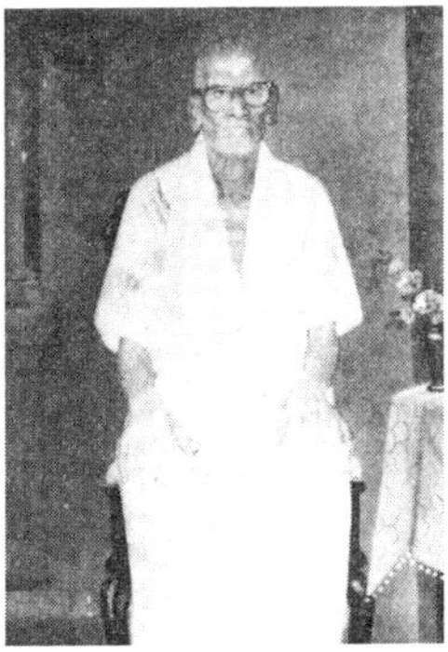

பெரிய வெங்காயம் அதிகப்படியான இனிப்பைத் தரும். அதனால பக்கோடா வுக்கு எப்பவும் சின்ன வெங்காயம்தான். முக்கியமான விஷயம், பெரிய வெங்காயம் மாவோட ஒட்டாது. தனியா பிரிஞ்சு வரும். இதுல செய்யற பண்டம் சீக்கிரத்துல கெட்டுடும்.

↘ துரைசாமி செட்டியார்

 லன்ச் மேப்

சின்ன வெங்காயம் அப்படி யில்ல. தீயிற பதத்துக்கு வதக்கினாலும், வறுத்தாலும் ருசி கிடைச்சுடும்.

கடலை மாவை அரிசி மா வோட நல்லா கலந்துட்டா தனி மணம் கிடைக்கும். இதோட வெங்காயம் மென்மையா வேகறப்ப ருசி தனிச்சு தெரியும். எங்க மெதுவடை பேசப்பட இதுதான் காரணம்.

ஒவ்வொரு பண்டத்துக்கும் அதுக்கான சேர்மானத்தைத்தான் சேர்க்கணும். உதாரணமா மிளகு கிடைக்கலைனு மிளகாய் சேர்க்கக் கூடாது. எல்லா உணவுக்கும் அது அதுக்குனு ஓர் அமைப்பு இருக்கு. அதை மாத்தவே கூடாது. அந்தந்த ஊர்ல விளையற பொருளைப் பயன்படுத்தறதுதான் எப்பவும் நல்லது. இப்படி செய்யறப்பதான் சமைக்கிற பொருள்ல நோய் எதிர்ப்பு சக்தி இருக்கும்.

சின்ன வெங்காயத்தை பொடிப்பொடியா நறுக்கக்கூடாது. இரண்டா, நான்கா வெட்டிச் சேர்த்தா தனிருசி கிடைக்கும்..." என ரகசியங்களை பட்டியலிடுகிறார் கதிர்.

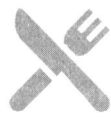

தீபன் புகழ்

தர்மபுரி

வள்ளி மெஸ்

'உங்க ஊர்ல பெஸ்ட் ஹோட்டல் எதுனு யோசிக்காம சொல்லுங்க..?' என தர்மபுரி மக்களிடம் கேட்டால் யோசிக்காமலேயே சட்டென்று 'வள்ளி ஆயா மெஸ்' என்பார்கள்.

30 ஆண்டுகளாக தர்மபுரி நெசவாளர் காலனியில் உள்ளது 'வள்ளி மெஸ்'. மூன்று தெருக்களைத் தாண்டி வந்தால்தான் மெஸ்ஸை அடைய முடியும்.

மஞ்சள் பூசிய முகம். நெற்றியில் பெரிய பொட்டு. தெய்வீக லட்சணத்துடன் சமையல் வேலையை கவனித்துக்கொண்டு இருந்தார் வள்ளி ஆயா. பதினைந்துக்கும் மேற்பட்ட பெண்கள்

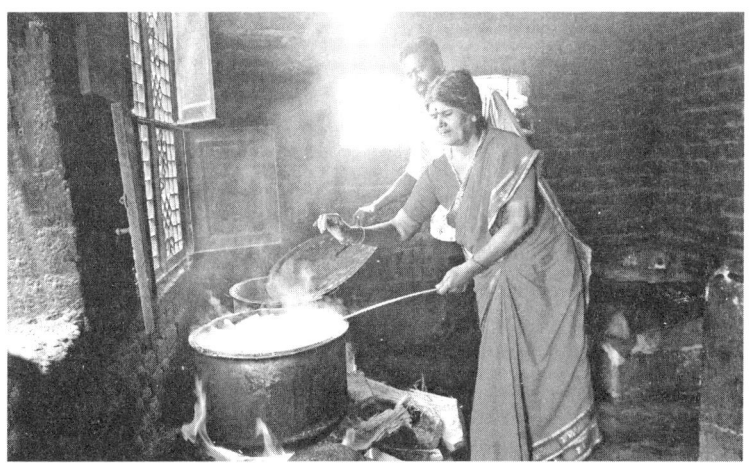

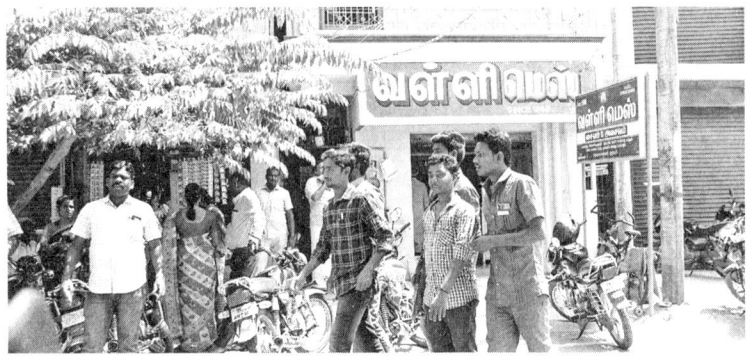

வறுப்பது, வதக்குவது, பிரட்டல், பொங்குவது... என பம்பரமாக சுழல்கின்றனர்.

“பொதுவா ஆண்களை சமையலறைப்பக்கம் விடறதில்ல. சரியா கை கழுவ மாட்டாங்க. தண்ணீர் எடுத்த பாத்திரம், பண்டத்தை எல்லாம் அப்படி அப்படியே போட்டுடுவாங்க. தரைல இருந்த டம்ளரோட அடிப்பகுதியை துடைக்காம அப்படியே தண்ணீர் பானைக்குள்ள விட்டு மொள்ளுவாங்க. சுத்தம் இருக்காது. அதனாலயே ஆண்களை இந்தப்பக்கம் அம்மா விடறதில்ல. அம்மாவ நீங்க இப்ப போட்டோ எடுக்கறதால அவர் மகன் இங்க வந்திருக்கார்...” என்கிறார் மெஸ்ஸில் பணியாற்றும் சிவகாமி அக்கா.

“நெசவுதான் கண்ணு பரம்பரை தொழில். ஆரம்ப காலத்துல வறுமைல சிக்கித் தவிச்சோம். ரெண்டு பசங்க மூணு பொண்ணுங்க. அஞ்சு பேர காப்பாத்த நானும் என் புருஷனும் எவ்வளவு நெய்தாலும் அரை வயிறு கூட நிரம்பாது. இந்தச் சூழல்லதான் கடைய ஆரம்பிச்சேன். இப்ப இதுவே சுவாசமா மாறிடுச்சு...” என்று ஆரம்பித்தார் வள்ளி ஆயா.

“30 வருஷங்களுக்கு முன்னாடி ரெண்டு கிலோ அரிசிய வைச்சுகிட்டு இதேஇடத்துல இட்லிக்கடை போட்டேன். ஒருத்தர் ரெண்டு பேர்தான் வந்தாங்க. மீதி நேரத்துல வீட்டு வேலைக்குப் போவேன். வீட்டுக்கு வீடு தண்ணி எடுத்து ஊத்துவேன். ஐம்பது பைசா தருவாங்க.

ஒரு நாள் ‘பேங்க் ஆபீசருங்க நாலு பேர் இங்க குடிவந்தாங்க. அவங்க ரெகுலரா டிபன் சாப்பிட வந்தாங்க. பிடிச்சுப் போச்சு. ‘வீட்டு சமையல் மாதிரியே இருக்கு. மதிய சாப்பாடும் நைட் டிபனும் கூட செஞ்சு தாங்க’னு சொன்னாங்க. 1989ல 4 ரூபா 50 பைசாவுக்கு சாப்பாடு கொடுத்தேன். இப்படித்தான் இட்லிக் கடை மெஸ்ஸா மாறுச்சு...” என்கிறார் வள்ளி ஆயா.

தர்மபுரியைச் சுற்றி இருக்கும் அரசு அலுவலகங்களுக்கு இங்கிருந்துதான் உணவு செல்கிறது. 30 வருடங்களாக கலெக்டர் ஆபீசில்

நாட்டுக்கோழி குழம்பு

நாட்டுக்கோழி – 1 கிலோ.
சின்ன வெங்காயம் – 200 கிராம்.
தக்காளி – 100 கிராம்.
மிளகு, சீரகம் – 1 தேக்கரண்டி.
தேங்காய்ப் பால் – 1 கப்.
மஞ்சள் தூள் – கால் சிட்டிகை.
மிளகாய்த் தூள் – 2 மேஜைக்கரண்டி.
மல்லித் தூள் – 2 தேக்கரண்டி.
சோம்பு – 2 சிட்டிகை.
பச்சை மிளகாய் – 4.
கறிவேப்பிலை – கைப்பிடி அளவு.
கொத்தமல்லி – கைப்பிடி அளவு.
எண்ணெய் – சிறிதளவு.
உப்பு – தேவைக்கு.

மசாலா கணக்கு: தக்காளி, சின்ன வெங்காயத்தை உரித்து பொடியாக நறுக்கி அடி கனமான சட்டியில் சிறிதளவு நல்லெண்ணெய் விட்டு காய்ந்ததும் சோம்பு, கறிவேப்பிலை தாளித்து, பாதி அளவு வெங்காயம் சேர்த்து வதக்கவும்.

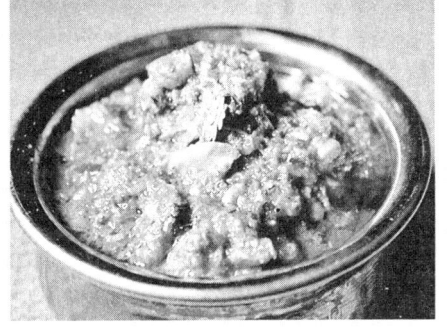

வாசம் வரும்போது காய்ந்த மிளகாய், மல்லி சேர்த்து நன்றாக வதக்கி அரைக்க வேண்டியதை அம்மியில் மட்டும் அரைக்கவும்.

பக்குவம்: நாட்டுக்கோழியில் மஞ்சள் தேய்த்து சுடுநீரில் நன்றாகக் கழுவவும். பின்னர் நறுக்கி வைத்துக் கொள்ளவும். கடாயில் எண்ணெய் காய்ந்ததும் மீதமுள்ள வெங்காயம், பச்சை மிளகாய், கறிவேப்பிலை சேர்த்து வதக்கவும். வெங்காயம் வதங்கிய பிறகு தக்காளி, மஞ்சள் தூள், மிளகு, சீரகம் சேர்த்து வதக்கவும். கூடவே கோழிக்கறியைச் சேர்த்து நன்றாகக் கிளறவும். தேவையான உப்பைச் சேர்த்து தண்ணீர் விட்டு வேக வைக்கவும்.

பின்னர் அரைத்து வைத்த மசாலாவைச் சேர்த்துக் கிளறி, தேங்காய்ப் பாலை ஊற்றி கொதிக்க வைக்கவும். இறுதியாக இறக்கிய பின் கொத்தமல்லி சேர்க்கவும்.

பணியாற்றும் பெரும்பாலானவர்கள் இங்குதான் சாப்பிடுகின்றனர். தாலுக்கா அலுவலகம், மின் வாரியம், காவல்துறை, வங்கி ஊழியர்கள்... என பல துறைகளில் வேலை செய்பவர்கள் ரெகுலர் கஸ்டமர்களாக இருக்கிறார்கள். அதனால்தான் மதிய நேரத்தில் 10க்கும் மேற்பட்ட அரசு வாகனங்கள் மெஸ் வாசலில் நிற்கின்றன.

“சமைக்கறங்களுக்கு மனசுதான் முக்கியம். இப்ப வர காய்கறி, மளிகை சாமான்ல எல்லாம் மணமோ சத்தோ இல்ல. அப்ப எல்லாம் வெங்காயத்தை அரிஞ்சா கண்ணுல தண்ணி அருவியா கொட்டும். கருணைக்கிழங்கை சமைச்சு சாப்பிட்டா உள்நாக்கு லேசா அரிக்கும். தக்காளிய வாங்கி வீட்ல வச்சா அது அழுகுறப்ப அப்படியொரு வாசம் வரும். ‘நான் அழுகிட்டு இருக்கேன்... சீக்கிரம் சமைங்க’னு சொல்லும்.

இப்ப எந்தப் பொருள்லயும் இந்த மாதிரி குணங்கள் இல்ல. பொழக்கடைலதான் பாத்திரம் கழுவறோம். துலக்கி தண்ணி ஊத்துற இடத்துல தக்காளி, அவரை, துவரை, மிளகாய்னு முளைச்சு நிக்கும். இப்ப ஒரு செடி கூட வளர மாட்டேங்குது. எல்லாத்துலயும் பூச்சி மருந்து அடிச்சு விட்டிருக்காங்க.

அதனால நானே கடைத் தெருவுக்குப் போய் பொருட்களை பார்த்துப் பார்த்து வாங்கறேன். வாடிக்கையா வர்ற விவசாயிங்க கிட்டதான் காய்கறி வாங்கறது.

முக்கியமான விஷயம் எது தெரியுமா கண்ணு, ஆக்கறதுதான். அசைவம் சமைக்கிறப்ப மசாலாவ அள்ளிக் கொட்டக் கூடாது. பட்டை, ஏலக்காய், சீரகத்தை எல்லாம் அளவாதான் பயன்படுத்தணும். இல்லைனா குழம்பு முழுக்க மசாலா வாசம்தான் அடிக்கும். வறுவலும் தனி பக்குவத்துல இல்லாம பொத்தாம் பொதுவா இருக்கும்.

எந்த உணவை சமைச்சாலும் மஞ்சள் தூளையும் பெருங்காயத்தையும் பயன்படுத்தணும். அதுவும் கட்டி பெருங்காயம்னா ருசி தூக்கும். கசகசாவை பயன்படுத்தவே கூடாது. அது ஒருவகையான போதை வஸ்து...” என அடுக்குகிறார் வள்ளி ஆயா.

இப்போது கூட்டு, பொரியல், அசைவ குழம்புடன் சேர்த்து ஒரு சாப்பாடு ரூ.80. நாட்டுக் கோழி வறுவல், மட்டன் வறுவல், மீன் வறுவல், முட்டை எல்லாம் ஆளையே தூக்குகிறது. சாப்பிட்டு முடித்தபிறகும் மணம் கமகமக்கிறது.

“கடலைப் பருப்பு, பாசிப்பருப்பு, மிளகு, சீரகத்தை எல்லாம் வறுத்து அரைச்சு குழம்புல சேருங்க. அப்பதான் பச்சை வாசம் இல்லாம ருசியா இருக்கும்.

அப்புறம் இன்னொண்ணு. அசைவம் சமைக்கிறப்ப தேங்காயை சேர்க்கறாங்க. அது சரியா வராது. அதுவே தேங்காய்ப் பால் சேர்த்தா சூப்பரா இருக்கும்.

ஆட்டுக்கறி வறுவல்

மட்டன் – 1 கிலோ.
தக்காளி – 100 கிராம்.
உப்பு – தேவையான அளவு.
மஞ்சள் தூள் – 1/2 தேக்கரண்டி.
மிளகாய்த் தூள் – 1 மேஜைக்கரண்டி.
கொத்தமல்லித் தூள் – 2 தேக்கரண்டி.
எண்ணெய் – தேவையான அளவு.
கறிவேப்பிலை,
கொத்தமல்லி – ஒரு கைப்பிடி.
மிளகு – 1 சிட்டிகை.
பச்சை மிளகாய் – 4.
வறுத்து அரைக்க: பட்டை – 4.
லவங்கம் – 6.
சோம்பு, சீரகம் – 1 தேக்கரண்டி.
சின்ன வெங்காயம் – 100 கிராம்.
பூண்டு – 15 பல்.
இஞ்சி – ஒரு பெரிய துண்டு.
பொட்டுக் கடலை – 2 மேஜைக்கரண்டி.

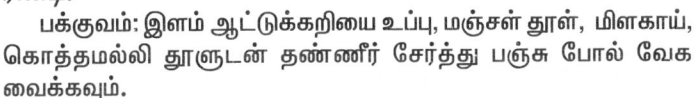

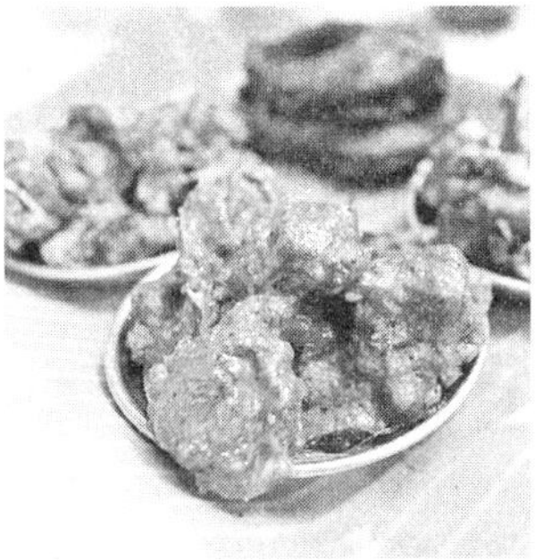

பக்குவம்: இளம் ஆட்டுக்கறியை உப்பு, மஞ்சள் தூள், மிளகாய், கொத்தமல்லி தூளுடன் தண்ணீர் சேர்த்து பஞ்சு போல் வேக வைக்கவும்.

கடாயில் எண்ணெய் காய்ந்ததும் கடுகு தாளித்து சிறிதளவு இஞ்சி பூண்டு, தக்காளி சேர்த்து வதக்கவும்.

பச்சை மிளகாயை கீறியது போல சேர்த்து வதக்கி வேகவைத்த ஆட்டுக்கறியைச் சேர்த்து நன்கு கிளறவும். வாசம் வந்ததும் அரைத்த விழுதைச் சேர்த்து லேசாக எண்ணெய் மிதக்கும் வரை பிரட்டவும்.

இறுதியாக கறிவேப்பிலை, கொத்தமல்லி சேர்த்து இறக்கவும்.

மீந்த சோத்துல தண்ணிதான் ஊத்தணும். பழைய சோறாதான் அதை சாப்பிடணும். ஃபிரிட்ஜ்ல வைக்கிறதெல்லாம் தப்பு.

ஒவ்வொரு பொருள் வேகவும் ஒரு கணக்கு இருக்கு. அதை எப்படிப்பட்ட கரண்ட் அடுப்பு வந்தாலும் மாத்தமுடியாது...” என்கிறார் வள்ளி ஆயா.

 லன்ச் மேப்

மயிலாப்பூர்

ராயர்ஸ் மெஸ்

வீடுகளில் பலகாரம் செய்து அடுக்குப் பானையில் வைப்பார்கள். அதை எடுத்து சாப்பிடும் போது அடுக்குப் பானையின் வாசம் அந்த பலகாரத்தில் மணக்கும். பலகாரம் தீர்ந்த பிறகும் அந்த அடுக்குப் பானையில் பல மாதங்கள் பலகார வாசனை இருந்த படியே இருக்கும்.

அப்படியான மணமும் சுவையும் அக்கறையும் நிறைந்ததுதான் ராயர்ஸ் மெஸ்.

சென்னை மயிலாப்பூர் கச்சேரி சாலையில் இருக்கும் அருண்டேல் சந்தில் பலகாலமாக வீற்றிருந்து மணம் வீசி வருகிறது இந்த மெஸ்.

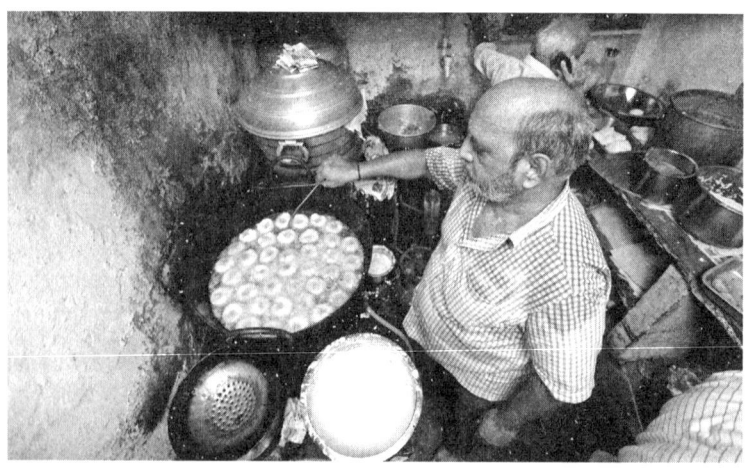

திலீபன் புகழ்

ராயர் அடை தோசை

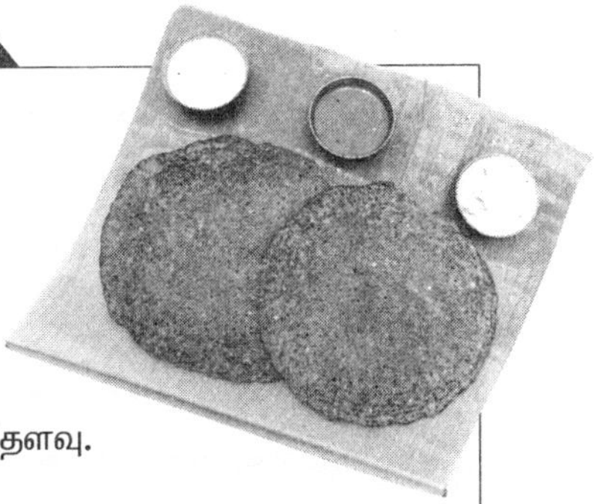

கடலைப் பருப்பு – 100 கிராம்.
துவரம் பருப்பு – 50 கிராம்.
பச்சரிசி – 50 கிராம்.
உளுந்து – ஒரு மேசைக்கரண்டி.
காய்ந்த மிளகாய் – 5.
பெருங்காயம் – கால் தேக்கரண்டி.
தேங்காய் – ஒரு மேசைக்கரண்டி.
கறிவேப்பிலை, கொத்துமல்லி – சிறிதளவு.
உப்பு – தேவையான அளவு.
எண்ணெய் அல்லது நெய் – தேவையான அளவு.

பக்குவம்: கடலைப் பருப்பு, துவரம் பருப்பு, பச்சரிசி, உளுந்து என அனைத்தையும் சேர்த்து நான்கு மணி நேரம் ஊற வைக்கவும். அத்துடன் காய்ந்த மிளகாய், பெருங்காயம், உப்பு சேர்த்து குருணை பதத்துக்கு அரைத்து வைக்கவும்.

தேங்காயை சிறு சிறு பல்லாக நறுக்கி, அரைத்த மாவுடன் சேர்த்துக் கொள்ளவும். தோசைக் கல்லில் ஊற்றுவதற்கு சில நிமிடங்களுக்கு முன்பு கறிவேப்பிலை, கொத்துமல்லி கலக்கவும்.

அடி கனமான தோசைக் கல்லில் வார்த்து எடுக்க வேண்டும். நான்ஸ்டிக் தாவாவில் அடை செய்தால் மாவு சரியாக வேகாது. அடி கனமான இரும்புக்கல் சுவையைக் கூட்டும்.

அந்நியமாகத் தெரியும் என்பதால், சாப்பிட வருபவர்களை இங்கு 'சார்' என்று அழைப்பதில்லை. 'டிபன் சாப்பிட்டிங்களாண்ணா? காபி குடிச்சேளாண்ணா...' என்றுதான் கேட்கிறார்கள்.

பத்து பேருக்கு மேல் அமர முடியாத அறைக்குள் இயங்கி வரும் இந்த மெஸ், மயிலாப்பூரின் அடையாளங்களுள் ஒன்று!

"ஆரம்பத்தில் 'ராயர் கஃபே'னு இருந்துச்சு. இப்ப ராயர்ஸ் மெஸ். பேரை நாங்க மாத்தலை. எம்ஜிஆர் மாத்த வைச்சிட்டாரு. அவர் முதல்வரா இருந்தப்ப, 'சின்ன ஹோட்டல்களுக்கு, கஃபேனு பேரு வைக்கக் கூடாது; மெஸ்னுதான் வைக்கணும்'னு சட்டம் போட்டாரு. அப்ப மாத்தினோம்.

அவர் முதல்வர் பதவிக்கு வர்றதுக்கு முன்னாடி மெயின்

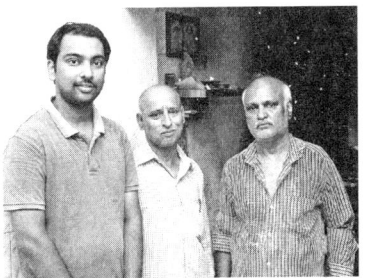

▶மனோஜ்குமார், குமார், மோகன்

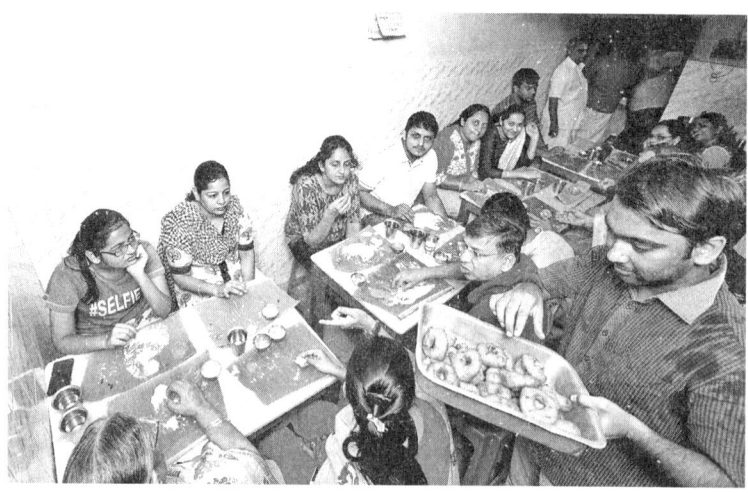

ரோட்ல வந்து காருக்குள்ள உட்கார்ந்துக்கிட்டே எங்க கடை டிபனை வாங்கிச் சாப்பிடுவாரு. முதல்வரான பிறகும் கூட பார்சல் வாங்க ஆள் அனுப்புவார்...” என்கிறார் மூன்றாம் தலைமுறையாக இதை நடத்தி வரும் குமார்.

“பூர்வீகம் விழுப்புரம் பக்கம் கரடிப்பாக்கம். கொள்ளுத் தாத்தா ஸ்ரீனிவாசராயர் 70 வருஷங்களுக்கு முன்னாடி மெட்ராஸ் வந்து டிபன் கடையை ஆரம்பிச்சார்! தாத்தா பத்மநாபன் திகட்டாத இயல்பான சுவைல சமைச்சார். இப்ப அப்பா அதே பக்குவத்துல செய்யறார். அவர்கிட்ட இருந்து அந்த சூத்திரத்தை நான் கத்துக்கிட்டு இருக்கேன்...” சிரிக்கிறார் நான்காம் தலைமுறையைச் சேர்ந்த மனோஜ் குமார்.

“சந்துக்குள்ள இருந்தாலும் தேடி வந்து சாப்பிடற விஐபிஸ் இருக்காங்க. இதுல பெரும்பாலானவங்க சினிமா ஆட்கள். வி.கே. ராமசாமி, நாகேஷ்ல தொடங்கி சிம்பு, சிவகார்த்திகேயன் வரை எங்க கஸ்டமர்ஸ்தான்!

நடமாட முடிஞ்ச வரைக்கும் ‘துக்ளக்’ சோ இங்க வந்து சாப்பிட்டார். ஒருமுறை காலை ஆறுமணிக்கே சுப்ரமணியசுவாமி கடைக்கு சாப்பிட வந்துட்டாரு. நாங்க லேட்டாதான் வருவோம். அப்படி நாங்க வந்தப்ப வெளில பூரா போலீஸ். எங்களை உள்ளயே விடலை!

‘நாங்கதான் ஓனர்ஸ். உள்ள போய் நாங்க தோசை ஊத்துனாதான் நீங்க சாப்பிட்டுப் போகமுடியும்’னு எவ்வளவோ எடுத்துச் சொன்னோம். கேட்கவே இல்ல. அப்புறம் சுப்பிரமணிய சுவாமியே வெளில வந்து எங்களை உள்ள கூட்டிட்டுப் போனாரு!” சிரித்தபடியே இந்த சம்பவத்தை நினைவுகூர்ந்தார் குமாரின்

தம்பி மோகன்.

''கிரேஸிமோகன் இங்க அடிக்கடி வருவார். அவர் நாட கத்துல யாராவது அடிக்கடி 'அண்ணா'னு சொன்னா, 'என்னய்யா இது என்ன ராயர்ஸ் கஃபேயா'னு டயலாக்ல கிண் டலடிப்பார். அதே மாதிரி அவர் வசனம் எழுதற படங்கள்ல ஒரு இடத்திலாவது எங்க மெஸ்ஸை குறிப்பிடுவார்..." மலர்ச்சியுடன் புன்னகைக்கிறார் குமார்.

இட்லி, அடை, பொங்கல், ரவா தோசை. கூடவே ஒரு ஸ்வீட். இந்த குறைவான மெனு தான் எப்போதும். பரிமாறு வது, கல்லாவில் காசு வாங்கிப் போடுவது என சகல வேலைக ளையும் குமார் செய்கிறார்.

தண்ணீர் கொடுப்பதும் இலை போடுவதும் அவர் மகன் மனோஜ். உதவிக்கு இருவர். இவ்வளவுதான் கடை. காலை ஆறு மணி முதல் பத்து மணி வரை. பிறகு மாலை மூன்று முதல் ஆறு மணி வரை... மெஸ் இயங்கும் நேரம் இது. கடைசி நிமிடம் வரை காத்திருந்து சாப்பிட்டுச் செல்பவர்கள் போலவே மணிக்கணக்கில் காத்திருந்து ஏமாற்றத்துடன் திரும்புபவர்களும் இருக்கிறார்கள்.

"கடையை விரிவுபடுத்தச் சொல்றாங்க. ஆனா, எங்க வெற்றியே இந்த சின்ன கடைதான். குறைவா சமைக்கிறப்பதான் அந்தக்கால பக்குவத்துல சமைக்க முடியும். எப்படி நாங்க தலைமுறை தலை முறையா சமைக்கிறோமோ அப்படி சாப்பிட வர்ற வாடிக்கையா ளர்களும் தலைமுறை தலைமுறையா சாப்பிடறவங்கதான். பணம் மட்டும் முக்கியமில்ல..." அழுத்தமாகக் குறிப்பிடுகிறார் குமார்.

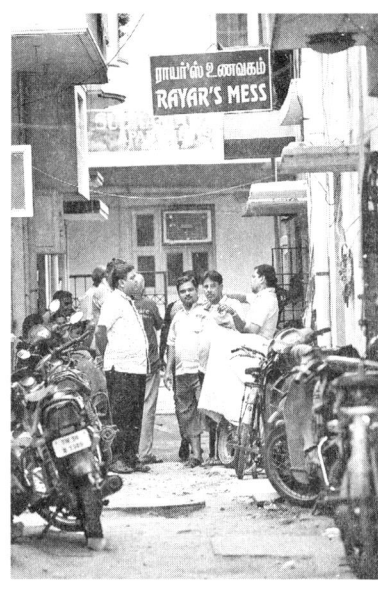

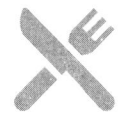

காரைக்குடி

ஸ்ரீபிரியா மெஸ்

தமிழர் விருந்தோம்பலிலேயே பெயர் பெற்றவர்கள் செட்டிநாட்டுக்காரர்கள்தான். இதற்கு பல காரணங்கள் இருந்தாலும், வீட்டுப் பெண்களால் அரைக்கப்படும் செட்டிநாட்டு மசாலாவே முதன்மையான காரணம் என்கிறார்கள்.

எப்போதும் காரை வீடுகளில் குறைந்தது நான்கைந்து பெண்கள் இருந்துகொண்டேயிருப்பார்கள். அரைப்பது, புடைப்பது, இடிப்பது, சமைப்பது என வேலைகள் நடந்துகொண்டேயிருக்கும். நகரத்தார் வரலாற்றில் வணிகமும், விருந்தோம்பலும் மொத்த பக்கத்தையும் நிரப்பும்.

இந்தியாவில் எந்த நகரத்துக்குச் சென்றாலும், சின்ன ஹோட்டல் முதல் ஸ்டார் ஹோட்டல் வரை 'செட்டிநாடு உணவு கிடைக்கும்' என்ற விளம்பரத்தைப் பார்க்கலாம். செட்டிநாட்டு

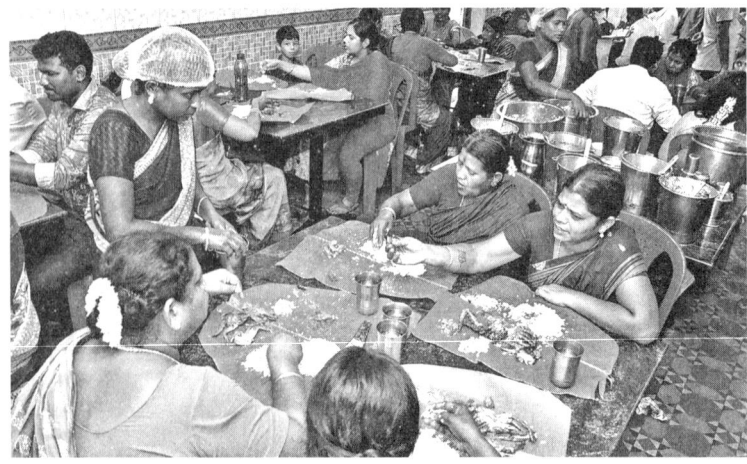

செட்டிநாடு நண்டு வறுவல்

சுத்தம் செய்த நண்டு – 8.
இடித்த சின்ன வெங்காயம் – 1.
பொடியாக நறுக்கிய தக்காளி – 1.
இஞ்சி, பூண்டு விழுது – 1 டீஸ்பூன்.
கறிவேப்பிலை – 1 கொத்து.
மஞ்சள்தூள் – 1/2 டீஸ்பூன்.
உப்பு, எண்ணெய் – தேவைக்கு.

அரைக்க:
தேங்காய்த்துருவல் – 1/4 கப்.
பெருஞ்சீரகம் – 1 டீஸ்பூன்.
கசகசா – 1 டீஸ்பூன்.
கரம்மசாலா – 1/2 டீஸ்பூன்.
காய்ந்த மிளகாய் – 7.

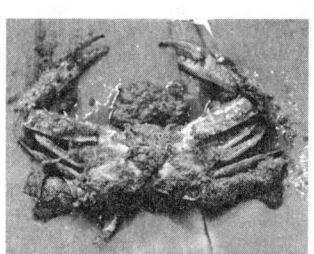

பக்குவம்:

காய்ந்த மிளகாயை சிறிது நேரம் வெந்நீரில் ஊற வைத்து மைய அரைக்கவும். தேங்காய்த்துருவல், கசகசா. பெருஞ்சீரகம், கரம்மசாலாவை அரைத்து விழுதாக்கவும்.

கடாயில் எண்ணெய் சேர்த்து கறிவேப்பிலை தாளித்து, நசுக்கிய வெங்காயம், தக்காளி, இஞ்சி, பூண்டு விழுது, காய்ந்த மிளகாய் விழுது... என ஒன்றன் பின் ஒன்றாகச் சேர்த்து வதக்கவும்.

பின் மஞ்சள்தூள், உப்பு, நண்டு சேர்த்து வதக்கி, தேவையான அளவு நீர் சேர்த்து வேகவிடவும்.

நண்டு வெந்ததும் அரைத்த தேங்காய் மசாலாவை சேர்த்து கிளறி மேலும் 5 நிமிடங்கள் வரை வதக்கி இறக்கவும்.

குறிப்பு:

நண்டு விரைந்து வெந்துவிடும் என்பதால் குறைவான நீர் சேர்த்து மூடி போட்டு வேகவிடவும்.

எப்பொழுதும் சமைக்கும் நேரத்தில்தான் நண்டை சுத்தம் செய்ய வேண்டும். முன்பே சுத்தம் செய்தால் சுவை மாறும். கிருமிகள் சேரும்.

நண்டுக்கு மிளகுக்கு பதில் மிளகாயைப் பயன்படுத்த வேண்டும். ஏனெனில் நண்டு, மிளகு இரண்டுமே சூட்டை அதிகப்படுத்தும்.

உணவென்றாலே உணவுப்பிரியர்களுக்கு நாக்கு சப்புக்கொட்டத் தொடங்கிவிடும்.

செட்டிநாட்டு உணவுக்கென்று தனித்த வரலாறு உண்டு. அந்த வகையில் காரைக்குடி கல்லுக்கட்டி சந்தில் இருக்கும் ‘ஸ்ரீபிரியா மெஸ்’ ஆதி ருசியை இன்னமும் தொடர்கிறது.

தெருவில் நுழைந்ததுமே மசாலா வாசம் வரவேற்கிறது. ஒரே

லன்ச் மேப்

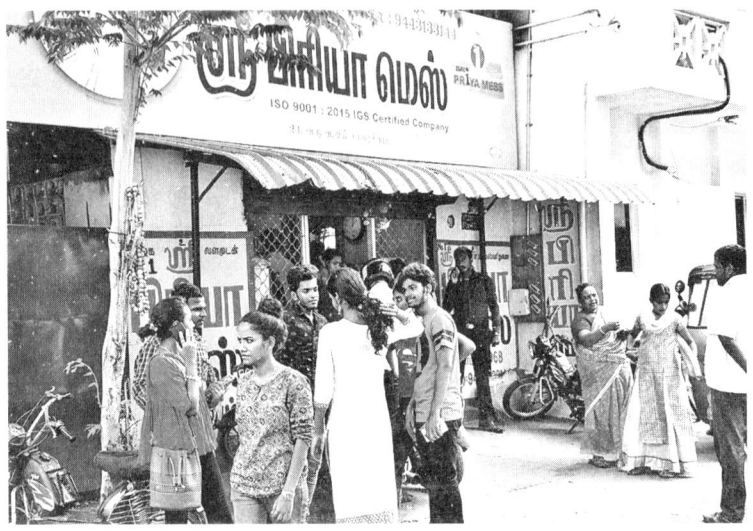

நேரத்தில் 50 பேர் அமர்ந்து சாப்பிடும் அளவிலான இடம். ஆனால், எப்போதும் கூட்டம்.

கடையின் உரிமையாளர் சிவகுமாரைத் தவிர மற்றவர்கள் அனைவரும் பெண்களே! கிச்சனில் ஆரம்பித்து சர்வீஸ் செய்வது வரை பெண்கள்தான். "தண்ணிய கம்மியா குடிங்க... நல்லா அள்ளிச் சாப்பிடுங்க..." என்று அன்பையும் சாதத்தையும் அள்ளி வைக்கின்றனர். கூடவே, ஹோட்டல் உரிமையாளர் சிவகுமாரின் மனைவி ராஜாத்தி ஒவ்வொரு டேபிளாக வந்து கவனிக்கிறார்.

நகரத்தார் உணவு என்றாலே நாட்டுக்கோழி வறுவலும், செட்டிநாட்டு மசாலாவும்தான். அந்த வகையில் நண்டு கிரேவி இவர்களின் ஸ்பெஷல்.

நாட்டுக்கோழி கிரேவியை அற்புதமான ருசியில் சுடச்சுட தருகிறார்கள். கோழியிலிருந்து கிரேவியைத் தனியே பிரிக்க முடியவில்லை. கெட்டி பதத்தில் சுண்டக்காய்ச்சிய கிரேவியை சோற்றில் பிசைந்து சாப்பிடும்போது அப்படி ஒரு ருசி.

"இது எங்களுக்கு பொன்விழா ஆண்டு. 1968ல இந்தக் கடையை ஆரம்பிச்சோம். ஆனா, அதுக்கு முன்னாடியே எங்கம்மா சரஸ்வதி வீட்லயே மெஸ் நடத்தினாங்க. அப்பத்தான் இந்த கிரேவி பக்குவத்தை அறிமுகப்படுத்தினாங்க.

இந்தக் கடைக்கு ரொம்ப நாள் வரை போர்டு வைக்கலை. பழைய மடக்கு கதவுதான். மக்கள் தேடி வர்றாங்க. சிரமப்படக் கூடாதேனு சமீபத்துல போர்ட் மாட்டினேன்.

அம்மாவோட கைப்பக்குவத்தை முழுசா கத்துக்க முடியலை.

திருமண மெனு

காரைக்குடியைச் சுற்றி 96 ஊர்களில் நகரத்தார் வசிக்கிறார்கள். இங்கு அசைவத்தைவிட சைவ உணவில் அதிகமான வகைகள் வைத்துள்ளனர்.

காரைக்குடி பக்கம் ஓர் ஊரில் இறங்கி ஒருவர் வீட்டுக்குச் செல்ல வேண்டும் என்றால் செட்டியார் பெயரைச் சொல்லி கேட்பதைவிட ஆச்சியின் பெயரைச் சொன்னால் உடனே வீட்டை அடையாளம் காட்டுகிறார்கள். அந்தளவுக்கு பெண்களுக்கே இச்சமூகத்தில் உறவு படி நிலைகள் இருக்கின்றன.

காரைக்குடி வீடுகளில் எப்போதும் பெண்கள் கூட்டாக இருப்பார்கள். வேலையைப் பகிர்ந்து செய்வார்கள். வீட்டின் சமையலறை முற்றத்துடன் மிகப்பெரிய பரப்பளவில் இருக்கும்.

பொதுவாக திருமணங்களில் காலை ஏழுமணிக்கே காலை பலகாரம் இருக்கும். காலை பத்து மணிக்கு ரொட்டி, மிட்டாய், நன்னாரி சர்பத் கொடுக்கப்படும். பதினோரு மணிக்கு 51 வகை சாப்பாட்டை பரிமாறுவார்கள். மூன்று மணிக்கு பணியாரம், கந்தரப்பம், பாசிப்பருப்பு பணியாரம், மசாலா சீயம் ஆகியவற்றை 'இடைப்பலகாரம்' என்ற பெயரில் தருவார்கள்.

இரவு மாப்பிள்ளை வீட்டு சாப்பாட்டுடன் மணக்கோல படி முறுக்கு சாப்பிட்டுவிட்டு அவரவர் வீடுகளுக்குத் திரும்புவார்கள்.

ஆனா, அம்மா கூடவே இருந்த காந்தியம்மா சரியா அதைக் கத்துகிட்டு எங்களுக்கு பக்குவத்தை சொல்லிக் கொடுத்தாங்க. இப்பவும் காந்தியம்மா எங்க வீட்ல ஒருத்தரா இருக்காங்க...'' என்று சிவகுமார் முடிக்க அவர் மனைவி ராஜாத்தி தொடர்ந்தார்.

“வீட்ல அரைக்கிற மசாலாதான் முக்கியம். அப்புறம் சின்ன வெங்காயத்தை தோல் நீக்கி உரல்ல இடிச்சு அப்படியே நல்லெண்ணெய்ல வதக்கணும்.

பட்டை, சோம்பு, சீரகம், மிளகு, பூண்டு... எல்லாம் தரமா வாங்கி உரல்ல இடிச்சு சமைக்கணுமே தவிர மிக்சில அரைக்கக் கூடாது. அப்படி செஞ்சா வாசம் போயிடும்.

நாட்டுக்கோழி செய்யறப்ப எங்க ஃபார்முலாவைத்தான் கடைப்பிடிக்கறோம். கோழியை மஞ்சத்தண்ணீர்ல நல்லா சுத்தம் செஞ்சு விறகடுப்பு கங்குல நல்லா கருக வாட்டுவோம். அப்புறம் அரிசி களைஞ்ச கழுநீர்ல 20 நிமிஷங்கள் வரை ஊற வைப்போம். பிறகு கிரேவி சமைப்போம்...'' என்கிறார் ராஜாத்தி.

மதிய உணவு மட்டும்தான். 12 மணிக்கே ஆட்கள் வரத் தொடங்கி விடுகிறார்கள். மாலை 4 மணி வரை சுடச்சுட பொன்னி அரிசி சாதத்தில் தொக்கு வகைகளைத் தந்துகொண்டேயிருக்கிறார்கள்.

ராமேஸ்வரம், தொண்டியில் பிடிக்கப்பட்ட கடல் மீன்களை வாங்குகிறார்கள். மட்டன், சிக்கன், இறால் ஆகியவற்றுக்கு

 லன்ச் மேப்

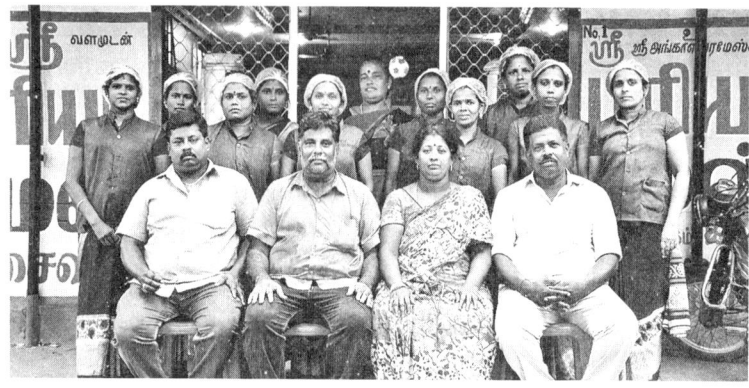

தேங்காய்ப்பால் சேர்த்து கிரேவி செய்கிறார்கள். சொல்லப்போனால் தங்கள் அனைத்து உணவிலும் தேங்காய்ப்பாலை பிரதானமாக சேர்க்கிறார்கள்.

இவர்கள் சமைத்த நண்டை எளிதாக உடைக்க முடிகிறது. மிளகு, சீரகத்தில் சுண்டப்பட்ட ஆட்டு ஈரல் சுண்டி இழுக்கிறது.

அரிதாகவே பச்சை மற்றும் காய்ந்த மிளகாயைப் பயன்படுத்துகிறார்கள். மற்றபடி காரத்துக்கு மிளகுதான். மீன் வறுவலைத் தவிர எதையும் எண்ணெய்யில் பொரிப்பதில்லை என்பது சாப்பிடும்போதே தெரிகிறது.

"அப்பா வேணுகோபால் அடிக்கடி சொல்வார், 'பசி மாதிரி ஒரு கொடுமையான மிருகம் எதுவுமே இல்ல'னு. ஒரு முறை கேரியர்ல ஒருத்தர் வாங்கிட்டுப் போயிருக்கார். 'சாப்பாடு ருசியா இருந்தது. ஆனா, பத்தலை'னு மறுநாள் அவர் சொன்னதும் அப்பா அதிர்ந்து அழுதுட்டார். 'இதுக்கு ஏன் கவலைப்படறார்'னு நாங்க நினைச்சோம்.

இந்த சம்பவத்துக்குப் பிறகு அவர் காலம் வரை பார்சல் உணவு கட்டுனதே இல்ல. நாங்க கட்டுனா கூட கோவப்படுவார். 'நேர்ல வரச்சொல்லு. வயிறார சோறுபோட்டு அனுப்புவோம்'பார்..." என்கிறார் சிவகுமார்.

திலீபன் புகழ்

மாமல்லபுரம்

குரு ஹோட்டல்

பொதுவாக பேருந்து நிலையம், சுற்றுலாப் பகுதிகளில் நல்ல உணவகம் என்பது அரிது. இதற்கு மாறாக மாமல்லபுரம் மண்டபம் பேருந்து நிறுத்தத்தில் இருக்கும் குரு ஹோட்டல் முப்பது வருடங்களுக்கும் மேலாக சுவையிலும், தரத்திலும் தனித்து விளங்குகிறது.

சுதிசுத்தமான தென்மாவட்ட அசைவ சாப்பாடு. ஆட்டுக்கறி குழம்பு, நாட்டுக்கோழி தொக்கு, நண்டு குழம்பு, மட்டன் சுக்கா, இறா தொக்கு, கடப்பா பிரட்டல்... என சகலத்தையும் மிதமான

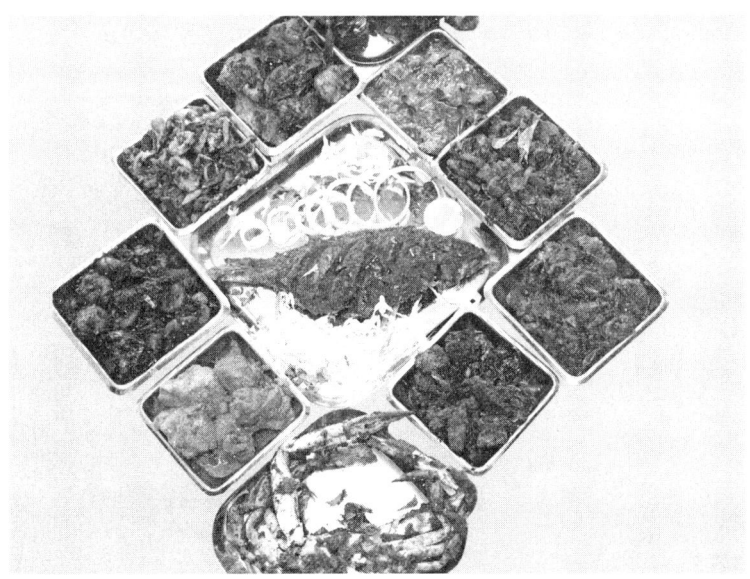

காரத்துடன் தருகிறார்கள்.

இவர்களின் தனிச் சிறப்பு குடல் வறுவலும், மீன் வறுவலும். அருகிலேயே கடல் என்பதால் மணிக்கு ஒருமுறை சுத்தமான உயிர் மீன் வந்து கொண்டே இருக்கிறது. ஃப்ரெஷ்ஷாக மீனை வறுத்துத் தருவதால் வாயில் வைத்தவுடன் கரைகிறது.

"எதையும் செய்து வைக்கறதில்ல. வறுவலோ, பிரட்டலோ வாடிக்கையாளர்கள் வர வர சமைச்சுத் தர்றோம். பணம் வெறும் பொருளாதாரத் தேவைதான். அதைத் தாண்டி வயிறார சாப்பாடு போடறதுனு ஒண்ணு இருக்கு..." புன்னகைக்கிறார் குரு ஹோட்டலின் உரிமையாளரான பாண்டியன்.

"அண்ணன், தம்பிங்க அஞ்சு பேரு பொழப்புத் தேடி சிவகாசில இருந்து சென்னை வந்தோம். ஆரம்பத்துல இதே மகாபலிபுரத்துல மளிகைக்கடை நடத்தினோம். உழைப்பு மட்டும்தான் நம்மைக் காப்பாத்தும்னு உணர்ந்ததால கூட்டா பாடுபட்டோம். மளிகைக் கடை பெருசாச்சு.

இந்த சமயத்துல இதே ஊர்ல ஓர் அம்மா 'பழநி மெஸ்' நடத்திட்டு இருந்தாங்க. அவங்களுக்குத் தேவையான பொருட்களை நாங்கதான் சப்ளை செய்வோம். திடீர்னு ஒரு நாள் 'நாங்க சொந்த ஊருக்கே போறோம். கடையை நீங்க நடத்தறீங்களா'ன்னு கேட்டாங்க.

உழைக்கத் தயாரா இருக்கோம். ஆனா, சமையலைப் பத்தி எதுவும் தெரியாது. காசு பணத்தைவிட மனுஷங்க முக்கியம் இல்லையா? அதனால ஆதியோடு அந்தமா சமையலைப் பத்தி தெரிஞ்சுகிட்டோம். அப்புறமா கடையை நடத்தினோம்.

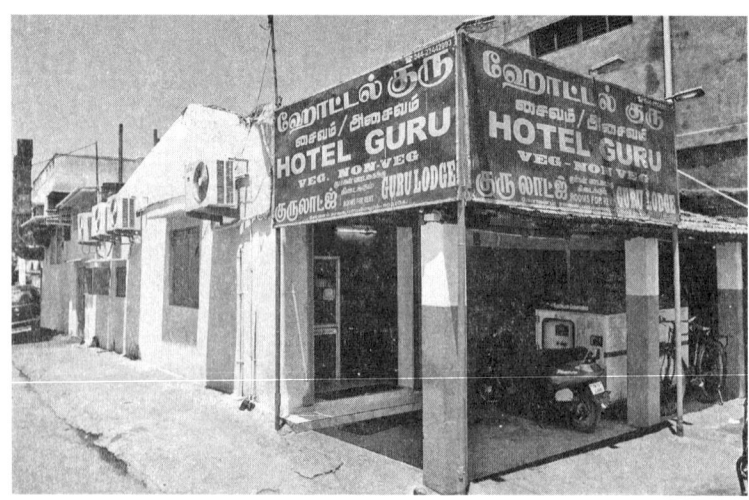

ஆட்டுக்குடல் வறுவல்

ஆட்டுக்குடல் – 250 கிராம்.
சின்ன வெங்காயம் – 50 கிராம்.
மஞ்சள்தூள் – கால் டீஸ்பூன்.
மிளகாய்த்தூள் – 1 டீஸ்பூன்.
சீரகத்தூள் – 1 டீஸ்பூன்.
முழு மிளகு – கால் டீஸ்பூன்.
சீரகம் – அரை டீஸ்பூன்.
சோம்பு – கால் டீஸ்பூன்.
பச்சை மிளகாய் – 1
எண்ணெய் – 2 தேக்கரண்டி.
பட்டை – சிறிய துண்டு.
கறிவேப்பிலை, இஞ்சி, பூண்டு பேஸ்ட், உப்பு – சிறிதளவு.

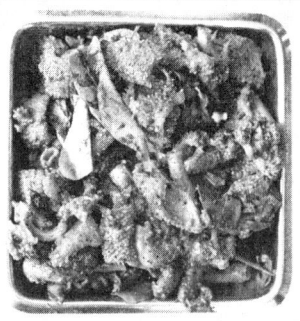

பக்குவம்:

குடலை தண்ணீர் ஊற்றி ஊறவைத்து சுத்தம் செய்யவும். குறைவான சூட்டில் ஒரு மணி நேரம் தண்ணீரில் கொதிக்க வைத்தபிறகு மீண்டும் சுத்தப்படுத்தவும்.

இஞ்சி – பூண்டு பேஸ்ட், மஞ்சள் தூள், சிறிது உப்பு சேர்த்து 15 நிமிடங்கள் விறகடுப்பில் வேகவைத்தபிறகு வெந்த குடலை தனியாக எடுத்து வைக்கவும்.

அடி கனமான பாத்திரத்தில் கால் டீஸ்பூன் சீரகம் மற்றும் முழு மிளகைச் சேர்த்து மென்மையாக வறுத்து தட்டி வைக்கவும். பொடிக்கவேண்டும் என்ற அவசியமில்லை. வறுத்தால்தான் குடல் வறுவல் மணமாக இருக்கும்.

வாணலியில் எண்ணெய் ஊற்றி காய்ந்ததும், லேசாகத் தட்டிய சோம்பு, பட்டை, பச்சைமிளகாய், மீதமிருக்கும் சீரகம், கறிவேப்பிலை, நறுக்கிய வெங்காயம் சேர்த்து வதக்கவும்.

இத்துடன் மஞ்சள் தூள், உப்பு, சீரகத்தூளையும் சேர்த்து நன்கு வதக்கி, இதனுடன் வேக வைத்த குடல் சேர்த்து பிரட்டவேண்டும் மிளகுத்தூள் சேர்த்து மீண்டும் சில நிமிடங்கள் மட்டும் வதக்கவும்.

பிறகு தட்டி வைத்துள்ள மிளகு, சீரகம் சேர்த்து கிளறி இறக்கவும்.

தொடக்கத்துல ஒரு ரூபாய் 75 பைசாவுக்கு சாப்பாடு போட்டோம். அசைவ சாப்பாடுதான். வயிறார சாப்பிட வைப்போம். பேருக்கு கறிக்குழம்புனு இல்லாம அசைவத்துல கறி, மீன் அதிகமாவே சேர்த்து செய்வோம். மதுரைக்கு தெற்குல அசைவத்துக்கு பேர் போன ஊர்கள் நிறைய இருக்கு. அங்க இருந்து மாஸ்டரை வரவழைச்சோம்..." என்று சொல்லும் பாண்டியன், விறகு அடுப்பில்தான் தங்கள் சமையல் நடப்பதாகச் சொல்கிறார்.

டிப்ஸ்

- குக்கரில் சாதம் ஆக்கிச் சாப்பிடுவதைத் தவிர்ப்பது நல்லது. சாதத்தை வடித்தும் இட்லியை அவித்தும் சாப்பிட வேண்டும். குக்கரில் சமைக்கும்போது கழநீர் வெளியேறாது. இதனால் அதிகப்படியான கார்போஹைட்ரேட் சாதத்தில் இருக்கும். இதை உண்ணும்போது மந்தத் தன்மை உண்டாகும்.
- குழம்போ, பொரியலோ, கண்டிப்பாக கடுகு, உளுத்தம் பருப்பு, காய்ந்த மிளகாய், கறிவேப்பிலை சேர்த்து தாளிக்க வேண்டும். அப்போதுதான் சுவை கூடும்.
- வடையில் துளையிடுவதற்கு காரணமிருக்கிறது. அப்படிச் செய்தால்தான் அதிக எண்ணெய்யை அது இழுக்காது. சீக்கிரம் வேகவும் செய்யும். அதேபோல் எண்ணெய்யிலிருந்து வடையை கரண்டியால் எடுக்கக் கூடாது. இப்படிச் செய்தால் எண்ணெய் அள்ளி வரும். அதனால் கம்பியால் குத்தித்தான் வடையை எடுக்க வேண்டும்.

"வெங்காயம், தக்காளி மாசாலானு எல்லாத்தையும் சேர்த்து குறைவான சூட்டுல சமைப்போம். ஒவ்வொரு பொருளும் எவ்வளவு நேரம் வேகணும்னு பார்த்து சமைப்போம்.

அசைவம் சிறப்பா வர தரமான மசாலாபொருளும் விறகடுப்பும் தேவை. இந்த இரண்டும் இருந்தா சமையல் தெரியாதவங்க கூட நல்லா சமைப்பாங்க. வயித்துக்கும் ஒண்ணும் செய்யாது.

ருசியை எப்படினாலும் தரலாம். அதுதான் இப்ப நிறைய கெமிக்கல் பொடிகள் வருதே... அதனால ருசியை விட தரம் ரொம்ப முக்கியம்னு நினைக்கறோம்..." கண்களைச் சிமிட்டுகிறார் பாண்டியன்.

கிறாமப்புற வீடுகளில் செய்யும் புளிக்குழம்பு, கறிக்குழம்பு, மீன்குழம்பு ஆகியவை செய்த தினத்தை விட அடுத்த நாளும், மூன்றாம் நாளும் சுவையாக இருக்கும். காரணம் விறகடுப்பு. அதே அடுப்பின் அனலில் குழம்பை அப்படியே விடும்போது நன்றாக சுண்டி குழம்பு கெட்டி பதத்துக்கு வரும். தொட்டுக்கொள்ள எதுவுமே தேவைப்படாது.

இந்த ஃபார்முலா தான் குரு ஹோட்டல் பக்குவம். இங்கு சமைத்து

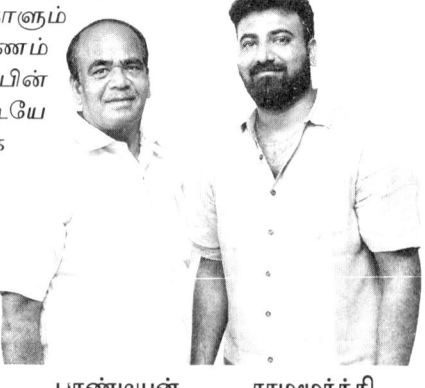

பாண்டியன் ராமமூர்த்தி

திலீபன் புகழ்

முடித்தபிறகு விறகில் வெந்த கரிக்கட்டைகளை பெரிய மூடி பாத்திரத்தில் பரப்பி குழம்பு, வறுவல், பிரட்டல் என அனைத்தையும் தனித்தனி குண்டானில் வைத்து சுமார் இரண்டுமணி நேரம் அனலில் வைக்கின்றனர்.

போதாதா? சுண்டக் காய்ந்து சுவையின் அடுத்த படி நிலைக்கு அவை சென்றுவிடுகின்றன. குழம்பு வகைகளில் திகட்டாத அளவில் தேங்காய்ப் பால் சேர்க்கின்றனர். இதனால் காரமும், புளிப்பும் கட்டுக்குள் வைக்கப்படுகிறது.

பாண்டியனின் மகன் ராம மூர்த்தி அமெரிக்காவில் படித்து விட்டு உணவகத் துறையில் உள்ள ஆர்வத்தால் இவருடன் இணைந்து செயல்படுகிறார். சென்னை - பாண்டிச்சேரி சாலையில் ஒரு கிளையைத் தொடங்கியுள்ளார்.

"இப்ப வரை எண்ணெய்ல பொரித்த பொருளை பயன்படுத்தறதில்ல. மதிய சாப்பாட்டுக்கு அப்பளம் கூட கிடையாது. எண்ணெய் அவ்வளவு கெடுதல். பொரித்த எண்ணெயை ரெண்டு முறைக்கு மேல பயன்படுத்தறது விஷத்துக்கு சமம்..." என்கிறார் ராமமூர்த்தி,

மதியம் சாப்பாடு, இரவு டிபனுடன் அசைவ வகை, குறைவான விலையில் வறுவல், பிரட்டல் என குரு ஹோட்டல் வாடிக்கை யாளர்களைச் சுண்டி இழுக்கிறது.

லன்ச் மேப்

திருநெல்வேலி

விஞ்சை விலாஸ்

'**வா**ங்க மக்களே...' என்று வாஞ்சையுடன் அழைப்பதில் ஆகட்டும், வெயிலுக்கு வரும் வழிப்போக்கனுக்கு தேன் கலந்த தண்ணீர் தந்து உபசரிப்பதில் ஆகட்டும் நாஞ்சில் மக்களுக்கு எப்போதுமே தனித்த மனம் உண்டு.

ரசனைக்கு உரியதாக உணவைக் கருதி முகக் குறிப்பிலேயே பசியை உணர்ந்து விருந்தோம்பல் படைப்பது நாஞ்சில்மரபு.

அந்த வகையில் 94 வருடங்களாக பாரம்பரியமாக இயங்கி வரும் விஞ்சை விலாஸும் அடங்கும்.

நெல்லையின் முக்கிய பகுதி யான நெல்லைப்பர் கோயி லின் பிரதான வாசலுக்கு செல்லும் வழியில் உள்ளது விஞ்சை விலாஸ். அந்தக் காலத்து சுண்ணாம்புச் சுவரில் ஓலைக்குடிசையில்

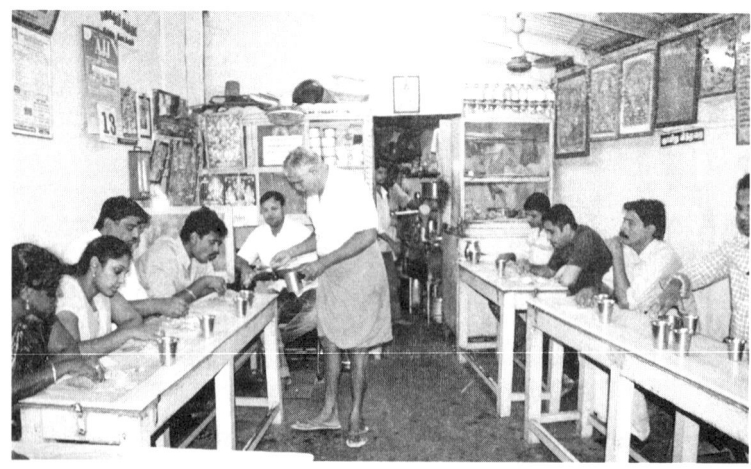

ஸ்பெஷல் பூரி கிழங்கு

உருளைக்கிழங்கு (பெரியது)	–	கால் கிலோ.
சின்ன வெங்காயம்	–	100 கிராம்.
பச்சை மிளகாய்	–	3 அல்லது 4.
இஞ்சி	–	சிறு துண்டு.
மஞ்சள் தூள்	–	ஒரு சிட்டிகை.
தனியாப் பொடி	–	சிறிதளவு.
கொத்தமல்லி, கருவேப்பிலை	–	ஒரு கைப்பிடி.
உப்பு	–	தேவைக்கு.
எண்ணெய்	–	தேவையான அளவு.

தாளிக்க... கடுகு, கடலைப் பருப்பு, உளுத்தம் பருப்பு.

பக்குவம்: உருளைக்கிழங்கை தோல் நீக்கி சற்றுசிறிய அளவில் நசுக்கியது போல வைத்துக்கொண்டு சின்ன வெங்காயத்தை பொடியாக நறுக்கவும். பச்சை மிளகாயை நீளவாக்கில் நறுக்கி, இஞ்சியை நசுக்கி வைத்துக் கொள்ளவும்.

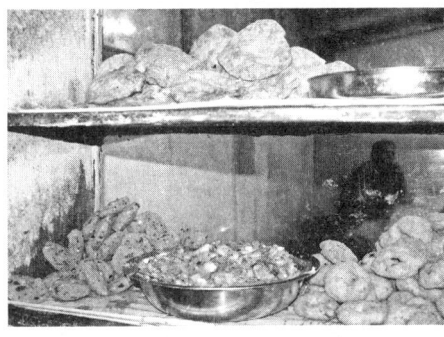

அடுப்பில் வாணலியை வைத்து எண்ணெயை தாராளமாக ஊற்றவும். எண்ணெய் காய்ந்தவுடன் கடலைப் பருப்பு, உளுத்தம் பருப்பு, கடுகு என்ற வரிசையில் சேர்த்து சிவக்கும் வரை துடுப்பால் கிளறவும். பின்னர் பச்சை மிளகாய் இஞ்சியை சேர்த்து கிளறவும். இவை வதங்கும் போது வெங்காயத்தைச் சேர்த்து வதக்கவும். உப்பை இப்போதுதான் சேர்க்க வேண்டும். இறுதியாக உருளைக் கிழங்கைச் சேர்த்து ஒன்றாகக் கிளறி அதன் மேல் மஞ்சள் தூள், தனியாத் தூளைத் தூவி நன்றாக வதக்கவும்.

உருளைக் கிழங்கை தனியாக வேகவைக்கத் தேவையில்லை. இந்த எண்ணெய் சூட்டிலேயே வதக்கி வேகவைப்பதுதான் நல்லது. அதுதான் ருசியின் பக்குவம்.

இவையனைத்தையும் குறைவான தீயில் வதக்கவேண்டும். ஒன்றாகச் சேர்ந்து வரும்போது, சிறிது தண்ணீர் தெளிக்க வேண்டும். சற்று இளகிய பதம் வந்ததும் அதன் மேல் மல்லித் தழையையும், கறிவேப்பிலையையும் கலந்து இறக்கி தாளித்துவிடவும்.

 லன்ச் மேப்

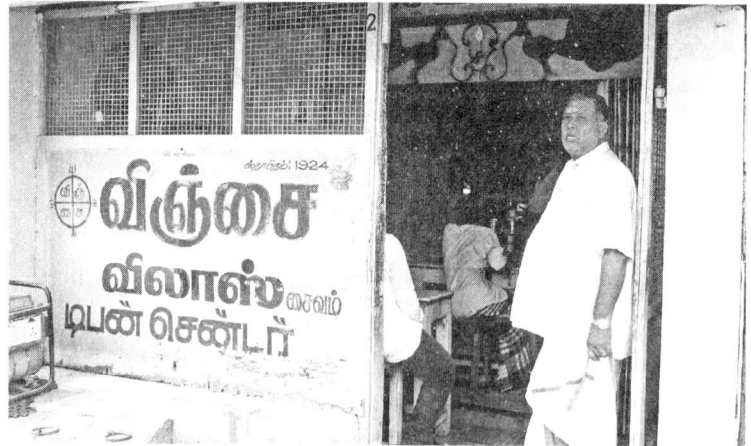

ஆரம்பிக்கப்பட்ட கடை இன்றும் பழமை மாறாமல் இயங்கிவருகிறது.

இட்லி, வடை, பூரி, தோசை, பொங்கல்... என காலை - இரவு டிபன் மட்டும்தான். 100 வருடங்களுக்கு முன்பு நாஞ்சில் நாட்டில் எப்படிச் செய்தார்களோ அதே ருசியில், பக்குவத்தில் செய்கின்றனர்.

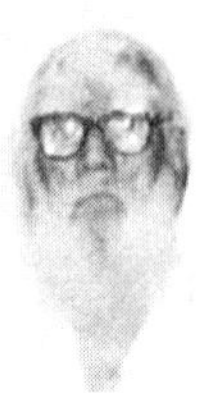

கடைக்குள் நுழைந்ததுமே மணம் வீசுகிறது. வாடிக் கையாளர்கள் சாப்பிட்ட பில் கணக்கை இன்னமும் சிலேட்டில் எழுதி கணக்குப் போடுகின்றனர். அந்தக் காலத்து பாத்திரங்கள், கரண்டி என தனித்த அடையாளம்.

கைலாசம்

"1924ல என் தாய் வழி தாத்தா கைலாசம் பிள்ளை இந்த உண வகத்தை ஆரம்பிச்சாரு. அப்ப நான் வேற உணவகத்துல வேலை செய்துட்டிருந்தேன். அவருக்கு மகன்கள் இருந்தாலும் மகள் வயிற்றுப் பேரனான என்கிட்ட இந்த உணவகத்தை நடத்தச் சொல்லி தனக்குத் தெரிஞ்ச எல்லா சமையல் நுட்பத்தையும் சொல்லிக் கொடுத்தார்..." நெகிழ்ச்சியுடன் பேச ஆரம்பிக்கிறார் உணவகத்தை இப்போது நடத்தும் நல்லபெருமாள்.

"இங்க சாப்பிட வர்றவங்க நன்னாரி பால் சாப்பிடாம போக மாட்டாங்க. மதிய சாப்பாடு கிடையாது. இங்க கிடைக்கிற இட்லிக்கு எப்பவும் ரசிகர்கள் உண்டு. நாடகம் போட வந்த எம்ஜிஆர், சிவாஜி, நம்பியார்னு பல பிரபலங்கள் இங்க சாப்பிட்டிருக்காங்க.

நம்பியார் சபரிமலைக்கு போறப்ப எல்லாம் இங்க வந்து சாப் பிடுவார். பூரிக்கு தனி மசால் கொடுப்போம். மிதமான தீயில கடைசிவரைக்கும் வதங்கியிருக்கும்..." என்ற நல்லபெருமாள், இந்தியாவிலேயே வேறு எங்கும் கிடைக்காத அளவுக்கு தங்கள் கடையில் மட்டும் நன்னாரி பால் மணத்துடன் கிடைப்பதற்கான

நெய்விளங்காய்

பாசிப்பருப்பு – 200 கிராம்.
சர்க்கரை – 200 கிராம்.
வெண்ணெய் – 150 கிராம்.
முந்திரிப்பருப்பு – 15.
ஏலக்காய்ப் பொடி – 1 சிட்டிகை.

செய்முறை: வெண்ணெயை உருக்கிக் கொள்ளவும். பாசிப் பருப்பை சிவக்கும்படி வறுத்து, மிக்ஸியில் திரித்து பொடியாக சல்லடையில் சலித்துக் கொள்ளவும். இதேபோல் சர்க்கரையையும் மிக்ஸியில் பொடியாக்கவும். பின்னர் சர்க்கரை மாவையும் பருப்பு மாவையும் கலந்து கொள்ளவும்.

முந்திரிப்பருப்பை மிகப் பொடியாகக் கிள்ளி, நெய்யில் வறுத்து மாவில் சேர்க்கவும். பிறகு ஏலக்காய் பொடியை சேர்க்கவும்.

உருக்கிய நெய்யை வாணலியில் மிதமான தீயில் வைத்துக் கொள்ளவும். மாவை கொஞ்சம் கொஞ்சமாக ஒரு பாத்திரத்தில் போட்டு, சுட்ட நெய்யை ஊற்றி, மிதமான சூடு குறைவதற்குள் சிறு உருண்டைகளாக உருட்டிக் கொள்ளவும்.

காரணத்தைப் பட்டியலிட்டார்.

“கேரள மாநிலம் திக்கம்கோடு என்கிற இடத்துலிருந்து நன்னாரி வேரை வாங்கிட்டு வர்றோம். அதை நல்லா வெயில்ல காயவைச்சு துண்டு துண்டா வெட்டி பித்தளைப் பாத்திரத்தில் தாமிரபரணி தண்ணீர்ல ரெண்டு நாட்கள் ஊறப் போடுவோம்.

அப்புறம் பெரிய பாத்திரத்துல தண்ணீர் ஊற்றி நன்னாரி வேரை நல்லா வேகவைப்போம். குறிப்பிட்ட பதம் வந்ததும் வெந்து ஆவியா வரும். இந்த ஆவிய ஒரு பாத்திரத்துல பிடிச்சு அதுகூட சீனி சேர்த்து ஒவ்வொரு முறை பால் செய்றப்பவும் கலப்போம்...” என்கிறார் நல்லபெருமாள்.

தொடக்கத்தில் என்ன மாதிரி யான டிபன் வகைகளைச் செய்தார்களோ அதுவேதான் இன்றும் தொடர்கிறது. கூடவும் இல்லை; குறையவுமில்லை. சாம்பார், தேங்காய் சட்னி, எள்ளுப் பொடி... என குறைவான அயிட்டங்களையே தொட்டுக்கொள்ள வைக்கிறார்கள். ருசி மட்டும் ஆளைத் தூக்குகிறது!

நெல்லை அரசன் மெஸ்

மண்பானை சமையல் ஸ்பெஷலிஸ்ட்

திருநெல்வேலியில் உள்ள தச்சநல்லூர் மண்பானைகள் பிரபலமானது. அதனாலேயே அதை வெளிநாடுகளுக்கு ஏற்றுமதி செய்கின்றனர்.

துபாயில் பிரியாணி செய்ய இந்த ஊர் மண்பானைகளைத்தான் பயன்படுத்துகிறார்கள். காரணம் அதன் மண்மணமும் நீண்ட நாட்கள் தாங்கும் தன்மையும். தவிர அடுப்பிலிருந்து வரும் அனல், நேரடியாக காய்கறிகள் மீது படாமல் மண் சட்டியில் தங்கி மெல்ல உணவை வதங்க வைக்கும். இதனால் நுண்சத்துகள் அப்படியே சாப்பிடுபவர்களுக்குக் கிடைக்கும்!

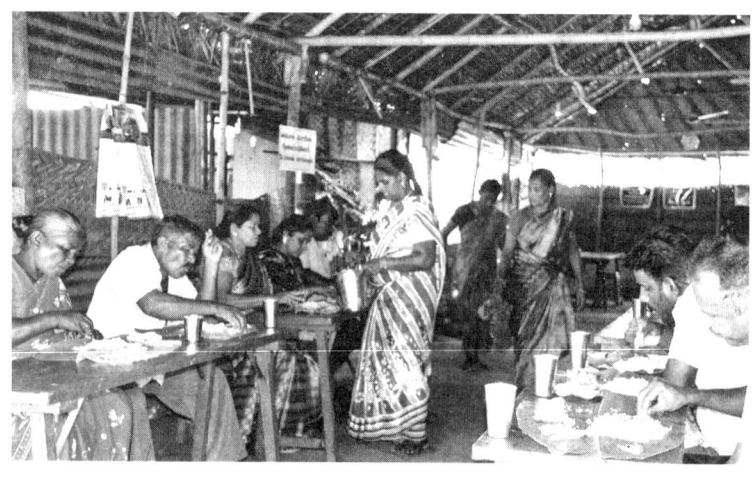

திலீபன் புகழ்

மணத்தக்காளி கீரை கூட்டு

மணத்தக்காளி கீரை	–	ஒரு கட்டு.
சின்ன வெங்காயம்	–	இரண்டு.
தக்காளி	–	ஒன்று.
பூண்டு	–	4 பல்.
பச்சை மிளகாய்	–	2.
மஞ்சள் தூள்	–	அரை சிட்டிகை.
சீரகத்தூள்	–	அரை சிட்டிகை.
மிளகுத்தூள்	–	கால் சிட்டிகை.
பாசிப்பருப்பு	–	ஒரு கையளவு.
உப்பு	–	தேவைக்கு.
தாளிக்க எண்ணெய்	–	சிறிதளவு.
சீரகம்	–	அரை சிட்டிகை.
உளுத்தம் பருப்பு	–	ஒரு சிட்டிகை.
மிளகாய் வற்றல்	–	2.
தேங்காய் துருவல்	–	2 தேக்கரண்டி.

பக்குவம்: நறுக்கிய கீரை, பாதி வெங்காயம், தக்காளி, பூண்டு, பச்சை மிளகாய், மஞ்சள், சீரகம் / மிளகுத் தூள்கள் இவற்றுடன் ஊறிய பாசிப் பருப்பை தண்ணீருடன் சேர்த்து மண் சட்டியில் வேக வைக்க வேண்டும்.

கீரைக்கு மண்சட்டிதான் பிரதானம். வெந்திருக்கும் கீரையை மத்து அல்லது அகப்பை கொண்டு கடைந்து மசித்து வைக்கவும்.

ஒரு கடாயில் குறைவாக எண்ணெய் விட்டு சீரகம், உளுத்தம் பருப்பு, வற்றல் சேர்த்து தாளிக்கவும். பின்னர் நறுக்கிய பாதி வெங்காயம் போட்டு வதக்கவும்.

கடைந்த கீரையில் சிறிது உப்பையும், தேங்காய்த் துருவலையும் சேர்த்து பிரட்டவும். பிறகு தாளித்ததை சேர்த்து கீரையை கலந்து விடவும்.

எனவேதான் உடையாம்பட்டி தேசிய நெடுஞ்சாலயில் உள்ள அரசன் மெஸ் முழுக்க முழுக்க மண் பானை சமையலால் புகழ் பெற்றிருக்கிறது. சுரேஷ்குமார், பொன் செல்வி தம்பதியினர் கடந்த பதினைந்து வருடங்களாக இந்த மெஸ்ஸை நடத்திவருகின்றனர்.

பெரிய அளவிலான கூரைக் கொட்டகை, மண்தரை, மரத் தாலான இருக்கைகள். விறகடுப்பில் அனைத்து உணவுகளையும் மண்பானையில் மட்டுமே சமைக்கின்றனர்.

“வதக்கின கீரை, முளைகட்டின தானியத்தோட ருசியை உள் வாங்க இப்ப மக்கள் சிரமப்படறாங்க. காரணம், சாக்லெட், காற்று அடைக்கப்பட்ட சிப்ஸுகளுக்கு அவங்க நாக்கு பழகினதுதான்...”

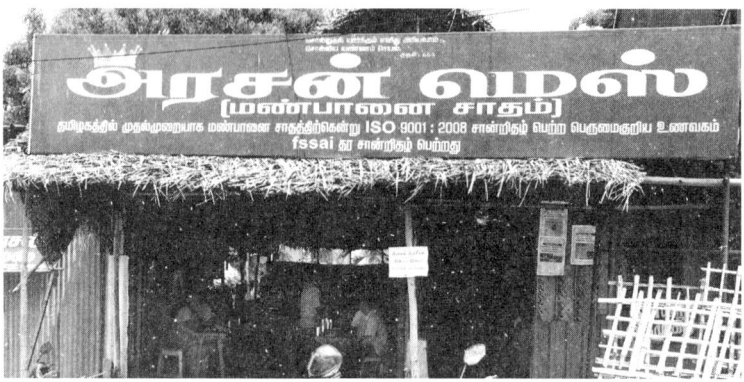

என்று ஆரம்பித்த சுரேஷ்குமார், தங்கள் மெஸ் தொடங்கிய முதல் நாளில் ஒரேயொரு சாப்பாடுதான் விற்பனையானது என்கிறார்.

“மீதமான சாப்பாட்டை அக்கம்பக்கத்துல கொடுத்தோம். ‘வீட்டுச் சாப்பாடு மாதிரியே இருக்கு’னு பாராட்டினாங்க. இந்த வாய்மொழி பாராட்டு எங்களுக்கு விளம்பரமாச்சு. மக்களோட நம்பிக்கையை இப்பவரை காப்பாத்திட்டு இருக்கோம்...” என சுரேஷ்குமார் முடிக்க, தொடர்ந்தார் பொன்செல்வி.

“ஆறு மாதங்களுக்குப் பிறகுதான் *50* சாப்பாடுகள் வரை விற்பனையாச்சு. தொடங்கினப்ப பாரம்பரிய உணவுகள் பத்தி மக்களுக்கு அதிகம் தெரியாம இருந்தது. தாளிக்க மட்டும்தான் நல்லெண்ணெய். முதல்ல அப்பளத்தை சுட்டுத் தந்தோம். இப்ப பொரிச்சுத் தர்றோம்.

வேக வைச்ச காய்கறி தண்ணீரை கீழ கொட்ட மாட்டோம். அந்த நீர்லயே காய்கறி, கூட்டு, கீரையை சுண்ட வைப்போம். இதனால சத்துக்கள் எல்லாம் உணவோடயே கலந்துடுது...” என்கிறார் பொன்செல்வி.

“நெல்லை மாவட்டம் முழுக்க எங்க எல்லாம் இயற்கை முறைல பொருட்களை விளைவிக்கறாங்களோ அங்க இருந்து எல்லாம் வாங்கறோம். ஒரு சாப்பாடு எங்க மெஸ்ல ரூ.70தான். குடும்ப கஷ்டத்தைப் போக்கத்தான் இந்த மெஸ்ஸை

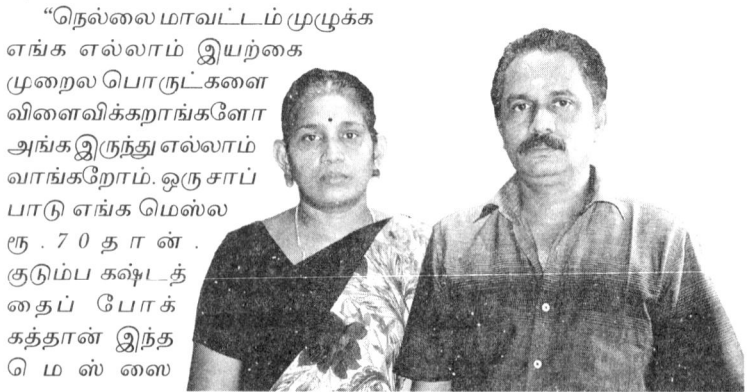

சுரேஷ்குமார்

நவதானிய வத்தல்குழம்பு

இரண்டு நாட்களுக்கு முன்பே நவ தானியங்களை ஊறவைத்து ஈரத் துணியில் முளைகட்டி வைத்துக்கொள்ள வேண்டும்.

வீட்டில் எப்படி வத்தல் குழம்பை செய்வோமோ அதேபோல் தயார் செய்து கொள்ள வேண்டும். வத்தல் குழம்பும், ரசமும் வீட்டுக்கு வீடு மாறுபடும். அது அவரவர் வீட்டுப் பக்குவம் சார்ந்தது.

குழம்பை வைத்துவிட்டு அடுப்பில் இருந்து இறக்குவதற்கு பத்து நிமிடங்களுக்கு முன் முளைகட்டிய பயிரை அதில் சேர்க்க வேண்டும்.

முளைகட்டிய தானியத்தை தனியாகச் சாப்பிட சிரமமாக இருக்கும். அதுவே குழம்பாக மாற்றினால் சாறுஇறங்கி சுவை கூடும்!

தொடங்கினோம். ஒரு ஆத்ம திருப்தி கிடைக்கவே இப்ப பய பக்தியோட தொழில் செய்யறோம்.

வீட்டு விசேஷங்களுக்கும், திருமணத்துக்கும் சமைக்கச் சொல்லி ஆர்டர் வருது. ஆனா, எங்களுக்கு வாடிக்கையாளர்களுக்கு சமைச்சுத் தரவே நேரம் சரியா இருக்கு. ஆர்டரை எடுத்துக்கிட்டா சீக்கிரம் செய்யணுமேனு விறகடுப்புல இருந்து கேஸ் ஸ்டவ்வுக்கு மாற வேண்டி வரும்.

அதுல எங்களுக்கு உடன்பாடில்லை. செயற்கை முறைல ருசியைக் கூட்டவும் எங்களுக்கு விருப்பமில்லை...'' என்கிறார் சுரேஷ்குமார்.

பொதுவாக ஞாயிற்றுக் கிழமைகளில்தான் கூட்டம் அலை மோதும். அன்றுதான் எல்லா உணவகங்களுக்கும் மற்ற நாட்களை விட வருமானம் அதிகரிக்கும். ஆனால், இங்கு ஞாயிறு விடுமுறை!

“வேலைக்குப் போறவங்க அந்த ஒருநாள்தான் வீட்ல இருப்பாங்க. அன்னைக்கு எல்லாரும் சேர்ந்து சமைச்சு உட்கார்ந்து சாப்பிடட்டுமே...'' என லாஜிக்காகக் கேட்கிறார் பொன்செல்வி.

“எங்க மெஸ்ல மதிய சாப்பாடு மட்டும்தான். வடித்த சாதம், சாம்பார், தினம் ஒரு மருத்துவ குணம் கொண்ட கீரை, முளை கட்டிய பயிர். இதுபோக அஞ்சு ரூபாய்க்கு ஸ்பெஷல் கீரை...'' என தங்கள் மெனுவை சொல்கிறார் சுரேஷ்குமார்.

இங்கு சமைப்பது, பரிமாறுவது என எல்லாமே பெண்கள்தான்.

மற்ற இடங்களில் கடையின் சூழலைப் பார்த்துத்தான் ஐ.எஸ்.ஓ., தரச் சான்று தருவார்கள். ஆனால், தமிழகத்திலேயே உணவுக்காக தரச் சான்று வாங்கியிருக்கும் ஒரே உணவகம், இந்த அரசன் மெஸ்தான்!

 லன்ச் மேப்

சென்னை பார்க்டவுன்

பார்க் டவுன் தஞ்சாவூர் கட்டையன் மிலிட்டரி ஹோட்டல்

சோழர் காலத்து ரகசியமாக இன்னமும் புதைந்தே உள்ளது தஞ்சாவூர் உணவு செய்முறை குறிப்புகள். அதனால்தான் சோழநாட்டு கைப் பக்குவத்துக்கு எப்போதுமே தனித்த மணம் இருக்கிறது. கை குத்தல் அரிசியோ அல்லது கடைந்து எடுத்த தயிரோ... எத்தனை முறை சாப்பிட்டாலும் திகட்டாது.

அந்த வகையில் சென்னை பார்க் டவுன், ராசப்ப முதலியார் தெருவில் நான்கு தலைமுறைகளாக பழமை மாறாமல் சோழ நாட்டு ஊன்சோறு விருந்து படைத்து வருகிறார்கள் 'தஞ்சாவூர் கட்டையன் மிலிட்டரி' ஹோட்டல்காரர்கள்.

105 வருடத்துக்கு முன் சிதம்பரம் கொத்தட்டை கிராமத்திலி

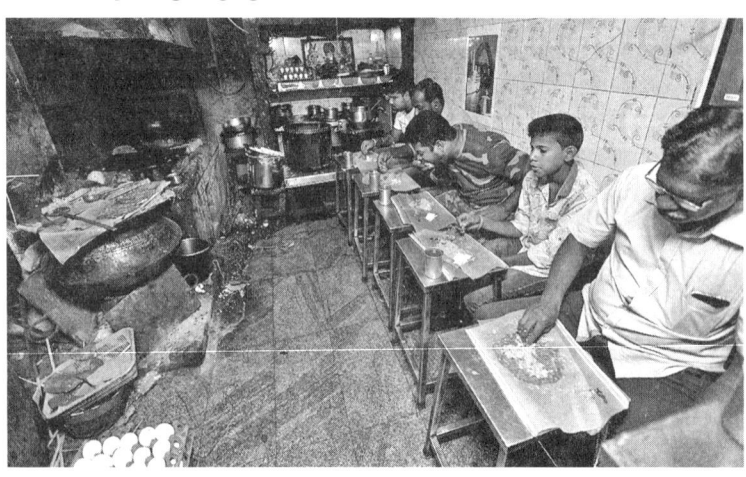

கட்டையன் மெஸ் பிரியாணி

பாசுமதி அரிசி	–	அரைக் கிலோ.
ஆட்டுக்கறி	–	அரைக் கிலோ.
பெரிய வெங்காயம்	–	மூன்று.
பச்சைமிளகாய்	–	கால் கிலோ.
பூண்டு விழுது	–	சிறிதளவு.
பட்டை, கிராம்பு, ஏலக்காய்	–	தலா 10 கிராம்
மராட்டி மொக்கு	–	ஒரு சிட்டிகை.
அன்னாசிப் பூ	–	சிறிதளவு.
எண்ணெய்	–	தேவையான அளவு.
உப்பு	–	தேவையான அளவு.

பக்குவம்: வெங்காயத்தை பொடியாக நறுக்கவும். பச்சை மிளகாயை சுடு நீரில் வேகவைத்து அதனை வடிக்கவும். தண்ணீர் கொதிக்கக் கூடாது. இதனுடன் மருந்தளவு பூண்டு சேர்த்து அரைத்துக் கொள்ளவும். தொண்டையைக் கவ்வும் பச்சை நெடி வாசம் விலகி காரம் மிதமாகத் தங்கும்.

பாசுமதி அரிசியைக் கழுவி ஊறவைக்கவும். ஆட்டுக்கறியை சுத்தமாகக் கழுவி சிறு துண்டுகளாக வெட்டி வைக்கவும்.

வாணலியில் எண்ணெய் ஊற்றி மட்டன் மற்றும் பச்சை மிளகாய் விழுதைச் சேர்த்து வதக்கவும். தனியாக அடி அகலமான பிரியாணி சட்டியில் எண்ணெயை காயவைத்து, பட்டை, கிராம்பு, மராட்டி மொக்கு உள்ளிட்ட வாசனைப் பொருட்களைப் போட்டு தாளித்த பின் வெங்காயத்தைப் போட்டு பொன்னிறமாக வதக்கவும். பின் வேக வைத்த ஆட்டுக்கறி துண்டுகளைப் போட்டு உப்பு சேர்த்து நன்கு கிளறவும்.

பின்னர் இதில் தேவையான அளவு தண்ணீருடன் அரிசியை சேர்த்து கொதிக்க விடவும். அதாவது முழு பிரியாணியையுமே குறைந்த அனல் தம்மில்தான் வேக வைக்க வேண்டும்.

ருந்து சென்னை பார்க் டவுனுக்கு வந்த கட்டையன் செட்டியார், பத்துக்கு பத்து இடத்தில் பாதி பகுதியில் பிரியாணி, கறிதோசை, வறுவல் பிரட்டலும், மீதி இருக்கும் இடத்தில் ஐந்துபேர் அமர்ந்து சாப்பிடும் வகையிலும் கடையை ஆரம்பித்தார்.

இன்று வரை அப்படியேதான் தொடர்கிறது.

"நாங்க எப்படி தலைமுறை தலைமுறையா இந்த ஹோட்டலை நடத்தறோமோ அப்படி வாடிக்கையாளர்களும் தலைமுறையா இருக்காங்க. புதுசா வர்றவங்க பழசான இருக்கை, பித்தளைப் பாத்திரம், மந்தாரை இலைனு பார்த்துட்டு தயங்குவாங்க. ஆனா, சாப்பிட்ட பிறகு ரெகுலர் கஸ்டமர் ஆகிடுவாங்க.

கொள்ளுத் தாத்தா கட்டையன் செட்டியாருக்கு அப்புறம் தாத்தா கோவிந்தசாமி ஹோட்டலை நடத்தினார். பிறகு எங்கப்பா குமரவேல். இப்ப நான் கடையை நடத்தறேன்.

ஆரம்பத்துல கறி பொடிமாஸ், வறுத்த கறினுதான் செஞ்சோம். அப்புறம் தாத்தா தனிப் பக்குவத்துல ஒரு பிரியாணியை செஞ்சார். தக்காளி, இஞ்சி, பூண்டு சேர்க்காம இளம் ஆட்டுக்கறில பட்டை, ஏலக்காய், பிரிஞ்சி இலையைப் போட்டு மிளகாய்த்தூள் சேர்க்காம தயாரிச்சார். பச்சை மிளகாயை ஊறவைச்சு சுடுநீர்ல வேகவிட்டு மருந்தளவுக்கு பூண்டு சேர்த்து புலாவ் முறைல அதை செஞ்சார்.

அந்த பிரியாணி இந்தப் பகுதி முழுக்க ஃபேமசாச்சு. அதே பக்குவத்துல இப்ப நாங்களும் பிரியாணி செய்யறோம்...” என தங்கள் பூர்வீகத்தை சொல்கிறார் இப்போது ஹோட்டலை நடத்தி வரும் கங்காதரன்.

“ஒத்தவாடை தியேட்டருக்கு நாடகம் போட வர கலைஞர், சிவாஜி, எம்ஜிஆர்னு எல்லாரும் இங்கதான் சாப்பிடுவாங்க. இப்பவும் பல நடிகர்கள் வர்றாங்க. நடிகர் கார்த்தி, பல பேட்டிகள்ல எங்க கடை பிரியாணியை குறிப்பிட்டிருக்கார். அவ்வளவு ஏன், தான் நடிச்ச ‘பிரியாணி’ படத்துல எங்க கடை பெயரையே டயலாக்குல சொல்வாரே...” அடுக்குகிறார் கங்காதரன்.

பொதுவாக பிரியாணி சாப்பிட்டு அருகில் வந்தால் மசாலா மணம் வீசும். ஏப்பம் வரும் போது பூண்டு வாசம் நெஞ்சையும், தொண்டயையும் கவ்வும். அப்படியான உணர்வுகள் ஏதும் இவர்களின் கடை பிரியாணியை சாப்பிட்டபின் வருவதில்லை.

காலை எட்டு மணி முதலே இங்கு பிரியாணி கிடைக்கிறது. ஒன்பது மணிக்கு வறுவல், பிரட்டல் என அனைத்தும் தயாராகி விடுகிறது. மாலை மூன்று மணிக்குப் பின் சிறு ஓய்வு. மீண்டும்

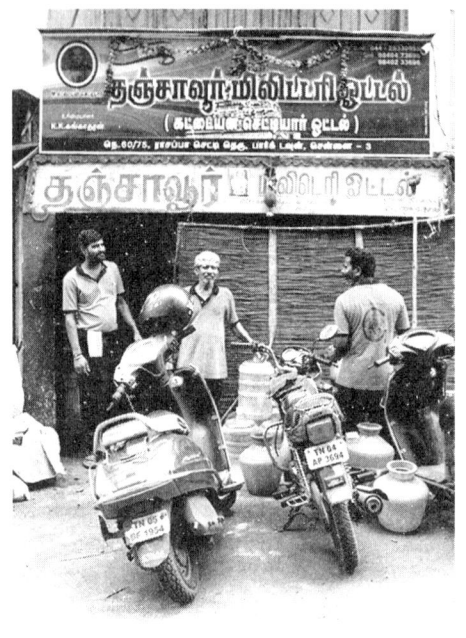

தீலீபன் புகழ்

மட்டன் வடை

இளம் ஆட்டுக்கொத்துக்கறி	– 250 கிராம்.
சின்ன வெங்காயம்	– 50 கிராம்.
கசகசா	– ஒரு தேக்கரண்டி.
சோம்பு	– ஒரு தேக்கரண்டி.
பட்டை	– ஒன்று.
பொட்டுக்கடலை	– 3 மேஜைக்கரண்டி.
மஞ்சள்தூள்	– சிறிதளவு.
மிளகாய்த்தூள்	– 2 சிட்டிகை.
கறிவேப்பிலை	– சிறிதளவு.
உப்பு, எண்ணெய்	– தேவையான அளவு.

பக்குவம்: பொட்டுக்கடலை, கசகசாவை நீர் சேர்த்து அரைத்துக் கொள்ளவும். சின்ன வெங்காயத்தை தோல் நீக்கி அத்துடன் பட்டை, சோம்பு, கசகசா, மஞ்சள்தூள், மிளகாய்த்தூள், உப்பு மற்றும் கொத்துக்கறியைச் சேர்த்து தண்ணீர் விடாமல் விழுதாக அரைத்துக் கொள்ளவும்.

இதனுடன் மைய அரைத்த பொட்டுக்கடலையை கறி வேப்பிலை சேர்த்துப் பிசைந்து சிறு சிறு உருண்டைகளாக உருட்டி வடை போல தட்டிக் கொள்ளவும். அடி கனமான வாணலியை அடுப்பில் வைத்து கடலையெண்ணெய் ஊற்றி, தட்டிய கறி உருண்டைகளைப் போட்டு சிவக்க பொரித்து எடுத்துப் பரிமாறவும்.

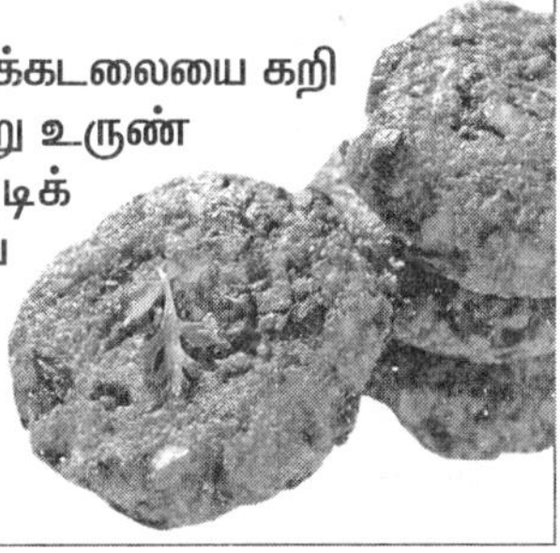

மாலை ஆறு மணிக்கு தொடங்கும் கடை, இரவு 10 வரை கூட்டம் அலைமோத இயங்குகிறது.

தண்ணீர் குடிக்க பித்தளை சொம்பு, பார்சலுக்கு மந்தாரை இலை என பாரம்பரிய முறைகளைத்தான் இன்றும் பின்பற்று கின்றனர். பிரியாணி, கறி தோசை, மட்டன் வறுவல், தலைக்கறி, சுவரொட்டி ஈரல் வறுவல், இறால் பிரட்டல்... என அனைத்தும் கெட்டியான பதத்தில் செய்து தருகிறார்கள்.

வறுவல், பிரட்டல் என எல்லாவற்றையும் சுண்ட வைத்து, தீயும் பதத்துக்கு முந்தைய நிலை வரை வதக்குகிறார்கள். மசாலா கறி உட்பட அனைத்து சேர்மானமும் நன்றாக வெந்திருப்பதால் சுவை தனித்து தெரிகிறது.

அடி கனமான ஈயம் பூசிய பித்தளைப் பாத்திரத்தில்தான் சமைக்கிறார்கள். இப்பாத்திரங்களும் 100 வருட பழமையானவை.

 லன்ச் மேப்

தோசை மாவு, முட்டை, வறுத்தகறி என அடுக்கான செய்முறையில் தான் மதுரை கறிதோசையை செய்கிறார்கள். இங்கு குழம்பு பதத்துக்கு ஆட்டுக்கறியை செய்து அதனுடன் முட்டையை உடைத்து நன்றாகக் கலக்கி தோசை மீது ஊற்றுகிறார்கள். ஞாயிறு, புதன் ஆகிய இரு நாட்களிலும் நாட்டுக்கோழி பிரியாணியும், ஆட்டுக் கால் பாயாவும் கிடைக்கின்றன.

"இயற்கை முறைல விளைஞ்ச பொருட்களையும், தரமான கறி வகைகளையும்தான் வாங்கறோம். ப்ராய்லர் கோழி, வளர்ப்பு இறால்களைத் தவிர்த்துடறோம். நாகர் கோவில்ல மிளகாய் வாங்கி அங்கயே அதிக சூடு இல்லாம அரைச்சு மாதம் ஒருமுறை கொண்டு வர்றோம். விறகுக்கு பதிலா அடுப்புக் கரில சமைக்கறோம். எந்த உணவுலயும் தேங்காய் சேர்க்கறதில்ல..." என்கிறார் கங்காதரன்.

நெல்லை

மாரியம்மாள் விலாஸ்

அல்வாவுக்கு முன் நெல்லையின் இனிப்பு திருப்பாகம்!

'நெல்லைல இருந்து வர்றப்ப கண்டிப்பா அல்வா வாங்கிட்டு வாங்க!'

இதை தன் நண்பர்கள், உறவினர்களிடம் உச்சரிக்காத தமிழனே இல்லை. அந்தளவுக்கு நெல்லை என்றால் அல்வா என்றுதான் மக்களின் மனதில் பதிந்திருக்கிறது.

உண்மையில் 1940களில் ராஜஸ்தான் மக்களால் பிரபல மானதுதான் அல்வா. அதற்கு முன் வரை 'திருப்பாகம்' என்ற இனிப்புதான் பல நூற்றாண்டுகளாக நெல்லையின் அடையாள மாகத் திகழ்ந்தது; இப்போதும் திகழ்கிறது.

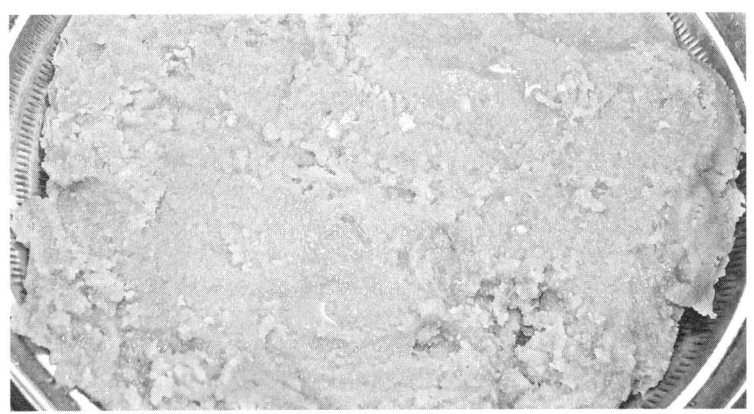

லன்ச் மேப்

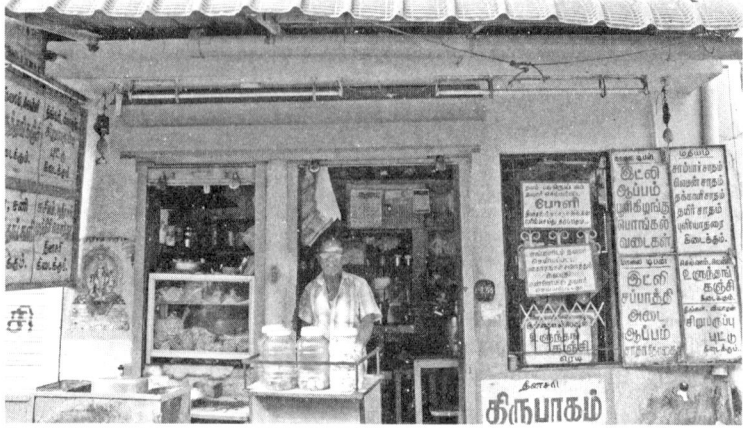

பிள்ளைமார் சமூகத்தைச் சேர்ந்த வர்கள் சைவ உணவில் பல ரெசிப்பி களைச் செய்கிறார்கள். அதில் 'திருப் பாகம்' ஸ்பெஷல். அதனால்தான் மாலைநேர சிற்றுண்டியாகவும், திருமணம் உள்ளிட்ட விசேஷங்களுக்கும் இதையே பிரதானமாக வைக்கிறார்கள்.

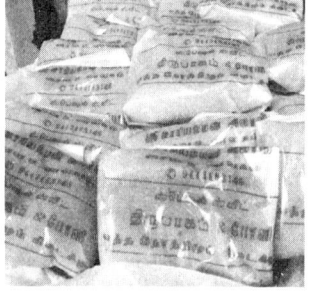

அப்படிப்பட்ட 'திருப்பாக'த்தை பழமை மாறாமல் கடந்த 70 வருடங்களாக விற்பனை செய்து வருகிறார், நெல்லையப்பர் கோயில் சன்னதித் தெருவில் இருக்கும் 'மாரியம்மாள் விலாஸ்' மகாலிங்கம்.

சிவ, வைணவ ஆலயங்களில் நைவேத்திய பிரசாதமாக பொங்கல், புளியோதரை, முறுக்கு, சீடை, அதிரசம்... என விற்பார்கள். அதை வாங்கிச் சாப்பிடும்போது ஒருவித வாசம் வரும். அது மடப்பள்ளி வாசம்! பல வருடங்களாக ஒரே இடத்தில் சமைப்பதாலோ அல்லது பல ஆண்டுகள் சமைத்து பக்குவப்பட்ட நளபாக சமையல்காரர் செய்வதாலோ அந்த மணம் கமழும்!

அந்த உணர்வைத் தந்து வாயில் கரைந்து மனதைத் தொடுகிறது மகாலிங்கம் தயாரிக்கும் 'திருப்பாகம்'!

"அந்தக் காலத்துல நெல்லைனா போத்தி ஹோட்டல்தான். இப்ப அந்தக் கடை இல்ல. 'திருப்பாக'த்தை பக்குவமா, சுவையா செஞ்சு மக்கள்கிட்ட அதை பிரபலமாக்கியது போத்தி அய்யர் குடும்பம்தான். மாலைல அவர் கடைல காபியும், 'திருப்பாகம்' இனிப்பையும் சாப்பிட வரிசைல மக்கள் நிப்பாங்க!

முந்திரிக் கொத்து

பாசிப்பருப்பு	– 200 கிராம்.
பச்சரிசி	– 100 கிராம்.
எள்	– 2 தேக்கரண்டி.
கருப்பட்டி வெல்லம்	– 100 கிராம்.
ஏலக்காய்	– 4

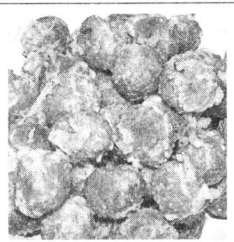

அரிசி, எள், பருப்பு மூன்றையும் சிவக்க வறுத்து மிக்சியில் கொரகொரப்பாக பொடித்துக் கொள்ளவும். வெல்லத்தில் அரை கப் தண்ணீர் விட்டு அடுப்பில் வைத்து கொதித்ததும் இறக்கி பருப்புக் கலவையில் ஊற்றி ஏலக்காயும் சேர்த்து கை பொறுக்கும் சூட்டில் எலுமிச்சை அளவு உருண்டைகளாகப் பிடித்துக்கொள்ளவும். உருண்டைகளை இறுக்கிப் பிடிக்க வேண்டும். இல்லாவிட்டால் உதிர்ந்துவிடும்.

அரிசி மாவில் சிட்டிகை உப்பும் மஞ்சள் தூளும் கலந்து தோசை மாவு பதத்துக்கு கரைத்து, பிடித்து வைத்துள்ள உருண்டைகளை மாவில் முக்கி சூடான எண்ணெய்யில் கொத்தாக பொரித்து எடுக்கவும்.

பொரிக்கும்போது உருண்டைகள் மூன்று, நான்காகச் சேர்ந்து பார்க்க முந்திரிக் கொத்து போன்றிருக்கும். ஒரு மாதம் வரை கெடாமல் இருக்கும். காய்த்து தொங்கும் முந்திரி போல கொத்தாக இருப்பதால் முந்திரிக்கொத்து என்ற பெயர் வந்தது. மற்றபடி முந்திரிப்பருப்பு சேர்க்கத் தேவையில்லை.

அந்தக் கடை இருந்த கோயில் தெருவைக் கடந்து போனாலே வாசம் வீசும். சாப்பிட்ட பல மணிநேரத்துக்கு அந்த மணம் நம்மையே சுத்திச் சுத்தி வரும்.

இருபது வருஷங்கள் அங்க வேலை செஞ்சேன். அவர் காலத்துக்கு அப்புறம் தனியா வந்து இந்த விலாஸை ஆரம்பிச்சேன்...”

மெய்மறந்து சொல்லும் மகாலிங்கம், போத்தி அய்யரின் மருமகன் சீதாராமனிடம் ‘திருப்பாகம்’ செய்யும் பக்குவத்தைக் கற்றிருக்கிறார்.

“ரொம்ப நுட்பமா கவனிச்சாதான் இதோட செய்முறையை கத்துக்க முடியும். குறைவான நெருப்புல ரொம்ப நேரம் துடுப்பால கிண்டிக்கிட்டே இருக்கணும். ஒவ்வொரு பொருளை சேர்க்கிறப்பவும் மெல்லிசா வாசம் வரும். அதை உணர்ந்து அடுத்த பொருளைப் போடணும். கொஞ்சம் பிசகினாலும் மைசூர்பாகு மாதிரி ஆகிடும்.

பச்சைகற்பூரத்தை போடறப்பதான் ‘திருப்பாகம்’ முழுமை

திருப்பாகம்

கடலை மாவு – ஒரு கப்.
காய்ச்சாத பால் – 1 கப்.
சர்க்கரை – 2 கப்.
நெய் – ஒரு கப்.
குங்குமப் பூ – தேவையான அளவு.
முந்திரிப் பருப்பு – பொடியாக அரை கப்.
பச்சை கற்பூரம் – (விரும்பினால்) மிளகளவு.

பக்குவம்: தனியாக பாலுடன் குங்குமப் பூ சேர்த்து பதினைந்து நிமிடங்கள் ஊற வைக்கவும்.

தனியாக ஒரு பாத்திரத்தில் கடலை மாவு, ஊற வைத்த குங்குமப் பூ, பால் சேர்த்து கட்டியில்லாமல் கெட்டி பதத்துக்கு தயார் செய்து கொள்ளவும்.

அடி கனமான இரும்புச் சட்டியில் சரிவிகிதத்தில் தண்ணீர் சேர்த்து சர்க்கரையை பாகு போல் காய்ச்ச வேண்டும். இறுகி நூல் பிடிக்கும் பதத்துக்கு வரும்போது தயார் செய்து வைத்துள்ள கடலை மாவு கலவையைச் சேர்க்க வேண்டும்.

திடமாகி வரும்போது, நெய் சேர்த்துக் கிளற வேண்டும். நெய் ஓரமாக தனித்து வெளிவரும். அப்போது பச்சைக் கற்பூரம், முந்திரியைப் பொடித்துச் சேர்க்கவும். பின் நன்கு ஒருசேர பிரட்டிக் கிளறவும்.

யாகும். அதை கடலைப்பருப்பு அளவுல சிறு உருண்டையா தான் சேர்க்கணும். நெல்லுமணி அளவு அதிகரிச்சாலும் கற்பூர வாசனை தனிச்சு வீசும். ஆக்கிப்போட்டே பழகின கைக்குதான் மடப்பள்ளி வாசத்தோட 'திருப்பாகம்' கச்சிதமா வரும்...'' என்கிறார் மகாலிங்கம்.

'மாரியம்மாள் விலாஸில்' அதிரசம், முந்திரிக்கொத்து, போளி, நெய்விளங்கா, பாசிப்பருப்பு லட்டு, உளுந்தங் கஞ்சி... என பழமையான பாரம்பரிய தின்பண்டங்கள் அனைத்தும் கிடைக்கின்றன. ஆர்டரின் பேரில் விசேஷங்களுக்கும் செய்து தருகிறார்கள்.

சைதாப்பேட்டை

மாரி ஹோட்டல் வடகறி

தென் மாவட்டக்காரர்களுக்கு அந்தக் காலத்தில் மெட்ராஸ் என்றால் மவுண்ட் ரோடுடன் சேர்ந்த எல்ஐசியும், மெரினா கடற்கரையும்தான் நினைவில் வந்துபோகும். இதை எல்லாம் பார்த்துவிட்டு சைதாப்பேட்டை வடகறியையும் சாப்பிட வேண்டும் என்று பட்டியல் நீளுமாம்.

அந்தளவுக்கு மாரி ஹோட்டல் வடகறி ஃபேமஸ்.

எப்படி இட்லி மீதமானால் மறுநாள் அது உப்புமா ஆகிறதோ... மீதமாகும் சோறு, வற்றல் ஆகிறதோ... அப்படித்தான் வடகறியும்!

தீபாவளி, பொங்கல், அமாவாசை, கோயில் விழா என அனைத் துக்கும் அன்று பலகாரமாக வெஞ்சனம் செய்வார்கள். அதில்

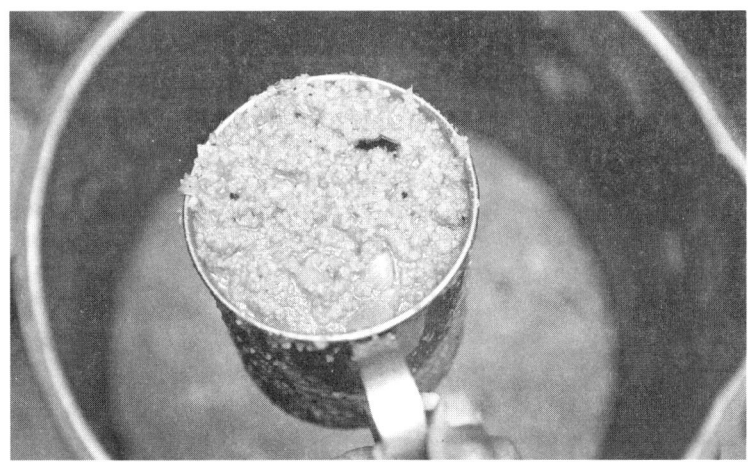

லன்ச் மேப்

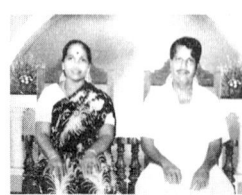

மாரிமுத்து

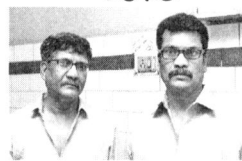

கிருஷ்ணமூர்த்தி   குமார்

உளுந்த வடையும், பருப்பு வடையும் தவறாமல் இடம்பெறும். இதில் மீதமாகும் உளுந்து வடை, தயிர் வடையாக மாறுவதுபோல் பருப்பு வடை வடகறியாக மாறும்.

இந்த வடகறியை சைதாப்பேட்டைக்கு அறிமுகப்படுத்தியது வி.எஸ்.முதலி தெருவில் உள்ள மாரி ஹோட்டல்தான்.

தஞ்சாவூர் அருகிலுள்ள வடசேரியைச் சேர்ந்த மாரிமுத்து தேவர்தான் இந்த உணவகத்தின் வத்திக்குச்சி. 50 வருடங்களுக்கு முன்பு பிழைப்பு தேடி சென்னைக்கு வந்தவர், சிறிய டீக்கடை ஆரம்பித்தார். கூடவே பருப்பு வடை, மெது வடை, போண்டாவை சுட்டு விற்பனை செய்தார்.

இதில் மீதமாகும் பருப்பு வடையை தன் வீட்டில் வடகறியாக மாற்றி சாப்பிட்டிருக்கிறார். ருசியாக இருக்கவே வடகறிக்காகவே வடை மீதமாகும்படி பார்த்துக்கொண்டிருக்கிறார்!

காலப்போக்கில் டீக்கடை, ஹோட்டலாக வளர்ந்தது. அப்போது, இவ்வளவு காலமாக, தான் மட்டுமே ருசித்து சாப்பிட்ட வடகறியை வாடிக்கையாளர்களுக்கும் பரிமாறினால் என்ன என்று அவருக்குத் தோன்றியிருக்கிறது. உடனே டிபனுக்கு சைடு டிஷ்ஷாக வடகறியை சேர்த்திருக்கிறார். அவ்வளவுதான், அந்த மெனு, 'மெட்ராஸி'ன் அடையாளமாகவே மாறிவிட்டது.

இப்போது மாரி ஹோட்டலை அவரது இரு மகன்களும் கவனித்துக் கொள்கின்றனர்.

"அப்ப நெசவு செய்யறவங்க சைதாப்பேட்டைல அதிகமா இருந்தாங்க. அப்பாவோட சமையல் ருசிக்கு அவங்க எல்லாரும் அடிமை. பெரிய சைஸ் மண்ணெண்ணெய் ஸ்டவ்வை பத்த வைச்சா நல்லா வேகும். வடைச்சட்டில நெருப்பு பாயும்! அடி கனமான இரும்புச்சட்டில கடலெண்ணெய் ஊத்தி அப்பா வடை சுடுவார். ரெண்டு தெரு தள்ளி கூட அதனோட வாசம் வீசும்..." என்கிறார் மூத்தவரான கிருஷ்ணமூர்த்தி.

"இட்லி, தோசைக்கு இருக்கிற மாதிரியே வடகறிக்கும் தனி மாஸ்டர்கள் உண்டு. 50 வருஷங்களா ஒரே மாஸ்டர்தான். இப்ப அவர்கிட்ட தொழிலை கத்துகிட்டவர் வடகறி செய்யறார்.

அறுபது வருடங்களா எங்க கடை இதே இடத்துலதான் இருக்கு! முன்னாடி கடைக்குப் பக்கத்துல ஒரு கிணறு இருந்துச்சு. அதுல இருந்து தண்ணீர் எடுத்துதான் சமையல் செய்வோம். சைதாப்பேட்டை தண்ணீருக்குனு தனி ருசி உண்டு!

அதெல்லாம் ஒரு காலம். இப்ப எல்லாமே மாறிடுச்சு. தரமான

சைதாப்பேட்டை வடகறி

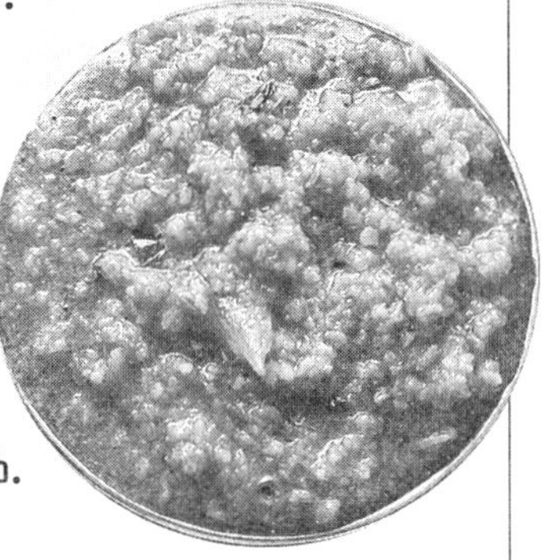

கடலைப்பருப்பு – அரைக் கிலோ.
ஏலக்காய் – 5.
கிராம்பு – 5.
பட்டை, லவங்கம் – 25 கிராம்.
சோம்பு – 50 கிராம்.
மஞ்சள்தூள் – 10 கிராம்.
தனியாத்தூள் – 50 கிராம்.
மிளகாய்ப்பொடி – 50 கிராம்.
உப்பு – தேவையான அளவு.
பெரிய வெங்காயம் – 300 கிராம்.
தக்காளி – 200 கிராம்.
புதினா – இரண்டு கைப்பிடி.
கடலையெண்ணெய் – தேவையான அளவு.
இஞ்சி – 50 கிராம்.
பூண்டு – 100 கிராம்.
பச்சை மிளகாய் – 50 கிராம்.

பக்குவம்: கடலைப்பருப்பை அரை நாள் ஊற வைத்து, வடைக்கு அரைப்பதுபோல் கெட்டியாக அரைக்கவும்.

அடி கனமான வடைச் சட்டியில் கடலையெண்ணெய் ஊற்றி, கடலைப்பருப்பு விழுதை தட்டியது போல பொரித்து எடுங்கள். அரை வேக்காட்டு பதமாக இருக்க வேண்டும்.

இஞ்சி, பூண்டு, பச்சை மிளகாய் ஆகியவற்றை ஒன்றாகச் சேர்த்து மைய அரைக்கவும். ஏலக்காய், கிராம்பு, பட்டை, லவங்கம், சோம்பு ஆகியவற்றை பொடித்து வைக்கவும்.

தனியாக கடாயில் எண்ணெய் விட்டு, நறுக்கிய தக்காளி, வெங்காயத்தை பொன்னிறமாக வதக்கி, அதில் இஞ்சி – பூண்டு விழுது, பட்டை – சோம்பு பொடி கலவையைச் சேர்த்து வதக்கி, தேவையான அளவு தண்ணீர் ஊற்றி, சூடானதும் மஞ்சள்தூள், மிளகாய்த்தூள், தனியாத்தூள், உப்பு சேர்த்துக் கொதிக்க விடுங்கள்.

நன்றாகக் கொதித்ததும் பொரித்து வைத்துள்ள கடலைப்பருப்பு வடையைச் சேர்த்து, சுண்டக் காய்ச்சுங்கள். இறுதியாக புதினா இலையைத் தூவி, இறக்குங்கள்.

பட்டை, கிராம்பு, சீரகத்தை சரியான பதத்தில் சரியான அளவில் போட வேண்டும். இதன் பக்குவம் மாறினால் போச்சு. இதன் வாசனை மட்டும்தான் தனித்து தெரியும்.

லன்ச் மேப்

சரியான வடகறி

இப்போதெல்லாம் உணவகங்களில் வடகறிக்குப் பொரித்த வடை பயன்படுத்தப்படுவதில்லை. மாவை பக்கோடா பிடிப்பது போல வடிவற்ற உருண்டையாகப் பிடித்து இட்லி கொப்பரையில் வேகவைத்து எடுத்து விடுகிறார்கள். பிறகு வெங்காயம், தக்காளி, இஞ்சி பூண்டு வகைய றாக்களைப் போட்டு வதக்கி, இதை அதன்மீது கொட்டிச்சேர்த்துக் கிளறி, வாசனைக்கு சோம்பு, பட்டை, லவங்கம் சேர்த்து விடுகிறார்கள்.

இது தவறான செய்முறை.

அரைத்த கடலைப் பருப்பு கலவையை சிறு சிறு வடையாக எண்ணெ யில் போட்டுப் பொரித்தெடுப்பதே உண்மையான வடகறி பதத்துக்கு பொருந்தும். உள்ளே மென்மையாகவும் வெளியே முறுகலாகவும் இருக்க வேண்டும். முக்கால் பங்கு வெந்ததுமே எடுத்துவிட வேண்டும்.

மளிகைப் பொருட்கள் கூட கிடைக்கிறதில்ல. முன்னாடி பாரீஸ் கார்னர்ல ஒவ்வொரு தெருவுலயும் ஒவ்வொரு மணம் வீசும். இப்ப எந்தத் தெருவுலயும் எந்த வாசமும் வீசறதில்ல!

எல்லாப் பொருட்கள்லயும் பூச்சி மருந்து அடிச்சு கலப்படம் செய்துட்டாங்க. இதையும் மீறி தரமான பொருட்களை வாடிக் கையா ஒருத்தர்கிட்ட வாங்கிட்டு இருக்கோம்..." என்கிறார் இளையவரான குமார்.

இட்லி, தோசை, ஆனியன் ரோஸ்ட், வடகறி, சப்பாத்தி என காலை 7 மணி முதல் இரவு 9.30 வரை கடை பரபரப்பாக இயங்கு கிறது. காத்திருந்து மக்கள் சாப்பிடுகிறார்கள். எல்லா நேரமும் கடையில் கூட்டத்தைப் பார்க்கலாம்.

மெயின் டிஷ் இங்கு அடிக்கடி மாறும். ஆனால், சைடு டிஷ் ஆன வடகறி மட்டும் மாறுவதேயில்லை. வடகறிக்கு என்றே தனியாக அடுப்பு எந்நேரமும் எரிந்துகொண்டேயிருக்கிறது.

"எவ்வளவு செய்தாலும் பற்றாக்குறை ஏற்படுது! எல்லாத்துக்கும் வடகறியைத் தொட்டுக்கலாம். அதனால டிபனோடு சேர்ந்தும் தனியா பார்சல் கட்டியும் மக்கள் வாங்கிக்கிட்டே இருக்காங்க!" என்கிறார் வடகறி மாஸ்டர்.

திலீபன் புகழ்

சங்கரன் கோவில்

சிவகாசி நாடார் மெஸ்

சாதாரண மெஸ்தான். ஆனால், அசாதாரணமான வரலாற்றை தன்னகத்தே கொண்டது. அதனால்தான் 'சிவகாசி நாடார் மெஸ்' தமிழக உணவகங்களில் தனித்துவமாக இன்றும் ஜொலிக்கிறது.

உண்மையிலேயே மெய்சிலிர்க்க வைக்கும் சரித்திரம்தான். சங்கரன்கோவில் கடை வீதியில் இருந்த உணவகம் ஒன்றில் ஒரு குறிப்பிட்ட சமூகத்தைச் சேர்ந்த மக்களை மட்டும் வெளியே அமர வைத்து உணவு பரிமாறினார்கள். தேநீர் கடைகளில் இரட்டைக் குவளை முறை, கோயிலில் அனுமதி மறுப்பு... என தீண்டாமை 1940களில் தலைவிரித்து ஆடியது.

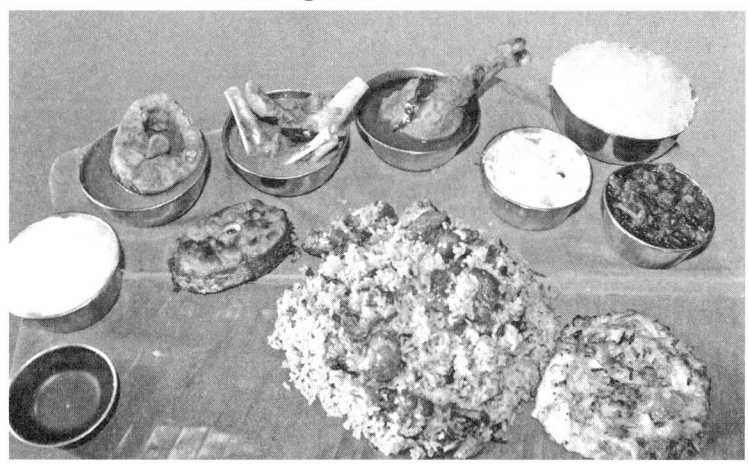

லன்ச் மேப்

ஆட்டுக்கறி பிரியாணி

வெள்ளாட்டுக்கறி – அரைக்கிலோ.
சீரக சம்பா அரிசி – அரைக்கிலோ.
தேங்காய் – 1.
நறுக்கிய வெங்காயம் – 100 கிராம்.
நறுக்கிய தக்காளி – 100 கிராம்.
இஞ்சி பூண்டு விழுது – 1 தேக்கரண்டி.
மிளகாய்த்தூள் – 2 1/2 டேபிள் ஸ்பூன்.
எலுமிச்சை சாறு – 2 டீஸ்பூன்.
புதினா, கொத்தமல்லி – தலா கைப்பிடி.
நெய், கடலையெண்ணெய் – தலா 100 மில்லி.
உப்பு – தேவைக்கு.
வறுத்து பொடிக்க:
பட்டை – 1 சிறு துண்டு.
கிராம்பு – 3.
ஏலக்காய் – 2.
சோம்பு – 1 டீஸ்பூன்.
கசகசா – 1/2 டீஸ்பூன்.
தாளிக்க:
பிரிஞ்சி இலை – 2.
கிராம்பு – 2.
ஏலக்காய் – 1.
சோம்பு – 1/2 டீஸ்பூன்.
பட்டை – சிறு துண்டு.

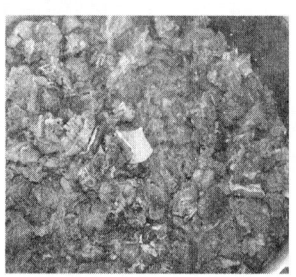

பக்குவம்: அரிசியைக் கழுவி 15 நிமிடங்கள் ஊற வைக்கவும். பொடிக்க கொடுத்துள்ளவைகளை அடி கனமான வெறும் கடாயில் வறுத்து பொடிக்கவும்.

அடி அகலமான பாத்திரத்தில் எண்ணெய், நெய்யை அதிகமாக சேர்க்கவும். இந்த பிரியாணியின் சிறப்பே எண்ணெய் வாசம்தான்.

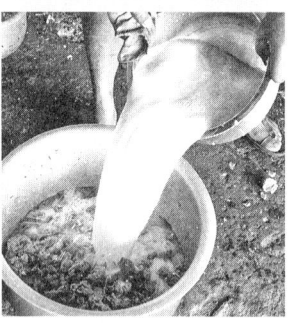

கூடவே தாளிக்க கொடுத்துள்ளவைகளைச் சேர்த்து, குறைந்த அளவு இஞ்சி பூண்டு சேர்த்து வதக்கி, வெங்காயம், தக்காளி, உப்பு சேர்த்து வதக்கவும்.

பிறகு மிளகாய்த்தூள் சேர்த்து நன்கு கிளறி வெள்ளாட்டுக் கறியைச்சேர்த்து 5 நிமிடங்கள் வதக்கவும். பின் வறுத்து பொடித்த

தில்பன் புகழ்

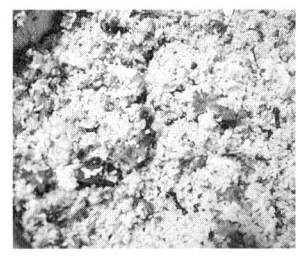

பொடியைச் சேர்த்து நன்கு கிளறவும். தேங்காயுடன் 200 கிராம் நீர் சேர்த்து அரைக்கவும். அரைக்கும்போது சிறிது இஞ்சி, பூண்டு சேர்த்து பால் எடுத்து அதனுடன் கலந்து கொதிக்கவிடவும்.

நீர் கொதித்ததும் புதினா, கொத்த மல்லி, சீரகசம்பா அரிசியைச் சேர்க்கவும். இறுதியாக எலுமிச்சைச் சாறு. தண்ணீர் சுண்டி வரும்போது தோசைக்கல்லை வைத்து அதன்மீது பாத்திரத்தை வைத்து மூடி 30 நிமிடங்கள் தம்மில் போடவும். தம்மில் கிடைக்கும் அனலில்தான் பிரியாணி வேகவேண்டும்.

இதைக் கண்டு வெகுண்டு எழுந்தார் முத்தையா நாடார். ஆங்கிலேயர் காலத்தில் அரசு அதிகாரியாக இருந்த அவர், தம் மக்கள் அமர்ந்து சாப்பிடுவதற்காக சங்கரன்கோவில் கடை வீதியில் 'சிவகாசி நாடார் மெஸ்' என்ற பெயரில் ஓர் உணவகத்தைத் தொடங்கினார்.

கொந்தளித்துப் போன ஆதிக்க சாதியினர் இந்த மெஸ்ஸுக்கு எதிராக என்னவெல்லாம் செய்ய முடியுமோ அதையெல்லாம் செய்தார்கள். அத்தனை அடக்கு முறைகளையும் மீறி கடந்த 85 வருடங்களாக இயங்கி வருகிறது 'சிவகாசி நாடார் மெஸ்'.

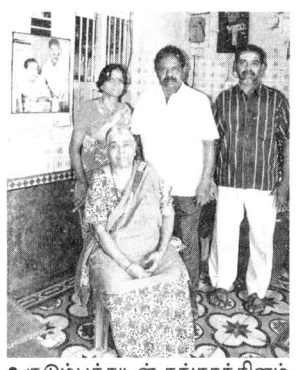

● குடும்பத்துடன் தங்கரத்தினம்

சமூக மாற்றத்துக்காக ஆரம்பிக்கப்பட்ட மெஸ்தான். அதற்காக ஏனோதானோ என்று உணவை சமைத்துப் பரிமாறுவதில்லை. ருசியும் ஆரோக்கியமான செய்முறையும் இவர்களது அடையாளம். அதனால்தான் ஆட்டுக்கறி பிரியாணிக்கும், கறிக்குழம்புக்கும் இந்த மெஸ் புகழ்பெற்று விளங்குகிறது. மூன்றாவது தலைமுறையாக அண்ணன், தம்பி மேற்பார்வையில் கோலோச்சுகிறது.

"1946ல எங்க தாத்தா முத்தையா நாடார் இந்த மெஸ்ஸை ஆரம்பிச்சாரு. மெயின் ரோடுலதான் மெஸ் இருந்தது. சில காரணங்களால இடம் மாறவேண்டியிருந்தது. அப்ப இடம் தர யாரும் முன்வரலை. அதுக்காக பின்வாங்கவும் அவர் தயாரா இல்ல. ஒரு கட்டத்துல நாங்க தங்கியிருந்த வீட்டையே மெஸ்ஸா மாத்திட்டார்!

தாத்தாவுக்குப் பிறகு அப்பா வேல்ராஜ் அதே சுவை, பக்குவத்

127

 லன்ச் மேப்

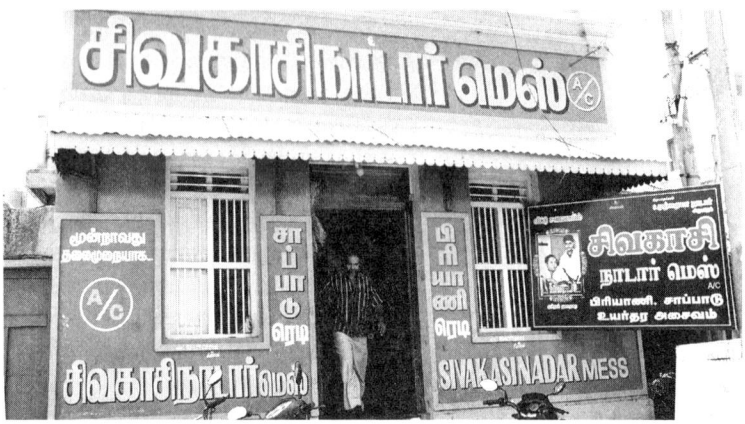

தோட மெஸ்ஸை நடத்தினார். இப்ப அவங்க வழிகாட்டுதலோடு நாங்க பொறுப்பேத்திருக்கோம்.

எங்க மெஸ்ஸோட ருசி மாறாம சுவையா இருக்கக் காரணம் எங்க பாட்டி தங்க துரைச்சி அம்மாள். அசைவத்துக்கு தேவையான மசாலா ஃபார்முலாவை அவங்கதான் எங்களுக்கு சொல்லிக் கொடுத்தாங்க. இப்ப வரை அந்த ஃபார்முலாவைத் தான் கடைப்பிடிக்கறோம். இப்பவும் அம்மிலயும் உரல்லயும்தான் இடிக்கறோம். விறகடுப்புலதான் சமைக்கறோம்..." என்கிறார் மூன்றாம் தலைமுறையில் மூத்தவரான தங்கரத்தினம்.

மெஸ்ஸின் சுவரில் கவியரசு கண்ணதாசன் சாப்பிடும் படத்தை பெரிதாக மாட்டி வைத்திருக்கிறார்கள். சங்கரன் கோவிலுக்கு நாடகம் போட வரும்போதெல்லாம் கண்ணதாசன் இங்குதான் சாப்பிடுவாராம். இங்கு சமைக்கப்படும் வெள்ளாட்டுக் கறி பிரியாணிக்கு அவர் ரசிகராம். போலவே கடைசியாக தவறாமல் இங்கு வைக்கப்படும் ரசத்தை சாப்பாட்டில் ஊற்றி சப்புக்கொட்டி சாப்பிடு வாராம். அந்தளவுக்கு இந்த மெஸ்ஸின் ரசப் பிரியர் அவர். விளைவு, இந்த ரசத்தை பாடு பொருளாக வைத்து கவிதை ஒன்றையே இயற்றிவிட்டார்!

சமைப்பது, சப்ளை செய்வது என அனைத்து வேலைகளையும் குடும்ப உறுப்பினர்களே மேற்கொள்கிறார்கள். வெளி ஆட்களை வேலைக்கு வைத்துக் கொள்வதில்லை. மதிய உணவு மட்டும்தான். தினமும் காலை 11.30க்கு தொடங்கி மாலை 4.30 வரை மெஸ் இயங்குகிறது.

"முதல் தரமான பொருட்களைச் சேர்த்தாலே தனி ருசி கிடைச்சுடும். வெள்ளாட்டு இறைச்சிக்கு மருத்துவ குணம் உண்டு. கறியும் பஞ்சு மாதிரி இருக்கும். வீட்டுல சமைக்கிற மாதிரியே அக்கறை யோடுதான் சமைக்கிறோம்..." என்கிறார் இளையவரான ராஜேஷ்.

உணவை குழைய வேக வைக்கிறார்கள். எனவே இறைச்சியைப் போட்டுப் பிசையும்போது கறி வாசம் முழுமையாக சம்பா அரிசியில் கலக்கிறது. பொதுவாக பிரியாணியில் பெயருக்கு அங்கொன்றும் இங்கொன்றுமாகக் கறித்துண்டுகள் இருக்கும். ஆனால், இங்கு ஒரு கிண்ணம் சோற்றுக்கு சமமாக ஒரு கிண்ணம் கறித்துண்டுகளைத் தருகிறார்கள்! ஒரு பிரியாணியின் விலை ரூ.120தான்.

பிரியாணி தவிர கறிக்குழம்புடன் சாப்பாடு, மட்டன் சுக்கா, நாட்டுக்கோழி வறுவல், மீன் வறுவல், ஈரல் பிரட்டல்... என வீடு கட்டி அடிக்கிறார்கள்! இத்துடன் இவர்களது ஸ்பெஷலான கரண்டி ஆம்லெட், நெய் சுக்கா எல்லாவற்றையும் சுத்தமான எண்ணெய்யில்தான் பொரித்து எடுக்கிறார்கள்.

வேறெங்கும் கிடைக்காத கரண்டி ஆம்லெட், இந்த மெஸ்ஸின் தனித்த அடையாளம். நீளமான குழிக்கரண்டியை விறகடுப்பில் வைத்து கடலை எண்ணெய்யில் சின்ன வெங்காயத்தை தனியாக வதக்கி சில நிமிடங்கள் கழித்து கலக்கிய முட்டையை ஊற்றி பாயும் தீயில் அப்படியே அடுப்பில் வைக்கிறார்கள்.

கரண்டியைக் கடந்து முட்டையிலும் தீ பற்றுகிறது. சில நொடிகளில் பிரட்டிப் போட்டு உப்பிய வடிவத்தில் ஆவி பறக்க இலையில் வைக்கின்றனர்.

அதே போல நெய் சேர்த்து ஆட்டுக்கறியில் செய்யப்படும் நெய் சுக்காவும் தனி ரகம். சாப்பாடு வாங்குபவர்களுக்கு இறுதியில் தேன் கலந்த தயிரைத் தருகிறார்கள்!

"உணவகங்களின் பெயருடன் சாதிப் பெயரைச் சேர்க்கக் கூடாதுனு தமிழக அரசு சட்டம் இயற்றினப்ப கூட இந்த மெஸ் பெயரை நாங்க மாத்தலை. அந்த வழக்கு இப்பவும் நிலுவைல இருக்கு.

தீண்டாமைக் கொடுமை தலைவிரிச்சு ஆடினப்ப இந்த மெஸ்ஸை தாத்தா தொடங்கினார். இது வெறும் மெஸ் மட்டு மல்ல... சரித்திரம். தாத்தா நினைச்சிருந்தா அப்பவே பெயரை மாத்தியிருக்கலாம். ஆனா, அவர் செய்யலை.

ஏன்னா, யார் வேணும்னாலும் மெஸ் ஆரம்பிக்கலாம். ஆனா, நாடார் மெஸ்ஸை தாத்தாவால மட்டும்தான் ஆரம்பிக்க முடிஞ்சுது. இந்தப் பெயர்தான் எங்க சொத்து!" உணர்ச்சியுடன் சொல்கிறார் தங்கரத்தினம்.

129

 லன்ச் மேப்

தூத்துக்குடி

நைட் கிளப் கடைகள்!

நைட் கிளப் என்றதும் ஏதோ மனமகிழ் மன்றம் என நினைக்க வேண்டாம். தூத்துக்குடியைப் பொறுத்தவரை இரவு நேர பரோட்டாக் கடைகள் அனைத்துக்கும் நைட் கிளப் என்றுதான் பெயர்! இந்த வகையில் 80க்கும் மேற்பட்ட கடைகள் மாலை ஆறு மணியிலிருந்து இரவு 12 வரை இயங்குகின்றன.

நூற்றாண்டுக்கு முன்பே துறைமுக நகரம் இது. கூடவே தொழில் சார்ந்த ஏற்றுமதி இறக்குமதி என வர்த்தக நகரம். 60 வருடங் களுக்கு முன்பு சுற்றி இருக்கும் கிராமத்து மக்கள் வேலை சார்ந்து தூத்துக்குடி டவுனுக்கு வந்து செல்வது வழக்கம். அன்றைய தினத் தில் டவுன் மக்களே கூட அந்தி சாய்ந்ததும் வீட்டுக்குள் முடங்கி விடுவார்கள்.

ஆனால், தொழில் சார்ந்து டவுனுக்கு வந்தவர்கள் ஊருக்குத்

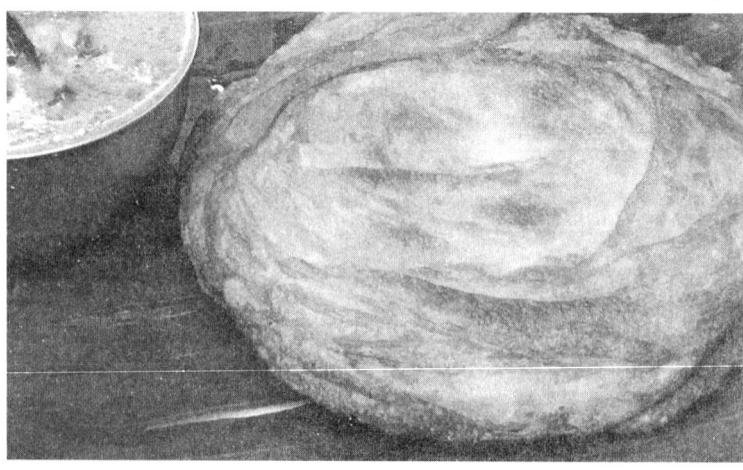

நாட்டுக்கோழி சால்னா

நாட்டுக்கோழி – அரைக் கிலோ.
பொடியாக நறுக்கிய வெங்காயம் – 250 கிராம்.
தக்காளி – 100 கிராம்.
உப்பு – தேவையான அளவு.
எண்ணெய் – தாளிக்க.
தேங்காய் – (துருவியது) இரண்டு கைப்பிடி.
வறுத்து அரைக்க:
மிளகாய் வற்றல் – 10.
மல்லி – 3 டேபிள்ஸ்பூன்.
சீரகம் – 1 டேபிள்ஸ்பூன்.

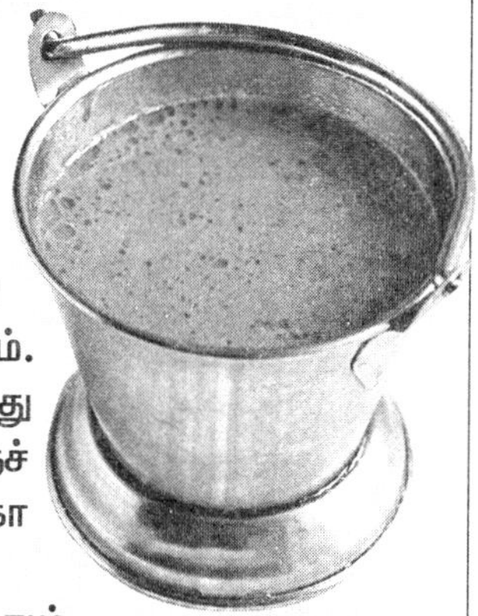

பக்குவம்: தேங்காயை விழுதாக அரைக்கவும். அடி கனமான கடாயில் எண்ணெய் ஊற்றி, வெங்காயம், தக்காளி சேர்த்து வதக்கவும். வெந்து பேஸ்ட்டாக வந்ததும், வறுத்து அரைத்த மிளகாய், மல்லி, சீரக விழுதைச் சேர்த்து, தண்ணீர் ஊற்றி நாட்டுக்கோழிக்கறியைச் சேர்க்க வேண்டும்.

ஐந்து நிமிடங்கள் கொதித்ததும், அரைத்த தேங்காய் விழுதைக் கொட்டி, உப்பு சேர்த்து குழம்பு பதத்தில் வைக்கவும். குறைவான தீயில் நன்றாக சுண்ட விடவும்.

சுண்டும் பதம்தான் பொரிச்ச பரோட்டாவுக்கு ஏற்றது .

திரும்ப இரவு கடைசிப் பேருந்துக்காகக் காத்திருப்பார்கள். அப்போது ‘ஒருவாய் இங்கயே சாப்பிட்டுப்போலாம்னு பார்த்தா ஒரு கடை கூட இல்லையே...’ என பெருமூச்சு விடுவார்கள்.

இதைக் கவனித்த கைலாசபுரத்தைச் சேர்ந்த ராஜமணியும் அவரது சகோதரரும் சேர்ந்து நைட் கிளப் என்ற பெயரில் இரவுக் கடையை ஆரம்பித்தனர்.

தூத்துக்குடியின் முதல் நைட் கிளப் இதுதான். இதன் பிறகே மற்ற கடைகள் ஆரம்பிக்கப்பட்டதாகச் சொல்கிறார்கள்.

இதில் சுவாரஸ்யம் என்ன தெரியுமா? இப்போதிருக்கும் நைட் கிளப் கடைகளில் பெரும்பாலானவை ராஜமணி பிறந்த அதே கைலாசபுரத்தைச் சேர்ந்தவர்களால் நடத்தப்படுபவைதான்!

எல்லா கடைகளிலும் ருசியான உணவுகள் கிடைக்கின்றன.

லன்ச் மேப்

பொரிச்ச பரோட்டா

முதல் தரமான மைதா – கால் கிலோ.
உப்பு – தேவையான அளவு.
கடலை எண்ணெய் – 200 கிராம்.
தண்ணீர் – தேவையான அளவு.
சர்க்கரை – ஒரு சிட்டிகை.

பக்குவம்: மைதாவில் உப்பு, சர்க்கரை சேர்த்து கொஞ்சம் கொஞ்சமாக தண்ணீரும், 50 கிராம் எண்ணெய்யும் சேர்த்து, கெட்டியாக பிசைய வேண்டும். பிறகு ஈரத்துணி கொண்டு ஒரு மணி நேரம் மாவை ஊற விட வேண்டும்.

பின்னர் எலுமிச்சை அளவு மாவை உருட்டி பரோட்டாவாக வீச வேண்டும். சுருட்டி உருட்டி, அடித்து இதையும் அரை மணி நேரம் ஈரத்துணியால் மூடி வைக்க வேண்டும்.

தோசைக்கல்லில் வெறும் பரோட்டாவை இருபுறமும் சிறிது சுட்டு எடுத்த பின் மறுபடியும் மீதமுள்ள எண்ணெய்யை அளவாக ஊற்றி, மிதமான தீயில் சுட்ட பரோட்டாக்களைப் பொரித்து எடுக்கவும்.

கடைகளில் 'எண்ணெய் பரோட்டா'வுக்கு என்று கேட்டு தரமான நைஸ் மைதாவை வாங்க வேண்டும். சாதா பரோட்டாவுக்கு மாவை சற்றுத் தளரவும் எண்ணெய் பரோட்டாவுக்கு கெட்டியாகவும் பிசைய வேண்டும். மாற்றிப் பிசைந்தால் பொரித்து எடுக்கும்போது எண்ணெய் குடித்துவிடும்!

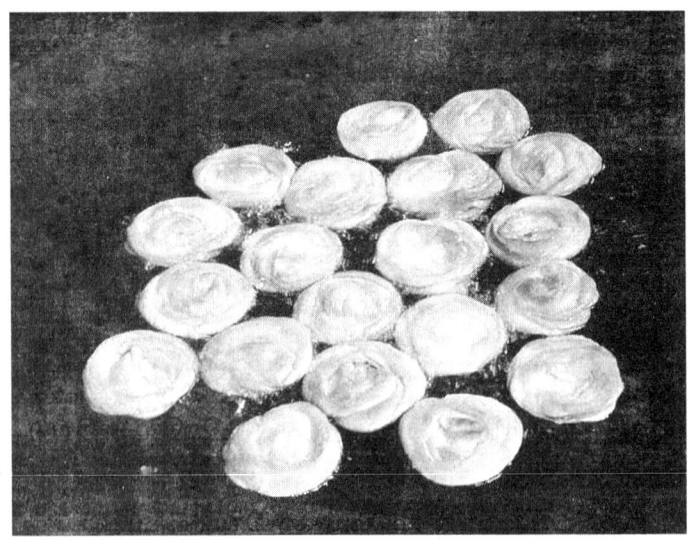

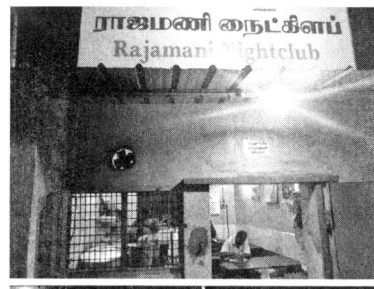

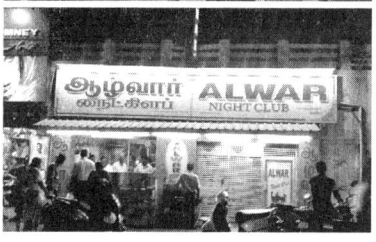

என்றாலும் தூத்துக்குடி மக்களின் சாய்ஸ், 'ராஜமணி நைட்கிளப்'பும், 'ஆழ்வார் நைட்கிளப்'பும்தான்.

இக்கடைகளின் பிரதான உணவு எண்ணெயில் பொரித்த பரோட்டா. உடன் ஆறு வகையான சால்னா! சில வறுவல், பிரட்டல், தொட்டுகை வகைகள். மற்றபடி தோசை, இட்லி, ஃப்ரைட் ரைஸ் என எதுவும் கிடையாது.

"1965ல தாத்தா ராஜமணியோட கை மணத்துல மட்டன் சால்னா மணக்கும். இதுக்காகவே பஸ் போனாக் கூட பரவாயில்லைனு மக்கள் காத்திருந்து சாப்பிட்டுப் போவாங்க. அவர் சொல்லித் தந்த பக்குவத்துலதான் இப்பவும் சமைக்கிறோம்..." என்கிறார் மூன்றாவது தலைமுறையாக கடையை நடத்தும் மோசஸ்.

மூன்று பொரித்த பரோட்டா. வுடன் மட்டன் கிரேவி ப்ளஸ் கெட்டி பதத்திலுள்ள சிக்கன் சால்னா மற்றும் ரசம் பதத்திலிருக்கும் காடை கிரேவி. இந்தப் பதத்தில் சாப்பிடவே மக்கள் அலைமோதுகிறார்கள்.

பரோட்டா, சால்னா இரண்டும் தூத்துக்குடியின் அடையாளம். தெருவில் வீசும் சால்னாவின் மணம் அவ்வூரின் பெருமையைப் பறைசாற்றுகிறது! பொதுவாக மற்ற ஊர்களில் பரோட்டாவுக்கு சைவ குருமா / அசைவ குருமா என இரண்டு வகைகள்தான் இருக்கும். ஆனால், தூத்துக்குடியில் மட்டும்தான் ஆறுவகை குருமாக்கள் / சால்னாக்கள் கிடைக்கின்றன!

"எல்லா உணவுகள்லயும் எண்ணெய் அதிகமா இருக்கும். அதுதான் ருசியே. அதேமாதிரி தேர்ந்தெடுத்துதான் மிளகாய் வத்தலை வாங்குவோம். எண்ணெய்யும், மிளகாய் வத்தலும் சரியா இல்லைனா மொத்த உணவும் சொதப்பிடும். அதனால தான் இவ்வளவு கவனம் செலுத்தறோம். மத்தபடி கார மசாலா எல்லாம் வீட்டு செய்முறைதான்..." என்கிறார் 'ஆழ்வார் நைட்கிளப்' சுப்ரமணியம்.

"இங்க இருக்கிற எல்லா கடைகள்லயும் விறகடுப்புலதான் சமைக்கிறாங்க. ஒருநாளைக்குப் பயன்படுத்தின எண்ணெய்யை மறுநாள் பயன்படுத்த மாட்டோம். பரோட்டாவுக்கு நாங்க

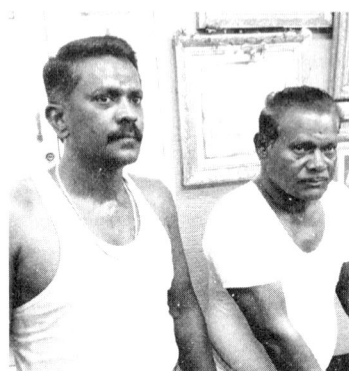

↘சுப்ரமணியம் ↘நம்மாழ்வார்

உபயோகப்படுத்தற மைதா கூட முதல் தரமானதுதான்...” என்கிறார் ஆழ்வார் நைட் கிளப் நம்மாழ்வார்.

“சால்னாவை சைவர்களும் சாப்பிடலாம். ஏன்னா மருந்தளவுதான் கிரேவில அசைவம் சேர்க்கறோம். மத்தபடி மசாலா சேர்மானத்துலயும் செய்முறைலயும்தான் ருசியைக் கூட்டறோம். சைடுடிஷ்ஷாக நாட்டுக்கோழி, வறுத்த கறி, காடை ரோஸ்ட், புறா வறுவல்னு தனியா வாங்கிக்கணும்...” என்கிறார் மோசஸ்.

பொன்னிறத்தில் மினுமினுப்புடன் மொறுமொறுப்பாக இருக்கும் எண்ணெய் பரோட்டாவைப் பார்த்ததுமே உமிழ் நீர் சுரக்கிறது. வெளிப்பகுதி மொறுமொறுப்பாகவும் உட்பகுதி தேவையான அளவு வெந்தும் இருக்கிறது. பெயர்தான் எண்ணெய் பரோட்டா. அதற்காக எண்ணெய்யில் குளித்த பரோட்டா அல்ல!

தூத்துக்குடிக்குச் சென்றால் தவறாமல் இதைச் சாப்பிடுங்கள். அப்போதுதான் தூத்துக்குடிக்குச் சென்ற நிறைவு கிடைக்கும்!

திலீபன் புகழ்

ஆலந்தூர்

சுட்ட கோழிக்கடை

ஆதி மனிதன் விலங்குகளை வேட்டையாடி சிக்கிமுக்கிக் கல்லைக்கொண்டு நெருப்பு மூட்டி, அதில் மாமிசத்தைச் சுட்டு, வாட்டி சாப்பிட்டான். அதன் தொடர்பியலான சமையல் முறைதான் பார்பிக்யூ *(Barbecue)* என்னும் சுட்டு சாப்பிடும் சமையல்.

எந்தவித பாத்திரமும் இல்லாமல் நேரடியாக நெருப்பிலோ அல்லது அதன் அனலிலோ சமைக்கும் முறை இது. ஐரோப்பாவிலும் அமெரிக்காவிலும் பிரதான உணவாக இதுவே இருக்கிறது.

அதேபோல அரேபியர்களின் முக்கியமான உணவு இம்முறையில் சமைக்கப்படும் உணவான குபூஸ். திறந்தவெளியில், நெருப்பை மூட்டி காரம், உப்பு சேர்த்து சமைப்பது வாட்டுவது.

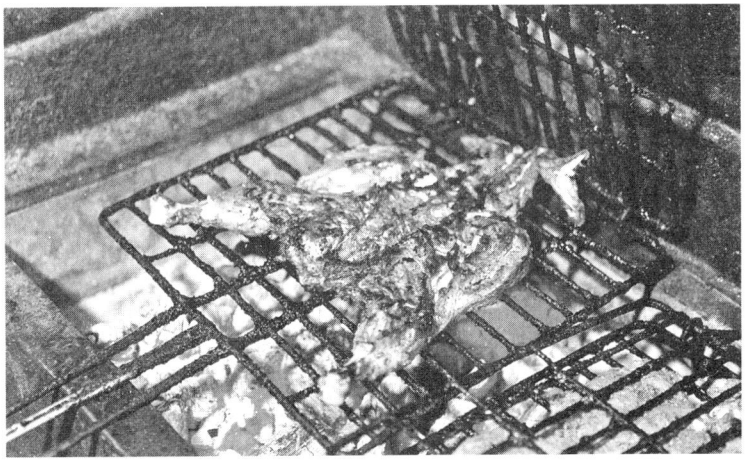

லன்ச் மேப்

சாலமெண்டர்

தமிழ் சினிமாக்களில் இந்த முறை சமையலைப் பார்த்திருக்க லாம். காட்டில் இருக்கும் வில்லன் இரண்டு குச்சிகளை நட்டு அதன் நடுவே முழுக்கோழியைக் குத்தி அடியில் நெருப்பை எரிய விட்டு சமைப்பதாகக் காட்டுவார்கள்.

அமெரிக்கர்களின் க்ளாசிக்கல் உணவு செய்முறை இது. உலகெங்கும் கவ்பாய் இனத்தவர் இம்முறையில்தான் மூன்று வேளையும் சமைத்து உண்கிறார்கள். காய்ந்த சுள்ளி, நன்கு மக்கிய விறகு ஆகியவற்றை எரிய விடுவார்கள். நடுவில் ஒரு கம்பியில் கோழி குத்தப்பட்டிருக்கும். அக்கம்பி சுற்றிக்கொண்டே யிருக்கவேண்டும். அனலும் புகையும் சம அளவில் கோழியின் அனைத்துப் பக்கங்களையும் வேக வைக்க வேண்டும்.

உலகளவில் சிறந்த சுவையுடைய உணவாகவும், எல்லா காலங் களிலும் சமைக்கப்பட்டு, குறிப்பாக சமையல் கலை படிக்கும் மாணவர்களுக்கு மூலப் பாடப் பிரிவிலும் உள்ளது இந்த பார்பிக்யூ (Barbecuing) சுட்டு சாப்பிடும் உணவுமுறை.

உலகில் நூறில் 30 பேர் கருகவைத்து உணவைச் சாப்பிடும் பழக்கம் உள்ளவர்கள் அல்லது ஆர்வம் காட்டுபவர்கள் என்று கேட்டரிங் மாணவர்கள் கணக்கெடுப்பு கூறுகிறது.

ஆம். வீட்டில் அம்மா, பாட்டி, மனைவி, சகோதரிகள் சுட்டுத் தரும் கருகிய தோசையைச் சாப்பிடுவது இதன் சுவை பிடித்துப்

சுட்ட கோழி

இதைச் செய்து பார்க்காத கிராமத்து சிறுவர்களே இருக்க மாட்டார்கள். குளத்தில் மீன் அல்லது காடுகளில் பறக்கும் காடையைப் பிடித்து நெருப்பில் வாட்டியும் சுட்டும் சாப்பிடுவார் கள். வெறும் மிளகாயையும் உப்பையும் மட்டுமே இறைச்சியின் மீது தடவி சமைப்பார்கள்.

அதே செய்முறைதான். 250 டிகிரி ஃபாரன்ஹீட் வெப்பத்திற்கும் குறைவான நெருப்பில் சமைத்து, குறைந்த அனலில் நீண்ட நேரம் வாட்டி நீர்மத்தன்மை அறவே இல்லாமல் சுட வேண்டும்.

அரபு நாடுகளில் இந்த வகை உணவை அதிகம் சாப்பிடு கின்றனர். இதனால் கொழுப்புச் சத்து தவிர்க்கப்பட்டு நேரடியாக புரதச்சத்து மட்டுமே உடலுக்கு செல்கிறது.

தில்பன் புகழ்

தந்தூரி (சுட்டு சமைப்பது)

மூன்று முதல் ஐந்தடி உயரம் கொண்ட மண்ணால் செய்யப் பட்ட பானையின் அடியில் ஓரடிக்கு மரக்கரியைக் கொட்டி அது சூடானதும் நீளமான கம்பியில் மசாலா தடவப்பட்ட அசைவத் துண்டைக் கோர்த்து பத்து முதல் இருபது நிமிடங்கள் வரை வாட்ட வேண்டும்.

பானை அடியில் மரக்கரியில் இருந்து அனலானது உணவின் மீது படும். பானையைச் சுற்றியிருக்கும் வெப்பம் பக்கவாட்டு இறைச்சியில் படும். இப்படிச் செய்யும்போது இறைச்சியில் உள்ள கொழுப்பு நீர்த்துப் போய் ஒருவித தனித்த ருசியைத் தரும். கிட்டத் தட்ட வெயிலில் வாட்டியதற்கு இணையாக சமையல் ருசிக்கும்.

போய்த்தான். உண்மையிலேயே கருகிய உணவின் சுவை அபாரமாக இருக்கும். மிக்சரில் கருகிக் கிடக்கும் பூண்டு, வடையின் வெளிப்ப குதியில் கருகிய பச்சை மிளகாய், சர்க்கரையின் இறுதி வடிவமான கேரமல்... என அனைத்தையும் நினைத்துப் பார்க்கும்போதே உமிழ்நீர் சுரக்கும். இதன் அங்கம்தான் இவை. நெருப்பின் அனலில் காய்ந்த விறகின் புகைதான் பார்பிக்யூவின் மசாலா!

அந்த வகையில் சென்னையின் இரவு உணவாக பிரபலமாகி வரும் பார்பிக்யூவைத் தனித்த ருசியில் தருகின்றனர் ஆலந்தூர் ரயில்வே சாலையில் இருக்கும் பார்பிக்யூ சுட்டகோழிக் கடையினர்.

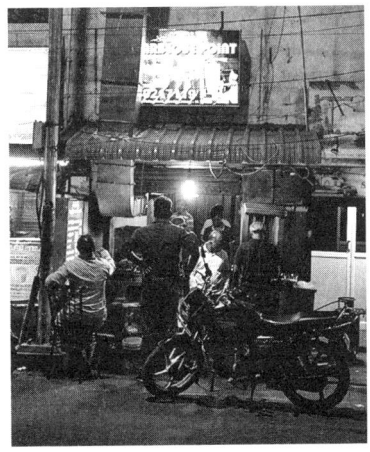

அரேபியன் குபூஸ் (ஸ்வர்மா), மிளகில் சுட்ட கோழி, மிள காயில் சுட்ட கோழி என மூன்று மெனுதான். ஆனால், சில மணிநேரம் காத்திருந்தால் தான் கிடைக்கும். மாலை ஆறு மணிக்குத் தொடங்கி இரவு பத்து மணி வரை கடை இயங்குகிறது என்றாலும் இரவு 8.30 மணிக்கே அனைத்தும் தீர்ந்துவிடுகிறது!

"ஒவ்வொரு கோழியையும் சமைச்சு முடிக்க குறைஞ்சது அரைமணி நேரமாகும். அத னால அளவாதான் செய்வோம். அதிகம் செஞ்சா தரமான, ருசி

கிரில்லிங் (வாட்டி சமைப்பது)

அதிகப்படியான வெப்பத்தை பாய வைத்து சமைக்கும் முறை தான் கிரில்லிங். ஆரம்ப காலங்களில் நெருப்பை எரிய வைத்து, சாலமெண்டர் முறையில் சமைத்தனர். ஆனால், அனலில் நெருக்க மாக வாட்டி எடுப்பார்கள். சில நிமிடங்கள் நேரடியாக நெருப்பில் காட்டி சுடுவார்கள். சிறிது இடைவெளி விட்டு மீண்டும் வாட்டு வார்கள்.

இப்போது நவீனமுறைதான் பின்பற்றப்படுகிறது. குழாய் மூலம் கேஸ் இணைப்பில் நேரடியாக நெருப்பில் வைத்து இறைச்சியை சுட்டு எடுக்கின்றனர்.

யான சுட்ட கோழியைத் தர முடியாது. அதனாலதான் இப்படி...” என்கிறார் உரிமையாளர் அப்துல் காதர்.

“சுட்ட கோழியைப் பொறுத்தவரை மிளகாய்த்தூளும் உப்பும்தான் முக்கியம். சரியான பதத்துல இதைச் சுடணும். இறைச்சிக்குள்ள மிளகாய், உப்பு, இஞ்சி, பூண்டு கலவை இருக் கணும். இது அதிக மாகவோ குறைவாக வோ இருக்கக் கூடாது. சுட்டு வாட்டறப்ப ஒண்ணோடு ஒண்ணு கலக்கணும். சுட்டபிறகு தனியா மசாலா தெரியக் கூடாது!

இருபது வருஷங்களா இந்தத் துறைல இருக்கேன். சவுதில இருந்தப்ப எகிப்துக்காரர்கிட்ட இதைக் கத்துக்கிட்டேன். இங்க செய்யறப்ப வீட்ல அரைக்கிற, இந்திய சேர்மானங்களைத்தான் சேர்க்கறேன்.

செய்முறைக்குத் தேவையான பொருட்களை கொல்லிமலைல இருந்து வரவழைக்கறோம். முதல் தரமான மிளகு, சீரகத்தைத் தான் பயன்படுத்தறோம். உலகம் முழுக்க கருஞ்சீரகத்தையும், அதிமதுரத்தையும் மருந்தளவு சேர்க்கறாங்க. இந்த இரண்டின் பிறப்பிடமும் இந்தியாதான்னு நபிகள் பெருமானார் சொல்றார்.

அப்துல் காதர்

உடலுக்குத் தேவையான மருந்துப் பொருள்னு இந்த இரண்டையும் சொல்லலாம். அதனால இதை எல்லா உணவுலயும் சேர்க்கலாம்.

அசைவத்துல இருக்கிற கிருமிகளை நீக்கி இயல்பான சுவையை இந்த இரண்டும் கொடுக்கும்.

கோழியைப் பொறுத்தவரை வளர்ப்புக் கோழிகள்தான் பெஸ்ட். ஒண்ணு, ஒண்ணேகால் கிலோனு இருக்கும். சக்கை இருக்காது. சுவையைக் கொடுக்கும்...” என்கிறார் அப்துல்காதர்.

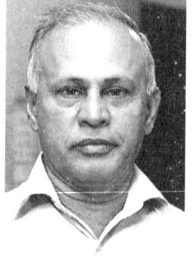

திலீபன் புகழ்

பார்பிக்யூ கோழி

கோழிக்கறி – அரைக் கிலோ.
மஞ்சள் தூள் – சிறிதளவு.
மிளகாய்த் தூள் – அரை மேசைக்கரண்டி.
மிளகுத் தூள் – அரை மேசைக்கரண்டி.
பார்பிக்யூ மசாலா
(திப்பிலி, சீரகம்,
அதிமதுரம் அரைத்த மசாலா) – அரைத் தேக்கரண்டி.
எலுமிச்சை – 2.
இஞ்சி, பூண்டு விழுது – ஒரு மேசைக்கரண்டி.
தயிர் – ஒரு மேசைக்கரண்டி.
தனியா தூள் – கால் மேசைக்கரண்டி.
உப்பு – தேவையான அளவு.
எண்ணெய் – வறுக்க.

பக்குவம்: கோழியை சுத்தம் செய்து அதனுடன் அரைத்த இஞ்சி, பூண்டு விழுது, தயிர், எலுமிச்சை சாறு, மஞ்சள்தூள் உட்பட மற்ற மசாலா தூள்களைக் கலந்து சிக்கனில் தடவி சில இடங்களில் கத்தியால் கீறி மசாலாவை நிரப்பி குறைந்தது ஒரு மணிநேரம் ஊற வைக்கவும்.

பிறகு விறகுக் கரியைக் கொண்ட பார்பிக்யூ அடுப்பில் தீயை மூட்டி, ஊறவைத்த கோழியின் மேல் எண்ணெய் தடவி அனலில் வாட்டி எடுக்க வேண்டும். பின்னர் சிறிது இடைவெளிவிட்டு மீண்டும் வாட்ட வேண்டும்.

கடைசியாக எலுமிச்சை சாறைப் பிழிந்து சாப்பிட வேண்டும்.

பொதுவாக பார்பிக்யூ உணவுகளில் அசைவம்தான் அதிகம். சைவத்தில் பாலாடைக்கட்டி, குடைமிளகாயை வைத்து பார்பிக்யூ செய்கிறார்கள்.

இந்தக் கடையில் கிடைக்கும் சிக்கனில் அசைவ வாசம் துளி கூட இல்லை! இறைச்சியை வெட்டியதுமே சுத்தமாகக் கழுவி விரைவாகச் சமைக்கின்றனர். தனி மசாலா சேர்மானத்தில் குறைந்த அனலில் வாட்டி தனி பக்குவத்துடன் சமைக்கின்றனர் என்பது மிகப்பெரிய ப்ளஸ்.

தென்காசி

நந்தினி கூரைக்கடை மெஸ்

பருவமழைத் தூறலையும் தாண்டி எல்லா நாட்களும் சாரல் மழை அணைத்துக் கொண்டிருக்கும் ஊர் தென்காசி. மேற்குத் தொடர்ச்சி மலை அடிவாரத்தில் தென்காசி டவுனில் இயற்கை எழில் பொங்கும் சுற்றுச்சூழலில் அமைந்துள்ளது நந்தினி மெஸ் கூரைக்கடை.

வீட்டுச் சாப்பாடு பக்குவத்தில் அசைவ உணவைத் தயாரிப்பது இவர்களது ஸ்பெஷல். அதனாலேயே கடந்த முப்பது வருடங்களாக தென்காசிக்கு ஷூட்டிங் வரும் அனைத்து சினிமா பிரபலங்களும் இந்த உணவகத்திலேயே விரும்பிச் சாப்பிடுகிறார்கள்.

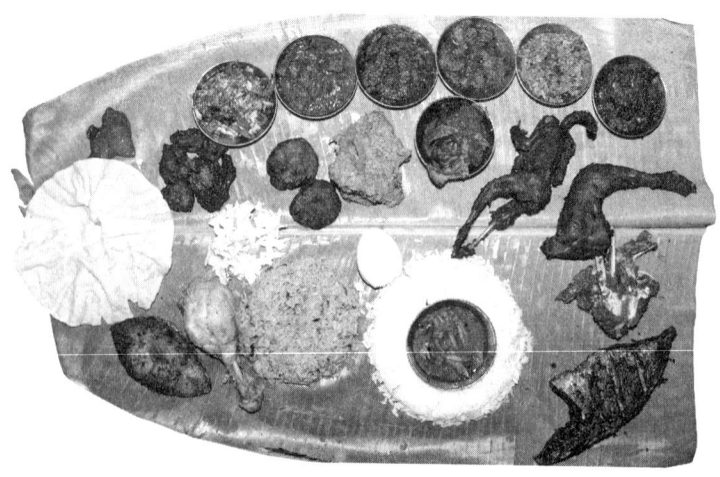

கருவாட்டுக் குழம்பு

கருவாடு – 100 கிராம்.
சின்ன வெங்காயம் – 50 கிராம்.
பச்சை மிளகாய் – 2.
தக்காளி – இரண்டு.
கத்தரிக்காய் – 2.
தேங்காய் எண்ணெய் – 2 தேக்கரண்டி.
கடுகு, சீரகம் – சிறிதளவு.
உளுத்தம் பருப்பு – 1 தேக்கரண்டி.
வெந்தயம் – 1/2 தேக்கரண்டி.
கறிவேப்பிலை – சிறிது.
பூண்டு – 20 பல்.
மிளகாய்த் தூள் – 2 தேக்கரண்டி.
மல்லித் தூள் – 1 தேக்கரண்டி.
மஞ்சள் தூள் – 1 தேக்கரண்டி.
கரம் மசாலா தூள் – 1 தேக்கரண்டி.
சீரகத் தூள் – 1 தேக்கரண்டி.
உப்பு – சிறிது.
புளித் தண்ணீர் – 4 தேக்கரண்டிச் சாறு.
தேங்காய்ப் பால் – 1/2 கப்.

பக்குவம்: கருவாட்டுத் துண்டுகளை 15 நிமிடங்கள் சூடான நீரில் சுத்தம் செய்யவும். ஒரு மண் பானையில் தேங்காய் எண்ணெய் ஊற்றி கடுகு, சீரகம், உளுத்தம் பருப்பு, வெந்தயம், கறிவேப்பிலை சேர்த்தபின் பூண்டு, வெங்காயம் மற்றும் பச்சை மிளகாய் சேர்த்து 5 நிமிடம் வதக்கவும். கருவாட்டுக் குழம்புக்கு எப்போதும் மண்பானை சமையல்தான் சுவையாக இருக்கும்.

பிறகு தக்காளி சேர்த்து நன்றாக வதக்கவும். கத்தரிக்காய் துண்டுகளைச் சேர்த்து மிளகாய்த் தூள், மல்லித் தூள், மஞ்சள் தூள், கரம் மசாலா தூள், சீரகத் தூள் சேர்த்து 1 நிமிடம் வதக்கவும். பின் தண்ணீர் மற்றும் உப்பு சேர்த்து நன்கு கொதிக்க விடவும்.

இறுதியாக புளிச்சாறு சேர்க்கவும். புளியை கவனமாகச் சேர்ப்பது முக்கியம். புதுப் புளி, பழைய புளி இரண்டிலும் ருசி சற்று மாறுபடும். இவர்கள் கேரள குடம்புளியைப் பயன்படுத்துகிறார்கள்.

இறுதியாக கருவாட்டுத் துண்டுகளைப் போட்டுக் கலக்கி குறைவான அனலில் 10 நிமிடங்கள் வேகவைத்து பின் தேங்காய்ப்பால் சேர்த்து லேசாக ஒரு கொதி வந்ததும் இறக்கவும்.

முதல் நாளை விட மறுநாள் இட்லிக்கு தொட்டுக்கொள்ள நன்றாக இருக்கும்.

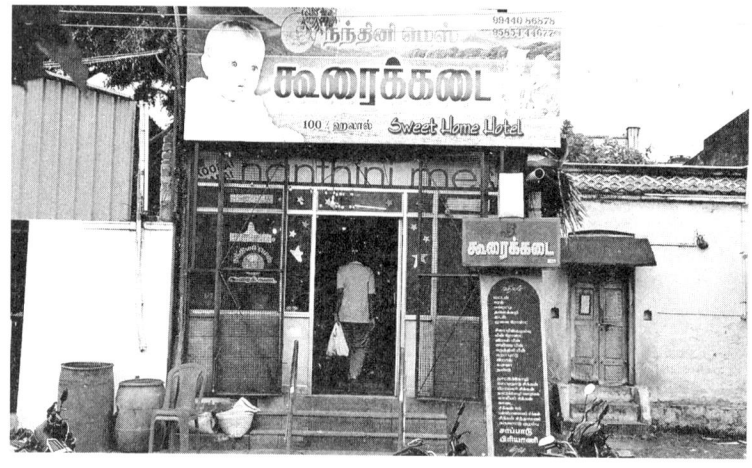

கேரள எல்லை என்பதால் சுற்றி இருக்கும் மற்ற கடை ரெசிப்பிகளில் தேங்காய் எண்ணெய் வாசம் சற்று தூக்கலாக இருக்கும். ஆனால், இங்குள்ள அனைத்து உணவிலும் கடலெண்ணெய் மற்றும் நல்லெண்ணெயையே அதிகம் பயன்படுத்துகின்றனர். தேவைக்கு மட்டுமே தேங்காய் எண்ணெய்.

"சாப்பிட்டுப் பழகினவங்களுக்குதான் தேங்காய் எண்ணெய் வாசம், ருசி பிடிக்கும். பொதுவா தமிழர் உணவு நல்லெண்ணெய்யும் கடலெண்ணெய்யும் சார்ந்தது. அதனால இதையே பொரிக்கவும் தாளிக்கவும் பயன்படுத்தறோம். அதுவும் சுத்தமான செக்குல ஆட்டி எடுக்கப்பட்ட எண்ணெய்களைத்தான் வாங்கறோம். சமையலுக்கு எண்ணெய் ரொம்பவே முக்கியம். இது தரமா இல்லைனா வறுவல், பிரட்டல், பொரிச்சு எடுக்கிற உணவுகள் பிசுபிசுத்துப் போயிடும்..." என்கிறார் கடையின் உரிமையாளரான ஜேக்கப் கிளாடி.

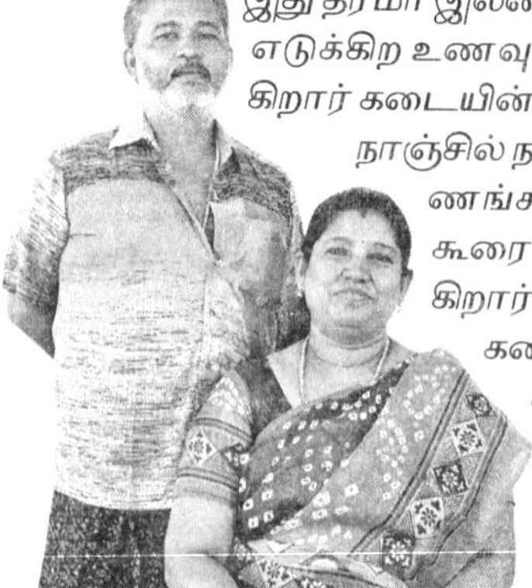

நாஞ்சில் நாட்டு மெஸ்சுக்கு உரிய எல்லா லட்சணங்களும் நந்தினி மெஸ்ஸிலும் உண்டு. கூரைக் கடையாகத்தான் தொடங்கியிருக்கிறார்கள். இப்போது அருகிலேயே பெரிய கடையைத் திறந்துவிட்டாலும் கூரைக் கடையாகவே இயங்குகின்றனர்.

வருபவர்களை வாயார வரவேற்பதை ஜேக்கப் கிளாடியும் அவரது மனைவி செலினும் தங்கள் கடமையாகக் கொண்டிருக்கிறார்கள்.

"நாங்க இரண்டு பேருமே பட்ட

சுவரொட்டி கறி பிரட்டல்

ஆட்டு சுவரொட்டி – கால் கிலோ.
சின்ன வெங்காயம் – 150 கிராம்.
பச்சை மிளகாய் – 2.
அரைக்க
தேங்காய் – 2 துண்டு.
மிளகு – இரண்டு தேக்கரண்டி.
சீரகம் – ஒரு தேக்கரண்டி.
நல்லெண்ணெய் – தேவைக்கு.

பக்குவம்: எண்ணெய்யை சற்று தூக்கலாக விட்டு கறியை நன்கு வதக்கவும். பிறகு பொதியாக நறுக்கிய சின்ன வெங்காயம், பச்சை மிளகாய் சேர்த்து லேசாக தண்ணீரோ தேங்காய்ப்பாலோ சேர்த்து கொதிக்க விடவும்.

சிறிது வாசம் வந்ததும் அரைத்த விழுதுகளைச் சேர்த்து பச்சை வாசம் போனபிறகு இறக்கி பரிமாறவும்.

தாரிங்க. 70கள்ல கல்லூரி முடிச்சவங்க. வாத்தியார் வேலைக்குப் போகணும்னு ஆசைப்பட்டேன். வறுமையான குடும்பச் சூழல். டீக்கடைல வேலை பார்த்துகிட்டே வாத்தியார் வேலைக்கு முயற்சி செஞ்சேன்.

அப்ப அங்க டீ குடிக்க வந்த ஒரு ஆர்டிஓ ஆபீசர்கிட்ட, 'படிச்ச படிப்புக்கு ஏத்த வேலை இருந்தா சொல்லுங்க'னு கேட்டேன். அவரும் முயற்சி செஞ்சாரு. கடைசியா ரூ.6 ஆயிரம் கொடுத்து, 'உனக்குத் தெரிஞ்ச தொழிலைச் செய்'னு சொன்னாரு.

அப்ப அது பெரிய தொகை. எனக்கு டீ மட்டும்தான் போடத் தெரியும். என் மனைவி நல்லா சமைப்பாங்க. அவங்க ஆங்கில இலக்கியம் படிச்சவங்க. அவங்களைப் போய் எப்படி சமைக்கச் சொல்றதுனு யோசிச்சேன். ஆனா, அவங்களாவே 'நாம மெஸ் ஆரம்பிக்கலாம்'னு சொன்னதும் கண்ணெல்லாம் கலங்கிடுச்சு...'' நெகிழும் ஜேக்கப் கிளாடி 'நந்தினி மெஸ்' என தங்கள் கடைக்குப் பெயர் வைத்ததற்கு காரணம் இருக்கிறது.

''எங்களுக்கு பணம் கொடுத்து உதவின ஆர்டிஓ ஆபீசர் பேரு சிதம்பர குத்தாலம். அவருக்கு ஒரு மகள் இருந்தாங்க. ஆனா, தவறிட்டாங்க. அந்த மக பேரு நந்தினி! எனக்கு அவர் பெரிசா பழக்கமில்ல. டீ குடிக்க வர்றப்ப சிரிப்பார். அப்படியிருந்தும், படிச்ச பையன் நல்லா இருக்கணும்னு அந்தத் தொகையைக் கொடுத்து உதவினாரு. அப்படிப்பட்ட நல்ல மனுஷரோட மக பேரைத்தான் எங்க மெஸ்ஸுக்கு வைச்சோம்!

இப்ப வரை அவர் இந்தக் கடைக்கு வந்ததில்ல. ஒவ்வொரு

லன்ச் மேப்

வருஷமும் அவரைப் போய் பார்த்து வாங்க வாங்கனு அழைப் பேன். சிரிப்பார். 'நல்லா இரு'னு ஆசீர்வாதம் பண்ணுவார்..." சொல்லும்போதே ஜேக்கப் கிளாடியின் கண்கள் கலங்குகின்றன.

இங்கு முப்பத்துமூன்று வகையான டிஷ்கள் இருக்கின்றன. மட்டன் சுக்கா, ஈரல் பிரட்டல், மீன் வறுவல், நாட்டுக்கோழி மசாலா, நண்டு வறுவல், எறா தொக்கு... என ஒவ்வொன்றிலும் தனித்தனி மசாலா வாசம்.

பொதுவாக மட்டன் கறிக் குழம்புக்கும் கோழிக்கறிக் குழம் புக்கும் அதிலிருக்கும் கறித்துண்டுகள் தவிர வேறு வித்தியாசம் இருக்காது. ஒரே மசாலா வாசனையே வீசும். ஆனால், இங்கு கறித்துண்டுகள் இல்லாமலும் தனித் தனி ருசியுடன் உமிழ்நீரைச் சுரக்கவைக்கின்றன.

குறிப்பாக கருவாட்டுக் குழம்பு, மீன் வறுவல், சுவரொட்டி பிரட்டலுக்கு தனி ரசிகர் பட்டாளமே இருக்கிறது. காலை பதி னோரு மணிக்குத் தொடங்கும் இந்த மெஸ், இரவு பதினோரு மணி வரை இயங்குகிறது. எப்போது சென்றாலும் சுடச்சுட சோறு கிடைக்கும்.

சமையல் முழுக்க பெண்கள்தான். செலினின் மேற்பார்வையில் பத்துக்கும் மேற்பட்ட பெண்கள் தங்கள் கைமணத்தைக் காட்டு கிறார்கள். அம்மியில் அரைப்பது, உரலில் இடிப்பது... என பழமை மாறாமல் சமைக்கின்றனர்.

🖋️ **திலீபன் புகழ்**

தமிழ்நாடு

ஓணம் ஸத்யா விருந்து

தமிழர்களுக்கு எப்படி பொங்கல் உழவுப் பண்டிகையோ அப்படி கேரளாவுக்கு ஓணம் வாழ்வியல் சார்ந்த இருத்தலியல் பண்டிகை.

பத்து நாட்கள் தொடரும் இந்தப் பண்டிகையில் திரு வோண நன்னாளில் திருக்காரப்பன் பூஜை செய்து மகாபலி மன்னனை ஒவ்வொரு ஆண்டும் மலையாள மக்கள் வரவேற் பார்கள்.

ஓணம் மலையாள ஆண்டின் முதல் மாதத்தில் கொண்டாடப் படும் வரவேற்பு விழா. மட்டுமல்ல, மலையாளிகளின் அறுபடைத் திருவிழாவும் இந்த ஓணம்தான்.

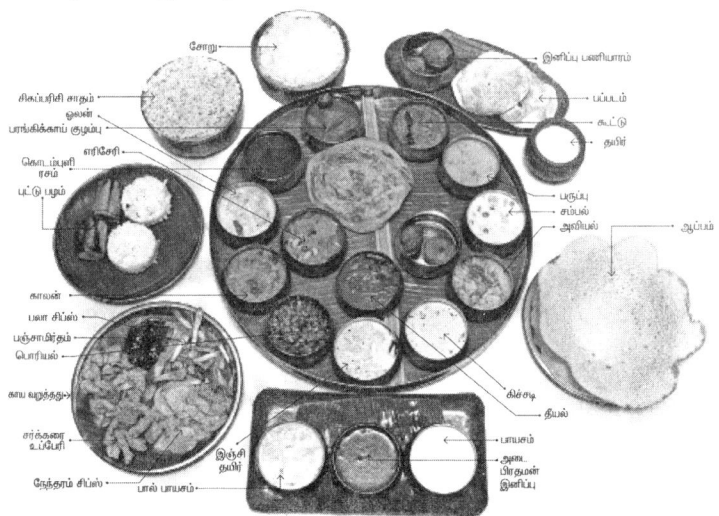

லன்ச் மேப்

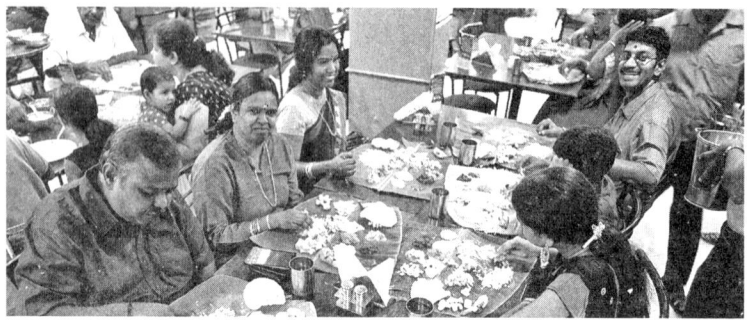

புத்தாடை உடுத்தி, பூக்கோலம் போட்டு 64 வகை காய்கறி பதார்த்தத்தோடு 'ஓண ஸத்யா' (ஓண பெருவிருந்து) உண்டு மகிழ்வர். ஆண்கள் புலியாட்டம் ஆடுவர். பெண்கள் கைகொட்டி 'களி' கும்மி நடனமும், 'தும்பித் துள்ளல்' என்னும் நடனமும் ஆடி மகிழ்வர்.

உலகின் ஆகப்பெரிய விருந்து என்றால் அது 'ஸத்யா'தான். இதற்கு பெருவிருந்து என்று பொருள். இந்த விருந்தில் 24 முதல் 64 வகையான பதார்த்தங்கள் இருக்கும். கேரளத்தில் அந்தந்த பகுதியைப் பொறுத்து வகை மாறுபடும். மக்களை மகாபலி மன்னன் பார்க்க வரும்போது அவர்கள் மகிழ்ச்சியாக இருக்கிறார்களா என்பதை வீட்டின் அலங்காரத்தை வைத்தும் உணவு வகைகளைக் கொண்டும் புரிந்துகொள்வாராம்.

'கானம் விற்றாவது ஓணம் உண்'. அதாவது 'காடு வித்தாவது ஓணம் பெருவிருந்தை சாப்பிடு' என்ற பழமொழியே அங்கு உண்டு. உணவில் மருத்துவ குணம் கொண்ட அனைத்துப் பொருட்களையும் சேர்த்திருப்பார்கள். ருசியைவிட ஆரோக்கியத்துக்குத்தான் அதிக முக்கியத்துவம்.

இதற்காக ஒரு வாரத்துக்கு முன்பே வேலையைத் தொடங்கி விடுகிறார்கள். தரமான தேங்காயைத் தேர்வு செய்வது, இஞ்சி, புளி, வெல்லம்... என அனைத்தையும் பார்த்துப் பார்த்து தேர்வு செய்கிறார்கள்.

இரண்டு நாட்களுக்கு முன்பே ஊற வைப்பது, மாவை புளிக்க வைப்பது உள்ளிட்ட பணிகளை மேற்கொள்கிறார்கள்.

'விசாகம்' என்றழைக்கப்படும் நான்காம் நாளில், ஆறு சுவை களில், 64 வகையான பட்டியவிசாகம் உணவு இடம்பெறும்.

புது அரிசி மாவில் தயார் செய்யப்பட்ட அடை, அவியல், அடை பிரதமன் என்னும் இனிப்பு, பால் பாயசம், சிகப்பரிசி சாதம், பருப்பு, நெய், சாம்பார், காலன், ஓலன், ரசம், மோர், தோரன், சர்க்கரைப் புரட்டி, உப்பேரி, கூட்டு, கிச்சடி, பச்சடி, இஞ்சிப்புளி, எரிசேரி, மிளகாய் அவியல், தீயல், பரங்கிக்காய்

திலீபன் புகழ்

எரிசேரி கூட்டு

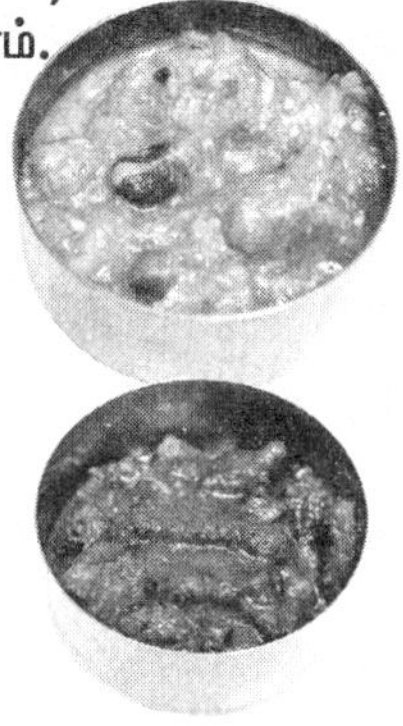

மஞ்சள் பூசணி – ஒரு துண்டு (அரைக் கிலோ).
தட்டைப்பயறு (காராமணி விதை) – 50 கிராம்.
மிளகாய்த்தூள் – அரை சிட்டிகை.
மஞ்சள்தூள் – அரை டீஸ்பூன்.
தேங்காய்த் துருவல் – 6 தேக்கரண்டி.
சீரகம் – 1 சிட்டிகை.
கடுகு, உ.பருப்பு – தலா 1 சிட்டிகை.
காய்ந்த மிளகாய் – 3.
சின்னவெங்காயம் – 4.
தேங்காய் எண்ணெய் – 2 டேபிள் ஸ்பூன்.
கறிவேப்பிலை – 2 துணுக்கு.
இஞ்சி – சிறு துண்டு.

பக்குவம்:

மஞ்சள் பூசணியை தோல் நீக்கி சிறிய துண்டுகளாக நறுக்கவும். காராமணி விதையை 4 மணி நேரம் ஊறவைத்து, சிறிது தண்ணீர், உப்பு சேர்த்து குழைய வேக வைக்கவும்.

இத்துடன் நறுக்கிய பூசணி துண்டுகள், மஞ்சள்தூள், மிள காய்த்தூள், சிறிது உப்பு சேர்த்து மூடி 5 நிமிடங்கள் வேகவிடவும். தனியாக கடாயில் தேங்காய் துருவல், சீரகம், இஞ்சி சேர்த்து கெட்டி யாக அரைத்து எடுக்கவும். விருப்பப்பட்டால் வாணலியில் வதக்கி அரைக்கலாம். வேகவைத்த தட்டைப்பயறு, மஞ்சள் பூசணியுடன் அரைத்த தேங்காய் விழுதைச் சேர்க்கவும்.

இறுதியாக வாணலியில் தேங்காய் எண்ணெய் விட்டு காய்ந்ததும் கடுகு, உளுந்தம் பருப்பு, வற்றல், கறிவேப்பிலை சேர்த்து, காய்ந்த தும் நறுக்கிய வெங்காயம் சேர்த்து இளஞ்சிவப்பாக வதங்கியதும் தேங்காய் துருவல் சேர்த்து பொன்வறுவலாக வதக்கவும்.

அனைத்தையும் கூட்டாகக் கொதிக்க விடவும். காய் உடையக் கூடாது; மசிந்தது போல துண்டாக இருக்க வேண்டும்.

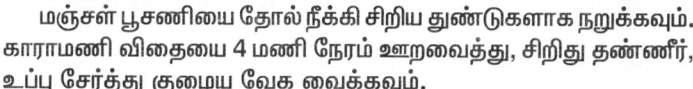

குழம்பு, பப்படம், மாங்காய், வாழைக்காய் மெழுகு புரட்டி, காய வறுத்தது, இனிப்பு இஞ்சி சட்னி, சீடை, வடுகபுளி ஊறுகாய்கள் என உணவுகள் தயார் செய்யப்பட்டு கடவுளுக்கு படைக்கப்படும்.

பெரும்பாலான உணவு வகைகளில் தேங்காயும் தயிரும் பெரும் பங்கு வகிக்கும். எவ்வளவு சாப்பிட்டாலும் இரண்டு மணி நேரங் களில் செரித்துவிடும். அப்படித்தான் சமைக்கிறார்கள். தவிர செரி மானத்துக்காக உணவுடன் 'இஞ்சிக்கறி', 'இஞ்சிப்புளி' என்னும் இஞ்சிச் சாற்றில் செய்த ரெசிப்பியும் உண்டு.

உணவில் கட்டாயம் இருக்கவேண்டியது அறுசுவை உணவு.

காய்கறி தீயல்

முருங்கைக்காய், கத்திரிக்காய், தக்காளி – தலா ஒன்று.
தேங்காய் – ஒரு மூடி (துருவியது).
தனியா – ஒரு டீஸ்பூன்.
வெந்தயம் – சிறிதளவு.
கடுகு, எண்ணெய் – தாளிக்க.
மிளகு – 4.
புளி – நெல்லிக்காய் அளவு (கரைத்துச் சாறு எடுத்துக் கொள்ளவும்).
வெல்லம் – சிறிதளவு.
மிளகாய் வற்றல் – 4.
உப்பு, மஞ்சள்தூள், கறிவேப்பிலை – தேவையான அளவு.

பக்குவம்:

முருங்கை, கத்திரியை சுத்தம் செய்து துண்டுகளாக்கவும். தக்காளியை பொடியாக நறுக்கவும். மிளகாய் வற்றல், தனியா, வெந்தயம், மிளகு ஆகியவற்றை சிறிது தேங்காய் எண்ணெய் விட்டு வறுத்து, அத்துடன் துருவிய தேங்காய் சேர்த்து பொன்னிறமாக வதக்கி அரைக்கவும்.

தனியாக கடாயில் எண்ணெய் விட்டு கடுகு, கறிவேப்பிலை தாளித்து; நறுக்கிய காய்கள், தக்காளி சேர்த்து வதக்கவும். இதனுடன் உப்பு, மஞ்சள்தூள், புளிக் கரைசல், வெல்லம் சேர்த்து நன்கு கொதிக்க விடவும்.

பிறகு அரைத்து வைத்திருக்கும் தேங்காய் மசாலா சேர்த்து லேசாக கொதிக்க விட்டு இறக்கவும். சிகப்பரிசி சாதத்துடன் இதைப் பரிமாறினால் சுவை அற்புதமாக இருக்கும்.

அதில் அடை பிரதமன் இனிப்பு மிகவும் ருசியாக இருக்கும். கெட்டிப் பதத்தில் நெய்யும் வெல்லமும் கொண்ட கேரள மக்களின் சிறப்பு இனிப்பு வேற லெவல் டேஸ்ட்!

சுவைக்காக எதையும் இவர்கள் சேர்ப்பதில்லை. சென்னையில் இருக்கும் அனைத்து கேரள உணவகங்களிலும் பாரம்பரியம் மீறாமல் 'ஓண ஸத்யா' தயாரிக்கிறார்கள்.

ஓணம் தொடங்கிய பத்து நாட்களுமே இந்த 'ஓண ஸத்யா' அனைத்து கேரள உணவங்களிலும் கிடைக்கும்.

(நன்றி: சஞ்சீவனம் ரெஸ்ட்டாரண்ட்; சவேரா மால்குடி உணவகம்)

தீலீபன் புகழ்

நெல்லை

சந்திரவிலாஸ்

தான் வாழும் நிலப்பகுதியில் தயாராகும் உணவு விளையும் தானியம், சுரக்கும் தண்ணீர் போன்றவற்றை உண்பதும்; பத்து கிலோ மீட்டருக்குள் விளையும் காய்கறிகளை உணவுக்குப் பயன்படுத்துவதும் உடலுக்கு நல்லது என தங்கள் அனுபவங்களின் வழியே பெரியோர்கள் சொல்வது பருவநிலையைக் கருத்தில் கொண்டு நம் உடல் ஆரோக்கியமாக இருக்க வேண்டும் என்ப தற்காகத்தான்.

இதன்படிதான் திருநெல்வேலி ஜங்ஷன் சாலைக்குமரன் கோயிலருகே இருக்கும் சந்திரவிலாஸ் உணவகம் இயங்குகிறது. நவீன பொருட்களைத் தவிர்த்து உள்ளூர் விளைபொருட்களையே பயன்படுத்துகின்றனர்.

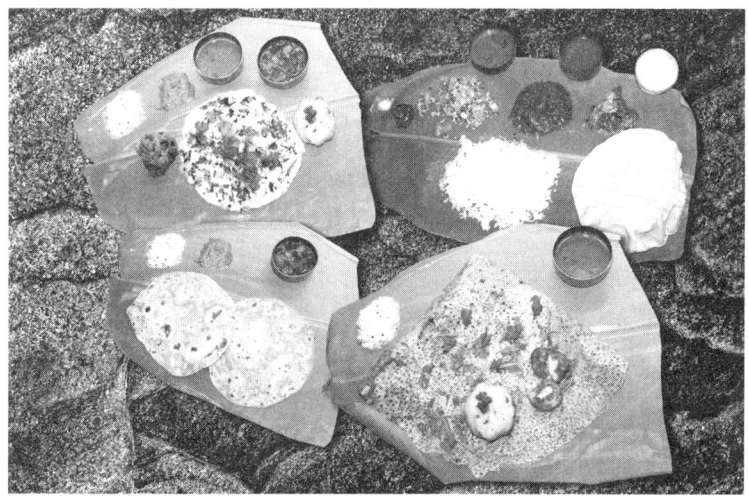

லன்ச் மேப்

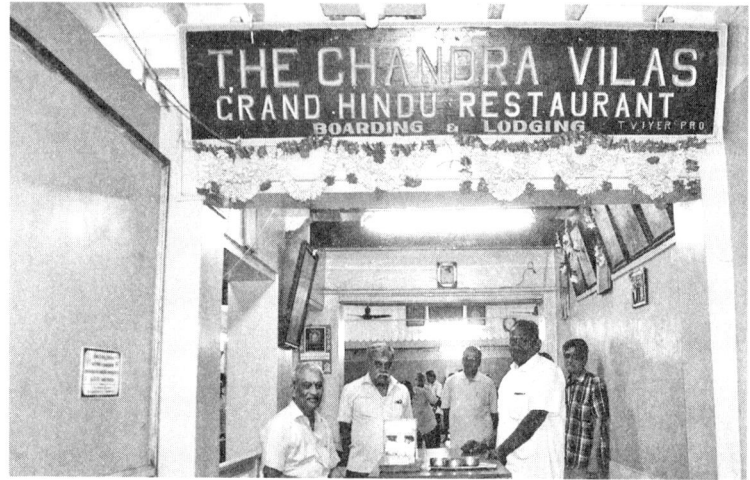

பழங்காலத்து மேஜை இருக்கைகள். பழமையான பாத்திரங்கள். பக்குவமாக சமைக்கும் முறை. போதாதா? இட்லி, தோசை, பொங்கல், பூரி... என அனைத்தும் பழமை மாறாமல் மணக்கின்றன. குறிப்பாக காப்பி. காப்பிக் கொட்டையை இவர்களே வறுத்துப் பொடி செய்கின்றனர்.

திருநெல்வேலி இருட்டுக்கடை அல்வாவுக்கு எப்படி தாமிர பரணி நீர் சுவையைக் கூட்டுகிறதோ, அதேபோல சந்திர விலாஸ் ஹோட்டலின் சாம்பார், ரசம், இட்லி, தோசை, மிளகாய் சட்டினி... என அனைத்திலும் தாமிரபரணியின் முத்திரை இருக்கிறது.

"எங்க செய்முறையும் தாமிரபரணி நீரும்தான் எங்க சுவைக்கு அடையாளம்..." பெருமையாகச் சொல்கிறார் மூன்றாம் தலைமுறையாக இந்த உணவகத்தை நடத்திவரும் சந்திரசேகர்.

"1926ல எங்க தாத்தா வெங்கடாசலம் கருங்குளத்துல இருந்து நெல்லை டவுனுக்கு வந்து உணவகத்தை தொடங்கினாரு. அப்ப இதுதான் மெயின் ரோடு. திருநெல்வேலிக்கு வேலை நிமித்தமாகவும் வியாபாரத்துக்காகவும் வர்றவங்க இங்க வந்து சாப்பிட்டுப் போவாங்க. அப்ப தரைல பாய் விரிச்சு அமர்ந்துதான் சாப்பிடுவாங்க.

காமராஜர், எம்ஜிஆர், சிவாஜி, எம்.எஸ்.சுப்புலட்சுமினு பல பிரபலங்கள் இங்க சாப்பிட்டிருக்காங்க. பிரதமர் நேரு நெல்லைக்கு வந்திருந்தப்ப காமராஜர் அவரை இங்க கூட்டிட்டு வந்தார். நேருவுக்கு எங்க சுவை பிடிச்சுப் போச்சு. அதுக்கு அப்புறம் எப்ப தமிழகம் வந்தாலும் இங்க வந்து சாப்பிடுவார்.

சுதந்திரப் போராட்டக் காலத்துல எங்க உணவகம் ஒரு கேந்திரமா செயல்பட்டிருக்கு. சுதந்திரப் போராட்ட வீரர்கள் இங்க

சந்திர விலாஸ் ரவா தோசை

பச்சரிசி மாவு – 300 கிராம்.
ரவை – 100 கிராம்.
சீரகம், பெருங்காயம் – சிறிதளவு.
மைதா மாவு – 2 சிட்டிகை.
கொத்தமல்லித்தழை, கறிவேப்பிலை – சிறிதளவு.
பச்சைமிளகாய் – 1.
மிளகு – ஒரு சிட்டிகை.
உப்பு – தேவையான அளவு.
எண்ணெய் – தேவையான அளவு.

பக்குவம்:

பச்சரிசி மாவு, ரவை மற்றும் மைதா மாவுடன் தேவையான அளவு உப்பு சேர்த்து தோசை மாவு பதத்துக்கு கரைத்துக் கொள்ளவும்.

இந்த மாவுக் கலவையை பதினைந்து நிமிடங்கள் ஊற வைத்து, பொடியாக நறுக்கிய பச்சைமிளகாய், மிளகு, கொத்தமல்லி, கறிவேப் பிலை, சீரகம் மற்றும் பெருங்காயம் சேர்த்து நன்றாகக் கலக்கவும்.

இவை தயாரானவுடன் அடிகனமான தோசைக்கல்லை மிதமாக சூடு செய்யவும். பின்னர் சிறிதளவு எண்ணெய்யை தோசைக்கல் லில் தேய்த்து மாவை ஊற்றி, திருப்பிப் போட்டு பொன்னிறமாக எடுத்துப் பரிமாறவும்.

மைதா மாவை குறைவாக பெயரளவுக்குத்தான் சேர்க்க வேண்டும். அதிகமாகச் சேர்த்தால் தோசை கொழகொழவென்று ஆகிவிடும். சாப்பிட நன்றாக இருக்காது.

வந்து சாப்பிட்டுகிட்டே போராட்டங்கள் பத்தி பேசுவாங்க.

ஆரம்பத்துல எந்த உணவுலயும் பூண்டு, வெங்காயம் சேர்க்காம இருந்தோம். அப்பா (சுப்பிரமணி) காலம் வரைக்கும் இதுதான் நடைமுறை. இப்ப மக்கள் விருப்பத்தை ஏற்று சில உணவுகள்ல மட்டும் பூண்டு, வெங்காயம் சேர்க்கறோம். ஆனாலும் அமாவாசை, கிருத்திகை மாதிரியான தினங்கள்ல இதை தவிர்த்துடுவோம்...” என்று சொல்லும் சந்திரசேகருக்கு மகாகவி பாரதியார் தங்கள் கடையின் வாடிக்கையாளர் என்பதில் அலாதி பெருமை.

“அவர் படிச்ச திரவியம் தாயுமானவர் பள்ளி பக்கத் துலதான் இந்த உணவகம் தொடங்கறதுக்கு முன்னாடி எங்க தாத்தா வீட்டிலேயே சமைச்சு வித்துட்டு இருந்தார்.

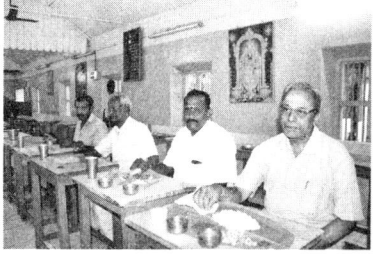

 லன்ச் மேப்

தோசையின் கதை

உணவு வரலாற்றாளர் கே.டி.அச்சயா, 'தோசை தமிழ் மக்களுக்குத்தான் சொந்தம்; கி.பி. ஒன்றாம் நூற்றாண்டிலேயே தமிழகத்தில் புழக்கத்தில் இருந்திருக்கிறது' எனக் குறிப்பிட்டிருக்கிறார். இன்னொரு வரலாற்றாசிரியரான பி.தங்கப்பன் நாயரோ, 'கர்நாடகாவில் இருக்கும் உடுப்பிதான் இதன் பிறப்பிடம்' என்கிறார்.

எதுவாக இருந்தாலும் தமிழகத்தில் பன்னெடுங்காலமாக தோசை பயன்பாட்டில் இருந்திருக்கிறது என்பது மட்டும் உண்மை.

ஒவ்வொரு ஏகாதசி அன்றும் பெருமாள் கருட வாகனத்தில் கிராம உலா சென்று திரும்பும்போது இன்னின்னார்க்கு அமுது படைக்க வேண்டும் எனவும், அதற்கு ஆகும் செலவாக, 250 பணமளிக்கப்பட்டது எனவும் அதைக் கொண்டு 35 தோசைகளை, 24 பேருக்குக் கொடுக்க வேண்டும் என்கிறது ஒரு கல்வெட்டு.

(கல்வெட்டு எண் – 614 / 1919 / கோயில் சாசனங்கள். பகுதி 1 பக். 326)

தமிழின் முதல் நிகண்டு எனப்படும் திவாகர நிகண்டு,
பூரிகம் நொலையல் கஞ்சம் தோசை
பேதப் பெயர்வகை அப்பம் ஆகும்
(பக்.38. பல பெயர் பொருட் தொகுதி. சேந்தன் திவாகரம் மூல பாடம், தாண்டவராய முதலியார் பதிப்பு. 1880)
அப்பத்தின் வகைகளில் ஒன்றாக தோசையைக் காட்டுகிறது.

பாரதியார் சின்னப் பையனா இருந்தப்ப தாத்தா கையால சாப்பிட்டிருக்கார்..."

சைவ உணவுக்கு பெயர் போன இந்த உணவகத்தில் வீட்டு முறைப்படி சமைக்கின்றனர். காலை 9 மணிக்கே இங்கு சாப்பாடு கிடைக்கும். கூடவே இட்லி, தோசை, பூரி, பொங்கல், லட்டு, ஜாங்கிரி, ஃபில்டர் காப்பி. இரவிலும் சாப்பாடு, டிபன், ஃபில்டர் காப்பி உண்டு.

"தரமான பொருள், ஒரே சமையல் மாஸ்டர். இதெல்லாம்தான் எங்க வெற்றி ரகசியம்..." என்கிறார் இளையவரான ராஜா

திலீபன் புகழ்

ஆதம்பாக்கம்

ரவி சோடாக்கடை

வெளியிடங்களில் நான்கு பேர் ஒன்று கூடினால் டீ குடிக்கச் செல்வார்கள். வீட்டுக்கு விருந்துக்கு வந்தவர்களுக்கு ஒன்று வீட்டிலேயே காபி போட்டுத் தருவார்கள் அல்லது 'பேசிட்டு இருங்க... காபி தண்ணி வாங்கிட்டு வரேன்..' என தூக்குச் சட்டியை எடுத்துக்கொண்டு கடைக்குச் செல்வார்கள்.

இதுதான் தமிழர்களின் வழக்கம்.

ஆனால், சென்னை ஆலந்தூர், ஆதம்பாக்கம், மடிப்பாக்கம், பழவந்தாங்கல், பரங்கிமலை சுற்றுவட்டாரப் பகுதியில் நடப்பதே வேறு. நடந்து செல்பவர்களிடம் 'எங்கப்பா போற..?' என்று கேட்டால் 'சும்மா சோடா குடிக்கப் போறேன்!' என்றபடி பரங்கிமலை ரயில்நிலையம் எதிரில் இருக்கும் ரவி சோடா ஃபேக்டரிக்கு செல்வார்கள்.

அந்தளவுக்கு பல ஆண்டுகளாக நல்லது, கெட்டது, சும்மா, அரட்டையடிக்க என சகலத்துக்கும் இங்கு சோடாதான்!

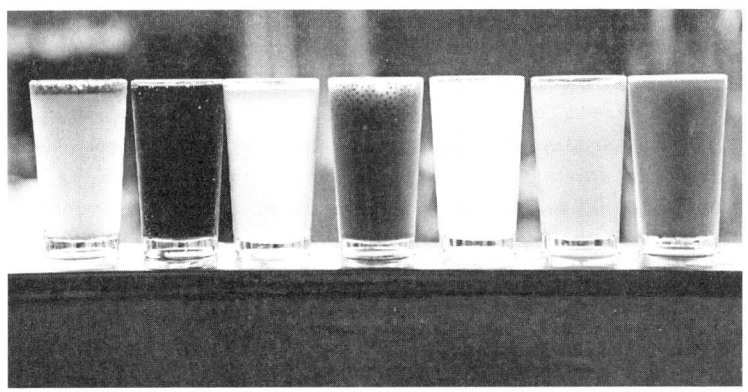

153

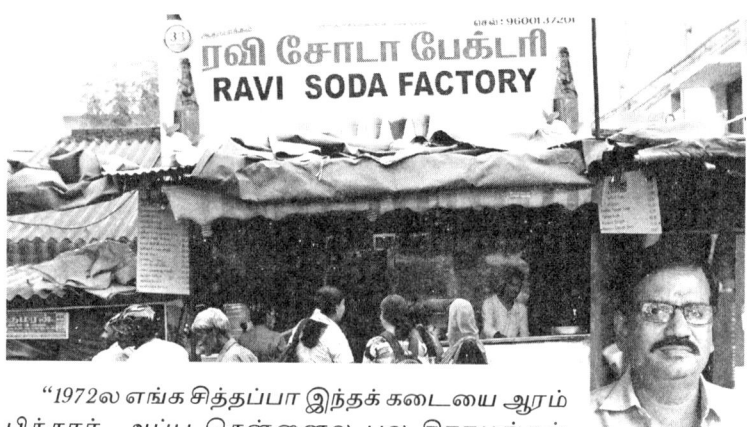

ரவிச்சந்திரன்

"1972ல எங்க சித்தப்பா இந்தக் கடையை ஆரம்பிச்சார். அப்ப சென்னைல பல கிராமங்கள் இருந்தன. அதுல இந்தப் பகுதியும் ஒண்ணு. மடிப்பாக்கம், வேளச்சேரி... அதைத் தாண்டி இருக்கிற 30 ஊர்களுக்கு இதுதான் ரோடு. சந்தையோடு சேர்ந்து ரயில்வே கேட் இருக்கும். மக்கள் எப்பவும் ஜே ஜேனு இருப்பாங்க. வெயில் தாகத்துக்கு அப்ப சோடாதான் குடிப்பாங்க. மூட்டையை சந்தைல இறக்கிட்டு 'ஒரு சோடா கொடுப்பா'னு கேட்கறது சகஜம்..." என அசைபோடுகிறார் ரவிச்சந்திரன்.

"மொத்தமா கலருனு சொல்வாங்க. கறுப்பு, சிவப்பு, ஆரஞ்சுனு நிறம் நிறமா இருக்கும். கூடவே பன்னீர் சோடா, கோலி சோடா. அப்ப 'சுடர்' சோடா கடை இருந்தது. இப்ப அது இல்லை. அவர் கிட்ட வேலை செஞ்ச என் சித்தப்பா தனியா கடை போட்டார். அவர்கிட்ட இருந்து நான் கத்துக்கிட்டேன்.

அப்ப 30க்கும் மேல இங்க கடை இருக்கும். எல்லாருமே சுடர் சோடாக்கடை இல்லைனா சித்தப்பாகிட்ட தொழில் கத்துக்கிட்டவங்கதான்..." என்று சொல்லும் ரவிச்சந்திரன், தன் காலத்தில் நாவல்பழச் சோடா, சர்பத், பாதாம் பிசின் சர்பத், ஸ்பெஷல் பன்னீர் சோடா உள்ளிட்ட 40க்கும் மேற்பட்ட பானங்கள் தயாரிக்கின்றனர்.

"பன்னீர் சோடா, கோலி சோடா, லெமன், ஜின்சர், ஆரஞ்சு... இதுமாதிரி சிலது மட்டும்தான் அப்ப இருந்தது. காலம் மாற மாற மக்கள்கிட்டயும் எதிர்பார்ப்பு அதிகமாகிடுச்சு. அதை பூர்த்தி செய்யணும் இல்லையா..!

முன்னாடி கையால சுத்திதான் சோடா தயாரிப்போம். ஒரு கம்பில வரிசையா பாட்டிலை வைச்சு தண்ணீர்ல கார்பன் - டை - ஆக்ஸைடை கலந்து கையாலயே சுத்துவோம். 30 முறை சுத்தினா கேஸ் ஃபார்ம் ஆகும். கொஞ்சம் அதிகமா சுத்தினா பாட்டில் உடைஞ்சுடும். கையெல்லாம் ரத்தமாகும்.

சோடாவின் கதை

குளிர்பானங்கள் முதன் முதலில் பழச்சாறு சுவையை கொண்டிருந்தது. சோடா ஏற்றப்பட்ட குளிர்பானங்கள் அப்போது கிடையாது. 1653ம் ஆண்டு இங்கிலாந்தில் எலுமிச்சைச் சாறுடன் தண்ணீரைக் கலந்து குடித்தார்கள்.

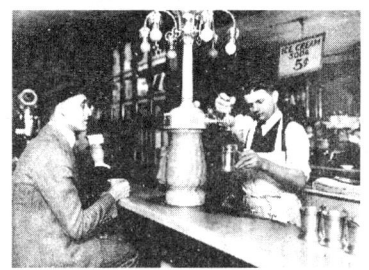

பாரீசில் 1676ம் ஆண்டில் எலுமிச்சை, தேன், தண்ணீர் கொண்டு தயாரிக்கப்பட்ட குளிர் பானங்கள் விற்பனையில் சாதனை படைத்தன.

1767ம் ஆண்டு முதன்முதலில் இங்கிலாந்தை சேர்ந்த ஜோசப் பிரிஸ்டிலி என்பவர் தண்ணீரை கார்பன்–டை–ஆக்ஸைடுடன் வினைபுரியச் செய்து காற்றேற்றப்பட்ட தண்ணீரை அடைத்தார். இதுவே பின்னாளில் சோடாவாக உருவானது. 1800களில் காற்றேற்றப்பட்ட ஜிஞ்சர் பீர் (இஞ்சி) விற்பனைக்கு வந்தது.

1870களில் இங்கிலாந்தில் கோலி சோடா விற்பனை அதிகமாக இருந்தன. இவர்கள்தான் காலனியாதிக்கத்தின்போது நமக்கு அறிமுகப்படுத்தினார்கள்.

இந்தியாவிலேயே சென்னையில்தான் முதன்முதலில் சோடா அறிமுகப்படுத்தப்பட்டது.

1886ல் கோகோகோலா நிறுவனம் ஆரம்பிக்கப்பட்டது.

அன்று தொடங்கி இன்றுவரை உலகில் அதிகம் குளிர்பானம் குடிப்பவர்கள் அமெரிக்கர்கள்தான். தாகம் எடுக்கும்போதெல்லாம் தண்ணீருக்குப் பதில் சோடாவே குடிக்கின்றனர்.

இப்படி சுத்தி எடுத்ததை 15 பைசாவுக்கு விற்போம். இப்ப கையால சுத்தறதில்ல. மெஷின் பயன்படுத்தறோம். ஒரு காலத்துல பன்னீர் சோடாவுக்கு பெயர் போன இடமா ஆதம்பாக்கம் இருந்தது. மக்களும் 'சைதாப்பேட்டை கோலி சோடா' ஆதம் பாக்கம் பன்னீர் சோடா'னு ரைமிங்கா சொல்வாங்க.

ரோஸ் வாட்டர் வாங்கி அதை சரியான அளவுல கலக்கணும். சோடா அதிகமாச்சுனா காட்டமா இருக்கும். பன்னீர் அதிகமாச் சுனா கசக்கும். இப்ப இங்க குறைவா கடைங்க இருக்கு. அப்ப வரிசையா எக்கச்சக்கமா இருக்கும். எல்லா கடைகள்லயும் பன்னீர் சோடா நல்லா இருக்கும். எல்லாருமே சுடர்கிட்ட கத்துகிட்ட வங்கதான். அவரோட முழு பேரு கூட எனக்குத் தெரியாது. 'சுடர் கடை'னு சொல்லியே பழக்கமாகிடுச்சு..." என்கிறார் ரவிச்சந்திரன்.

சோடா எப்படி செய்கிறார்கள்..?

கார்பன் கரிஅமிலத்தில் தண்ணீர் சேர்த்து (carbonated) செய்யப்பட்ட பானம்தான் சோடா. அதாவது, மணம் / நெடி சேர்ந்த வெறும் தண்ணீர்தான். தண்ணீர் எந்த அளவு கரியமில வாயுவை (carbon–di–oxide) ஏற்றுக்கொள்ளுமோ அதைவிடக் கூடுதலான வாயுவை அழுத்தத்தில் கலந்து வினைபுரிய வைக்கிறார்கள்.

இவை மிக உயர்ந்த அழுத்தத்திலும், குறைந்த வெப்ப நிலையிலும் தயாரிக்கப்படுகின்றன. அப்போது வாயுவுக்கும் தண்ணீருக்கும் இடையே ஒரு வகைச் சமநிலை (equilibrium) உருவாகிறது. கோலி சோடாவில் இது சரியான பதத்தில் இருக்கும். சரியாக வினை புரிந்தால்தான் கோலி மேல் நோக்கிச் செல்லும்.

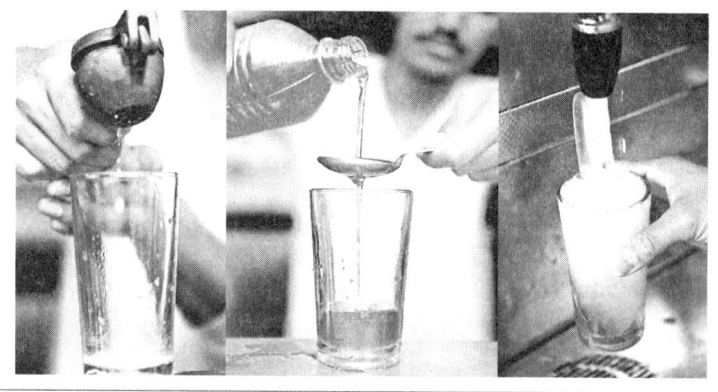

சோடா, சர்பத், பால் சர்பத். மூன்று ரகத்தில் குளிர் பானங்கள் தயாரிக்கின்றனர், கார்பன் - டை - ஆக்ஸைடுடன் தண்ணீர் கலந்து ஆரஞ்சு, ஜிஞ்சர், புதினா, கிரேப் மிக்ஸ் செய்து பாட்டிலில் அடைத்து வைக்காமல் வாடிக்கையாளர்கள் கேட்கக் கேட்க 'சுடச்சுட' தயாரித்துத் தருகின்றனர்.

நாவல் சர்பத், நன்னாரி சர்பத், பன்னீர் ரோஸ், ஆரஞ்சு பைனாப்பிளில் எலுமிச்சைச் சாறுடன் ஐஸ் கட்டிகளை சேர்க்கின்றனர். இதில் சோடா கலப்பதில்லை. தேவையான எசன்ஸையும் இவர்களே தயாரிக்கின்றனர். நன்னாரி வேரை காய்ச்சி சாறு எடுக்கின்றனர். நாவல் பழங்களிலிருந்து சாறு பிழிகின்றனர்.

தண்ணீர் சேர்த்து காய்ச்சிய பசும்பாலில் பாதாம் பிசின் துளசி ரக சப்ஞ்ஞா விதையில் பால் சர்பத் தயாரிக்கிறார்கள்.

தீலீபன் புகழ்

சென்னை

ஆந்திரா மெஸ்கள்

கர்நாடகம், தமிழகம், கேரளா... என தென்னிந்திய உணவகங்கள் ருசியாக உணவை விற்றாலும் குறிப்பிட்ட தொகைக்கு அளவுச் சாப்பாட்டையே கொடுத்து வந்தன.

இந்நிலையில் அன்லிமிட்டெட் மீல்ஸை தமிழகத்துக்கு அறிமுகப்படுத்திய பெருமை ஆந்திர உணவகங்களுக்கே உண்டு. குறிப்பாக தி.நகர் பாண்டி பஜார் நியூ ஆந்திரா மெஸ். இவர்கள்தான் சென்னைக்கு அள்ள அள்ள உணவை முதன்முதலில் கொடுத்தவர்கள்.

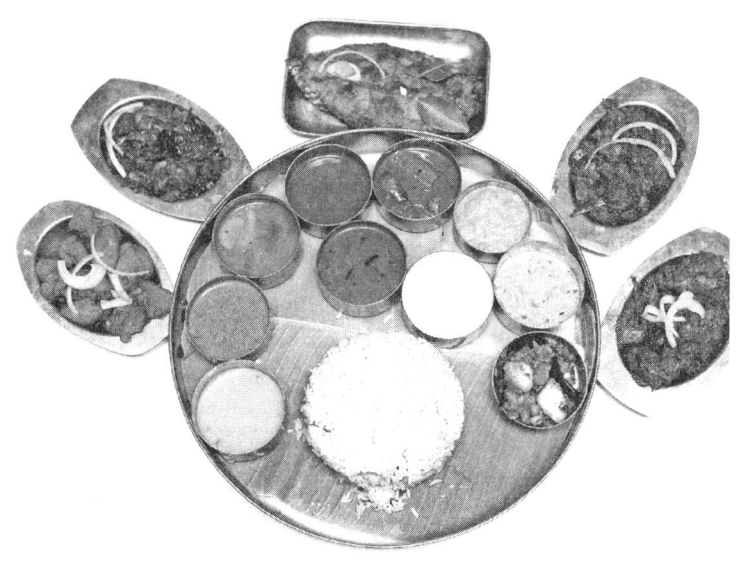

லன்ச் மேப்

கோங்குரா ஊறுகாய்

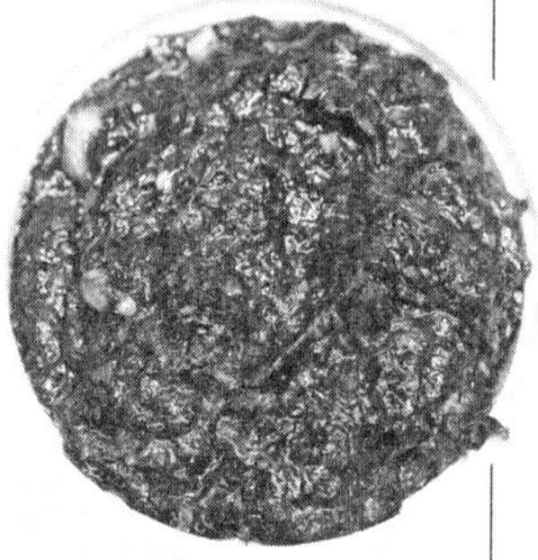

புளிச்சகீரை – 2 கட்டு.
புளி – சிறிய எலுமிச்சம்பழ அளவு.
பச்சை மிளகாய் – 25 கிராம.
கடுகுத்தூள் – 1 டேபிள்ஸ்பூன்.
மஞ்சள்தூள் – அரை டீஸ்பூன்.
பூண்டு – 8 பல்.
பெருங்காயம் – அரை டீஸ்பூன்.
கல் உப்பு – தேவையான அளவு.
தாளிக்க:
நல்லெண்ணெய் – 50 கிராம்.
கடுகு – 2 டீஸ்பூன்.
காய்ந்த மிளகாய் – 6 (இரண்டாகக் கிள்ளியது).

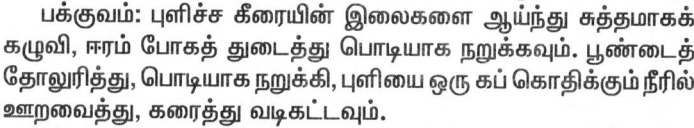

பக்குவம்: புளிச்ச கீரையின் இலைகளை ஆய்ந்து சுத்தமாகக் கழுவி, ஈரம் போகத் துடைத்து பொடியாக நறுக்கவும். பூண்டைத் தோலுரித்து, பொடியாக நறுக்கி, புளியை ஒரு கப் கொதிக்கும் நீரில் ஊறவைத்து, கரைத்து வடிகட்டவும்.

எண்ணெய்யைக் காயவைத்து, கடுகு, காய்ந்த மிளகாய் தாளித்து, பூண்டு சேர்க்கவும். பூண்டு சிறிது வதங்கியதும் கீரையைச் சேர்த்து நன்கு வதக்கவும். பின்னர் புளித் தண்ணீர், பச்சை மிளகாய், உப்பு சேர்த்து கீரை நன்கு சுருளும் வரை கிளறி இறக்கவும். பிறகு மிக்ஸியில் மைய அரைத்து தாளிக்கவும்.

ஆந்திரத்தில் இந்த ஊறுகாய்க்கு பல செய்முறைகள் உள்ளன. இங்கே சொல்லியிருப்பது அதிகம் பயன்படுத்தும் அடிப்படை முறை.

எனவேதான் பேச்சிலர்களின் வாழ்விடங்களாக ஆந்திரா மெஸ் திகழ்கின்றன! இந்த மெஸ்களின் கல்லாவில் பெரும் பாலும் பெண்களே அமர்ந்திருப்பார்கள். ஆக, பேச்சிலர்களின் அன்னபூரணிகளாக இவர்களே திகழ்ந்தார்கள்; திகழ்கிறார்கள்; திகழ்வார்கள்.

"1962ல இந்த நியூ ஆந்திரா மெஸ்ஸை எங்க அப்பா சேஷா நாயுடு ஆரம்பிச்சார். அரிசி வியாபாரத்துக்காக அவர் சென்னைக்கு வந்தார். தியாகராய நகர்ல இருந்த நிறைய ஹோட்டல்களுக்கு அரிசி சப்ளை செய்வோம்.

அப்ப பாண்டி பஜார்ல உணவகம் நடத்திட்டு இருந்த ஒருத்தர், 'நிறைய கடன்ல இருக்கறதால இந்தக் கடையை மூடப் போறேன். உங்களுக்கு விருப்பம்னா நீங்க இதை எடுத்து நடத்துங்க'னு அப்பாகிட்ட சொன்னார்.

திலீபன் புகழ்

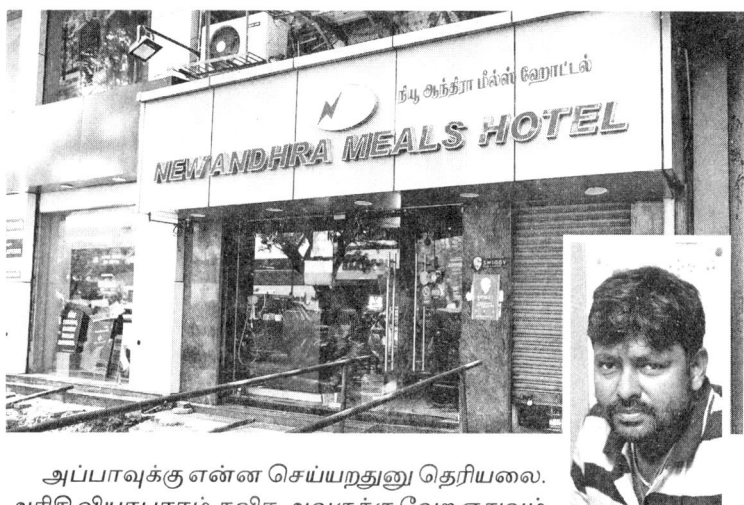

மகேஷ் ராவ்

"அப்பாவுக்கு என்ன செய்யறதுனு தெரியலை. அரிசி வியாபாரம் தவிர அவருக்கு வேற எதுவும் தெரியாது. அப்ப, எங்கம்மா வெங்கடரத்தினம் தான், 'நீங்க கடையை எடுங்க. நா இருக்கேன். பார்த்துக்கலாம்'னு நம்பிக்கை கொடுத்தாங்க.

அப்பாவும் தைரியமா களத்துல இறங்கினார். ஆந்திர ரெசிபி களை அம்மாவே சமைக்க ஆரம்பிச்சாங்க. மசாலா அயிட்டங்கள் உட்பட எல்லாத்தையும் கைல அரைப்பாங்க. அவங்க பக்குவத் தைத்தான் இப்ப வரை கடைப்பிடிக்கறோம்.

அப்பா அரிசி வியாபாரம் செஞ்சதால அன்லிமிட்டெட் மீல்ஸ் தர முடிஞ்சுது. எங்களைப் பார்த்து மத்தவங்களும் அன்லிமிட்டெட் டுக்கு மாறினாங்க. குண்டூர்ல இருந்து அரிசியும் மிளகாயும் வரும். எல்லாரும் வயிறார சாப்பிடணும்னு அம்மா சமைச்சுகிட்டே இருப்பாங்க! அப்ப நான் சின்னப் பையன். மத்தவங்க சாப்பிடற தைப் பார்த்து அப்பாவும் அம்மாவும் சந்தோஷப்படறதை என் ரெண்டு கண்ணாலயும் பார்த்திருக்கேன்!

ஆரம்பத்துல 75 பைசாவுக்கு சாப்பாடு போட்டோம். எங்க மெஸ்ல சாப்பிடறதுக்காகவே பல கி.மீ. நடந்து வருவாங்க..." முக மெல்லாம் மலர பேசுகிறார் நியூ ஆந்திரா மெஸ்ஸை இப்போது நடத்திவரும் பாலகிருஷ்ணன்.

வார நாட்களைவிட ஞாயிறு களில் கூட்டம் அலைமோது கிறது. காரணம், பார்சல் சாப்பாடு. "எத்தனை பேர் சாப்பிடப் போறீங்க?" என தவறாமல் ஒவ்வொருவரிடமும் கேட்டு அதற் கேற்ப பார்சல் கட்டுகிறார்கள்.

தலைவாழை இலையில் கூட்டு, பொரியல், கீரை, பச்சடி... என அனைத்தையும் தீரத் தீர பரிமாறிக்கொண்டே இருக்கிறார்கள்.

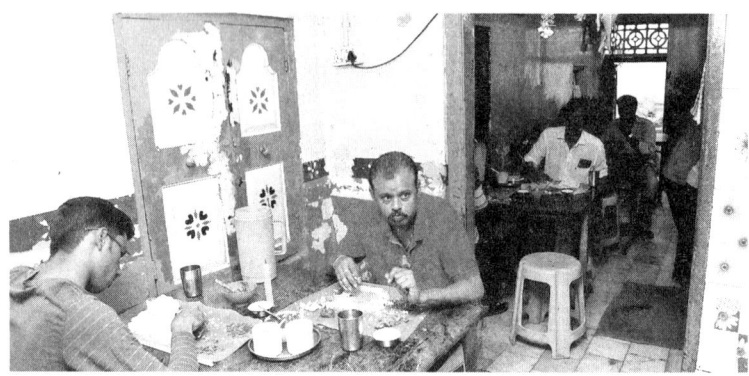

இந்த ஆந்திர மெஸ்களின் அடையாளம் பருப்புப்பொடியும், புளிச்ச கீரையான கோங்குரா ஊறுகாயும் அல்லது கோங்குரா சட்னியும்! போலவே எண்ணெயில் வறுத்த ஏதேனும் ஒரு காயை பக்கோடா போல் பரிமாறுவது. சாம்பார், ரசம், காரக்குழம்பு அல்லது மோர்க் குழம்பு நாம் சாப்பிடும் டேபிளில் வாளியுடன் இருக்கும். யாரையும் அழைக்க வேண்டிய தேவையே இல்லை!

சாதத்தை ஒருபோதும் இவர்கள் வைப்பதில்லை. கொட்டுகிறார்கள்! அசைவம் சாப்பிடுபவர்களுக்கு என்றே பல டிஷ்கள் உண்டு.

தியாகராய நகர் பாண்டி பஜாருக்கு இந்த நியூ ஆந்திரா மெஸ் என்றால், பேச்சிலர்கள் தங்கும் மேன்ஷன் வனமான திருவல்லிக்கேணியில் வெங்கடரமணா மெஸ்! மகேஷ் ராவ் இந்த மெஸ்ஸை நடத்துகிறார். அவர் மனைவி சாந்தி, கல்லாவில் அமர்ந்திருக்கிறார்.

“பணத்தை கணக்குப் பார்க்க ஆரம்பிச்சா மெஸ் நடத்த முடியாது. அப்படிப் பார்க்கவும் கூடாது. படிக்கிறவங்களும், வேலை தேடறவங்களும், குடும்பத்தைப் பிரிஞ்சிருக்கறவங்களும், குறைந்த சம்பளத்துக்கு வேலை பார்க்கிறவங்களும்தான் மேன்ஷன்ல பெரும்பாலும் தங்கியிருக்காங்க. அவங்ககிட்ட பணத்தைப் பறிக்கறது பாவமில்லையா?

அதனாலதான் குறைந்த பணத்துல சாப்பாடு போடறோம். அதைவிட குறைந்த கணக்குல மாத அட்டை வழங்கறோம். இந்த அட்டையை வாங்கிட்டா அந்த மாசம் முழுக்க சாப்பிடலாம்.

பேருக்குதான் இது மெஸ். ஆனா, வீடு மாதிரிதான் கவனிச்சுக்கறோம். பொதுவா ஆந்திரா மெஸ்ல காரம் அதிகம்னு சொல்லுவாங்க. அது பொய். உடம்பு தாங்கற அளவுக்குதான் நாங்க காரம் போடறோம்...” என்கிறார் சாந்தி அக்கா!

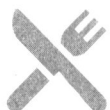

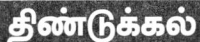 திலீபன் புகழ்

| திண்டுக்கல் |

சிவா பிரியாணி

திண்டுக்கல் என்றால் பூட்டுதான் நினைவுக்கு வரும். ஆனால், அது சென்ற தலைமுறை வரலாறாக மாறி இப்போது பிரியாணிதான் அந்த ஊரின் அடையாளமாகத் திகழ்கிறது!

திண்டுக்கல்லுக்கு பிரியாணியை அறிமுகப்படுத்தியது 'ஆனந்த விலாஸ்' நாகசாமி. தலையில் தலைப்பாகை கட்டிக்கொண்டு கம்பீரமாக அவர் பிரியாணி சமைப்பார். இதனாலேயே அவர் சமைத்த பிரியாணி, 'தலைப்பாகட்டி' பிரியாணி என செல்லமாக அழைக்கப்பட்டது. பின்னர் இப்பெயரே கடைக்குப் பெயராகி தமிழகம் முழுக்க பரவியது.

இதற்குச் சமமாக திண்டுக்கல் மக்களின் ஃபேவரட் கடையாக இருப்பது தெற்கு ரத வீதியில் இருக்கும் சிவா பிரியாணி. எந்த விளம்பரமும் இல்லாமல் 30 வருடங்களாகக் கோலோச்சிவருகிறது.

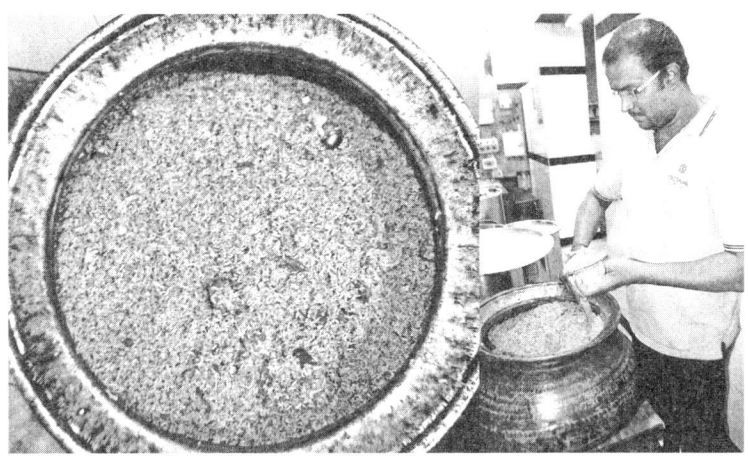

லன்ச் மேப்

திண்டுக்கல் பிரியாணி

சீரக சம்பா அரிசி – 1 கிலோ.
ஆட்டுக்கறி – 1 கிலோ.
இஞ்சி, பூண்டு விழுது – 200 கிராம்.
பட்டை – 10 கிராம்.
கிராம்பு – 10 கிராம்.
ஏலக்காய் – 10 கிராம்.
பிரிஞ்சி இலை – 10 கிராம்.
ஜாதிப்பத்திரி – 10 கிராம்.
பச்சை மிளகாய் – 10.
காய்ந்த மிளகாய் (வற்றல்) – 10.
பெரிய வெங்காயம் – 200 கிராம.
சின்ன வெங்காயம் – 100 கிராம்.
புதினா – 2 கப்.
கொத்தமல்லி – 2 கப்.
முந்திரி – தேவையான அளவு.
எண்ணெய் – 100 மி.லி.
நெய் – 100 மி.லி.
தயிர் – 1 கப்.

பக்குவம்:

அரிசியை 20 நிமிடங்கள் ஊறவைக்க வேண்டும். பட்டை, கிராம்பு, ஏலக்காய், ஜாதிப்பத்திரி ஆகியவற்றை அரைத்து பொடியாக்கி அதில் தண்ணீர் சேர்த்து சில நிமிடங்கள் ஊறவைக்க வேண்டும்.

பச்சை மிளகாய், காய்ந்த மிளகாய், கொத்தமல்லி மற்றும் புதினாவை தலா ஒரு கைப்பிடி எடுத்து தனியாக அரைத்து விழுதாக்க வேண்டும். அதேபோல் சின்ன வெங்காயத்தை விழுதாக அரைத்து, பெரிய வெங்காயத்தை பொடியாக நறுக்கிக்கொள்ள வேண்டும்.

அடுப்பில் பாத்திரத்தை வைத்து எண்ணெய் மற்றும் நெய்யை ஊற்றி அதில் இஞ்சி, பூண்டு விழுதைச் சேர்த்து பொன்னிறமாக மாறும் வரை வதக்கி, ஊறவைத்த பட்டை, கிராம்பு, ஏலக்காய், ஜாதிப்பத்திரி பொடி, பிரிஞ்சி இலை ஆகியவற்றைச் சேர்த்து கிளறவேண்டும்.

பின்னர் சின்ன வெங்காய விழுது, நறுக்கிய பெரிய வெங்காயம், மிளகாய் விழுது, கொத்தமல்லி, புதினா விழுது என்று வரிசையாக ஒவ்வொன்றையும் போட்டு நன்கு கிளற வேண்டும்.

பின்னர், கழுவி சுத்தம் செய்த ஆட்டுக்கறித் துண்டுகளைக் கொட்டி கிளறிவிட வேண்டும். இப்போது அடுப்பில் தீ நன்றாக பாத்திரம் முழுவதும் எரிய வேண்டும். இறைச்சியில் மசாலா சேர்ந்ததும்

தேவையான அளவு தயிர், கொத்தமல்லி, புதினா, மஞ்சள்தூள், கல்உப்பு ஆகியவற்றை தண்ணீருடன் சேர்த்து ஊற்ற வேண்டும் (ஐந்து பங்கு அரிசிக்கு 8 பங்கு தண்ணீர்).

நன்றாகக் கொதித்ததும் அரிசியை அதில் சேர்த்து மீண்டும் கொதிக்க வைக்க வேண்டும். தண்ணீர் வற்றத் தொடங்கியதும் கனமான மூடியில் 15 நிமிடம் தம்மில் வைத்து இறக்க வேண்டும்.

“திண்டுக்கல் பிரியாணிக்கு எது பதம் தெரியுமா..? பிரியாணியின் ஒவ்வொரு பருக்கையிலும் கறியின் ருசி இருப்பது! தொட்டுக் கொள்ள வெங்காயம், கிரேவி என எதுவும் இல்லாமல் தனித்து சாப்பிடலாம். இதுதான் எங்கள் ஸ்பெஷல்...” கண்களைச் சிமிட்டியபடி பேசத் தொடங்குகிறார் சிவா பிரியாணியின் உரிமையாளரான கணேசன்.

“பொதுவா பிரியாணில தக்காளி சேர்ப்பாங்க. திண்டுக்கல் பிரியாணில அது இருக்காது. அசைவம் உடலுக்கு ஒவ்வாதது. ஆனாலும் அதை சாப்பிட்டுப் பழகிட்டோம். உடலுக்குத் தீங்கான இறைச்சியை சரி செய்யற மூலிகைகள்தான் பட்டை, ஏலக்காய், கிராம்பு வகைகள். இதை அதிகமா சேர்த்தாலும் குறைவா சேர்த்தாலும் உடலுக்கு ஆபத்து. பக்குவமா எவ்வளவு தேவையோ அவ்வளவுதான் சேர்க்கணும்.

இதனாலதான் அசைவத்துக்கு முக்கியமானது இந்த மசாலா வகைகள்னு சொல்றோம். இதுல நாங்க காம்ப்ரமைஸ் செய்யறதில்ல. தரமானதைத்தான் வாங்கறோம்...” என்ற கணேசன், சமையல் துறைக்கு வந்து ஐம்பது வருடங்களாகிறது.

“தொடக்கத்துல இதே ஊர்ல பங்காரம் பிரியாணி கடைல வேலை செஞ்சேன். அப்புறம் தனியா சின்ன தள்ளுவண்டி கடைல ஆரம்பிச்சேன். அதுல வந்த வருமானத்தை கடைக்கே முதலீடா போட்டு இப்ப இந்தளவு வளர்ந்திருக்கோம்...” என்கிறார் கணேசன்.

கணேசன்

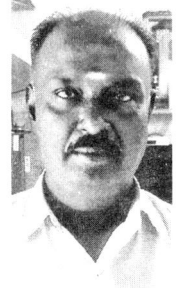

இப்போது இக்கடையை அவரது மகன்களான சிவாவும் சரவணன் கவனித்துக் கொள்கின்றனர். பிரியாணி சமைப்பதில் முழுமூச்சாக கணேசன் ஈடுபடுகிறார். மற்ற கடைகளில் குடல், வறுவல், ஈரல், பிரட்டல், சுக்கா ஆகியவற்றில் ஒரேவிதமான மசாலா வாசம் வரும். இங்கு ஒவ்வொன்றும் ஒவ்வொரு ருசியில் மணக்கிறது.

“எப்படி செட்டி நாட்டு உணவு, மதுரை சாப்பாடுனு இருக்கோ அப்படி திண்டுக்கல்லுக்குனு ஒரு பக்குவம் இருக்கு. மிதமான காரம், பட்டை, ஏலக்காய். கிராம்புனு எல்லாத்தையும் அரைச்சு

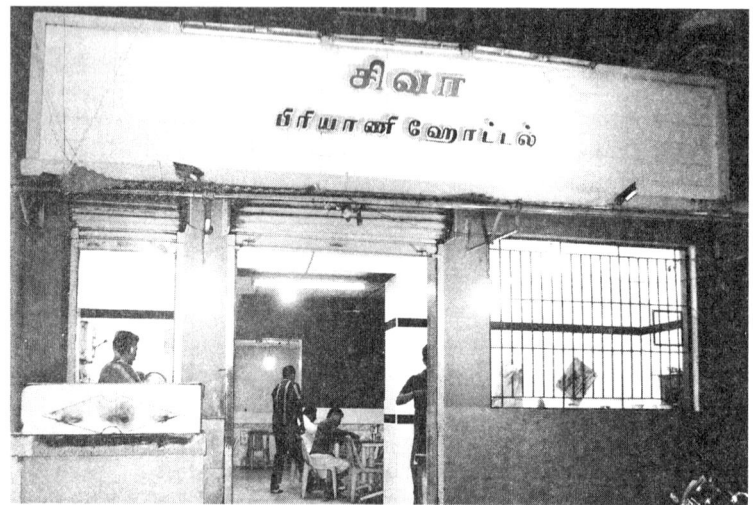

சேர்ப்போம். பிரியாணி சமைக்கறதுக்கு முதல் நாளே இதை யெல்லாம் அரைச்சு லேசா தண்ணி தெளிச்சு ஊற வைப்போம். மசாலாவுல இருக்கிற நுண்ணிய சத்துக்கள் எல்லாம் வாசனை யோடு வெளில வர்றப்ப அதை பிரியாணில சேர்ப்போம்.

எதுவுமே சாப்பிடறப்ப கைல சிக்காது. ஒதுக்கிட்டு சாப்பிட முடியாதபடி பிணைஞ்சிருக்கும். சுத்தமான நெய்யை பயன் படுத்தறோம். திண்டுக்கல்லுலயே கிடைக்கிற பச்சைமிளகாய், தொப்பம்பட்டி சீரக சம்பா அரிசில சமைக்கிறோம். இந்த அரிசி தேவையில்லாத கொழுப்பை நீக்கிடும். ஜீரணத்துக்கு வழி வகுக்கும்...” என்கிறார் கணேசன்.

திலீபன் புகழ்

திண்டுக்கல்

சாலைப்புதூர் மண்பானை உணவகம்

மண் சட்டியில் வைத்த மீன் குழம்புக்கும் மண்பானையில் செய்த பொங்கல் சோற்றுக்கும் ஈடாக வேறெதுவும் இல்லை என்பது கிராமத்து வழக்கு.

மண்ணின் முழுச் சுவையையும் அதன் தன்மையையும் உணர இந்த இரண்டு உணவுகளையும் சாப்பிட்டால் போதும். அடிமை யாகிவிடுவீர்கள். மண் பானைகளில் சமைக்கும் உணவு ஆவியில் வேகவைத்த உணவுக்கு சமமானது!

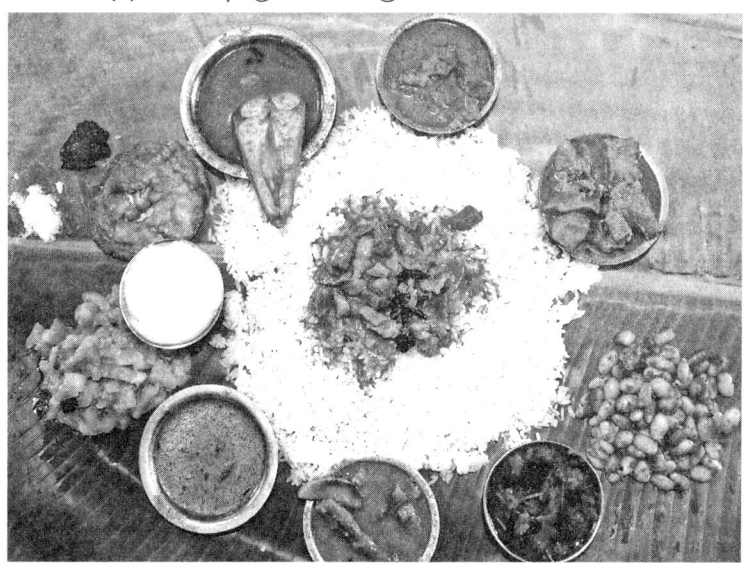

சகுந்தலா

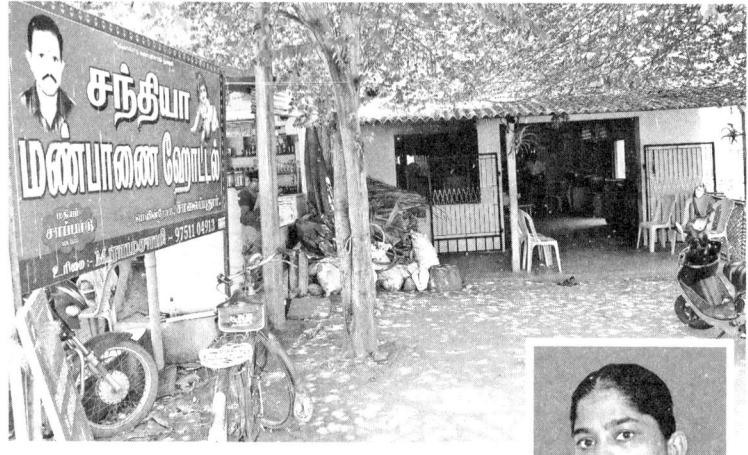

உணவு சமைப்பதற்கு மண்பாண்டமே சிறந்தது. அது மரபு மட்டுமல்ல, உணவின் தன்மை மாறாமல் சுவையை அதிகரிக்கவும் கூடியது. எளிதில் ஜீரணமாகும். நீண்டநேரம் கெடாமல் இருக்கும்.

அந்த வகையில் திண்டுக்கல் சுற்று வட்டாரத்தில் உள்ள அசைவப் பிரியர்களை, 'சாலைப்புதூர் சந்தியா மண்பானை உணவகம்' சுவைக்கு அடிமை ஆக்கி வைத்திருக்கிறது!

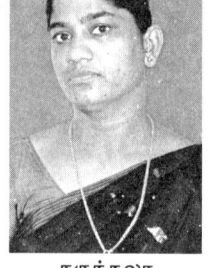

வத்தலக்குண்டு வழியாகச் செல்லும் தேசிய நெடுஞ்சாலையில் 25வது கிலோமீட்டரில், சாலைப்புதூர் பேருந்து நிலையத்தின் அருகிலேயே இந்த உணவகம் உள்ளது. திண்டுக்கல், வத்தலக்குண்டு, பெரியகுளம், தேனி பகுதிகளுக்கு வாகனத்தில் செல்பவர்கள், 'சட்டிச் சோறு சாப்பிட்டுப் போகலாம்' என்றபடி மதிய உணவுக்கு இங்கே கை நனைப்பார்கள்.

மதிய உணவு மட்டும்தான். 11 மணிக்குத் தொடங்கி மாலை 4 மணி வரைதான் கடை. கூட்டம் அலைமோதுகிறது.

இந்த உணவகத்தின் ஸ்பெஷல் மட்டன் குழம்பும், கரண்டி ஆம்லெட்டும்! மரங்கள் சூழ்ந்த கூரை வேய்ந்த கடைதான். ஆனால், மணக்கிறது!

"1970ல எங்க மாமனார் முத்துசாமி இந்தக் கடையை ஆரம்பிச்சார். அப்ப இருந்தே மண் பானைகள்லதான் சமைக்கறோம். குறிப்பா கருப்பு மண் பானை. குறிப்பிட்ட ஊரைச் சேர்ந்த மண்ணைக் கொண்டு நெருப்புல சுட்டு உருவாக்கறாங்க. கருப்புச் சட்டினு சொல்ற இதுதான் சமையலுக்கு ஏற்றது.

இட்லிச் சட்டி, தோசைச் சட்டி, பணியாரச் சட்டினு மண்

பள்ளிப் பாளையம் கோழி வறுவல்

நாட்டுக் கோழி – 1 கிலோ.
வர மிளகாய் – 20.
சின்ன வெங்காயம் – 12.
பூண்டு – 10 பல்லு.
கறிவேப்பிலை – சிறிது.
எண்ணெய் – சிறிதளவு.
கடுகு – 1/2 ஸ்பூன்.
கொத்துமல்லி, உப்பு, மஞ்சள் – தேவையான அளவு.

பக்குவம்: இது ஒரு வகையான தாளிப்பு முறையில் தயாராகும் அசைவம்! வடை சட்டியில் எண்ணெய், கடுகு சேர்த்து தாளித்து, சின்ன வெங்காயத்தை சிறு துண்டுகளாக வெட்டி பொன்நிறமாக வதக்க வேண்டும்.

வரமிளகாயில் விதைகளை எடுத்துட்டு எல்லா மிளகாயையும் கிள்ளிப் போட்டு பூண்டு, கறிவேப்பிலை சேர்த்து கலக்கி, கோழிக் கறியை தாளிக்கும் சட்டியில் போட்டு நன்கு கிளறவேண்டும். மஞ்சளையும் கல் உப்பையும் உடன் சேர்த்து வதக்க வேண்டும்

தண்ணீர் சேர்க்கத் தேவையில்லை. இதன் சுவையே தாளிப்பு முறையில்தான் அடங்கியிருக்கிறது! .

ணுல செஞ்சதைத்தான் பயன்படுத்தறோம். அலுமினியம், சில்வர் பாத்திரங்கள் வந்தபிறகும் நாங்க மாறலை! இதுதான் எங்க கடையின் வெற்றி...” என்கிறார் சகுந்தலா

“மாமனாருக்கு அப்புறம் என் கணவரும் நானும் நடத்தினோம். சில வருஷங்களுக்கு முன்னாடி ஒரு விபத்துல அவர் தவறிட் டார். ரெண்டு குழந்தைகளை வைச்சுக்கிட்டு தவிச்சு நின்ன எனக்கு இந்தக் கடைதான் கைகொடுத்தது...” நெகிழும் சகுந்தலா, ஏழாவது படிக்கும்போதே தன் கணவர்கடையில் வேலை பார்க்க ஆரம்பித்துவிட்டதாகக் குறிப்பிடுகிறார்.

“அவருக்கு மொத்த சமையலும் அத்துப்படி. வீட்ல நான் சமைச்சாலும் அவர் அளவுக்கு வியாபாரம் பண்ணத் தெரியாது. பயத்தோடதான் கடையை நடத்த ஆரம்பிச்சேன்.

மண் பானை ருசிக்காகத்தான் மக்கள் கடைக்கு வர்றாங்க. அதனால அதுல கவனம் செலுத்தினேன். சாதத்தை பொங்க விடாம இதுல வடிக்கறதால சீக்கிரமே ஜீரணமாகும். கறி, பஞ்சு மாதிரி வெந்துடும். அதிகம் மசாலா பயன்படுத்தாம இஞ்சி, பூண்டை அம்மில அரைச்சு சமைக்கறோம். கல் உப்பைத்தான் பயன்படுத்தறோம். எவ்வளவு தட்டுப்பாடு வந்தாலும் மண்ணச்ச நல்லூர் பொன்னிலதான் சோறு...”

ஆட்டுக்கறி பிரட்டல்

ஆட்டுக்கறி – அரைக் கிலோ.
சின்ன வெங்காயம் – 1/4 கப்.
பூண்டு – 10 பல்.
தக்காளி – 50 கிராம்.
மஞ்சள் தூள் – 1/2 டீஸ்பூன்.
மிளகாய்த் தூள் – 1 டீஸ்பூன்.
மல்லித் தூள் – 1/2 டீஸ்பூன்.
கெட்டி தேங்காய் பால் – 2 ஸ்பூன்.
உப்பு – தேவையான அளவு.
தாளிப்பதற்கு:
சோம்பு – 1/2 டீஸ்பூன்.
பட்டை – 1/4 இன்ச்.
கிராம்பு – 2.
பிரியாணி இலை – 1.
கறிவேப்பிலை – சிறிது.
எண்ணெய் – 2 டீஸ்பூன்.

பக்குவம்: மண் பானையில்தான் சமைக்க வேண்டும். ஆட்டுக்கறியை சுத்தமாகக் கழுவி தனியாக வைத்துக்கொள்ளவும். பின்னர் ஒரு மண் சட்டியில் கறித் துண்டுகளைப் போட்டு, சிறிதளவு மஞ்சள் தூள், மிளகாய்த் தூள், உப்பு சேர்த்து பச்சை வாசம் போகக் கிளறவும்.

பின்னர் தனியாக மண் சட்டியில் எண்ணெய் ஊற்றி தாளிப்பு பொருட்களைச் சேர்த்து தாளித்து வெங்காயம், பூண்டை போட்டு பொன்நிறமாக வதக்கவும். பிறகு இதில் தக்காளி சேர்த்து பச்சை வாசனை போக வதக்கி, மீதமுள்ள மிளகாய்த் தூள், மல்லித்தூள் சேர்த்துக் கிளறவும்.

இதன் பின் வேகவைத்த மட்டனை நீருடன் சேர்த்து நன்கு கிளறவும். ஆட்டுக்கறியில் உள்ள தண்ணீர் வற்றியதும் அதில் தேங்காய்ப் பால் சேர்த்து சில நொடிகளில் இறக்கி விடவும்.

சாதாரண பாத்திரங்களில் சமைக்கும் போது அனல் நேரடியாக கறியின் மீது படும். ஆனால், மண் சட்டியில் மிதமாக வெந்து பஞ்சு போல மாறும்!

புன்னகைக்கும் சகுந்தலா, கல்லாவில் நிற்கிறார், சமையல் செய்கிறார், சப்ளை பண்ணுகிறார், டேபிளைச் சுத்தம் செய்கிறார். உதவிக்கு இரு ஊர்க்காரர்கள்.

“8வது வரைதான் படிச்சேன். ஒரு நாளைக்கு ஒன்றரை கிலோ ஆட்டுக்கறி எடுத்து நேரம் கடத்தாம ஒரே தடவைல குழம்பு வைச்சுடுவோம். கடை எவ்வளவு ஓடினாலும் ஒன்றரை

தில்பீன் புகழ்

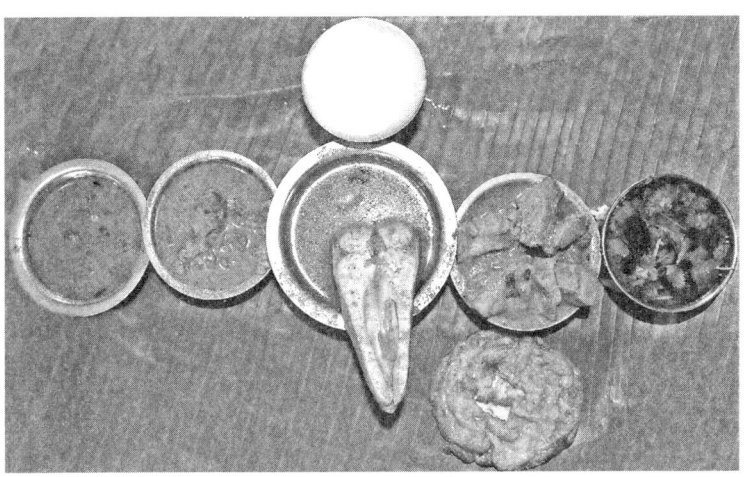

கிலோவுக்கு மேல கறி எடுக்கறதில்ல. மண் பானைல 3 கிலோ அரிசியைத்தான் வேகவைக்க முடியும். அதனால தேவைக்கு ஏற்ப மூணு, நாலு முறை வடிச்சுக்குவோம்.

விறகை மிச்சப்படுத்த ஒருபோதும் பானை அளவை கூட்ட மாட்டோம். இப்படி செஞ்சா சாதத்தோட மணம் மாறிடும்.

இத்தனை வருஷங்களா ஆட்டுக்கறிக் குழம்பும் கரண்டி ஆம்லெட்டும் மட்டும்தான் சமைச்சுட்டு இருந்தோம். இப்ப கோழிக் குழம்பும், மீன் குழம்பும் கூட செய்யறோம். இது தவிர சாம்பார், ரசம், புளிக்குழம்புனு சைவமும் இருக்கு. சகலமும் மண்பானைலதான்!

எங்க சமையலறை பின்னாடி இல்ல. கடை முகப்புலயே இருக்கு! திறந்தவெளிதான். சாப்பிட வர்றவங்க எப்படி நாங்க சமைக்கி றோம்னு பார்த்துட்டுதான் கடைக்குள்ளயே நுழையமுடியும். எல்லாமே சுத்தமா இருக்கிறதால யாரும் குறை சொல்றதில்ல!" பெருமையாகச் சொல்கிறார் சகுந்தலா.

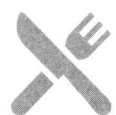

அடையார்

திருக்குறள் சிறுதானிய உணவகம்

உண்டது செரித்ததா என்பதை உணர்ந்து, நன்கு பசியெடுத்த பிறகு உடலுக்கு உகந்துவரக்கூடிய உணவை அருந்த வேண்டும். அதுவே சிறந்த உணவு... என்கிறார் திருவள்ளுவர் தனது 'அற்றது அறிந்து கடைப்பிடித்து மாறல்ல / துய்க்க துவரப் பசித்து' என்ற குறளில்.

அப்படியான உடலுக்கு உகந்த அனைத்தும் சிறுதானியங்களில் அதிகமாகவே உள்ளன.

இதைத்தான் சென்னை அடையாறிலுள்ள திருக்குறள் உணவகம் கடைப்பிடிக்கிறது. சிறுதானிய ரெஸிப்பிக்கள்தான் இவர்களின் சிறப்பே. கேழ்வரகு, கம்பு, சோளம், குதிரைவாலி, சாமை,

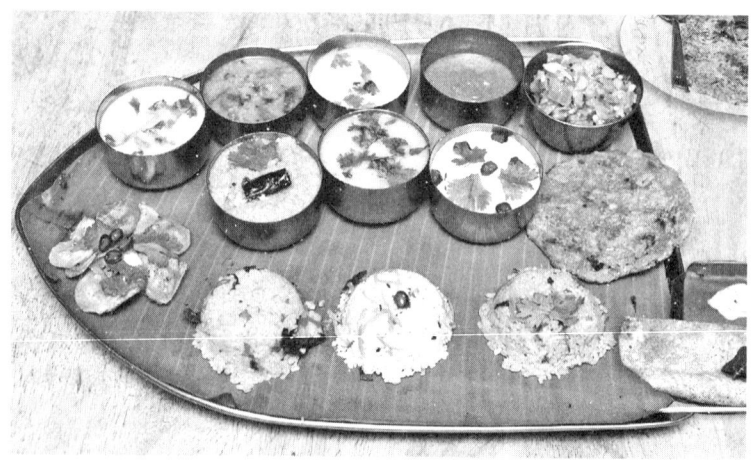

உளுந்தங்களி

வறுத்து அரைத்த கறுப்பு உளுந்து மாவு – 100 கிராம்
பச்சரிசி மாவு – ஒரு சிட்டிகை
கருப்பட்டி -- 100 கிராம்
நெய் அல்லது நல்லெண்ணெய் – 4 டீஸ்பூன்
சுக்கு, ஏலக்காய் –சிறிதளவு
தேங்காய்த் துருவல் – ஒரு கப்

பக்குவம்: உளுந்து மாவு, அரிசி மாவு இரண்டையும் சேர்த்து, இரண்டு கப் தண்ணீரில் கரைக்கவும். கருப்பட்டியைக் கரைத்து, வடிகட்டி, அடி கனமான கடாயில் கரைத்து வைத்துள்ள அரிசி, உளுந்து கலவையை சேர்த்துக் கிளறவும்.

பாதி வெந்ததும் கருப்பட்டிக் கரைசலை வடிகட்டிச் சேர்க்கவும். நன்றாகச் சேர்ந்து வரும்போது நல்லெண்ணெய் அல்லது நெய் சேர்த்து, கிளறி இறக்கவும்.

குறைவான அனலில் நீண்ட நேரம் கிண்ட வேண்டும். இறுதியாக சுக்கு, ஏலக்காய்ப் பொடி, தேங்காய்த்துருவல் தூவி இறக்கவும்.

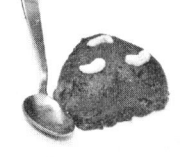

தினை... என மதிய உணவை மட்டுமல்ல... இரவு டிபனையும் சிறுதானியங்களைக் கொண்டே தயாரிக்கிறார்கள்.

“இந்தத் தலைமுறை மக்களுக்கு பாரம்பரிய உணவுகளைக் கொண்டு சேர்க்கவே திருக்குறள் உணவகத்தைத் தொடங்கினோம்...” என உற்சாகமாக பேசத் தொடங்கினார் சுரேஷ்.

“சிறுதானியத்தை சமைக்க அதிக நேரமாகும். சமைச்ச பிறகு நாம எதிர்பார்க்கிற சுவை கிடைக்காது. அதிக சுவைக்கு நம்ம நாக்கு பழக்கப்பட்டதால ஒரு மாதிரி இருக்கும். ஆனா, இதுதான் இயற்கையான சுவை. இதை உணர்ந்து சாப்பிடணும். அப்படித்தான் மக்களும் சாப்பிடறாங்க.

வேணும்னா பாருங்க... அடுத்த 10 வருஷங்கள்ல சிறுதானிய உணவுகளுக்குத்தான் அதிக கிராக்கி ஏற்படும்...” என சுரேஷ் முடிக்க, திருக்குறள் என உணவகத்துக்கு பெயர் வைத்ததற்கான காரணத்தை விளக்கினார் கார்த்திகேயன் இமயவரம்பன்.

“சிறுதானியங்களும் சரி திருக்குறளும் சரி... இரண்டுமே அளவுல சின்னது. ஆனா, அதிக பலன் தரக்கூடியது. திருக்குறள்ல எப்படி வாழ்க்கைத் தத்துவங்கள் எல்லாம் அடங்கியிருக்கோ அப்படி நுட்பமான சத்துகள் எல்லாம் சிறுதானியங்கள்ல இருக்கு. அதனாலதான் இந்தப் பெயரை வைச்சோம்!” புன்னகைக்கும் கார்த்திகேயன் இயமவரம்பனும் சுரேஷைப் போலவே

வரகு புளியோதரை சோறு

வரகரிசி – ஒரு கப்

முழு மல்லி (தனியா), எள் – தலா ஒரு டீ ஸ்பூன்

வெந்தயம் – கால் சிட்டிகை

காய்ந்த மிளகாய் – 10

புளி – எலுமிச்சை அளவு

வேர்க்கடலை – 5 டீஸ்பூன்

கடலைப்பருப்பு, உளுத்தம்பருப்பு, கடுகு, கறிவேப்பிலை, பெருங் காயத்தூள் – தாளிக்கத் தேவையான அளவு

பொடித்த கருப்பட்டி வெல்லம் – சிறிதளவு

மஞ்சள்தூள், மிளகு – ஒரு சிட்டிகை

எண்ணெய் – கால் கப்

உப்பு – தேவைக்கேற்ப

பக்குவம்: வரகரிசியை 10 நிமிடங்கள் ஊறவைத்து, களைந்து, இரண்டு கப் தண்ணீர் விட்டு வேகவிடவும். புளியை ஊற வைக்கவும். வெறும் வாணலியில் மல்லி (தனியா), எள், வெந்தயம், காய்ந்த மிளகாய், மிளகு ஆகியவற்றைத் தனித்தனியே வறுத்து ஆறவைத்து, மிக்ஸியில் அரைத்து பொடிக்கவும்.

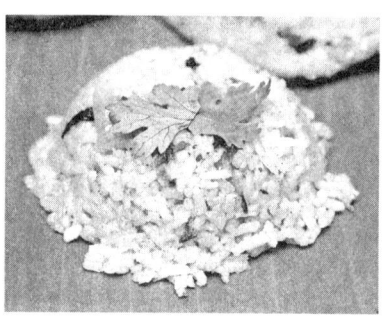

வாணலியில் எண்ணெய் விட்டு, கடுகு, பெருங்காயத்தூள், கடலைப்பருப்பு, உளுத்தம்பருப்பு, வேர்க்கடலை, கறிவேப்பிலை தாளித்து; புளியைக் கரைத்து ஊற்றி மஞ்சள்தூள், உப்பு, வெல்லம் சேர்த்து கொதிக்க விடவும்.

பிறகு, அரைத்து வைத்திருக்கும் பொடியைச் சேர்த்துக் கிளறி, இறுக வற்றி எண்ணெய் நன்கு பிரிந்துவரும்போது இறக்கினால் புளிக்காய்ச்சல் தயார்.

தேவையான அளவு புளிக்காய்ச்சலை வரகரிசி சாதத்துடன் கலந்து பரிமாறவும்.

பொறியியல் பட்டதாரிதான்.

“நாங்க இரண்டு பேருமே பல மென்பொருள் நிறுவனங்கள்ல வேலை பார்த்தோம். எதுவும் திருப்தி தரலை. கல்லூரி நாட்கள்ல நம்மாழ்வார் பத்தியும் இயற்கை விவசாயம் பத்தியும் மணிக் கணக்குல பேசுவோம். வேலைக்குப் போன பிறகும் நாங்க

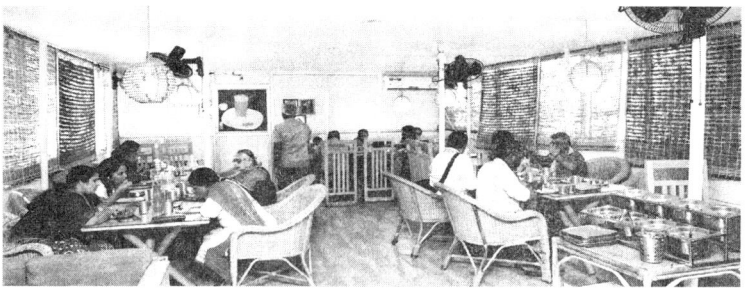

பேசறது நிக்கலை.

அப்படித்தான் ஒருநாள் பேசிட்டு இருந்தப்ப சமூகத்துக்கு பயன்படற உணவகம் பத்தின டாபிக் வந்தது. சிறுதானியங்களை மட்டுமே வைச்சு உணவகம் தொடங்கினா என்னனு யோசிச்சோம்.

ஆரம்பத்துல கரையாஞ்சாவடில ஆர்கானிக் உணவகம் தொடங்கினோம். சில காரணங்களால அதை தொடர்ந்து நடத்த முடியலை. ஆனா, மக்கள்கிட்ட நல்ல பெயர் வாங்கினோம். ஆனாலும் எதிர்பார்த்த அளவுக்கு வாடிக்கையாளர்கள் வரலை.

அப்பதான் முதல்ல மக்களை சிறுதானியங்களுக்கு பழக்கப் படுத்தணும்னு தோணிச்சு. நடுத்தர மக்கள்கிட்ட இது போச்சுனா எல்லார்கிட்டயும் போய்ச் சேர்ந்த மாதிரிதானே? ஆனா, மத்த உணவுப் பொருட்களோடு ஒப்பிடறப்ப சிறுதானியங்கள் விலை அதிகம். ஆக, லாபம் அதிகம் வராதுனு தெரிஞ்சும் மக்கள்கிட்ட இதைக் கொண்டுபோய்ச் சேர்க்கணும்னு வெறும் சிறுதானியங்களை மட்டும் வைச்சு இந்த உணவகத்தை ஆரம்பிச்சோம்.

எதிர்பார்த்த மாதிரியே ஒரு வருஷத்துக்கு லாபம் வரலை. ஆனாலும் நாங்க பின்வாங்கலை. இப்பக் கூட பெருசா லாபம் வர்றதில்ல. ஆனாலும் நாங்க விடறதா இல்ல. மெல்ல மெல்ல இப்ப மக்கள்கிட்ட உணவு சார்ந்த விழிப்புணர்வு ஏற்பட ஆரம்பிச்சிருக்கு. இது ஆரோக்கியமான விஷயம்.

சிறுதானியங்களை வைச்சே நாங்க பல வெரைட்டி செய்ய றோம், அதுவும் மக்களுக்கு பிடிக்கிற மாதிரி. உதாரணமா, முடக் கத்தான் கீரைல பானியும்; கேழ்வரகுல பானி பூரியும் செய்து தர்றோம். இதெல்லாம் எங்க கண்டுபிடிப்புதான்...” என்கிறார் கார்த்தி கேயன் இமயவரம்பன்.

சுரேஷ் இமயவரம்பன்

இந்த உணவகத்தின் அமைப்பே அழகாக இருக்கிறது. இருக்கைகள் அனைத்தும் மூங்கிலால் உருவானவை. ஜன்னல்

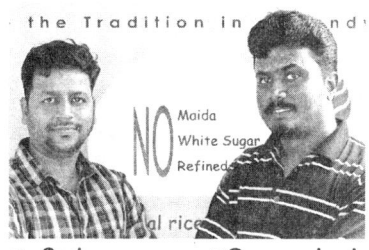

திரைகளை வெட்டிவேரால் அமைத்திருக்கிறார்கள். இப்படி சின்னச் சின்ன விஷயங்களில் கூட கவனம் செலுத்தியிருக்கிறார்கள்.

சாதம் சாப்பிடுகையில், 'நீங்கள் சாப்பிட்டுக் கொண்டிருக்கும் பூங்கர் அரிசி இந்த விவசாய நிலத்தில் விளைந்தது. இதில் இப்படியான சத்துக்கள் உள்ளன...' என திரையிட்டுக் காட்டுகின்றனர்.

நம்மாழ்வார் விருந்து, தொல்காப்பியர் விருந்து... என இரு வகையான மதிய உணவுகள். பாரம்பரிய அரிசி சோறு, சீரக சம்பா பிரியாணி, ஆவாரம்பூ சாம்பார், தூதுவளை ரசம், சிறுதானிய சப்பாத்தி, தானியத் துவையல்... என மெனு அசத்துகிறது.

நம்மாழ்வார் விருந்தில் சிறுதானிய உணவுகள் அதிகம் இருக்கும். இயற்கை முறை சாலட்கள். இவர்களது ஸ்பெஷல் உளுந்தங்களியும், வாழைப்பூ வடையும்.

வெரைட்டி ரைஸூம் உண்டு- அதுவும் குதிரை வாலி சாம்பார் சாதம், வரகு எலுமிச்சை சோறு, மிளகு சோறு, சாமை தயிர் சோறு, தினை சாதம், எள்ளுச்சோறு, சீரக சம்பா பிரியாணி என..!

திலீபன் புகழ்

பாரிமுனை

ஆசிஸ் அத்தோ!

தமிழர்களுக்கு என்று தனித்த பாரம்பரிய உணவு உண்டு. என்றாலும் புலம் பெயர்ந்து வாழும் தமிழர்கள் அந்தந்த ஊர் பருவநிலைக்குத் தகுந்தபடியும், அங்கு கிடைக்கும் உணவுகளில் இந்திய மசாலாக்களைக் கலந்து சாப்பிடுவதையும் காலம் காலமாகக் கடைப்பிடித்து வருகின்றனர். இப்படி உருவான கலப்பின உணவுகள் ஒரு கட்டத்துக்குப் பிறகு தமிழகத்திலும் புகழ்பெறத் தொடங்கின. அந்த வகையில் திரவியம் தேட பர்மா சென்ற தமிழ் மக்கள், அங்கு அத்தோவை சுவைத்து தங்கள் தினசரி உணவில் சேர்த்துக்கொண்டனர். கூடவே அவர்களின் அஜினோ மோட்டோவைத் தவிர்த்துவிட்டு நம்ம ஊர் பெருங்காயம், மிளகு, மலைப்பூண்டு... என மாற்றினர்.

நமக்கு எப்படி காலையும் இரவும் இட்லி, தோசையோ அப்படி

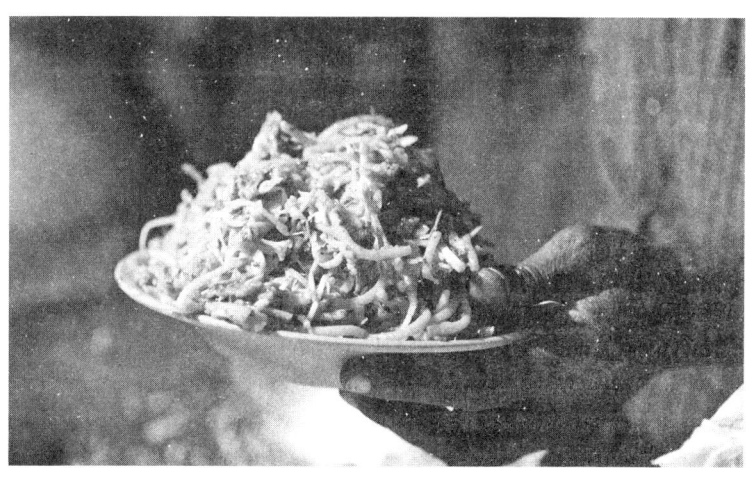

லன்ச் மேப்

விதவிதமா...

சென்னை பாரிமுனையில் பத்துக்கும் மேற்பட்ட அத்தோ கடைகள் உள்ளன. மாலை 4 மணிக்கு கடையை ஆரம்பித்து இரவு 12 மணி வரை நடத்துகிறார்கள். அத்தோ, சீஜோ, மொய்ங்கா... ஆகியவை இங்கு கிடைக்கின்றன. எல்லாமே நூடுல்ஸ் வகையறாக்கள்தான். அத்தோவுக்கு ஆரஞ்சு நிற நூடுல்ஸ். சீஜோவுக்கு பிரௌன் கலர். மொய்ங்காவுக்கு வெள்ளை. இவற்றில் மசாலா பதத்தில் வெரைட்டி காண்பிக்கிறார்கள். பேஜோ இல்லாத உணவுகளே இல்லை. அரிசி மாவு, கடலைப்பருப்பு சேர்த்து மொறுமொறுப்பாக இந்த வடையை பொரித்தெடுக்கிறார்கள்.

முட்டை மசாலாவும் இங்கு ஃபேமஸ். அவித்த முட்டையை நடுவில் கீறி, நன்றாக வறுத்த வெங்காயம், பூண்டு, பாதியளவு அரைத்த வரமிளகாய்த்தூள், கொத்தமல்லியை அள்ளிவைத்து புளித்தண்ணீர் ஒரு கரண்டி, நல்லெண்ணெய் ஒரு கரண்டி ஊற்றி, கிண்ணத்தில் வைத்துத் தருகிறார்கள்.

அதிகப்படியான இஞ்சி சேர்த்து பூண்டு கலவையுடன் செய்யப் பட்ட வாழைத்தண்டு சூப் இவர்களின் சிறப்பு.

பர்மா மக்களுக்கு அத்தோ, மொய்ஜோ, பேஜோ, கவ்சோ... இவை அனைத்தும் நூடுல்ஸில் தயாராகும் உணவுகள்! "இரண்டாம் உலகப் போர் சமயத்தில் பர்மாவை இராணுவம் கைப்பற்றியது. இதனையடுத்து அந்நாட்டில் இருந்த எங்களை சொந்த நாட்டுக்கே திருப்பி அனுப்பினர். அப்படி வந்த எங்களை தமிழகம் எங்கும் பரவலாக குடியிருப்புகள் அமைத்து தங்க வைத்தனர். அப்படி வியாசர்பாடியில் தங்கியவர்கள் நாங்கள். பர்மாவில் இருந்து வெளியேற்றப்பட்ட எங்களால் 2 பவுன் தங்கமும் 25 ரூபாய் பணமும் மட்டுமே கொண்டு வர முடிந்தது.

அவ்வளவுதான் நபர் ஒருவருக்கு அனுமதிக்கப்பட்டது. கெஞ்சிக் கேட்டபிறகு பெண்களின் கழுத்தில் இருந்த தாலியை மட்டும் அவர்கள் கணக்கில் எடுத்துக்கொள்ளாமல் விட்டனர். ஒரு கப்பலில் 1500 பேர் பயணித்து ரங்கூனில் இருந்து சென்னை வந்து சேர்ந்தோம். வெறும் கையுடன் வந்தவர்கள் உடல் உழைப்பை நம்ப ஆரம்பித்தோம். இப்படி அகதிகளாக தமிழகம் வந்த பர்மிய தமிழர்களுக்காக தொடங்கப்பட்டதுதான் அத்தோ கடைகள். நாளடைவில் தமிழக மக்களும் அத்தோ கடைகளைத் தேடி வர ஆரம்பித்தனர்..." என நீண்ட வரலாற்றை சுருக்கமாகச் சொல்கிறார் அப்துல் ஆசிஸ்.

சென்னை பாரிமுனையின் இரண்டாவது கடற்கரைச் சாலையில் உள்ள அப்துல் ஆசிஸின் அத்தோ கடை, நாற்பது

அத்தோ

சாதா நூடுல்ஸ் – 300 கிராம்
முட்டைக்கோஸ் – 2 கப்
வெங்காயம் (நறுக்கியது) – 200 கிராம்
பூண்டு – 50 கிராம்
கடலை மாவு தூள் – 2 தேக்கரண்டி
காய்ந்த மிளகாய் – 10
கொத்தமல்லி – சிறிதளவு
எலுமிச்சை சாறு – சிறிதளவு
உப்பு – தேவையான அளவு
நல்லெண்ணெய் – 75 கிராம்

பர்மா பக்குவம்: பாத்திரத்தில் நூடுல்ஸ் மூழ்கும் அளவு தண்ணீர் சேர்த்து வேக விடவும். பின்னர் தண்ணீரை வடித்து அகன்ற பாத்திரத்தில் கொட்டி ஒன்றோடு ஒன்று ஒட்டாமல் ஆறவிடவும்.

கடாயில் சிறிது எண்ணெய் ஊற்றி வெங்காயம் பூண்டுப்பல்லை சிறிது சிறிதாக நறுக்கி எண்ணெயில் பொன்வறுவலாக பொரிக்கவும்.

பின்னர் காய்ந்த மிளகாயை கடாயில் எண்ணெய் இல்லாமல் லேசாக வறுத்து மிக்ஸியில் முக்கால் பதத்துக்கு அரைத்துக் கொள்ளவும்.

தனியாக ஒரு பாத்திரத்தில் ஒரு கப் வெங்காயத்தை பச்சையாக நூடுல்ஸில் போடவும். கடலைமாவு, வறுத்த வெங்காயம், பூண்டு என மேலே கூறிய மற்ற பொருட்களைச் சேர்த்து ஒன்றாகக் கலக்கவும். மிளகாய் மட்டும் காரத்துக்குத் தேவையான அளவு போட்டுக்கொள்ளவும்.

இறுதியாக எலுமிச்சைச் சாறு சேர்த்து கையால் கலக்கவும்.

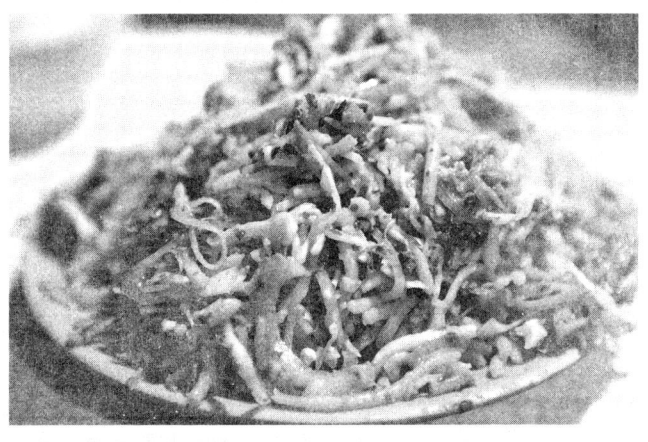

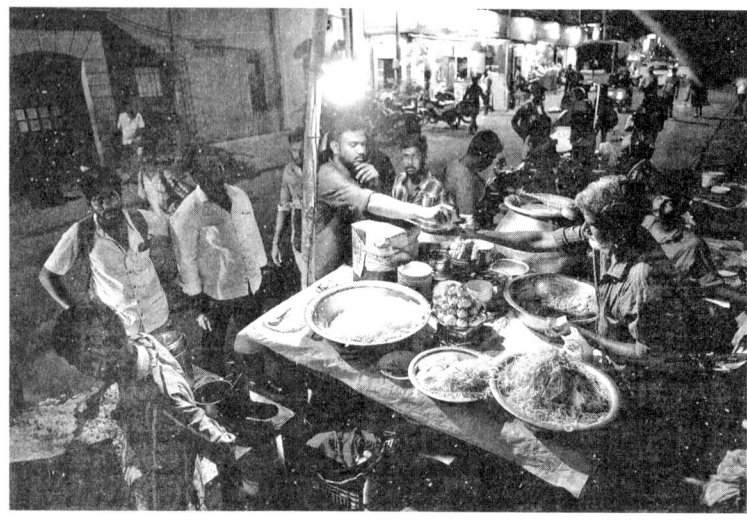

வருடங்களாக இயங்கி வருகிறது. சென்னை பங்குச் சந்தை அலுவலகத்தை ஒட்டித் தள்ளுவண்டி கடைதான். பெரிய சைஸ் தோசைக் கல்லில் நூடுல்ஸ், புதினா, எலுமிச்சை, முட்டைக்கோஸ், பூண்டு, புளித்தண்ணீர், வெங்காயம்... என அடுக்கி வைத்துள்ளனர். அத்தோ என்பது சமைக்கப்படாத பச்சை கலவை உணவுதான். ஆனால், சாப்பிடும்போது பச்சை வாசம் தெரியாது. இந்தக் கலவையில் எந்தளவுக்கு கைப்பக்குவம் சரியாக இருக்கிறதோ அந்த அளவுக்கு ருசி இருக்கும்.

அழகிய பீங்கான் தட்டில் ஒரு அத்தோவும், வறுத்த வெங்காயம் பூண்டு மசாலா சேர்த்த முட்டையும் சாப்பிட்டால் அப்படியொரு சுவை! "1981ல இங்க கடையை ஆரம்பிச்சேன். அதுக்கு முன்னாடி வியாசர்பாடில அப்பா முகமது இஸ்மாயிலும் அம்மா மைதீன் பிவியும் பர்மா காலனி மக்களுக்காக கடை நடத்தினாங்க. அம்மாகிட்ட இருந்துதான் பர்மா உணவுத் தயாரிப்பை கத்துக்கிட்டேன். சைவ உணவு கேட்கறவங்களுக்கு முட்டை மட்டும் செஞ்சு கொடுப்போம். சில பர்மிய உணவுக்கு முட்டை அவசியம். அதை தவிர்க்க முடியாது. பர்மா உணவோட சிறப்பம்சம் வறுத்த வெங்காயம், பூண்டுதான்.

கூடவே தரமான நல்லெண்ணெய். இந்த மூணும் இல்லைனா பர்மிய உணவே இல்ல! இதோட நூடுல்ஸ் சேர்ந்தது பேஜோ. அரிசி, கடலைப் பருப்புல செய்ற தட்டு வடை, பேஜோ, வாழைத்தண்டு சூப் கட்டாயம் இருக்கும். பர்மாவுல புளி சேர்க்க மாட்டாங்க. எலுமிச்சம்பழம்தான். காய்ந்த மிளகாயை முக்கால்

வாழைத்தண்டு சூப்

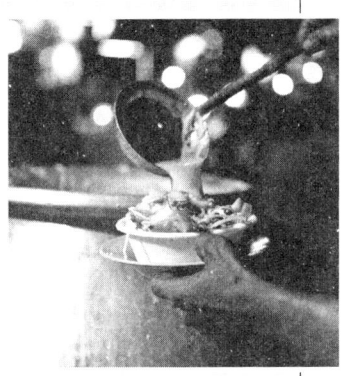

வாழைத் தண்டு – 1
பாசிப்பருப்பு – 200 கிராம்
பச்சை மிளகாய் – 5
காய்ந்த மிளகாய் – 2
தக்காளி – 1
சின்ன வெங்காயம் – 100 கிராம்
இஞ்சி – பெரிய துண்டு
பூண்டு – 5 பல்
சீரகம் – 1 சிட்டிகை
பெருங்காயத்தூள் – 1/4 சிட்டிகை
மஞ்சள் தூள் – 1/2 சிட்டிகை
கடுகு – சிறிது
உளுந்தம்பருப்பு – சிறிது
நல்லெண்ணெய் – 1 தேக்கரண்டி
தேங்காய் – ஒரு மூடியில் பாதி துருவியது
உப்பு – தேவைக்கேற்ப
கறிவேப்பிலை – சிறிது
கொத்தமல்லி – சிறிது

பர்மா பக்குவம்: வாழைத்தண்டை நார் நீக்கி சிறு சிறு துண்டுகளாக நறுக்கவும். சமைக்கும்வரை மோர் கலந்த நீரில் போட்டால் கறுத்துப் போகாமல் இருக்கும்.

ஒரு கடாயில் தண்ணீர் ஊற்றி பாசிப்பருப்புடன், மஞ்சள் தூள், சீரகம், எண்ணெய் சேர்த்து வேகவிடவும். பருப்பு சிறிது வெந்ததும் அதில் வெங்காயம், தக்காளி, பச்சை மிளகாய், இஞ்சி, பூண்டு சேர்த்து நறுக்கிய வாழைத்தண்டை கலந்து தேவையான அளவு உப்பு சேர்த்து வேகவிடவும். வாழைத் தண்டு நன்கு வெந்ததும் அதனுடன் தேங்காய்த் துருவல் சேர்க்கவும்.

தனியாக வாணலியில் எண்ணெய் ஊற்றி காய்ந்ததும் கடுகு, உளுந்தம்பருப்பு, பெருங்காயத்தூள், காய்ந்த மிளகாய், கறிவேப்பிலை என அனைத்தையும் சேர்த்து தாளித்து வாழைத்தண்டு கலவையில் ஊற்றவும்.

ஒருசேர கொதிக்கும் போது கொத்தமல்லி தூவி இறக்கவும். இஞ்சி பூண்டுதான் இதன் சிறப்பே. எனவே சற்று அதிகமாகவே சேர்த்துக்கொள்ளலாம்.

பதத்துக்கு அரைச்சு பயன்படுத்துவோம். சிவாஜில ஆரம்பிச்சு சிவகார்த்திகேயன் வரை எல்லா நடிகர்களும் எங்க கடை வாடிக்கையாளர்கள்தான். நண்பர் ஒருத்தர் சாந்தி தியேட்டர்

அப்துல் ஆசிஸ்

வளாகத்துல லெதர் வியாபாரம் செஞ்சுட்டு இருந்தார். அடிக்கடி இங்க வந்து சாப்பிடுவார்.

ஒருமுறை நடிகர் திலகத்துகிட்ட நம்ம கடை அத்தோ பத்தி சொல்லியிருக்கார். அப்ப போன் எல்லாம் கிடையாது. சைக்கிள்ல வேகமா வந்து சிவாஜி சார் சாப்பிட கேட்கறார்னு சொன்னார். உடனே புதுப் பாத்திரத்துல அத்தோ செஞ்சு போட்டுக் கொடுத்தேன். சாப்பிட்ட சிவாஜி சார் ரொம்ப பாராட்டினார். அதுக்கு அப்புறம் நானே நேரடியா பலமுறை அவருக்கு டெலிவரி செஞ்சிருக்கேன். தனியார் தொலைக்காட்சில நிகழ்ச்சி செஞ்சுட்டு இருந்தப்ப ஷூட்டிங் முடிச்சுட்டு இங்க சாப்பிட சிவகார்த்திகேயன் வருவார்.

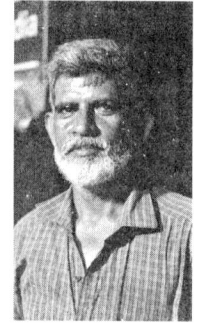

நைட் ஷூட் இருந்ததுனா கேரியர் கொடுத்து இயக்குநர் ஷங்கர் அனுப்புவார். நல்ல உணவைத் தேடித் தேடி அவர் சாப்பிடுவார். இயக்குநர் மாதேஷ் பல வருட வாடிக்கையாளர். சந்தானம், மயில்சாமி எல்லாம் ரெகுலர் கஸ்டமர்ஸ். உண்மையைச் சொல்லணும்னா அத்தோ கடைனால பெரிய அளவுல லாபம் இல்ல. மூலப் பொருட்கள் எல்லாம் விலையேறிடுச்சு. ரெகுலர் வாடிக்கையாளர்களுக்காகத்தான் தொடர்ந்து கடை நடத்தறேன். நாலு நாள் கடை பூட்டியிருந்தா போன் செஞ்சு திட்டறாங்க! இந்த அன்புதான் எங்களை தொடர்ந்து இயங்க வைக்குது!” என்கிறார் அப்துல் ஆசிஸ்.

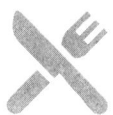

திலீபன் புகழ்

அமீர் மஹால்

நவாப் பிரியாணி

இந்த 'லன்ச் மேப்' பகுதியில் எவ்வளவோ பிரியாணி குறித்து பார்த்திருக்கிறோம். இதில் சென்னை க்ரீம்ஸ் ரோட்டில் இருக்கும் 'தி பிரியாணி ஷாப்' ரொம்பவே ஸ்பெஷல். காரணம், வரலாறு.

ராயப்பேட்டை மணிக் கூண்டு அருகிலிருக்கும் அமீர் மஹாலைப் பார்த்திருப்போம். ஆற்காடு நவாப் குறித்து படித்திருப்போம், குறைந்தபட்சம் கேள்வியாவது பட்டிருப்போம்.

ஒரு காலத்தில் தென்னிந்தியா முழுவதையும் ஆண்டவர்கள். அவர்களின் வாரிசுகள்தான் இப்போது 'ஆற்காடு இளவரசர்கள்' என்ற பெயரில் 600 பணியாளர்கள் தங்கள் குடும்பங்களுடன் சுற்றிலும் வாழ அமீர் மஹாலில் வசிக்கிறார்கள்.

இந்தத் தகவல்கள் எதற்கு என்கிறீர்களா..? காரணம் இருக்கிறது. இதுவரை ஆற்காடு நவாப் மன்னர்கள் மட்டுமே சாப்பிட்டு

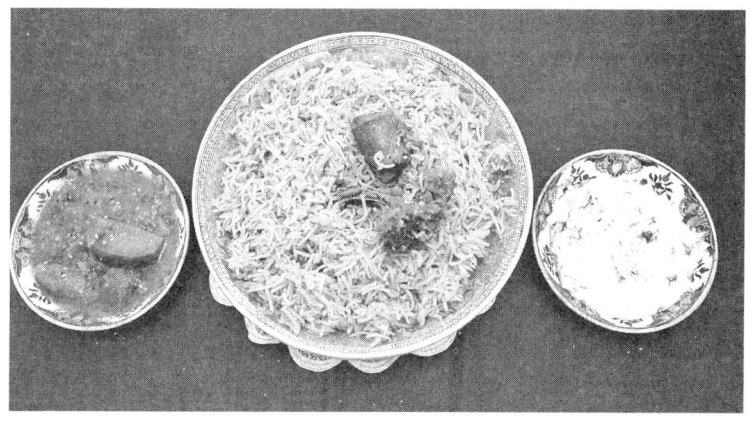

நவாப் பிரியாணி

பாசுமதி அரிசி – 1 கிலோ
மட்டன் – 1 கிலோ
வெங்காயம் – 1/2 கிலோ
தக்காளி – 1/2 கிலோ
பச்சை மிளகாய்த் – ஆறு
தனித்த மிளகாய்த் தூள் – இரண்டு தேக்கரண்டி
தயிர் – ஒரு கோப்பை
கொத்துமல்லித்தழை – ஒரு கொத்து
இஞ்சி பூண்டு விழுது – 200 கிராம்
புதினா – ஒரு கொத்து
பட்டை, ஏலம், கிராம்பு – தலா இரண்டு
பிரியாணி இலை – இரண்டு
உப்புத் தூள் – தேவையான அளவு
எண்ணெய் – 100 மில்லி
நெய் – 100 மில்லி
எலுமிச்சை –அரை பழம்

பக்குவம்: அரிசியை தண்ணீரில் கழுவி ஊறவைக்கவும். கொழுப்பு சேர்க்காமல் எலும்புடன் மட்டனை நன்கு கழுவி தண்ணீரை வடிக்கவும். அகன்ற பாத்திரத்தை அடுப்பில் வைத்து எண்ணெய் ஊற்றி அதில் பட்டை, ஏலம், கிராம்பு, பிரியாணி இலை ஆகியவற்றை வாசம் வர கிளற வேண்டும். வெங்காயத்தை நீளவாக்கில் அரிந்து அதனை எண்ணெயுடன் சேர்த்து நன்கு வதக்கவும்.

பொன்னிறமானதும் இஞ்சி பூண்டு விழுது சேர்த்து மிளகாய்த் தூள், பச்சை மிளகாய் சேர்த்து வதக்கவும். பிறகு புதினா, தயிரும், பின்னர் தக்காளியும் கொத்துமல்லியும் சேர்க்கவும். தேவையான அளவு உப்பு, பிறகு மட்டன் சேர்த்து நன்கு கிளறி, குறைவான தீயில் மட்டனை வேக விடவும்.

பிரியாணிக்கு விறகடுப்புதான் சரியாக இருக்கும். மட்டன் வெந்து குழம்பு பதம் வரும் வரை வேக விடவும்.

மட்டனுக்கு தகுந்தாற்போல் தண்ணீர் ஊற்றவும். தனியாக ஒரு பாத்திரத்தில் பாசுமதி அரிசியை முக்கால் பதத்துக்கு வேகவைக்க வேண்டும். அதில் தண்ணீருடன் சிறிதளவு பசும்பால் சேர்த்து சாதம் வடிக்க வேண்டும். இரண்டையும் ஒன்றாகக் கலந்து கடைசியாக மேலே சிறிது நெய், எலுமிச்சை பழம் பிழிந்து, நீர் வற்றும்போது அடுப்பின் மேல் 20 நிமிடம் தம் போட வெண்டும். பிறகு லேசாக மேலிருந்து கீழாக சாதம் குழையாமல் பிரட்டி எடுக்கவும்.

பாதாம் அல்வா

பாதாம் – 1/2 கிலோ
(ஊறவைத்து அரைத்தது)
சர்க்கரை – 1/2 கிலோ
பால் – 250 மில்லி
நெய் – 100 மில்லி
குங்குமப்பூ – சிறிதளவு
(பாலில் ஊற வைத்தது)

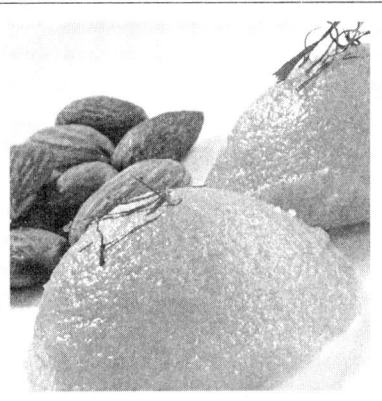

பக்குவம்: பாதாமை தோல் நீக்கி மைய அரைத்துக் கொள்ளவும். அரைக்கும்போது அதிகம் சூடாகாமல் பார்த்துக் கொள்ளவும்.

அடி கனமான இரும்பு கடாய் சுவையைக் கூட்டும். எனவே அதில் சிறிதளவு நெய் ஊற்றி, கொஞ்சம் தண்ணீர் சேர்த்து நன்கு கொதிக்கவிட்டு அதில் சர்க்கரை கலந்து மீண்டும் கொதிக்கவிட்டு அதில் அரைத்த பாதாம் பால் மற்றும் குங்குமப்பூ சேர்த்து மிதமான தீயில் தொடர்ந்து கிளறவும்.

கெட்டியாகத் திரண்டதும் அதில் மீதமிருக்கும் நெய் சேர்த்து குறைவான தீயில் சில நிமிடங்கள் தொடர்ந்து கிளறி இறக்கவும்.

வந்த தனித்துவமிக்க பிரியாணியை இப்போது எல்லோரும் சாப்பிடலாம்!

இளவரசர் திவான் முகமது ஆசிப்பின் மகன் வழி வாரிசுகளில் ஒருவரான முகமது ஃபகத் கலீல், லண்டனில் படித்துவிட்டு திரும்பியுள்ளார். மகள் வயிற்று வாரிசான ப்ரன் அஹமது வளரும் தொழிலதிபர். இவ்விருவரும் இணைந்து 'தி பிரியாணி ஷாப்' உணவகத்தை திறந்துள்ளனர்.

இந்த உணவகம் இருப்பது க்ரீம்ஸ் சாலையில்தான். ஆனால், சமைப்பது அரண்மனை கிச்சனில்! காலம் காலமாக மன்னருக்கு சமைத்து வரும் சமையல் கலைஞரான நூர் முகமது கைப் பக்குவத்தில் சுடச்சுட மக்களுக்காக பிரியாணி தயாராகிறது!

"அரண்மனைல எந்த விழா நடந்தாலும் இந்தியாவுல இருக்கிற எல்லா தலைவர்களும் வருவாங்க. பிரதமர் நேருவில் தொடங்கி தமிழக முதல்வரா இருந்த பலரும் எங்க விருந்துல கலந்துகிட்டிருக்காங்க. அவங்க எல்லாருமே விரும்பி ருசிச்சு சாப்பிட்டது, சாப்பிடறது எங்க ஸ்பெஷல் பிரியாணியைத்தான்.

தலைவர்கள் தவிர பல சினிமா பிரபலங்கள், சவுதி அரபு நாட்டு அதிகாரிகளும் எங்க பிரியாணியை ஒரு கை பார்த்திருக்காங்க.

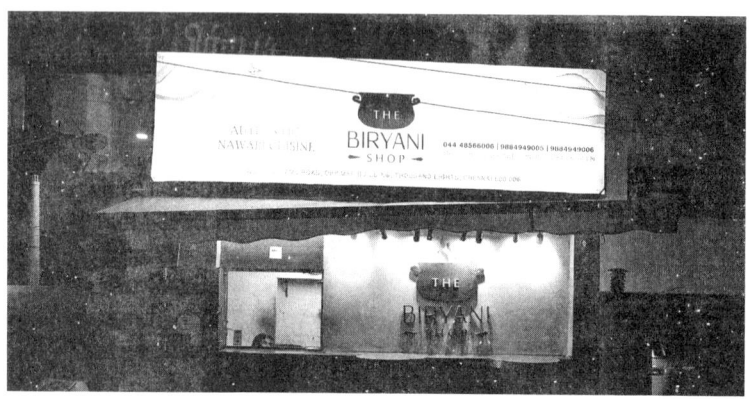

இப்படிப்பட்ட எங்க ஸ்பெஷல் பிரியாணியை மக்களும் சாப்பிடற மாதிரி செய்தா என்னனு ஒரு நோன்பு நாள்ல நானும் ப்ரன் அஹமதுவும் பேசினோம். குடும்பத்துல இருக்கிறவங்க இதுக்கு பச்சைக் கொடி காட்டினாங்க. எங்க சமையல் கலைஞரே சமைக்கப் போறதால அரண்மனை சமையல் ரகசியம் வெளில போகாது!

ஐடியா ஒர்க் அவுட் ஆனதுமே,ஹைகிளாஸ் உணவகமா இருக்கக் கூடாது; நடுத்தர மக்களும் வாங்கக் கூடிய விலைல இருக்கணும்னு முடிவு செஞ்சு சின்ன கடையாவே ஆரம்பிச் சோம்...” உற்சாகமாகச் சொல்கிறார் முகமது ஃபகத்.

இவர்களது ராஜ உணவில் தனித்துவம் மின்னுகிறது. உண் மையிலேயே திவான் பிரியாணிதான். மட்டன் / சிக்கன் பிரியா ணிகளுடன் தினமும் ஒரு ஸ்பெஷல் ஸ்வீட். அசைவம் போலவே சைவமும் தனிச்சுவையில் மிளிர்கிறது.

“பல காலமா அரண்மனைல சமையல் கலைஞர்களா இருக் கோம். 50 வருஷங்களுக்கு முன்னாடி வரை கூட தினமும் பல வகையான உணவுகளை சமைப்போம். பல நாட்டு மன்னர்கள், அரசு அதிகாரிகள்னு தினமும் வருவாங்க. அதனாலயே 25 வகை இனிப்புகளை தயாரா வைச்சிருப்போம். சைவம், அசைவம்னு நூத்துக்கணக்குல வெரைட்டி காட்டுவோம்.

அரேபிய பொருட்கள்தான் எங்க உணவுல அதிகம் இருக்கும். துபாய், சவுதி அரேபியாவுல இருந்து மூலப்பொருட்கள் வரும். பாசுமதி அரிசி, பாதாம், குங்குமப்பூனு எல்லாமே நுட்பமான தரத்துல இருக்கும். பட்டை, ஏலக்காய் எல்லாம் மணம் வீசும். என் கைபக்குவத்துல தயாராகிற பிரியாணியும் பாதாம் அல்வா வும் மன்னருக்கு ரொம்பப் பிடிக்கும்...” வெட்கத்துடன் சொல் லும் நூர் அகமது, தன் சமையல் நுணுக்கத்தை மற்றவர்களுக்கும் சொல்லித் தருகிறார்.

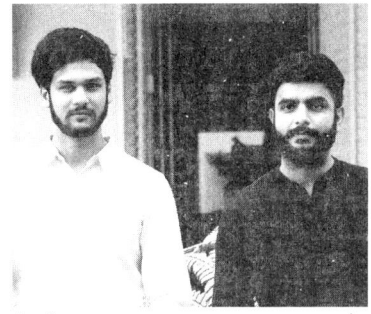

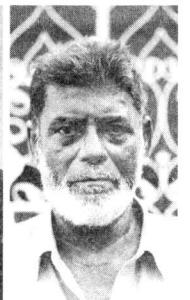

ப்ரன் அஹமது முகமது ஃபகத் நூர் முகமது

“பல உணவகங்கள் தங்களோட உணவு ரகசியத்தை மறைச்சு வைச்சிருக்காங்க. உணவு என்பது எல்லோருக்கும் பொதுவானது. அதை எந்த தனி மனிதன் சொந்தம் கொண்டாடவும் அல்லா அனுமதிக்க மாட்டார்...” என்று சொல்லும் நூரிடம் பத்துக்கும் மேற்பட்டவர்கள் சமையல் கலையைப் பயின்று வருகின்றனர்.

இந்தியாவில் எங்கெல்லாம் இஸ்லாமிய மன்னர்கள் ஆட்சி செய்தார்களோ அங்கெல்லாம் பிரியாணி ஃபேமஸ். அப்படி ஆம்பூர் பிரியாணி தனித்த ரகம். இஞ்சி, பூண்டு கலவையை நன்றாக வதக்கி சுண்ட வைத்து பாசுமதி அரிசி வெந்ததும் அதைக் கலந்து அனல் தம்மில் வேக வைப்பார்கள்.

மொஹல் பிரியாணி என்பது பாதம், முந்திரி, குங்குமப்பூ சேர்ந்த கலவை / சத்துக்கள் அடங்கிய உணவு.

இந்த இருவகைகளும் சேர்ந்த பிரியாணியே நவாப் பிரியாணி!

“ஹலீம் என்பது கூழ் வடிவ உணவு. ரம்ஜானுக்குத்தான் பெரும்பாலும் கிடைக்கும். ஏன்னா, இதைச்செய்து முடிக்க ரொம்ப நேரமாகும். இதை எல்லா மக்களும் சாப்பிடணும்னு எல்லா நாளும் விற்பனை செய்யறோம். அமீர் மஹால்ல இதைச் செய்து முடிக்க எட்டு மணி நேரமாகும்! மட்டன், அரிசி மாதிரியான மூலப்பொருட்களை அதிகம் சேர்த்து குறைந்த நெருப்புல அதிக நேரம் சுண்டிக்கிட்டே இருக்கணும்...” என்கிறார் ப்ரன் அஹமது.

ரஹீம், மட்டன் பிரியாணி, சிக்கன் பிரியாணி, காய்கறி சைவ பிரியாணி... என குறைவான மெனுதான். விலையும் ரூ.250க்கும் குறைவு. பகல் 11 மணி முதல் அதிகாலை 4 மணி வரை இங்கு பிரியாணி கிடைக்கிறது!

லன்ச் மேப்

மதுரை

கோபி ஐயங்கார் டிபன் கடை

மதுரை மாநகரின் சிறப்புகளில் உணவகமும் அடங்கும். சின்ன தள்ளுவண்டி கடைகளில் கூட மல்லிகைப்பூ இட்லி மணக்கும். சாம்பாரும் சட்னியும் அசத்தும்.

அப்படியிருக்க, 'கோபி ஐயங்கார் டிபன் கடை' மட்டும் சோடை போகுமா என்ன?!

மீனாட்சி அம்மன் கோயிலுக்கு அருகிலுள்ள மேல சித்திரை வீதியில் உள்ளது கோபி ஐயங்கார் டிபன் கடை. நூற்றாண்டு கண்ட சைவ உணவகம். கையால் வரையப்பட்ட சித்திரங்களை மிக நேர்த்தியாகச் சுவரில் மாட்டியுள்ளனர். பழமையான மேஜை, நாற்காலிகள். கூடவே பல ஆண்டுகள் சமைத்து மடப்பள்ளி

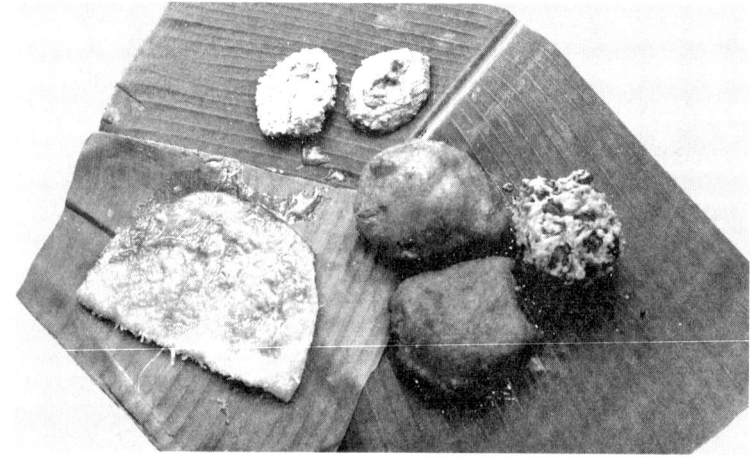

தவலை வடை

துவரம்பருப்பு – 100 கிராம்
கடலைப் பருப்பு – 100 கிராம்
உளுந்தம் பருப்பு – 100 கிராம்
பாசிப் பருப்பு – 100 கிராம்
புழுங்கல் அரிசி – 100 கிராம்
மிளகாய் வற்றல் – 10
உப்பு – தேவைக்கு
கறிவேப்பிலை – சிறிது
பெருங்காயம் – 1 சிறிய துண்டு
இஞ்சி – 1 துண்டு (பொடியாக நறுக்கவும்)
தேங்காய் – 1/2 மூடி (பல் பல்லாக நறுக்கவும்)
எண்ணெய் – தேவையான அளவு

பக்குவம்: புழுங்கல் அரிசியுடன் பருப்பு வகைகளை சேர்த்து ஊற வைத்து அரைக்கவும். பாசிப் பருப்பு தவிர மிளகாய் வற்றல், உப்பு, பெருங்காயம் சேர்த்து கரகரப்பாக அரைத்துக் கொள்ளவும்.

மாவுடன், நறுக்கிய தேங்காய் சேர்த்து ப.பருப்பை நீர் இல்லாமல் பிழிந்து போட்டு கிளறவும். துருவிய இஞ்சி சேர்த்து நன்றாகக் கலந்து வடையாக தட்டி பொரிக்கவும்.

ஓட்டை போட வேண்டாம். கறிவேப்பிலையை கிள்ளிப் போட்டு மாவுடன் பிசைந்து கொள்ளலாம். கடலையெண்ணெயில் பொரித்தால் சத்தாகவும் சுவையாகவும் இருக்கும்.

வாசம் வரும் பாத்திரங்கள்.

“பூர்வீகம் சிவகாசி பக்கத்திலுள்ள எதிர் கோட்டை. ஏதோ கோபத்துல எங்க தாத்தா கோபி சின்ன வயசுல வீட்டை விட்டுக் கிளம்பி மதுரை வந்துட்டாரு. இங்க வந்து கோயில் பக்கத்துல வெள்ளை அப்பத்தை காரச் சட்னியோடு சமைச்சுத் தந்தாரு. எல்லாருக்கும் புடிச்சிப் போகவே இங்கயே இருந்துட்டார்.

தாத்தா சமைச்ச அந்த வெள்ளை அப்பத்தை பக்குவம் மாறாம அவருக்கு அப்புறம் எங்கப்பா சீனிவாசன் சமைச்சார். இப்ப நாங்க அதைப் பின்பற்றுகிறோம்...” என சுருக்கமாக தங்கள் கடையின் வரலாற்றை சொல்கிறார் சுபா சீனிவாசன்.

பொதுவாக காரச் சட்னி என்றால் காய்ந்த மிளகாயைத்தான் அரைப்பார்கள். ஆனால், இங்கு பச்சை மிளகாய்தான் ஸ்பெஷல். பச்சை மிளகாயை நல்லெண்ணெயில் வதக்கி கடலைப் பருப்பு சேர்த்து அரைத்து, பெயருக்கு சிறிது தேங்காய் சேர்த்து கெட்டி பதத்துக்கு அரைத்துத் தருகிறார்கள். காரம் உச்சிக்கு ஏறுகிறது!

ஐடி துறையில் பெங்களூரில் பணிபுரியும் சுபா, பாரம்பரி

அவியல்!

பூசணிக்காய் அரைக் கிலோ, சேனைக்கிழங்கு கால் கிலோ, புடலங்காய் அரைக் கிலோ, உருளைக்கிழங்கு கால் கிலோ, சௌசௌ கால் கிலோ, வாழைக்காய் 2, கொத்தவரங்காய் 100 கிராம், கேரட் கால் கிலோ எடுத்துக் கொள்ளவும்.

முருங்கக்காய் – 2, சீரகம் – 10 கிராம், தேங்காய்த் துருவல் 1 கப், பச்சை மிளகாய் 100 கிராம், கறிவேப்பிலை தேவையான அளவு, புளிப்பில்லாத தயிர் ஒரு கப், தேங்காய் எண்ணெய் 100 மில்லி.

பக்குவம்: காய்கறிகளைத் தண்ணீரில் சுத்தம் செய்து நீளவாக்கில் நறுக்கி, தேவையான அளவு தண்ணீர் விட்டு வேக வைக்கவும்.

வேக வைக்கும் முறைதான் அவியலின் ருசியை முடிவு செய்யும். எந்த காய்களை முன்னே போட வேண்டும்... எவற்றை பின்னே வேக வைக்க வேண்டும்... என்ற அளவு உள்ளது.

விரைவில் வேகும் காய்களை இறுதியில் போட வேண்டும். அனைத்தையும் ஒன்றாகக் கலந்து வேக வைத்தால் கரைந்து விடும்.

தண்ணீரை வடிக்காமல் சுண்டவைத்து, சீரகம், பச்சை மிளகாய் அரைத்த கலவையை விட்டு கொதி வந்ததும் இறக்குங்கள்.

பிறகு கறிவேப்பிலை, தயிர், உப்பு சேர்த்துக் கலக்குங்கள். தேங்காய்ப் பால் சேர்த்து சூடாக்கி கடைசியாக தேங்காய் எண்ணெயை விட்டுக் கலக்கினால் அவியல் ரெடி.

அடைக்கு இதுவே செமத்தியான சைடு டிஷ்!

யச் சுவையிலும், தரத்திலும், உபசரிப்பிலும் குறைவில்லாமல் நடத்துகிறார்.

காமராஜர், சிவாஜி, எம்ஜிஆர் என பல அரசியல்வாதிகளும், சினிமா கலைஞர்களும், தொழிலதிபர்களும் இங்கு வந்து விரும்பிச் சாப்பிட்டிருக்கிறார்கள்; சாப்பிட்டும் வருகிறார்கள்.

"வெள்ளை அப்பம்தான் எங்க ஸ்பெஷல். முதல் தரமான பச்சரிசி, சமபங்கு புழுங்கல் அரிசி, அரைப் பங்கு உளுந்து, கூடவே சீரகம், மிளகு, பச்சை மிளகாய் சேர்த்து மாவு பதத்துக்கு அரைப்போம்.

சரியா 6 மணி நேரத்துல புளிச்சிடும். அப்புறம்தான் சமைக்கணும். பொரித்தெடுக்க கடலெண்ணெய். பொன்நிறமா வந்ததும் எண்ணெயை வடிச்சி எடுக்கணும். இதை பச்சைமிளகாய் காரச் சட்னில சாப்பிட்டா திவ்வியமா இருக்கும்..." என்கிறார் சுபா.

ராமமூர்த்தி

கோபி

கரும்பலகையில் வெள்ளை சாக்பீஸைக்

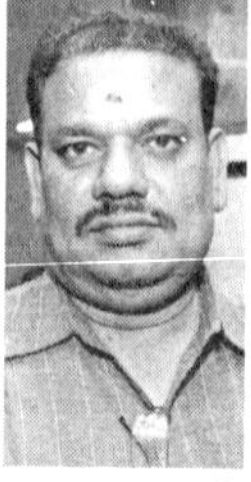

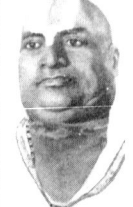

கொண்டு அன்றைய ஸ்பெஷல் இனிப்பு வகைகளை எழுதிவிடுகிறார்கள். மளிகை சாமான்களில் உயர்தர வகைகளை வாங்கி, வெயிலில் உலர்த்தி, இடித்துப் பொடி வகைகளை சுத்தமாக தயாரித்து பயன்படுத்துகின்றனர்.

வெள்ளையப்பம் - காரச் சட்னி காம்பினேஷனை கோபி ஐயங்காரே உருவாக்கினது என்பதால் அதன் தயாரிப்பு முறையைப் பற்றி லேசாக சுபா கோடிட்டு மட்டுமே காட்டுகிறார்!

காரச் சட்னி என்றால் நமக்கு தக்காளி, வெங்காயம், வரமிளகாய் சேர்த்து அரைத்த சிவந்த சட்னிதான் நினைவுக்கு வரும். ஆனால், இங்கு பச்சை மிளகாயும், முழுத் தேங்காயும்,அரைக் கிலோ ஊறவைத்த கடலைப் பருப்பும் சேர்த்து அரைத்த 'பீரங்கி'யாக காட்சியளிக்கிறது!

"இவ்வளவு காரம் சாப்பிட்ட வாய்க்கு இதமாக உடனே ஜீரா போளியோ இல்லை சொஜ்ஜி அப்பமோ சாப்பிட்டால் சொர்க்கம்தான் போங்கள்!" என்கிறார். 'கோபி ஐயங்கார்' மேனேஜர் ராமமூர்த்தி.

வழக்கமாக டிபன் சாப்பிட சிறிய இலையைத்தான் வைப்பார்கள். இங்கு பெரிய வாழை இலையைப் போட்டு தண்ணீர் தெளித்து, எது வாங்கினாலும் அளவில் அதிகமாகவே வைக்கிறார்கள்!

டிபன் தவிர பலகாரங்களும் பட்சணங்களும் கூட இங்கு பிரபலம். தவலை வடை, வெள்ளை அப்பம், அடை அவியல், நெய் பொடி தோசை, ஜீரா போளி, கோதுமை தோசை, பொடி தூவிய ஊத்தப்பம், இட்லி... என ரெசிப்பிகள் பட்டியல் நீள்கிறது.

காலை 7 மணி முதல் மதியம் 11 வரையிலும் மாலை 3 மணியிலிருந்து இரவு 7 வரையிலும் இந்த உணவகம் இயங்குகிறது.

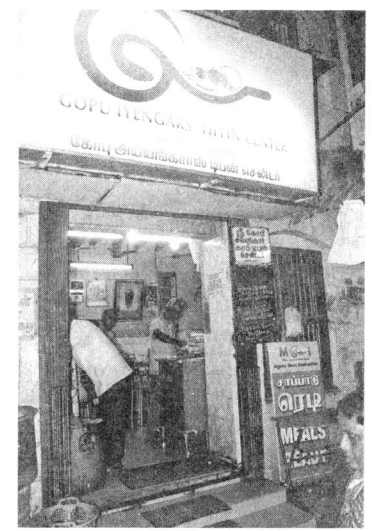

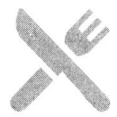

குற்றாலம்

ரஹ்மத் பார்டர் பரோட்டா கடை!

அருவிக் குளியல், ஆயில் மசாஜ் மட்டுமல்ல... பார்டர் கடை பரோட்டாவும், நாட்டுக்கோழி வறுவலும் கூட குற்றாலத்தின் அடையாளம்தான்!

வாகனத்தை நிறுத்தி, ஹோட்டலுக்குள் சென்று இடம் பிடித்து சாப்பிடுவது எல்லாம் சுலபம் அல்ல! இந்த நேரத்தில் தேர்வு எழுதி ஐஏஎஸ் ஆகிவிடலாம்!

1956ல் மொழிவாரி மாநிலங்கள் பிரிக்கப்பட்டதும் பீரனூர் பகுதியில் கேரள - தமிழக எல்லையில் சுங்கச் சாவடி அமைக்கப்பட்டது. இதனால் வாகனங்கள் சூழ் இடமாக பீரனூர் பார்டர் மாறியது.

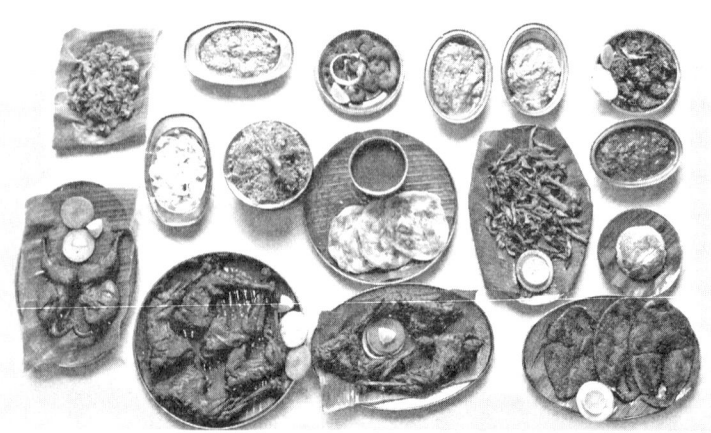

நாட்டுக்கோழி வறுவல்

நாட்டுக்கோழி – அரைக் கிலோ
நறுக்கிய சின்ன வெங்காயம் – 2
பச்சை மிளகாய் – 4
இஞ்சி, பூண்டு விழுது – 2 சிட்டிகை
மிளகாய்த்தூள் – 1 சிட்டிகை
சீரகத்தூள் – அரை சிட்டிகை
மல்லித்தூள் – 2 சிட்டிகை
மிளகு பொடித்தது – 1 சிட்டிகை
மல்லி, கறிவேப்பிலை – சிட்டிகை
நல்லெண்ணெய் – தேவையான அளவு
உப்பு – தேவையான அளவு

பக்குவம்: நாட்டுக்கோழியை உப்பு, மஞ்சள்தூள் சேர்த்து வேகவைத்தபின் சதைகளைத் தனியாகப் பிய்த்து வைக்கவும். பிறகு கடாயில் எண்ணெய் விட்டு சூடானவுடன் வெங்காயம், பச்சை மிளகாய் சேர்த்து வதக்கவும்.

தொடர்ந்து இஞ்சி பூண்டு விழுது மற்றும் மசாலா தூள் வகைகளைச் சேர்த்து வதக்கி மசாலா வாசம் அகன்றதும் பிய்த்து வைத்த கோழியைக் கொட்டி உப்பு சேர்த்து நன்கு பிரட்டி தண்ணீர் தெளித்து கிளறவும்.

சுண்டி சுருள வறுத்ததும் மிளகுத் தூள், கறிவேப்பிலை சேர்த்து இறக்கவும். மிளகை இறுதியாகச் சேர்க்க வேண்டும். அப்போதுதான் சுவையாக இருக்கும்.

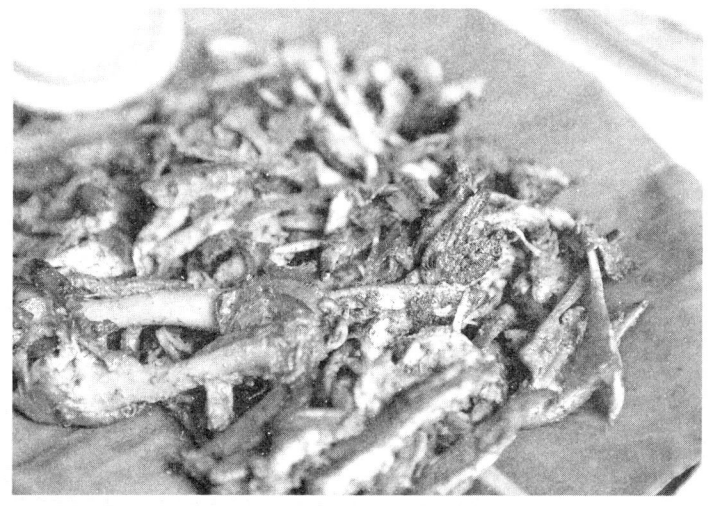

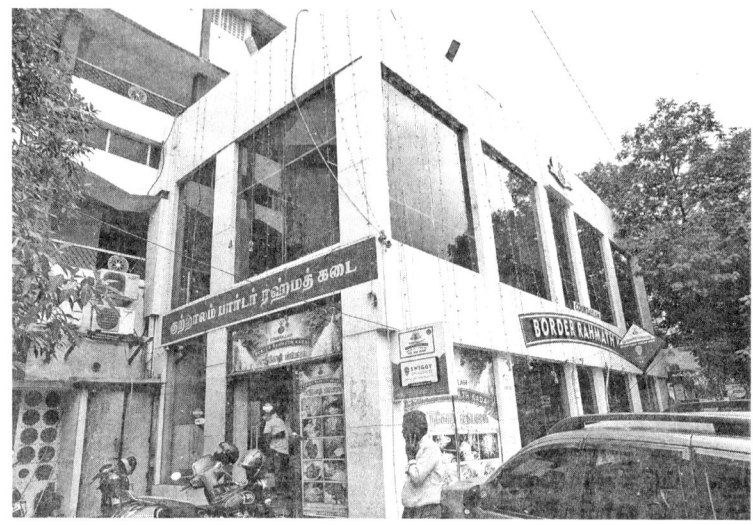

இதைக் கவனித்து வந்த முகம்மது ஹசனுக்கு 'இந்த இடத்தில் நாம் ஒரு நல்ல உணவகத்தை ஆரம்பித்தால் என்ன' என்று தோன்றியது. உடனே ரஹ்மத் ஹோட்டலை ஆரம்பித்தார்.

அன்று முதல் தொடர்ச்சியாக இந்தக் கடை செயல்பட்டு வருகிறது. தமிழர்களின் தேசிய உணவாகவே மாறிவிட்ட சுடச்சுட பரோட்டாவும் இவர்கள் வீட்டுப் பெண்களின் கைவண்ணத்தில் தயாராகும் மசாலாவில் செய்யப்படுகிற சால்னாவும் சர்வதேச அளவில் இன்று புகழ்பெற்றிருக்கின்றன. குறிப்பாக மிளகு சிக்கன். ஒருமுறை சாப்பிட்டவர்கள் மறுமுறை இதை உண்பதற்காகவே ஓடோடி வருகிறார்கள்.

முகம்மது ஹசன் இக்கடையைத் தொடங்க, அதன் பிறகு அவரின் புதல்வர் இஸ்மாயிலும்,அவரைத் தொடர்ந்து இப்பொழுது அவரின் மகன்கள் ராஜா முகம்மதுவும்,முகம்மது ஹசனும் சுவையும் பாரம்பரியமும் கெடாமல் நடத்துகிறார்கள்.

"1974ல தாத்தா இந்த ஹோட்டலை ஆரம்பிச்சாரு. பாட்டி ஃபஹானா நாட்டுக்கோழி சால்னா செய்வாங்க. பாட்டியோட பக்குவத்துக்கு மக்கள் அடிமையானாங்க. இப்ப வரை அதே செய்முறைதான். இந்த மலைல விளையற பொருட்களைத்தான் பயன்படுத்தறோம். குறிப்பா நாட்டு மிளகு. ஏன்னா இதுலதான் காரம் அதிகமா இருக்கும்..." என்கிறார் ராஜா முகம்மது.

"விறகடுப்பு அனல்ல குழம்பை வேக வைக்கிறப்ப அது சுண்டும். இதுதான் பரோட்டாவுக்கு சரியான பதம். தேங்காயையும் கசகசாவையும் கிரைண்டர்ல மைய அரைப்போம்.

தீலீபன் புகழ்

சால்னா

சின்ன வெங்காயம் – 100 கிராம்
தக்காளி (பெரியது) – 50 கிராம்
பச்சை மிளகாய் – 4
இஞ்சி, பூண்டு விழுது – 2 தேக்கரண்டி
நாட்டுக்கோழி – 500 கிராம்
மஞ்சள்தூள் – 1 தேக்கரண்டி
உப்பு – தேவையான அளவு
மசாலா அரைக்க:
எண்ணெய் – 1 மேஜைக்கரண்டி
பட்டை – 1 இன்ச்
இலவங்கம் – 3
மிளகு – 1 தேக்கரண்டி
சோம்பு – 1 மேஜைக்கரண்டி
பூண்டு – 5 பற்கள்
வெங்காயம் (பெரியது) – 2
தக்காளி (பெரியது) – 4
தேங்காய் துருவல் – 1 கப்
கரம்மசாலா தூள் – 1 தேக்கரண்டி
முந்திரிப் பருப்பு – 10
மிளகாய்த் தூள் – 1 மேஜைக்கரண்டி
கொத்தமல்லி பொடி – 1 மேஜைக்கரண்டி
மஞ்சள்தூள் – 1 தேக்கரண்டி
கசகசா – சிறிதளவு
உப்பு – தேவையான அளவு

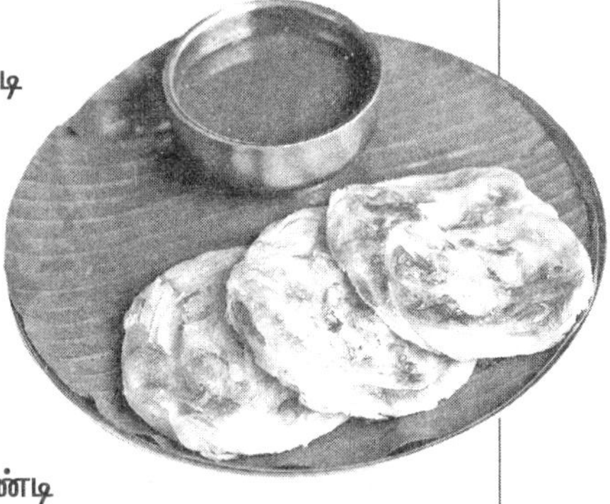

பக்குவம்: வெங்காயம், தக்காளியை பொடியாக நறுக்கவும். கடாயை அடுப்பில் வைத்து எண்ணெய் ஊற்றி காய்ந்ததும் சோம்பு பட்டை, இலவங்கம், மிளகு, கறிவேப்பிலை போட்டு நன்றாக வதக்கவும்.

பிறகு அதில் நறுக்கி வைத்துள்ள வெங்காயத்தைச் சேர்த்து பொன்னிறமாக வதக்கவும். பின்னர் நறுக்கிய தக்காளி, மிளகாய்த் தூள், மஞ்சள் தூள், மல்லித் தூள் மற்றும் கரம் மசாலாவை சேர்க்கவும்.

வதங்கியதும் துருவிய தேங்காய் மற்றும் முந்திரி பருப்பை சேர்த்து வதக்கி நாட்டுக்கோழியைப் போட்டு தண்ணீர் ஊற்றி 20 நிமிடங்கள் கொதிக்கவிடவும்.

பரோட்டா சால்னாவுக்கு முக்கியமே நல்லெண்ணெய்தான். கோழி உடல் சூட்டை அதிகரிக்கும். அச்சூட்டை நல்லெண்ணெய் சமன் செய்யும்.

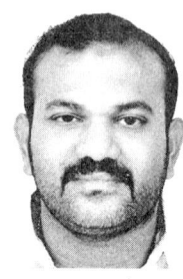

ராஜா முகம்மது

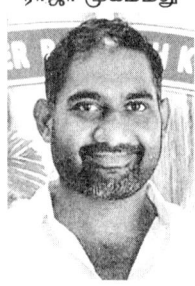

ஹசன்

சமைச்சபிறகு கரிக்கட்டைகளை பெரிய பாத்திர மூடில பரப்புவோம். குழம்பு, வறுவல், சுக்கானு எல்லாத்துக்கும் தனித்தனி மசாலா சேர்மானம். திகட்டாதபடி குழம்புல தேங்காய்ப்பாலை சேர்த்தாதான் ருசியா இருக்கும். மல்லித்தூளைப் பொறுத்தவரை உருட்டு மல்லியை சமைக்கிறப்ப அதை அரைச்சுதான் பயன்படுத்தணும்...” என அடுக்குகிறார் இளையவரான ஹசன்.

குற்றாலத்தின் அடையாளமாகத் திகழும் ரஹ்மத் பார்டர் கடையின் கிளைகளை இப்போது சென்னையிலும் கோவையிலும் தொடங்கியுள்ளனர். சுவையும் தரமும் குற்றாலம் போலவேதான்.

நாட்டுக்கோழி இவர்களது முக்கிய ரெசிப்பி என்பதால் தென்காசி சுற்றுவட்டார கிராமங்களில் வளர்க்கப்பட்டு சந்தைகளுக்கு வரும் கோழிகளை வாங்குகிறார்கள். மதியம் 11 மணி முதல் இரவு 11 மணிவரை இயங்கும் இவர்களது உணவகத்தில் பிரியாணி பரோட்டா, சிக்கன் பரோட்டா... என பரோட்டாவிலேயே பல வகைகள் உண்டு என்பதுதான் ஹைலைட்!

தீபன் புகழ்

மதுரை

அழகர் கோவில் தோசை

சோழ நாட்டுக்கு எப்படி ஆடி மாசமோ அப்படி பாண்டிய நாட்டுக்கு சித்திரை. அழகர் ஆற்றில் இறங்குவதைப் பார்க்க ஆயிரம் கண் வேண்டும். மகிழ்ச்சியை மட்டுமே தரும் மதுரை மக்களின் இஷ்ட தெய்வம் கள்ளழகர். அழகருக்கு அறிமுகம் தேவையில்லை. திருப்பதிக்கு எப்படி லட்டோ அதுபோல மதுரை கள்ளழகருக்கு சம்பா தோசை!

இந்த பிரசாதத்தை கோவிலில் வாங்க வேண்டும் என்றால் குறிப்பிட்ட நேரத்துக்கு போனால்தான் கிடைக்கும். ஆனால், நாற்பது வருடங்களாக மதுரை காமராஜர் சாலையில் அதே ருசியில் கோவிலில் தயாராகும் மணத்தில் செய்து தருகிறார்

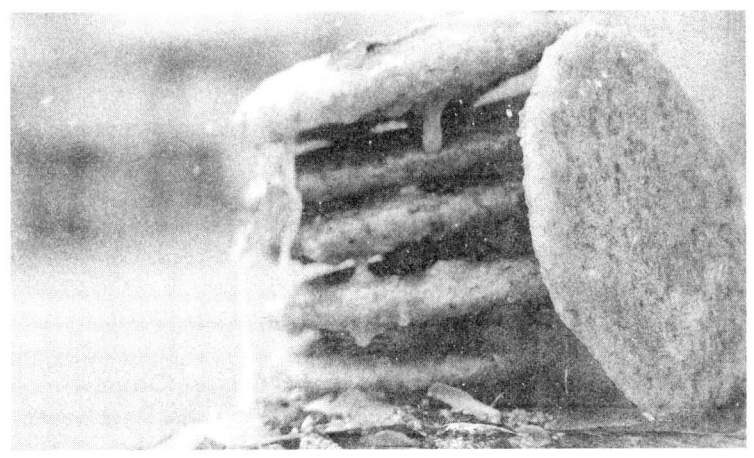

விஸ்வநாதன். "இதே பகுதில இருக்கிற சௌராஷ்டிரா பள்ளி மாணவர்களுக்கு 108 வருடங்களா மதிய உணவு சமைச்சுத் தர்றோம். அறங்காவலர்கள் தர்ற குறைஞ்ச தொகையை வைச்சுத்தான் மதிய உணவை சமைக்கறோம். என் கொள்ளுத் தாத்தா முக்கால் அணாவுக்கு சமைச்சுக் கொடுத்தார். இப்ப ஓராளுக்கு 12 ரூபானு சமைக்கறோம். லாபம் வராதுனு தெரியும்.

ஆனாலும் இப்படி சமைச்சுத் தர்றதை கடமையா நினைக்கறோம்!" என்று சொல்லும் விஸ்வநாதனின் அப்பா டி.பி.வாசு தேவன் கள்ளழகர் கோயிலில் மிராசுதாரராக இருந்தவராம். "ஜில்லாவுல இருந்து அழகர் கோவிலுக்கு போக இருபத்தியோரு மைல். அப்ப மதுரையை ஜில்லானுதான் சொல்லுவோம். போக்குவரத்து எல்லாம் இப்ப மாதிரி அப்ப கிடையாது. அழகருக்கு படைக்கிற தோசையை மக்களும் சாப்பிடணும்னு அப்பா விரும்பினார். ஆரம்பிச்சு வைச்சதும் அவர்தான். அவர்கிட்ட இருந்து கைப் பக்குவத்தை கத்துக்க எனக்கு பல வருஷங்களாச்சு! அழகர் கோவில் தோசையை எண்ணெய்ல சுட தனியா அச்சு எதுவும் கிடையாது. கை வாட்டம் அச்சு மாதிரி விழணும். பழகப் பழகத்தான் இது கைகூடும்!

இதுக்கு மாவு தயாரிக்கிற பதமும் லேசானதில்ல; நுட்பமானது. அரிசியை ஊற வைக்கிற நேரமும் வெயில் காலத்துல வேற மாதிரியும் மழைக் காலத்துல இன்னொரு மாதிரியும் இருக்கும். அதே மாதிரி அரைக்கிற பதமும் முக்கியம். விறகடுப்புதான் சரிப்படும். புளியமரம், கருவேல மர விறகுக் கட்டைல அடுப்பை பத்த வைச்சா கதகதனு சட்டி முழுக்க நெருப்பு எரியும். அனலும் சமமா பரவும். இது எல்லாத்தையும் விட தண்ணீர் ரொம்ப முக்கியம். நூபுர கங்கை தீர்த்த நீர்ல செய்தாதான் அது அழகர்கோவில் தோசை!" என்கிறார் விஸ்வநாதன்.

குடும்ப உறவுகளுக்கிடையில், நண்பர்களுக்கிடையில் சண்டை வந்து பிரிந்தவர்கள் அழகர் கோவிலுக்கு வந்து, சம்பா தோசையை வாங்கிச் சாப்பிட்டால், பங்காளிச் சண்டை, மாமன் - மச்சான் சண்டை, கிராமங்களுக்கு இடையிலான சண்டை, வாய்க்கா வரப்பு சண்டை, நண்பர்களுக்கிடையிலான சண்டை எல்லாம் தீரும். அன்பும் உறவும் பலப்படும் என்பது நம்பிக்கை. "ஆரம்பத்துல நாலு ரூபாய்க்கு செஞ்சு மேலமாசி வீதி, அலங்கார் தியேட்டர் பக்கம் சைக்கிள்ல வைச்சு மாலைல விற்பனை செய்வேன். கோவில்ல மட்டும் கிடைக்கிற தோசை ஊருக்குள்ளயும் கிடைக்கவே மக்கள் விரும்பி வாங்கினாங்க. தேவஸ்தான தோசைல நெய் அதிகம் இருக்கும்.

நாங்க நெய் குறைவா சேர்த்து நல்லெண்ணெய்/கடலெண்ணெய் சேர்ப்போம். அதனால திகட்டாது. ரெண்டு நாட்கள் வரை

தீலீபன் புகழ்

சம்பா தோசை

தேவையானவை:
சம்பா பச்சரிசி,
கருப்பு உளுத்தம்பருப்பு,
மிளகு,
சீரகம்,
சுக்கு (பொடித்தது),
கட்டி பெருங்காயம்,
நெய்,
உப்பு.

பக்குவம்:

தோல் நீக்காத உளுந்தை ஆட்டுக்கல்லில் ஆட்டி குருணை பதத்துக்கு அரைத்து ஒரு மணி நேரம் ஊறவைக்கவும். சம்பா பச்சரிசியை உரலிலிட்டு இரண்டும் கலக்கப்பட வேண்டும். அதை சிறிது நேரம் ஈரம் போக உலர்த்தி மீண்டும் அரைக்க வேண்டும். ஏழுபடி அரிசிக்கு இரண்டு படி உளுந்து சேர்த்து, தலா 150 கிராம் மிளகு, சீரகம், பொடித்த 50 கிராம் சுக்கு, 20 கிராம் பெருங்காயம் சேர்க்கவும்.

இத்துடன் கோவிலின் நூபுரகங்கை தீர்த்தத்தை சேர்த்து பிசைந்து எடுக்கின்றனர். ருசிக்கு இந்த தண்ணீரும் ஒரு காரணம். சிறிது நேரம் கழித்து இந்தக் கலவையை குழியான கிண்ணத்தில் எடுத்து சட்டியில் கொதிக்கும் பசு நெய்யில் வட்டமாக வார்த்து எடுக்கவேண்டும். 200 கிராம் அளவு கலவை வேக சரியாக இருக்கும். எண்ணெய் சட்டியில் தோசை மீது துளை இட்டால் நன்றாக வெந்து நெய்யும் வடையின் உள்ளே சென்று மணக்க வைக்கும்!

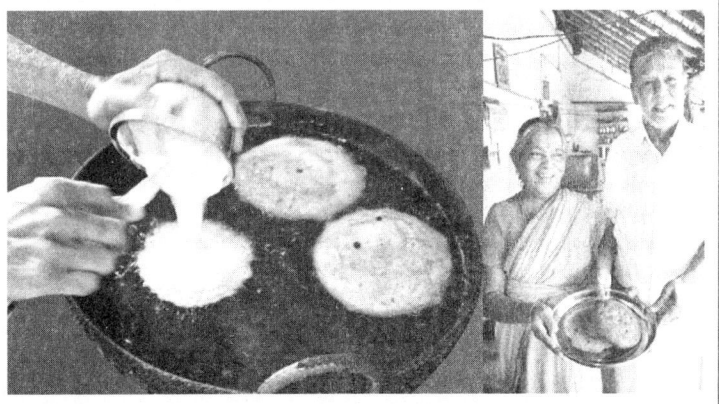

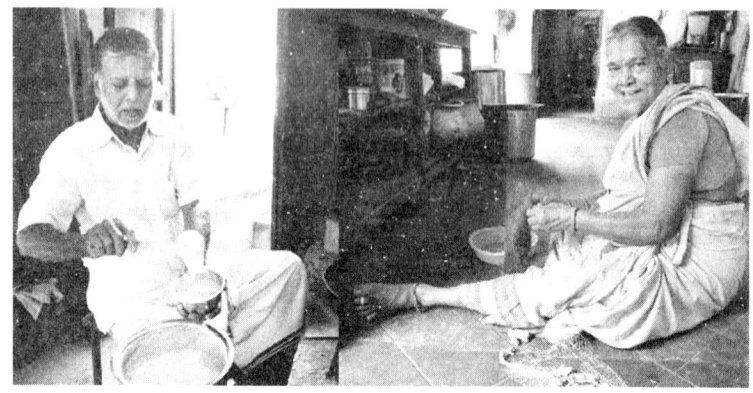

வைச்சு சாப்பிடலாம்! ஆரம்பத்துல சனிக்கிழமை மட்டும் கொண்டு போனேன். வெள்ளிக்கிழமைகள்ல மாரியம்மன் கோயில்களுக்கு வர பெண்கள் வாங்க ஆரம்பிச்சாங்க. இப்ப எல்லா நாளும் செய்யறோம். முன்னாடியே செஞ்சு வைக்கிற பழக்கம் இல்ல. கேட்கறவங்களுக்கு சுடச்சுட செஞ்சு தருவோம். பரமசாமி அய்யங்கார் 108 வருஷங்களுக்கு முன்னாடி அஞ்சு மாணவர்களுக்காக இதே வீட்டை மெஸ்ஸாக்கினார். காமராஜர், எம்ஜிஆர் எல்லாம் இங்க வந்திருக்காங்க. எம்ஜிஆர் சத்துணவுத் திட்டம் ஆரம்பிச்சப்ப, 'என்ன மாதிரி ஆகாரம் சமைக்கறீங்க... சரிவிகித உணவை எப்படி கொடுக்க முடியுது'னு கேட்டார்.

'அந்தந்த சீசனுக்கு கிடைக்கிற காய்கறி, கீரைகளை பயன்படுத்துவோம். எல்லாரும் வளர்ற பசங்க. ருசியா சாப்பிட விரும்புவாங்க. அதையும் தாண்டி உடலுக்குத் தேவையான பாகற்காய், முள்ளங்கினு செஞ்சு சாப்பிட வைப்போம்'னு பதில் சொன்னோம்'' என்கிறார் விஸ்வநாதன் மனைவி வைஜெயந்திமாலா. "நாலு தலைமுறைகளா ஆக்கிப் போடறோம். கலெக்டர், டாக்டர்னு பின்னாடி ஆனவங்க எல்லாம் சின்ன வயசுல இங்க சாப்பிட்டிருக்காங்க. 'உங்க கையாலதான் சாப்பிட்டேன்... இப்ப பெரிய பதவியில இருக்கோம்'னு அவங்க சொல்றப்ப மனசு குளிரும். ஒருமுறை மும்பைல இருந்து ஒரு பையன் வந்தான். 'ஆறாவதுல இருந்து +2 வரைக்கும் உங்க கையாலதான் சாப்பிட்டேன்.

இப்ப கப்பல்ல வேலை செய்யறேன். இதுக்கு காரணம் நீங்கதான்'னு சொல்லி தன்னோட முதல் மாசத்து சம்பளத்துல இருந்து அஞ்சாயிரம் ரூபா கொடுத்தார்! 'சந்தோஷம்பா. சாப்பிட்டுப் போ'னு உட்கார வைச்சு சாப்பாடு போட்டோம். ரெண்டு கவளம் சாப்பிட்டிருப்பார். 'இதோ வந்துடறேன்'னு எழுந்து போனவர், ஏடிஎம்ல இருந்து மொத்த பணத்தையும்

கொண்டு வந்து 'பள்ளி மாணவர்களுக்கு சமைச்சுப் போடுங்க'னு சொல்லி கொடுத்துட்டுப் போனார்! அந்தப் பணத்துல பல மாதங்களுக்கு பசங்களுக்கு சமைச்சுப் போட்டோம். இப்படி பலபேர் வந்து எங்களை நெகிழ வைச்சிருக்காங்க. இது மாதிரியான அன்புதான் தெம்பா எங்களை சமைக்க வைக்குது..." நெகிழ்கிறார் விஸ்வநாதன்.

அழகர் மணம் கொடார், அரங்கர் இடம் கொடார்!

நெல், கரும்பு, கடலை போன்ற பயிர்களை அறுவடை செய்யும்போது, லாபம் கிடைக்க வேண்டி இந்தத் தோசையை வாங்கிச் செல்வார்கள். அறுவடை நடக்கும்போது எல்லாருக்கும் விபூதி பூசி, இந்தத் தோசையைச் சின்னச் சின்னத்துண்டுகளாக்கிக் கொடுப்பார்கள். கோவிலில் காலையும் மாலையும் அழகருக்காக ஒரே ஒரு தோசை மட்டும் செய்வார்கள். அதுவே மிகப் பெரிதாக, சுமார் 1, 1/2 அடி விட்டமும் 2 அங்குல உயரமும் இருக்கும்.

பஞ்சலோக பாத்திரத்தில் மடப்பள்ளியில் இதைச் செய்வார்கள். அதைத்துண்டுதுண்டாக ஆக்கி, தட்டப் பயிறு சுண்டலுடன் கலந்து பக்தர்களுக்கு விநியோகம் செய்வார்கள். 'அழகர் மணம் கொடார், அரங்கர் இடம் கொடார்' என்ற சொலவடை சுற்றுவட்டாரத்தில் உண்டு. எவ்வளவுக்கு எவ்வளவு அழகருக்கு சாற்றிய பூவும் சந்தனமும் தொலைதூரத்திலேயே வாசனையால் இழுக்குமோ அதற்கு இணையாக அழகரின் நைவேத்திய தோசையின் மணமும் தன் வாசனையால் சுண்டி இழுக்கும்!

உணவு சார்ந்து தமிழில் வந்த முதல் நூல்!

இராமச்சந்திர ராயரால் எழுதப்பட்ட 'இந்து பாக சாஸ்திரம்' என்கிற 400 பக்கங்களைக் கொண்ட நூல், 1891ம் ஆண்டு வெளியானது. இரண்டு ரூபாய் விலை கொண்ட அந்தப் புத்தகம் அந்தக் காலத்திலேயே 2 ஆயிரம் பிரதிகள் அச்சடிக்கப்பட்டு சில ஆண்டுகளிலே விற்றுத் தீர்ந்து மறுபதிப்பு கண்டது. உணவு சார்ந்து தமிழில் வந்த முதல் நூல் இதுவே! பீடிகா விதிகள், பலவகை போஜன பதார்த்த பக்ஷணங்கள் என அத்தியாயங்களாகப் பிரிக்கப்பட்டு 49 உபதலைப்புகள் கொண்டு வடிவமைக்கப்பட்டிருக்கிறது.

இதில், 298 வகையான பதார்த்தங்கள் செய்யும் முறையும், 104 பக்ஷணங்கள் செய்யும் முறை பற்றியும் விரிவாக எழுதப்பட்டுள்ளன. சுவை மிகுந்த

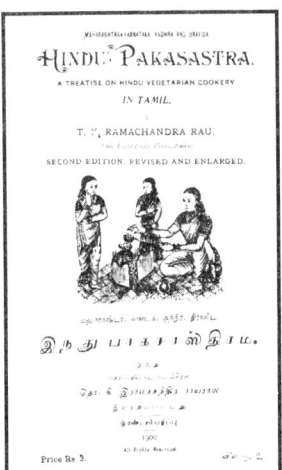

உணவு எல்லா காலங்களிலும் சமைக்கப்பட்டுக் கொண்டேதான் இருக்கிறது. ஆனால், எப்படிச் சமைக்கப்படுகிறது என்பதற்கான பதிவுகள், 125 ஆண்டுகளுக்கு முந்தைய அடுப்பங்கரை சமையல் சம்பந்தப்பட்ட பொருட்கள், உபகரணங்கள், என்னென்ன இருந்தன, அவற்றை எப்படியெல்லாம் பயன்படுத்தினர் என துல்லியமாக பதிவு செய்துள்ளனர். செம்பு, பித்தளைப் பாத்திரங்களை உபயோகிக்கும்போது அடிக்கடி ஈயம் பூச வேண்டும்.

இல்லையெனில் அவற்றில் வைக்கும் புளி முதலியவை கலந்து உணவுப்பொருட்களில் ரசாயன மாற்றம் உண்டாகி உணவே நஞ்சாக மாறிவிடும் ஆபத்து உண்டு. ‘பசியடங்கல், பிணி தீர்த்தல், பலத்தைக் கொடுத்தல், நல்லறிவை விளைவித்தல்’ என்று ஆகாரத்தின் நற்குணங்களைப் பட்டியலிடும் ராயர், வைத்திய சாஸ்திரம், யோக சாஸ்திரம் முதலிய பல சாஸ்திரங்களின் அடிப்படையில் உணவுக்கு அடிப்படையான 267 வகையான பொருட்களின் குணங்களைப் பட்டியலிட்டுக் கூறுகிறார்.

தானியங்களைக் குத்துவது, பின் அவற்றை உமி நீங்கும்படியாக முறம், சுளகு இவற்றால் நன்றாகப் புடைத்து உமியைப் போக்கல், குத்தல், மழுக்கல், சலித்தல், கசடு நீக்குதல் போன்ற வேலைகளை தெளிவாகச் செய்ய வேண்டும் என்கிறார். இப்புத்தகத்தில் இருக்கும் வியப்பே சமையல் செய்ய அன்றைய பயன்பாட்டில் இருந்த சுமார் 100 பாத்திரங்களைப் படத்தோடு விளக்கியுள்ளதுதான்! 402 வகையான உணவைச் சமைத்து முடித்தபின் அவை எப்படி பரிமாறப்பட வேண்டும் என்று கூறத் தொடங்குகிறார். உணவு பரிமாற ஏற்றது வாழை இலை. அது கிடைக்காதபோது ஆல், பலா, மந்தார இலைகளைத் தைத்துப் பயன்படுத்தலாம் என்கிறார்!

ஆத்தூர்

மைதிலி மெஸ்

'மக்களைப் பெற்ற மகராசி' படத்துக்காக கவிஞர் மருதகாசி எழுதிய பாடல் இதுதான்: 'ஆத்தூரு கிச்சடி சம்பா பார்த்து வாங்கி விதை விதைச்சு...'

இதுதான் முக்கியமான விஷயம். எல்லா ஊர்களிலும்தான் நெல் விளைகிறது. அப்படியிருக்க ஆத்தூர் கிச்சலி சம்பாவைப் பற்றி ஏன் மருதகாசி அழுத்தமாகக் குறிப்பிட வேண்டும்?

"ஆத்தூர், தர்மபுரி, கிருஷ்ணகிரி, நாமக்கல்னு சேந்ததுதான் அந்தக் காலத்து ஒருங்கிணைந்த சேலம் மாவட்டம். அங்கிட்டு தஞ்சைனா இங்கிட்டு ஆத்தூர்தான் நெற்களஞ்சியம்! இங்க ஓடுற வசிஷ்டநதி தண்ணிதான் ஒட்டுமொத்த நீராதாரம். ரொம்ப சன்னரகமா இருக்கறதால சாப்பிடறதுக்கு ஏக சுவையா இருக்கும். ஒரு கவளம் எடுத்துப் போட்டா சாப்பாடு உள்ள

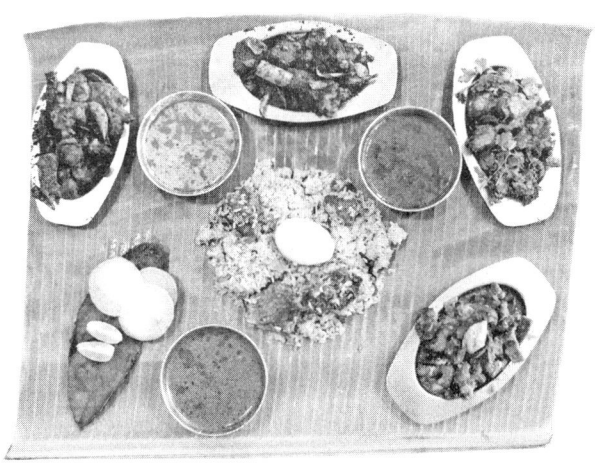

போறதே தெரியாது...” என்று அடுக்குகிறார்கள் ஆத்தூர் மைதிலி மெஸ் ஊழியர்கள்.

ஆத்தூரின் மையப் பகுதியில் எழுபது ஆண்டுகளாக இயங்கி வருகிறது மைதிலி மெஸ். ‘அரசு மருத்துவமனைக்கு எப்படிப் போகணும்’ என்று யாரிடம் வழி கேட்டாலும் ‘மைதிலி மெஸ் பக்கத்துல இருக்கு... போங்க...’ என வழிகாட்டுவார்கள்!

அந்த அளவுக்கு ஆத்தூரின் லேண்ட்மார்க்காக உள்ளது இந்த உணவகம். இத்தனைக்கும் ஆத்தூர் சுற்றுலாத் தலம் கூட இல்லை. அந்த ஊர்மக்கள்தான் சாப்பிட வேண்டும். அதனாலேயே குறை சொல்ல முடியாத உணவகமாக விளங்குகின்றது.

“என் தாய் வழி தாத்தா ராமசாமிதான் இந்த உணவகத்தை ஆரம்பிச்சாரு. அவருக்கு எட்டு பொண்ணுங்க. இந்தக் கடை வருமானம் மூலமாதான் அவங்க எல்லாருக்கும் திருமணம் செஞ்சாரு. அதேமாதிரி எல்லாரும் சேர்ந்துதான் இந்தக் கடையை உருவாக்கினாங்க.

எட்டு அம்மாக்களும் கூடவே, பாட்டி தாயம்மாவும் சமையல் செய்வாங்க. எல்லாரோட கைபக்குவமும் சேர்ந்து சாப்பாடு தூள் கிளப்பும். தாத்தாவுக்கு அப்புறம் எங்கப்பா சின்னசாமி நடத்தினார்.

ஒரு ருபாய்க்கு சாப்பாடு, ஆட்டுக்கறி வறுவலோட கொடுத்தோம். ஆட்டுக்கறியை பல்லு பார்த்துதான் வாங்கணும். இரண்டு பல் உள்ள ஆடு, ஆரோக்கியமானது. மசாலாக்களும் வீட்டுப் பக்குவம், சேர்மானம்தான்...” என்கிறார் இப்போது உணவகத்தை நிர்வகித்து வரும் கோபால்.

இவர்களது ஸ்பெஷல் ஒன்றல்ல... பிரியாணி, முட்டை தோசை, பஞ்சு பரோட்டா, வான்கோழி வறுவல். நாட்டுக்கோழி பிரட்டல்... என நீள்கிறது. குறிப்பாக பள்ளிப்பாளையம் மட்டன் வறுவல் வித்தியாசமான சுவையில் மணக்கிறது. எலும்பு இல்லாத சதைப்பகுதியை வைத்தே தலைக்கறி சமைக்கின்றனர். ஆத்தூரில் விளையும் சீரக சம்பா அரிசியில்தான் பிரியாணி தயாராகிறது. அதிகாலையிலேயே சுடச்சுட இட்லியும் குடல் குழம்பும் கிடைக்கும்.

“பள்ளிப்பாளையம் கறி வறுவலுக்கு காய்ந்த மிளகாய்தான் முக்கியம். நல்லா பழுத்த மிளகாயை காயவைச்சு பதமா நாங்களே மில்லுல அரைக்கறோம். அப்புறம் எல்லா பிரியாணிகளுக்கும் ஒரே அரிசியை பயன்படுத்தறதில்ல. மட்டன்

பள்ளிப்பாளையம் ஆட்டுக்கறி வறுவல்

ஆட்டுக் கறி (சிறு துண்டுகள்) – அரைக் கிலோ
இஞ்சி, பூண்டு விழுது – 3 மேஜைக்கரண்டி
மிளகாய்த் தூள் – 2 மேஜைக்கரண்டி
தயிர் – 2 தேக்கரண்டி
மஞ்சள்தூள் – 2 சிட்டிகை
சீரகத்தூள் – 1 தேக்கரண்டி
கொத்தமல்லித் தூள் – 3/4 மேஜைக்கரண்டி
எலுமிச்சை சாறு – சிறிதளவு
உப்பு – தேவையான அளவு
வதக்கி வறுக்க:
கடலை எண்ணெய் – 2 மேஜைக்கரண்டி
வெண்ணெய் – 1 மேஜைக்கரண்டி
சின்ன வெங்காயம் (பொடிசாக) – 250 கிராம்
வரமிளகாய் – 10
கறிவேப்பிலை – 1 கைப்பிடி
பட்டை – 2
கிராம்பு – 3
மிளகுத்தூள் – 2 தேக்கரண்டி
தேங்காய்த் துண்டு – 1/2 கப்
தேங்காய் எண்ணெய் – 1 தேக்கரண்டி

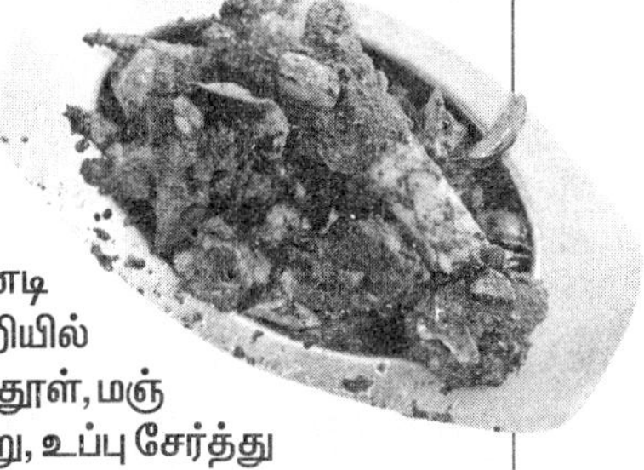

பக்குவம்: சுத்தம் செய்த ஆட்டுகறியில் தயிர், இஞ்சி – பூண்டு விழுது, மிளகாய்த்தூள், மஞ்சள்தூள், மல்லித் தூள், எலுமிச்சைச் சாறு, உப்பு சேர்த்து நன்றாகக் கலந்து குறைந்தது 2 மணி நேரம் ஊறவைக்கவும். பிறகு குக்கரிலோ, அடிகனமான பாத்திரத்திலோ அரை வேக்காட்டுக்கு கறியை வேகவைக்கவும்.

தனியாக கடாயில் தேங்காய் எண்ணெய் ஊற்றி காய்ந்ததும், தேங்காய்த் துண்டுகளைப் போட்டு வதக்கி இறக்கவும். பிறகு இன்னொரு கடாயில் வெண்ணெய் போட்டு காய்ந்ததும் பட்டை, கிராம்பு போட்டு நன்கு வதக்கவும்.

பொடியாக நறுக்கி வைத்துள்ள வெங்காயத்தை வாசம் வர வதக்கி இஞ்சி – பூண்டு விழுதைச் சேர்த்து பச்சை வாசனை போகும் வரை வதக்கவும். கறிவேப்பிலையைச் சேர்த்து கிளறவும்.

வரமிளகாயை கிள்ளியது போலச் சேர்த்து நன்கு கிளறி, வேகவைத்த ஆட்டுக்கறியைக் கொட்டி சுண்டி வந்ததும் மிளகுத்தூளைச் சேர்த்து வதக்கவும்.

ஆட்டுக்கறி நன்கு வெந்தவுடன் தேங்காய் எண்ணெயில் வறுத்த தேங்காய்த் துண்டுகளைச் சேர்த்து சுருள எடுக்கவும்.

லன்ச் மேப்

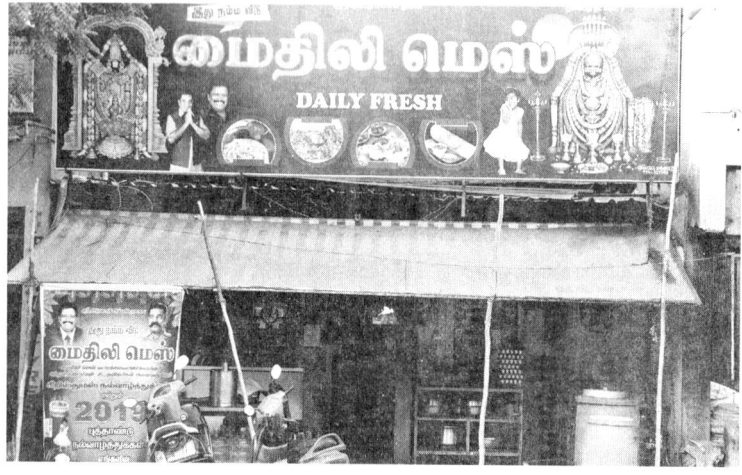

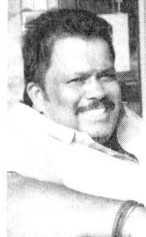

கோபால்

பிரியாணிக்கு சீரகச் சம்பா; கோழி பிரியாணிக்கு பாசுமதி... இப்படி சுவைக்கும் ஆரோக்கியத்துக்கும் தகுந்த மாதிரி சமைக்கறோம்.

கடலை எண்ணெய்தான் எப்பவும் பெஸ்ட். கீரையை வேக வைக்கிறப்ப மூடியால மூடறதில்ல. இதனாலதான் நிறம் மாறாம சத்தோட கிடைக்குது. முக்கியமான விஷயம், தலைக்கறி, குடல் வறுவல், காடை வறுவல், வான்கோழி... இதையெல்லாம் சரியா சுத்தம் செஞ்சாலே பாதி சுவை கிடைச்சுடும். ஆட்டுல இருந்து எடுத்த சில நிமிடங்கள்ல குடலைக் கழுவணும். அழுக்கை ஊற வைக்கக்கூடாது. உப்பு நீர்ல வேக வைக்கணும். இங்கிருக்கும் கிராமங்கள்ல விளையற காய்கறிகளை மட்டுமே வாங்கறோம்..." என்று சொல்லும் கோபால், தங்கள் குடும்பத்தைச் சேர்ந்தவர்கள் எப்படி சாப்பிட வேண்டும் என்று நினைக்கிறார்களோ அப்படித்தான் சமைப்பதாகச் சொல்கிறார்.

அதனாலேயே இந்தப் பகுதிக்கு வரும் அரசியல்வாதிகள் அனைவரும் இங்கு வந்து சாப்பிட்டுவிட்டுச் செல்கிறார்கள் அல்லது பார்சல் வாங்கிச் செல்கிறார்கள். கலைஞர், பேராசிரியர் அன்பழகன், ஜெயலலிதா... என இவர்களின் கை பக்குவத்துக்கு மயங்காத தலைவர்களே இல்லை!

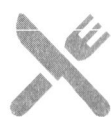

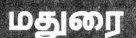 திலீபன் புகழ்

மதுரை

உழவன் உணவகம்

இன்று தமிழகம் முழுவதும் ஊருக்கு நான்கு இயற்கை அங்காடிகளும், சிறுதானிய உணவகங்களும் உள்ளன. இதற்கெல்லாம் முன்னோடியாக மக்களுக்கு சிறுதானியங்கள் மீது விழிப்புணர்வு வர வேண்டும் என 2009லேயே தொடங்கப்பட்ட கடைதான் உழவன் உணவகம்!

அப்போதைய மதுரை மாவட்ட ஆட்சியராக இருந்த சகாயம் ஐஏஎஸ், விவசாயிகள் நேரடியாக பயன்பெறவும், சிறுதானியங்களை விளைவிப்பவர்களை ஊக்கப்படுத்தவும் பொதுமக்களுக்கு சிறுதானியங்கள் மீது ஆர்வம் ஏற்படுத்தவும் கொண்டுவந்த திட்டம் இது!

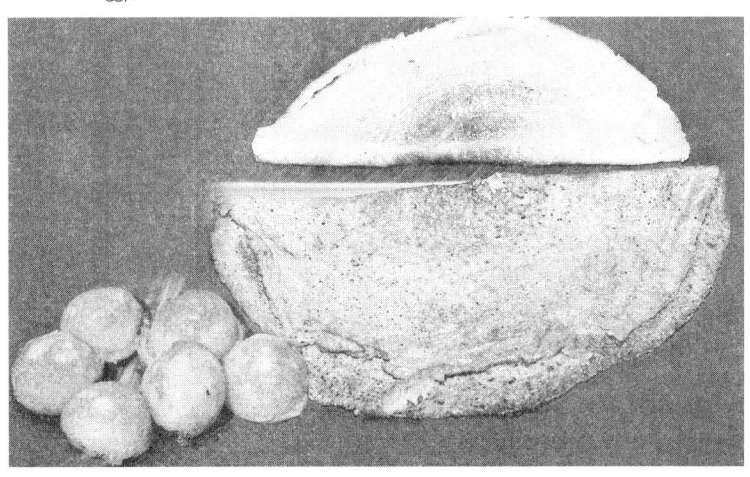

வாழைப்பூ கோலா உருண்டை

வாழைப்பூ – 3
மஞ்சள்தூள் – அரை சிட்டிகை
தினை மாவு – 200 கிராம்
உப்பு – தேவைக்கு
எண்ணெய் – பொரிக்க
வதக்கி அரைக்க:
எண்ணெய் – 1 தேக்கரண்டி
சின்ன வெங்காயம் – 10
பச்சை மிளகாய் – 2
காய்ந்த மிளகாய் – 2
சோம்பு – 1 சிட்டிகை
கசகசா – 1 சிட்டிகை
தேங்காய் துருவல் – 2 மேஜைக்கரண்டி
இஞ்சி – 1 சிறு துண்டு
பூண்டுப்பல் – 4
கறிவேப்பிலை – 1 கொத்து
பட்டை – சிறு துண்டு
கிராம்பு – 2

பக்குவம்: வாழைப்பூவை நறுக்கி மஞ்சள்தூள் சேர்த்து வேகவைக்கவும். எண்ணெயில் வதக்கிய பொருட்கள் ஆறியதும் அதை மைய அரைக்கவும். மசித்த வாழைப்பூவுடன் உப்பு, தினைமாவு என அனைத்தையும் சேர்த்து பிசைந்து உருண்டைகளாக உருட்டி எண்ணெயில் பொன்னிறமாக பொரித்தெடுக்கவும்.

கடலையெண்ணையில் பொரித்தால் சுவையாக இருக்கும். பட்டை, கிராம்பு சம அளவில் இருந்தால்தான் வாசனையாக இருக்கும்!

ஆம். நேரடியாக மாவட்ட ஆட்சியரக கண்காணிப்பிலேயே இதைத் தொடங்கினார்கள்! மதுரை நத்தம் ரிசர்வ் லைன் அருகே இருக்கும் இந்த உணவகத்தில் சிறுதானிய உணவுகள்தான் ஸ்பெஷல்.

மாலையில் மூலிகை சூப் வகைகள், வாழைப்பூ வடை, தானியப்புட்டு, முளைகட்டிய பயிர்வகைகள்... என தினம்ஒரு பதார்த்தம் தருகின்றனர். இரவு வரகரிசி இட்லி, சாமைப் பொங்கல், பொன்னாங்கண்ணி கீரை தோசை, முள் முருங்கை தோசை, வரகரிசி பிரியாணி, தினை சப்பாத்தி... என வெரைட்டிகள்.

இவை அனைத்துமே உடலுக்கு ஆரோக்கியம் தருபவை. அத்துடன் சுவைக்கும் பஞ்சமில்லை.

வரகு, பாசிப்பருப்பு முறுக்கு

வரகு – 200 கிராம்
பாசிப் பருப்பு – 100 கிராம்
பொட்டுக் கடலை மாவு – 3 டீ ஸ்பூன்
சீரகம் – ஒரு சிட்டிகை
எள் – அரை சிட்டிகை
வெண்ணெய் – 2 தேக்கரண்டி
எண்ணெய், உப்பு – தேவையான அளவு.

பக்குவம்: வரகு மற்றும் பாசிப் பருப்பை வாசம் வரும் வரை அடி கனமான வாணலியில் வறுத்துக் கொள்ளவும். ஆறியவுடன் மிக்சியில் அரைத்து, சலித்து எடுக்கவும். இதனுடன் பொட்டுக் கடலை மாவு, சீரகம், எள், வெண்ணெய், உப்பு ஆகியவற்றைச் சேர்க்கவும்.

பின்னர் தண்ணீர் சேர்த்து கெட்டியாகப் பிசையவும். வாணலியில் தேவையான அளவு எண்ணெய் விட்டு, காய்ந்ததும் முறுக்குக் குழலில் பிசைந்த மாவை வைத்து தேவையான அளவுகளில் பிழிந்து, வேக வைக்கவும்.

எண்ணெய், மிதமான சூட்டில் இருக்க வேண்டும். அடுப்பை குறைவான தீயில் வைத்து பொரிக்க வேண்டும்.

இந்த உணவகத்தில் தயாராகும் அனைத்துமே ஸ்பெஷல்தான் என்றாலும் வரகரிசி,பாசிப்பருப்பு கலந்த முறுக்கு, வாழைப் பூவினால் செய்த கோலா உருண்டை ஆகியவை மக்களால் அதிகம் விரும்பப்படுகின்றன.

பொதுவாக சிறுதானியங்களில் சத்துகள் அதிகம் இருந்தாலும் அன்றாடம் நாம் சாப்பிடும் உணவு போன்ற ருசியை அவை தருவதில்லை என பலரும் நினைக்கிறார்கள்; நம்புகிறார்கள். அப்படிப்பட்டவர்கள் இங்கு வந்து எதைச் சாப்பிட்டாலும் தங்கள் எண்ணத்தை மாற்றிக்கொள்வார்கள்!

பாலாஜி, தங்கபெருமாள், உமாராணி, ரவி ஆகிய நால்வர் காலையில் விவசாயம் பார்த்துவிட்டு மாலையில் இந்த உணவகத்தை நடத்துகின்றனர். மாலை 4 மணி முதல் இரவு 9 மணி வரை கூட்டம் அலைமோதுகிறது. ஒவ்வொரு ஐட்டத்தின் விலையும் ரூ.5ல் தொடங்கி ரூ.25க்குள் முடிகிறது!

“விவசாயிங்க உற்பத்தி செய்யற பொருட்களுக்கு நல்ல விலை கிடைக்கணும்னா அந்தப் பொருள் மதிப்புக் கூட்டுப் பொருளா மாறணும். உதாரணத்துக்கு, வெறும் சோளத்தை விட சோள மாவுக்கு விலை அதிகம் இல்லையா..?

இதை அடிப்படையா வைச்சுதான் இந்த உணவகத்தை ஆரம்பிச்சோம். அதாவது சிறு தானியங்களை தனியா விக்காம

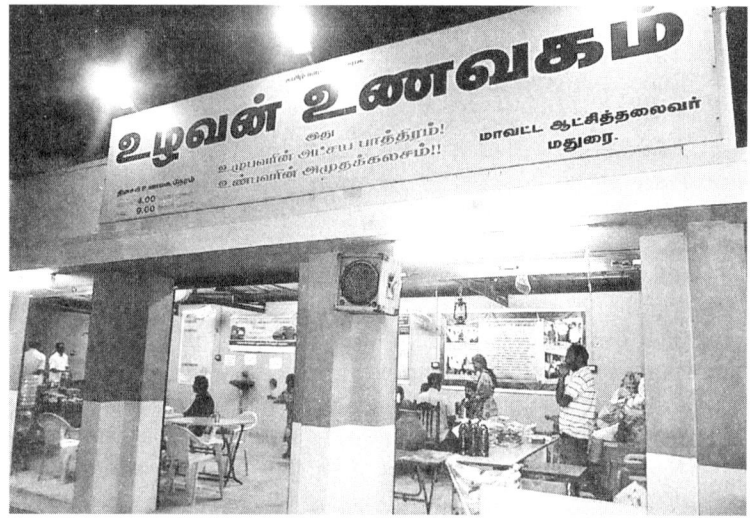

அதையே உணவா மாற்றித் தருவது! இதுக்கு நல்ல வரவேற்பு கிடைச்சிருக்கு...” மகிழ்ச்சியுடன் சொல்கிறார் பாலாஜி

இவர்கள் 70 வகையான பாரம்பரிய உணவுகளைச் செய்கின்றனர்! விவசாயிகள் பலர் தங்கள் பொருட்களை இங்கு விற்பனை செய்கிறார்கள்.

பாலாஜி

உமாராணி

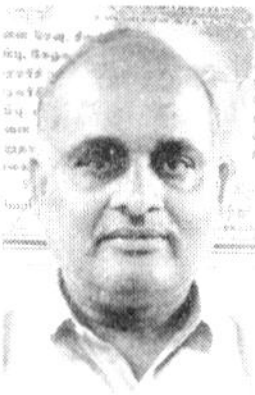

“தோசைல நிறைய வெரைட்டி இருந்தாலும் கீரை தோசைக்கு வரவேற்பு அதிகம். காரணம், எல்லா கீரையும் மருத்துவ குணம் கொண்டது என்பதுதான். இதுல பொன்னாங்கண்ணியையும், முள்முருங்கையையும் விரும்பிச் சாப்பிடறாங்க. விசேஷங்களுக்கு ஆர்டரும் எடுக்கறோம்...” என்கிறார் உமாராணி.

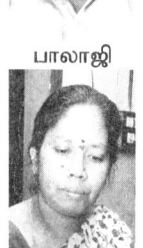

“பொன்னாங்கண்ணி கீரையை இட்லி குக்கர்ல துணி வைச்சு ஒரு நிமிஷம் வேக வைக்கணும். அப்பதான் சத்துகள் போகாம கீரைல இருக்கிற கிருமிகள் அழியும். அப்புறம் உப்பு சேர்த்து நல்லெண்ணெய்ல வதக்கி தோசைமாவு ஊத்தி அதுமேல பொன்னாங்கண்ணி கீரையை தூவறோம். இதுல தோசை மாவுக்கு பதிலா தானிய வகை மாவுகளை பயன்படுத்தினா இன்னும் சுவையா இருக்கும்.

முள்முருங்கை கொஞ்சம் சிரமம். ஏன்னா கீரைல இருக்கிற முள், நரம்புகளை எடுத்துட்டு நல்லெண்ணெய்ல தேய்ச்சு அப்புறம் இட்லி குக்கர்ல ஒரு நிமிஷம் துணில வேக வைச்சு மிக்சில கூழா அரைச்சு தோசை மாவுல கலக்கணும். இந்த மெனக்கெடல்

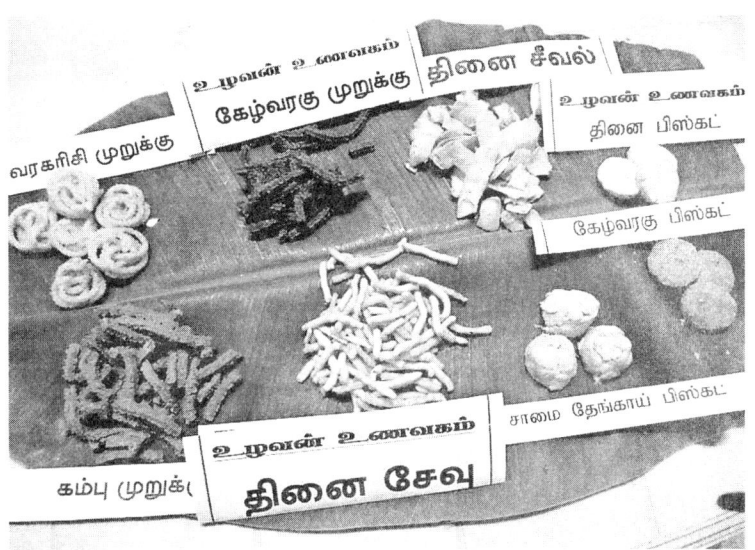

அவசியம்.

"தோசைக்கு காம்பினேஷனா முள்ளங்கி, பீர்க்கங்காய், பிரண்டை சட்னிகள் செய்யறோம்! விரைவில் சிறுதானிய சமையல் பயிற்சியை மக்களுக்கு வழங்கப் போறோம். விருப்பம் இருக்கிறவங்க வந்து கத்துக்கலாம்..." என்கிறார் பாலாஜி.

 லன்ச் மேப்

திருவானைக்காவல்

பார்த்தசாரதி விலாஸ்

அதே பாரம்பரிய கட்டடம். மாறாத அதே சுவை. அதே தரம். அதே ஆரோக்கியம். அதே உபசரிப்பு. திருச்சி திருவானைக்காவலில் இருக்கும் பார்த்தசாரதி விலாஸ் உணவகம் இன்றும் சக்கைப்போடு போட இவை எல்லாம்தான் காரணம்.

ஜம்புகேஸ்வரர் ஆலயத்தின் நுழைவாயிலுக்கு முன்புறம் உள்ள மேல விபூதி பிரகாரத்தின் மையத்தில் 80 வருடங்களாக பரபர வென இந்த உணவகம் இயங்கிவருகிறது.

பொன்னிறத்தில் அழகாக வரிவரியாக குழல்போல சுருட்டி

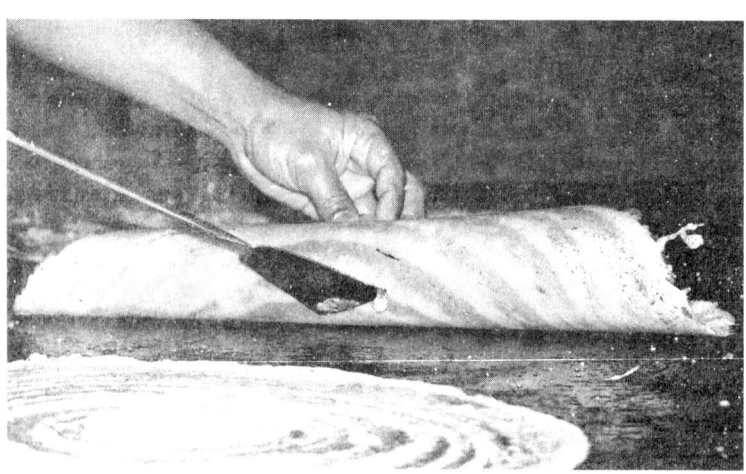

தோசைக்கான ஸ்பெஷல் சாம்பார்

துவரம் பருப்பு – 200 கிராம்
வெந்தயம் – அரை சிட்டிகை
உளுத்தம் பருப்பு – ஒரு சிட்டிகை
வரமிளகாய் – 5
மல்லி – 1 1/2 மேஜைக்கரண்டி
கறிவேப்பிலை – சிறிது
சின்ன வெங்காயம் – 20–25
கடுகு – சிறிதளவு
பெருங்காயத் தூள் – 1 சிட்டிகை
பச்சை மிளகாய் – 2 (நீளமாக கீறியது)
பறங்கிக்காய்– கால் கிலோ (நறுக்கியது)
புளிச்சாறு – 1/2 கப்
உப்பு – தேவையான அளவு
நாட்டுச் சர்க்கரை – 1 1/2 டீஸ்பூன்
எண்ணெய் – 2 டேபிள் ஸ்பூன்

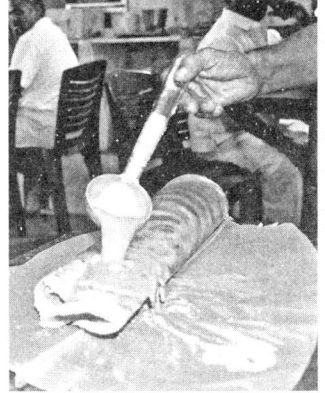

பக்குவம்: முதலில் துவரம் பருப்பை சுத்தமாக நீரில் நன்கு கழுவி குக்கரில் வேக வைக்க வேண்டும். பின்னர் பறங்கிக்காயை பருப்புடன் சேர்த்து வேகவைத்து அதை மசித்து சேர்த்துக்கொள்ளலாம். இப்படிச் செய்தால் சுவையாக இருக்கும். பருப்பைக் கடைவதே அழகு.

அடிகனமான வாணலியில் எண்ணெய் ஊற்றி காய்ந்ததும் வெந்தயம், உளுத்தம் பருப்பு சேர்த்து வறுத்து, பின் வரமிளகாய், மல்லி, கறிவேப்பிலை சேர்த்து பொன்னிறமாக வறுத்து இறக்கி அரைக்கவும்.

தனியாக ஒரு பாத்திரத்தில் கடுகு, பெருங்காயத் தூள் சேர்த்து தாளித்து, பின் வெங்காயம், பச்சை மிளகாய், கறிவேப்பிலை சேர்த்து சில நிமிடம் வதக்கவும். பிறகு தண்ணீர், புளிச்சாறு, நாட்டுச் சர்க்கரை, உப்பு சேர்த்து 4 – 5 நிமிடம் வதக்கி இறக்கவும்.

இறுதியில் மசித்து வைத்துள்ள பறங்கிக்காய், பருப்பு மற்றும் அரைத்து வைத்துள்ள மசாலாவைச் சேர்த்துக் கிளறி, கொதிக்க வைத்தால் சாம்பார் தயார்!

வேகவைத்த பருப்பும், மசித்த பறங்கிக்காயும்தான் கமகமக்கும் மணத்துக்கும் சுவைக்கும் காரணம்.

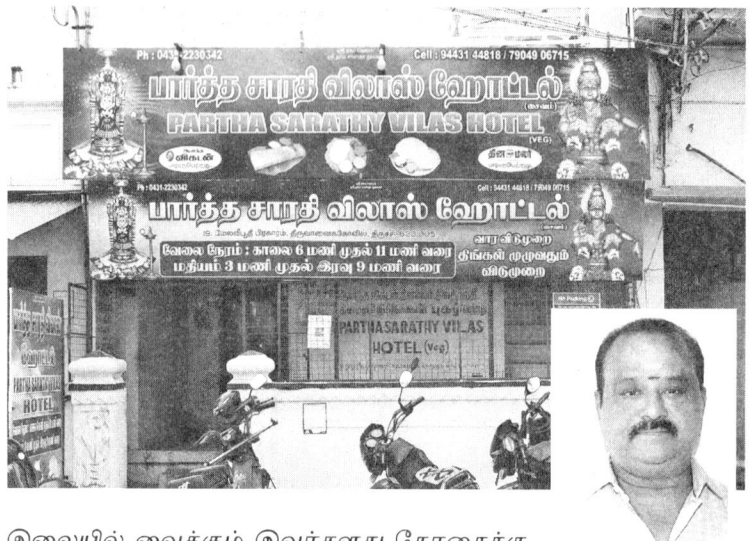

வைத்தியநாதன்

இலையில் வைக்கும் இவர்களது தோசைக்கு பெருந்தலைவர் காமராஜர் காலத்திலிருந்து ரசிகர்கள் இருக்கிறார்கள். சமையல்காரரின் கைப்பக்குவத்தை தோசையின் ரேகைகள் அப்படியே வெளிப் படுத்துகின்றன! தேங்காய்ச்சட்னி, காரச்சட்னி, வெங்காய சாம்பார்... என மூன்றையும் சைடுடிஷ் ஆகத் தருகிறார்கள். ஆனால், தோசைக்கு இவை எதுவுமே தேவைப்படுவதில்லை. அப்படியே சாப்பிடலாம்!

பார்த்தசாரதி விலாஸில் இட்லி, தோசை, பொங்கல், வடை, பூரி... என குறைவான மெனுதான். ஆனால் நெய்தோசை மற்றும் சாம்பார் விரும்பிகள் திருச்சி தாண்டி அயல் நாடு வரை இருக்கிறார்கள். 'நெய்தோசை' என்றாலே மாஸ்டர் இரண்டு தோசைகளை ஜோடியாகத்தான் ஊற்றுவார். பெரிய வட்டத்தில் சளசளவென நெய் ததும்ப நயமாக சுட்டு தட்டில் வைப்பதே அழகுதான்.

இப்போது இந்த உணவகத்தை ஏ.வைத்தியநாதனும் எஸ்.மணிகண்டனும் நிர்வகித்து வருகிறார்கள்.

“1943ல எங்க தாத்தா பாலக்காடு அனந்தநாராயண அய்யரும், அவர் தம்பி சுப்பிரமணிய அய்யரும் சேர்ந்து இந்த உணவகத்தை தொடங்கினாங்க. காவிரியோட தன்மையும் தோசைக்கு மாவு அரைக்கிற பதமும்தான் எங்க வெற்றியின் ரகசியம். இந்த மாவை இரும்புத் தோசைக்கல்லுல பதமா ஊத்தினாலே சிறப்பா வந்துடும்.

ஒரு கிலோ அரிசிக்கு கால் கிலோ உருட்டு உளுந்து பயன் படுத்தறோம். பொதுவா வீடுகள்ல அரிசியும் உளுந்தும் சேர்ந்து ஊற வைப்போம். இதுக்கு மாறா, அரிசியை ஆறு மணி நேரமும்,

திலீபன் புகழ்

அரைப்பதற்கு முக்கால் மணி நேரத்துக்கு முன்னாடி உளுந்தையும் ஊறவைக்கணும். அப்புறம் அரைக்கணும்.

இப்படி செஞ்சா தோசை சுவையா மொறுமொறுனு வரும்; இருக்கும்! அந்தக்காலத்துல பாசிப்பருப்பு தோசைதான் இங்க ஃபேமஸ். கொள்ளிடத்துல பாசிப் பருப்பு நிறைய விளைந்ததால அதுல தோசை மாவை அரைக்க ஆரம்பிச்சாங்க.

ஆனா, வேறு எங்கும் கிடைக்காத சுவைல கொள்ளிட பாசிப்பருப்பு இருந்ததால மக்களும் இதை விரும்பிச் சாப்பிட்டாங்க.

கால மாற்றத்துல மெல்ல மெல்ல இந்த தோசைக்கு வரவேற்பு குறைஞ்சது. இதைப் புரிஞ்சுகிட்டு அரிசி, உளுந்துல நெய் தோசை செய்து தர ஆரம்பிச்சோம்...” உற்சாகம் குறையாமல் சொல்கிறார் வைத்தியநாதன்.

அக்காலத்தில் திருச்சிக்கு கச்சேரி செய்யவும் நாடகம் நடத்தவும் வந்த கலைஞர்கள் அனைவரும் இந்த உணவகத்துக்கு தவறாமல் வந்துவிட்டு செல்வார்களாம். போலவே காமராஜர் திருச்சி பக்கமாக வர நேர்ந்தால் இங்கு வந்து தோசை சாப்பிடாமல் செல்லவே மாட்டாராம்!

கையில் தொட்டால் வழியாத இறுக்கத்தில் மாவை அள்ளி இரும்புக் கல்லில் ஊற்றி சன்னமாக சூட்டுக்கு ஏற்றவாறு வட்டமாக 6 இழுப்பு இழுத்து, லேசாக வேகத் தொடங்கும் நேரத்தில், நெய்யைத் தூவுகிறார்கள்.

நெய்யும் இவர்களின் வீட்டுத் தயாரிப்புதான்! வீட்டிலேயே வெண்ணெய் தயாரித்து, காய்ச்சி நெய்யாக்குகிறார்கள்.

காலை 5 மணி முதல் 11 மணி வரையும்; மாலை 3 மணி முதல் இரவு 7 மணி வரையும் ஜோடிஜோடியாக நெய் தோசை சுடப்படுகிறது.

காலை ஐந்து மணிக்கு கிடைக்கும் ரவா பொங்கலும் சாம்பார் வடையும் தனிச் சுவையுடன் மணக்கிறது. அதனாலேயே அரை மணி நேரத்தில் விற்றுத் தீர்ந்துவிடுகிறது. இதைச் சாப்பிடுவதற்காக அதிகாலையில் எழுந்து இங்கு வருகிறார்கள்.

“இவ்வளவு சுவைக்கும் காரணம் விறகு அடுப்புதான். அதுவும் புளியமரம், காட்டுக் கருவேலமர விறகைத்தான் பயன்படுத்தறோம். இந்த இரண்டுமே நல்லா நின்னு எரியும். 60 வருஷங்களா ஒரே தோசைக் கல்லுலதான் சமைக்கறோம். இது அந்தக் காலத்து இரும்புக் கல்லு!” பெருமையுடன் சொல்கிறார் எஸ்.மணிகண்டன்.

 லன்ச் மேப்

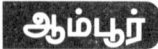 ஆம்பூர்

ஸ்டார் பிரியாணி

ஆம்பூர் பிரியாணிக்கு அடிமையாகாத தமிழர்களே இல்லை என்று சொல்வது தவறு. ஏனெனில் தமிழகத்தைத் தாண்டியும் பல ஊர்களில், மாநிலங்களில் ஆம்பூர் பிரியாணி முத்திரை பதித்திருக்கிறது!

இந்தபிரியாணியை முதன் முதலில் அறிமுகப்படுத்தியதும் இன்று வரை சுவை மாறாமல் தனித்து இயங்குவதும் ஆம்பூர் ஸ்டார் பிரியாணி ஹோட்டல்தான்!

இதை ஆம்பூரில் 1889ல் ஆரம்பித்தவர் ஹசன் பாய். இவர் நவாப் குடும்பத்துக்கு சமைத்துக் கொடுத்தவர். 'ஆஹா... மன்னருக்கே சமைத்தவர்...' என மக்கள் வியந்துவந்து சாப்பிட... அதன் ருசியில்

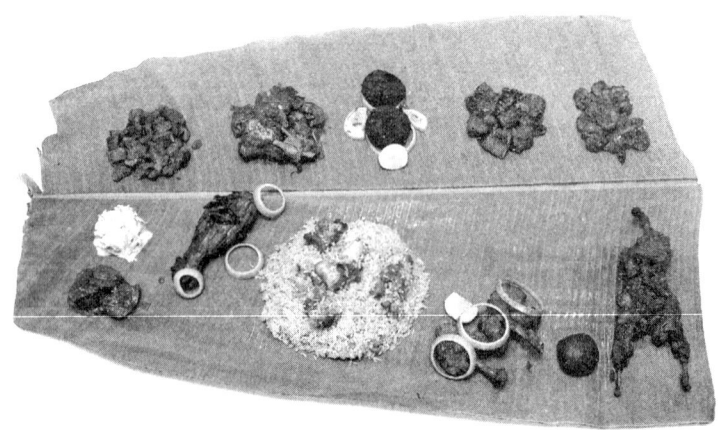

திலீபன் புகழ்

ஆம்பூர் மக்கன் பேடா

சர்க்கரை இல்லாத கோவா – 100 கிராம்
மைதா – கால் கிலோ
தயிர் – 100 கிராம்
நெய் – 25 கிராம்
எண்ணெய் – தேவையான அளவு

பாதாம், பிஸ்தா, அக்ரூட், முந்திரி, வெள்ளரி விதை ஆகியவற்றை மொத்தமாக 100 கிராம் பொடியாக நறுக்கி இத்துடன் 3 ஏலக்காயை பொடித்து கலக்கி வைக்கவும்.

பாகு பதம்: சர்க்கரை – 750 கிராம்
தண்ணீர் – தேவையான அளவு
கையில் லேசாக ஒட்டும் அளவு இதை காய்ச்சவும்.

பக்குவம்: சர்க்கரை மூழ்கும் அளவு தண்ணீர் சேர்த்து பாகு காய்ச்சி ஆற விடவும். மைதாவை சலித்து அதனுடன் பால் கோவா, தயிர் சேர்த்து மென்மையான மாவாக பிசையவும்.

பிசைந்த மாவை 5 நிமிடங்கள் ஊற வைத்து நெல்லிக்காய் அளவு மாவை உருட்டி உள்ளே உலர் பருப்புகளின் கலவையை வைத்து சூடான எண்ணெயில் பொன்னிற மாக பொரிக்கவும்.

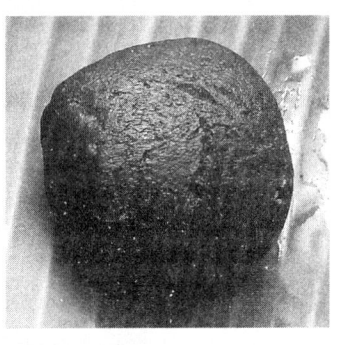

இதுதான் மக்கன் பேடா. எண் ணெய் வடிந்ததும் சர்க்கரைப் பாகில் போட்டு நெய் ஊற்றி மூடி 5 மணி நேரங்கள் ஊற வைத்தால் சுவையாக இருக்கும்.

மெய்மறக்க... பார்ப்பவர்களிடம் எல்லாம் ஹசன்பாயின் புகழைப் பாட... வண்டிகட்டிக்கொண்டு எல்லா ஊர்களில் இருந்தும் மக் கள் வரத் தொடங்கினார்கள்.

ஹசன் பாய் காலத்திலேயே அவர் மகன் குர்ஸித், வாப்பா வுக்குத் துணையாக கடையை நடத்த ஆரம்பித்துவிட்டார். அப்போது காலை ஏழு மணிக்கே பிரியாணி கிடைக்கும். அப்போது பிரியாணி, பாயா, மட்டன் சுக்கா மட்டுமே சமைக்கப்பட்டன.

இன்று அசைவத்தில் என்னவெல்லாம் இருக்கிறதோ அவை அனைத்தும் தரமாகவும் சுவையாகவும் தருகிறார்கள். என்றாலும் அன்றும் சரி இன்றும் சரி... பிரியாணிதான் இவர்களது அடை யாளம்; ஸ்பெஷல்!

லன்ச் மேப்

ஆம்பூர் பிரியாணி

சீரக சம்பா அரிசி – ஒரு கிலோ
ஆட்டுக்கறி – ஒரு கிலோ
பட்டை, லவங்கம் – தேவையான அளவு
பூண்டு – 150 கிராம்
இஞ்சி – 150 கிராம்
காய்ந்த மிளகாய் பேஸ்ட் – 2 டீஸ்பூன்
பெரிய வெங்காயம் – கால் கிலோ
தக்காளி – 200 கிராம்
கொத்தமல்லி, புதினா (சேர்த்து) – ஒரு கைப்பிடி அளவு
தயிர் – 150 கிராம்
எலுமிச்சம்பழம் – ஒன்று
எண்ணெய் – 250 கிராம்
உப்பு – தேவையான அளவு

பக்குவம்: இஞ்சி, பூண்டு இரண்டையும் தனித்தனியாக அரைக்கவும். காய்ந்த மிளகாய்களை அது மூழ்கும் அளவுக்கு வெந்நீர் ஊற்றி ஐந்து நிமிடங்கள் ஊற வைக்கவும். பிறகு அந்தத் தண்ணீரோடு மிளகாயை மிக்ஸியில் சேர்த்து பேஸ்ட்டாக அரைக்கவும்.

அடி கனமான பாத்திரத்தில் கடலை எண்ணெய் ஊற்றி அது காய்ந்ததும் பட்டை, லவங்கம், பூண்டு பேஸ்ட்டை சேர்க்கவும். பலரும் இஞ்சியையும் பூண்டையும் ஒன்றாக அரைத்துச் சேர்க்கின்றனர்.

இப்படி செய்யக் கூடாது. பூண்டை மட்டும் பச்சை வாசனை போகுமளவு வதக்கி அதன் பிறகே இஞ்சி பேஸ்ட் சேர்த்து லேசாக

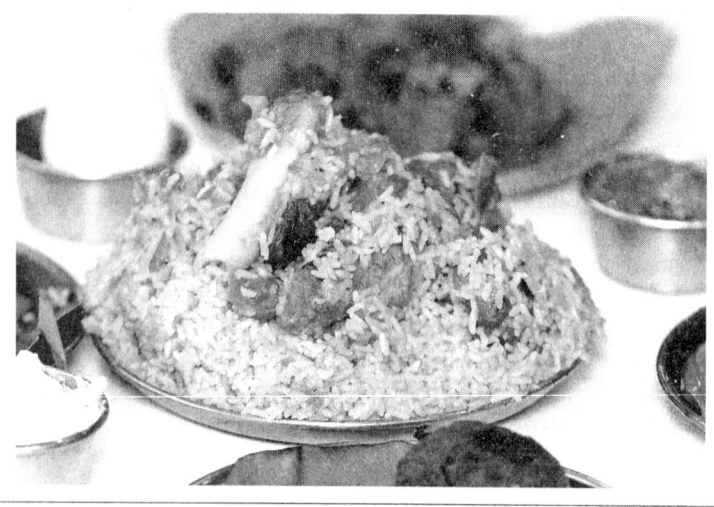

வதக்க வேண்டும்.

பின்னர் ஆட்டுக்கறியுடன் காய்ந்த மிளகாய் பேஸ்ட் சேர்த்து அது கறியோடு நன்கு ஒட்டிக் கொள்ளும் வரை வதக்கவும். கூடவே நறுக்கி வைத்த வெங்காயத்தைச் சேர்த்து பொன்னிறமாகும் வரை வதக்கவும்.

தக்காளியை விட வெங்காயம் குறைவான அளவு இருக்க வேண்டும். பின்னர் கொத்தமல்லி, புதினா சேர்த்து சுருள வதக்கி, தயிர், எலுமிச்சைச் சாறு மற்றும் தேவையான அளவு உப்பு, தண்ணீர் சேர்த்து வேக வைக்கவும்.

கறி 80% வெந்தவுடன் தனியாக ஒரு பாத்திரத்தில் சீரக சம்பா அரிசியை தண்ணீர் விட்டு முக்கால் பதத்தில் வேக வைத்து, அகன்ற பாத்திரத்தில் உள்ள பிரியாணியில் வெந்த சாதத்தையும் சேர்த்து பதமாகக் கிளறி ‘தம்’ போடவேண்டும். அதாவது விறகுக்கரியில் பாத்திரத்தை வைத்து அதை மூட வேண்டும்.

ஒரு கிலோ சீரக சம்பாஅரிசிக்கு சுமார் 10 நிமிடங்கள் ‘தம்’ போட்டால் போதும்.

குர்ஸித்துக்கு பிறகு அவர் மகன் நசீர் அகமது கடையின் பொறுப்பை ஏற்றார். பின்னர் இவரது மகன்... என வழிவழியாக வந்து இப்போது முனிர் அகமது, அனீஸ் அகமது சகோதரர்கள் தங்கள் முன்னோர்களின் புகழுக்கு எவ்வித சேதாரமும் ஏற்படாத படி ஹோட்டலை நடத்துகிறார்கள்.

பெர்ஷிய நாட்டுப் போர்வீரர்களின் பிரதான உணவு பிரியாணிதான். போர் நேரத்தில் வகையாக சமைத்து நன்றாக சாப்பிட முடியாது என்பதால் போர் முடிந்தபிறகு காட்டு விலங்குகளை வேட்டையாடி, எடுத்துச் சென்ற அரிசி, மசாலா பொருட்களுடன் கலந்து புளிசாதம் டைப்பில் சாப்பிட்டிருக்கிறார்கள்.

இப்பழக்கமே பரிணாம வளர்ச்சியில் பிரியாணியாக வளர்ந் திருக்கிறது. இதுவும் எதேச்சையாக நடந்ததுதான் என்கிறார் கள். அதாவது, போர் முடிந்த பிறகு உணவு சமைத்து வீரர்கள் சாப்பிடுவார்கள் அல்லவா?

ஒருமுறை அவசரமாகக் கிளம்ப வேண்டியிருந்தது. அப்போது மசாலா கலவை தடவிய ஆட்டுக்கறியை தூக்கிப் போட மனமில் லாமல் அதையும் எடுத்துக்கொண்டு தங்கள் ஊர் / நாட்டுக்குத் திரும்பியிருக்கிறார்கள்.

வந்து சேர ஒருநாள் ஆனது. இதற்குள் மசாலா நன்றாக ஆட்டுக்கறியில் ஊறிவிடவே சமைத்துச் சாப்பிட்டபோது அப்படி ருசித்தது. இதிலிருந்துதான் பிரியாணியை ஊற வைத்து சமைக்க ஆரம்பித்தார்கள் என்கிறார்கள் உணவியல் வல்லுனர்கள்.

சரி; இந்தியாவுக்கு எப்போது பிரியாணி வந்தது?

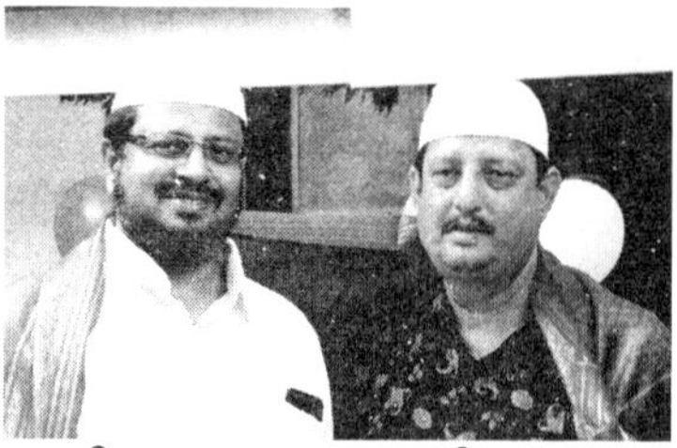

அனீஸ் அகமது , முனீர் அகமது

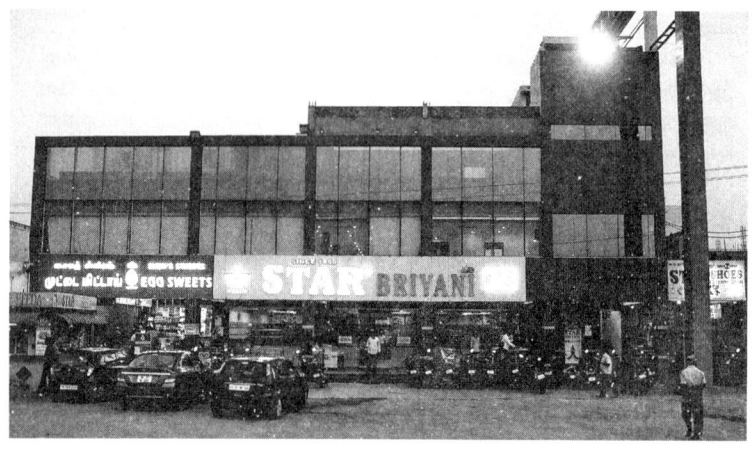

முகலாயர்கள் காலத்தில் தான். போர்வீரர்களுக்குப் போதுமான ஊட்டச்சத்து இல்லாததைக் கண்ட ஷாஜகானின் மனைவி மும்தாஜ், பிரியாணி செய்முறையைக் கற்றுக் கொடுத்தார். அன்று முதல் முகலாயர்கள் ஆட்சி செய்த இடங்களில் எல்லாம் பிரியாணியும் பரவியது.

ஹைதராபாத் நிஜாம் ஆட்சிக் காலத்தில் முதன்முதலில் இதில் நெய் சேர்த்தார்கள். அந்தந்த நிலப்பரப்புகளில் கிடைக்கும் வாசனைப் பொருட்களையே அந்தந்த ஊர் பிரியாணியில் சேர்ப்பார்கள். உடன் பட்டை, ஏலக்காய், பூண்டு.

அந்த வகையில் வேலூர் நவாப்பின் பக்குவம்தான் இந்த ஆம்பூர் ஸ்டார் பிரியாணி!

ஹசன் பாயால் ஆரம்பிக்கப்பட்ட ஸ்டார் பிரியாணி, ஊரின் மையப் பகுதியான பஜாரில் இருக்கிறது. மற்றபடி ஆம்பூரின் தேசிய நெடுஞ்சாலையில் தொடங்கி உலகம் முழுவதும் கடைகள் உள்ளன. நாட்டுக்கோழி, மட்டன் சுக்கா, இறால் வறுவல்... ஆகியவற்றை தங்களுக்கே உரிய தனித்த மசாலாவில் செய்கின்றனர். சைடு டிஷ்ஷுடன் ஆம்பூர் பிரியாணியைச் சாப்பிடுவதும் சொர்க்கத்தில் மிதப்பதும் ஒன்றுதான்!

“இங்க விளையற சீரக சம்பா அரிசியையும் இளம் வெள்ளாட்டுக் கறியையும்தான் பிரியாணிக்கு பயன்படுத்தறோம். பட்டை, ஏலக்காயை குறைவாக உபயோகிக்கறோம்.

பொதுவா பிரியாணில பச்சை மிளகாயை சேர்ப்பாங்க. நாங்க

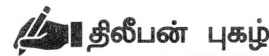

காய்ந்த மிளகாய் பேஸ்ட்டை முதல் நாள் நீர்ல ஊறவைச்சு மறுநாள் பயன்படுத்தறோம்.

கரிஅடுப்பு அனல்ல தம் போட்டு வேகவைச்சாதான் அது பிரியாணி! இப்படி தம்ல அரிசியும் கறியும் வெந்தாதான் வாசம் வீசும். இந்த வாசம்தான் பிரியாணில தெரியணுமே தவிர பட்டை, ஏலக்காய், பூண்டு மணமில்ல!

லேசா புளிச்ச தயிர்ல இறைச்சியை ஊறவைச்சு பிறகு சாதத் தோடு சேர்த்தா தனி ருசி கிடைக்கும்...” என்கிறார் முனிர் அகமது.

இவர்கள் பிரியாணி சாப்பிட்டு முடித்ததும் மக்கன் பேடா என்ற இனிப்பைத் தருகிறார்கள். வேறெங்கும் கிடைக்காத சுவையை இந்த மக்கன் பேடாவிலும் உணரலாம்!

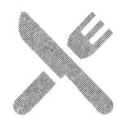

 லன்ச் மேப்

திருவல்லிக்கேணி

காசி விநாயகா உணவகம்

தமிழகத்திலேயே அதிகம் மெஸ்கள் உள்ள பகுதி என்றால் அது திருவல்லிக்கேணிதான்.

நூற்றுக்கும் மேற்பட்ட உணவகங்கள் இங்குள்ளன. காரணம், இங்கிருக்கும் மேன்ஷன்ஸ்.

சென்னைக்கு வேலை தேடி வரும் ஆண்களின் சரணாலய மாக திருவல்லிக்கேணி பகுதியே பல ஆண்டுகளாகத் திகழ்ந்து வருகிறது. எனவேதான் திருவல்லிக்கேணி என்றதும் பார்த்தசாரதி கோயில், மகாகவி பாரதியார் நினைவகத்தை அடுத்து மெஸ்களே நினைவுக்கு வருகிறது.

அந்த வகையில் 48 வருடங்களாக அதே புகழுடனும் சுவை

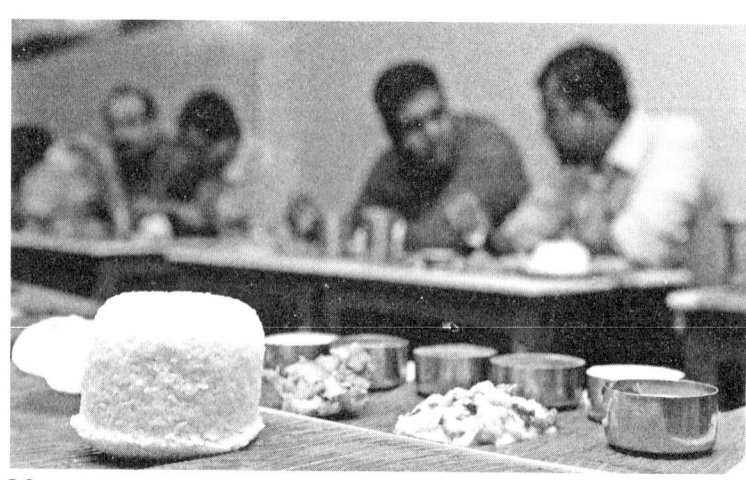

எலுமிச்சை ரசம்

எலுமிச்சம் பழச் சாறு – 2 தேக்கரண்டி
தக்காளி – 3
பச்சை மிளகாய் – 1
மஞ்சள் தூள் – 1/4 தேக்கரண்டி
பெருங்காயம் – சிறிது
உப்பு – தேவையான அளவு
வறுத்துப் பொடிக்க:
சீரகம் – 1 தேக்கரண்டி
தனியா – 1 தேக்கரண்டி
துவரம் பருப்பு – 1 தேக்கரண்டி
காய்ந்த மிளகாய் – 2
மிளகு – 1/2 தேக்கரண்டி
தாளிக்க:
கடுகு – 1/2 தேக்கரண்டி
எண்ணெய் – 1 தேக்கரண்டி
கறிவேப்பிலை – சிறிது
கொத்தமல்லித் தழை – சிறிது

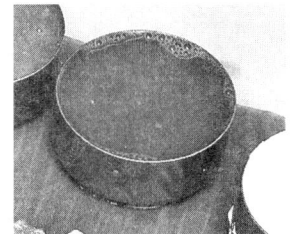

பக்குவம்: பொடிக்கக் கொடுத்துள்ள பொருட்களை வெறும் வாணலியில் வறுத்து பொடி செய்யவும்.

200 கிராம் பருப்புத் தண்ணீரில் தக்காளி, பச்சை மிளகாய், பெருங்காயம், உப்பு, மஞ்சள் தூள் சேர்த்து கையால் நன்கு கரைத்து கொதிக்க விடவும். நன்கு கொதித்து பச்சை வாசனை போனதும், பொடித்த பொடியைச் சேர்த்து இறக்கவும்.

இறக்கிய பின் எலுமிச்சம் பழச் சாற்றைச் சேர்த்து கலக்கவும். எப்போது ரசம் வைத்தாலும் பருப்புத் தண்ணீரில்தான் வைக்க வேண்டும். அதுதான் சுவையே.

கடைசியாக எண்ணெயில் கடுகு, கறிவேப்பிலை தாளித்துக் கொட்டி, கொத்தமல்லி தூவவும்.

யுடனும் பெருமை குன்றாமல் அக்பர் தெருவில் கம்பீரமாக நிற்கிறது காசி விநாயகா மெஸ்.

சுத்த சைவ உணவகம். எப்போதும் வாசலில் 50க்கும் மேற் பட்டவர்கள் சாப்பிடுவதற்காக காத்திருக்கிறார்கள். இன்னொரு பக்கத்தில் சாப்பாட்டுக்கு டோக்கன் வாங்க நீண்ட வரிசை.

இந்த உணவகத்தில் 37 பேர் வரை மட்டுமே அமர்ந்து சாப்பிட முடியும். அந்த அளவுக்குத்தான் டேபிள் சேர் போட்டிருக்கிறார்கள்.

முதல் இரண்டு வரிசைகளுக்கு வெள்ளை டோக்கன். மற்ற இரு

லன்ச் மேப்

அவியல்

கேரட், வாழைக்காய் – தலா ஒன்று
பீன்ஸ் – 5
சேனைக்கிழங்கு – 100 கிராம்
பச்சை மிளகாய் – 5
சீரகம் – 1 சிட்டிகை
துருவிய தேங்காய் – அரை மூடி
தயிர் – 100 கிராம்
பூண்டு – 3 பல்
கடுகு – அரை சிட்டிகை
கறிவேப்பிலை, கொத்தமல்லி – சிறிதளவு
தேங்காயெண்ணெய் – ஒரு தேக்கரண்டி
உப்பு – தேவையான அளவு

பக்குவம்: காய்கறிகளை சுத்தமாகக் கழுவி ஒரே அளவில் நறுக்கி, அதனுடன் பச்சை மிளகாய், உப்பு மற்றும் கொஞ்சம் தண்ணீர் சேர்த்து வேக வைக்க வேண்டும்.

தேங்காய் துருவலுடன், பூண்டு, பச்சை மிளகாய், சீரகம் ஆகிய வற்றை பொடியாக அரைத்துக் கொள்ள வேண்டும். தனியாக கடாயில் எண்ணெய் விட்டு, காய்ந்ததும் கடுகு, கறிவேப்பிலை, கொத்தமல்லி போட்டு தாளித்து, அரைத்த விழுதைச் சேர்த்து பச்சை வாசனை போகும் வரை வதக்க வேண்டும்.

பிறகு வெந்த காய்கறிகளையும் அதன் நீரையும் சேர்த்து குறைவான தீயில் கொதிக்கவிட்டு இறக்குவதற்கு முன்னால் தயிர் சேர்த்துக் கிளறவும்.

சாப்பிடும்போது முருங்கைக்காய் இடையூறாக இருக்கும் என்பதால் இங்கு சேர்ப்பதில்லை. முக்கியமான விஷயம், அவியலை அதிக நேரம் வைத்து சாப்பிடக்கூடாது.

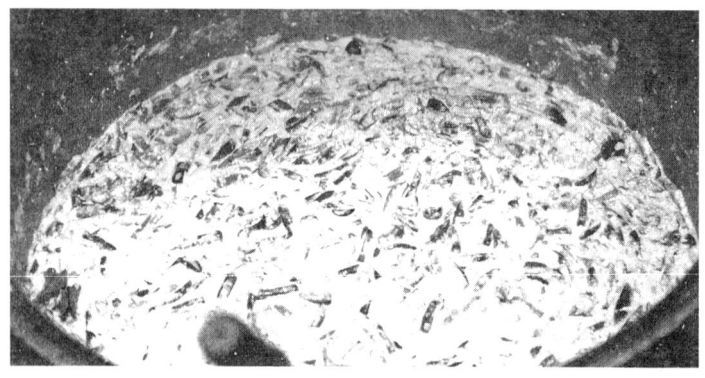

வரிசைகளுக்கு மஞ்சள் டோக்கன். ஒரு வரிசையில் அமர்ந்திருப்ப வர்கள் சாப்பிட்டு முடித்து முழுமையாக சுத்தம் செய்தபிறகே அவ்வரிசையில் அடுத்த செட்டை அமரவைக்கிறார்கள்.

இது தெரிந்தும் மக்கள் பொறுமையாகக் காத்திருந்து சாப்பிடு கிறார்கள். காரணம், சுவை, தரம், ஆரோக்கியம்.

இந்த உணவகத்தில் டிபன் கிடையாது. சாப்பாடு மட்டும்தான். மதியம் 12 மணிக்குத் தொடங்கி 3 மணி வரை கூட்டு, பொரியல், அவியல், அப்பளம், சாதம், சாம்பார், வத்தக்குழம்பு, ரசம், மோர், தயிர்... என சகலத்தையும் சாப்பிடலாம்.

பச்சரிசி உணவை சுடச்சுட ஒரு கிண்ணத்தில் அச்சுபோல் வைக்கிறார்கள். சின்ன கிண்ணம் அல்ல. ஒரு நபர் வயிறார சாப்பிடக்கூடிய அளவு. பருப்பும் நெய்யும் கட்டாயம் உண்டு. முதல் தரமான பருப்பை விறகுஅடுப்பில் வேகவைத்து கடுகு, பச்சை மிளகாய், கறிவேப்பிலை சேர்த்து தாளித்துத் தருகிறார்கள்.

சாப்பிட்டபிறகும் பருப்பு மற்றும் நெய்யின் மணம் நம்மைச் சுற்றிச் சுற்றி வருகிறது. சின்னச் சின்ன கிண்ணங்களில் தரப்படும் வத்தக்குழம்பையும் சாம்பாரையும் ஊற்றிச் சாப்பிடுவதற்காகவே கணிசமானவர்கள் வருகிறார்கள்.

மிளகாய், மல்லி, மஞ்சள்தூள், கரம் மசாலா... என அனைத் தையும் தனித்த பதத்தில் வறுத்து அரைத்து சேர்க்கின்றனர். அதனாலேயே எங்கும் கிடைக்காத சுவையில் உள்ளது.

“சொந்த ஊர் துறையூர் பக்கத்துல இருக்கிற கிராமம். பத் தாவது முடிச்சுட்டு சென்னைக்கு ஓடி வந்தேன். செய்யாத வேலையே இல்ல. எல்லா வேலையும் செஞ்சி பார்த்தேன். எதுவுமே திருப்தியா வரலை.

அப்பதான் மாநிலக்கல்லூரில இருக்கிற விக்டோரியா ஹாஸ்டல் மெஸ்ல சமையல் வேலைக்கு சேர்ந்தேன். சொன்னா நம்ப மாட்டீங்க. அவ்வளவு சந்தோஷமா இருந்தது. வேலை பார்த்த திருப்தியும் கிடைச்சது.

அந்த நொடிலதான் ‘சமையல்தான் நமக்கான வேலை’னு புரிஞ்சுது. எல்லா சமையல் நுணுக்கங்களையும் கத்துக்கிட்டேன். அஞ்சு வருஷங்கள் கழிச்சு இந்த மெஸ்ஸை ஆரம்பிச்சேன்...” புன்னகையுடன் சொல்கிறார் உணவகத்தின் உரிமையாளரான வாசுதேவன்.

இந்த உணவகத்துக்கு எப்போது சென்றாலும் நான்கைந்து ஆங்கிலேயர்கள் அமர்ந்து சாப்பிட்டுக் கொண்டிருப்பதைப் பார்க்கலாம். போலவே அரசியல் தலைவர்கள், உயர் அதிகாரிகள், சினிமாக்காரரர்கள்... என சகலரும் தட்டுப்பட்டுக்கொண்டே இருப்பார்கள்; இருக்கிறார்கள்.

“45 பைசாவுக்கு சாப்பாடு போட ஆரம்பிச்சேன். இப்ப 75 ரூபா.

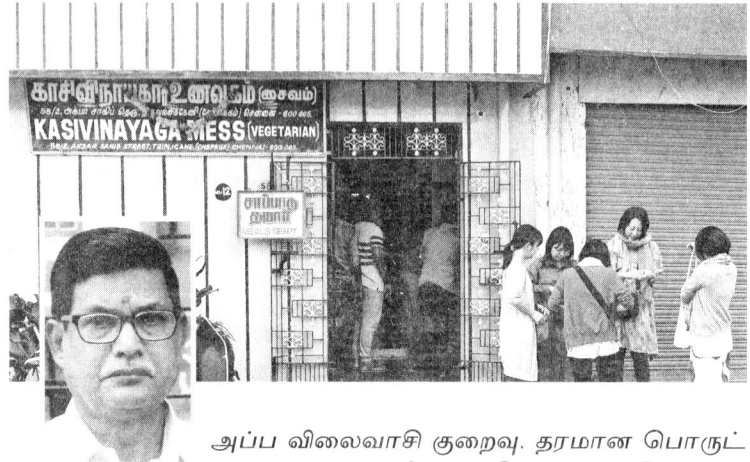

வாசுதேவன்

அப்ப விலைவாசி குறைவு. தரமான பொருட்களும் குறைந்த விலைல கிடைச்சது. இப்ப எவ்வளவு பணம் கொடுத்தாலும் தரமான பொருள் கிடைக்கிறது குதிரைக்கொம்பா இருக்கு.

நல்லா ரசிச்சு ருசிச்சு சாப்பிடற யார் உணவகம் ஆரம்பிச்சாலும், நடத்தினாலும் அந்த ஹோட்டல் அல்லது மெஸ் பேரும் புகழும் பெறும். சமைச்சதுமே சுடச்சுட சாப்பிடணும். அதுதான் உணவுக்கு நாம செலுத்தற மரியாதை. ஆறினதை திரும்ப சூடுபடுத்தக் கூடாது. அப்படி செஞ்சா உணவுல இருக்கிற சத்தும் சுவையும் போயிடும்...” என்று சொல்லும் வாசுதேவன், சமையல் பொருட்களிலேயே வாசம் இல்லாதw பொருள் என்றால் அது புளிதான் என்கிறார்.

“இப்ப பலரும் குக்கர்ல சமைக்கிறாங்க. உண்மைல அது உடலுக்கு கேடு. எந்த உணவையும் மூடாம சமைக்கணும். ஏன்னா வேகறப்பதான் நச்சுப் பொருட்கள் ஆவியா வெளியேறும். இதுவே ஒரு கட்டத்துல வாசமா பக்கத்து வீடுவரை வீசும்!

இதுதான் ஆரோக்கியமான சமையல். இப்படி செஞ்சு சாப்பிட்டா நல்லா செரிக்கும்...” என்கிறார் வாசுதேவன்.

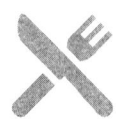

திலீபன் புகழ்

சவுக்கார்பேட்டை

சீனா பாய் டிபன் கடை

நமது உடலின் எடையோடு ஒப்பிடும்போது மூளையின் எடை ஒரு சதவீதத்துக்கும் குறைவானதுதான். நல்ல உணவின் மூலம் கிடைக்கக் கூடிய ஆற்றல் மனிதனை தெளிவாக சிந்திக்க வைக்கிறது. சுவையான உணவு உற்சாகப்படுத்துகிறது.

ஆனால், இன்றைய மாடர்ன் உலகில் ஊட்டச்சத்து தன்மையை மறந்து செயற்கையான உணவுகளை அதிகம் சாப்பிடுகிறோம். உணவே மருந்து என்ற சூழல் மாறி மாத்திரைகளே உணவாக உள்ளன. அந்தக் காலத்தில் அந்தந்தப் பகுதிகளின் தட்பவெப்ப நிலைக்கு ஏற்றபடி உணவுகளில் காய்கறி, மசாலா பொருட்களைச் சேர்த்து சமைத்தார்கள். உடலைப் பராமரித்தார்கள்.

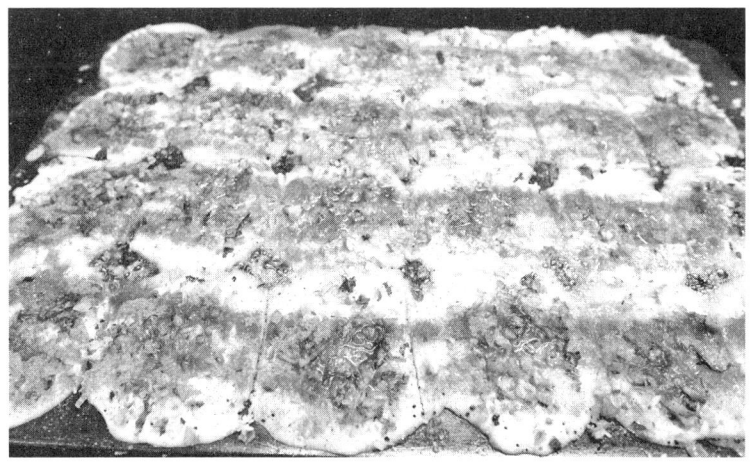

சீனா பாய் ஸ்பெஷல் வடை

உருட்டுத் தோல் உளுத்தம் பருப்பு – அரைக்கிலோ
மிளகு – 3 மேஜைக்கரண்டி
கல் உப்பு – ஒரு கைப்பிடி
அரிசி மாவு – 50 கிராம்
பூண்டு – 100 கிராம்
வரமிளகாய் – 5
பெருங்காயத்தூள் – சிறிது
எண்ணெய் – பொரிக்கத் தேவையான அளவு

பக்குவம்: முதல்தரமான உளுந்தை தண்ணீரில் 20 நிமிடங்கள் ஊற வைத்து தோலை முழுவதும் நீக்காமல் பாதி உளுத்தம் தோலுடன் இருப்பது போல் கொரகொரப்பாக அரைக்கவேண்டும். அதாவது உளுந்தானது அரைத்தும் அரையாமலும் இருக்க வேண்டும்.

பின்னர் மிளகை சிறிய உரலில் இடித்து அதில் சேர்க்க வேண் டும். மிக்ஸியிலோ அம்மியிலோ மிளகை அரைக்கவும் நசுக்கவும் கூடாது. அதேபோல பூண்டையும் வரமிளகாயையும் இடித்துதான் சேர்க்கவேண்டும். வடைக்கு இதுதான் சுவையே.

கல் உப்பையும், பெருங்காயத்தூளையும் சேர்த்து நன்றாகக் கலந்து பாத்திரத்தில் வைக்கவும். அதில் அரிசி மாவைச் சேர்த்துக் கிளறி வாழை இலையில் எண்ணெய் தடவி, மெல்லிய வடையாகத் தட்டை போல தட்டி கடாயில் பொரித்தெடுக்க வேண்டும்.

வடையை எவ்வளவுக்கு மெலிதாகத் தட்டுகிறோமோ அந்தள வுக்கு சுவையாக இருக்கும். ஒரு வாரம் கூட வைத்துச் சாப்பிடலாம்!

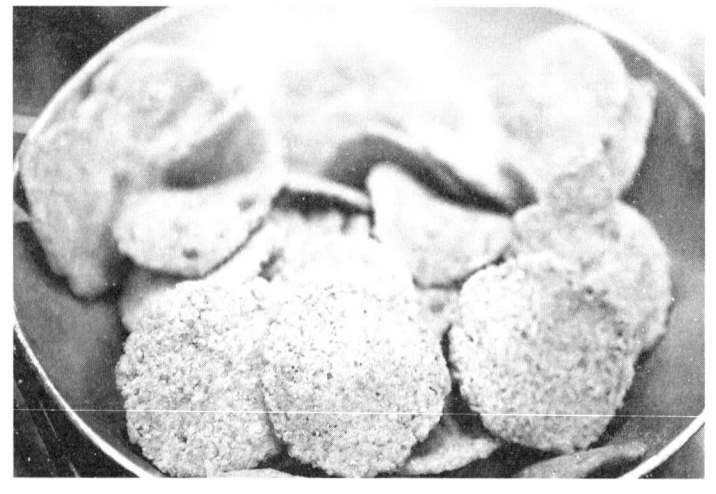

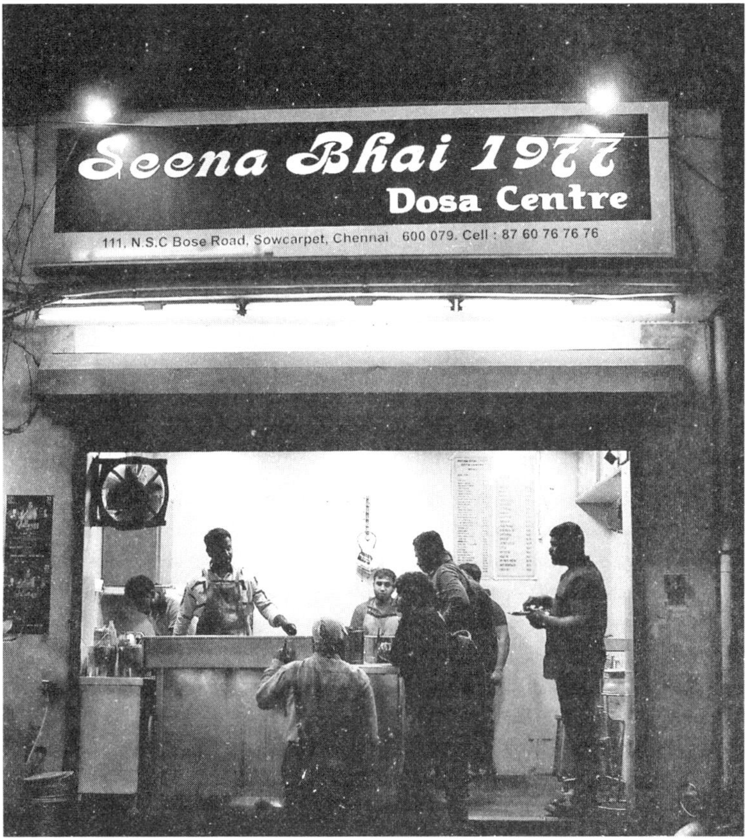

திலீபன் புகழ்

Seena Bhai 1977
Dosa Centre
111, N.S.C Bose Road, Sowcarpet, Chennai 600 079. Cell : 87 60 76 76 76

ரகுபதி

இதை மையமாகக் கொண்டுதான் சீனா பாய் கடை நடத்தப்படுகிறது. சுவைக்கும் ஆரோக்கியத்துக்கும் முக்கியத்துவம் கொடுப்பதை தங்கள் குறிக்கோளாகவே வைத்திருக்கிறார்கள்.

சென்னை பாரிமுனை பூக்கடை அருகில் மின்ட் தெருவும், என்எஸ்சி போஸ் ரோடும் சந்திக்கும் முனையில் உள்ளது சீனா பாய் டிபன் கடை. இந்தப் பகுதியைக் கடக்கும்போதே நெய்வாசமும் தோசையின் மணமும் வீசும்.

மினி பொடி இட்லியும், பொடி ஊத்தப்பமும் 60 வருடங்களாக இக்கடையின் ஸ்பெஷலாகத் திகழ்கின்றன. ஊத்தப்பத்தின் மீது பொடியைத் தூவித் தருகின்றனர். சாம்பாரில் ஊறிய மினி இட்லியில் நெய்யின் வாசம் கமகமக்கிறது.

மினி இட்லியும் ஊத்தப்பமுமே இங்கு முக்கிய மெனு. அரிசி

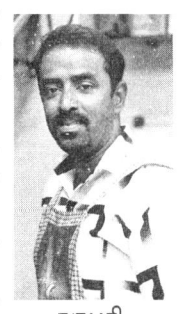

உளுந்து மாவில் ஊத்தப்பம் ஊற்றுகின்றனர். வெங்காயம், கொத்த மல்லி, புதினா கலவையுடன் அவர்களின் தனி கைப்பக்குவத் தில் தயாரான இட்லிப்பொடியை தோசை, மினி இட்லி என இரண்டிலும் தூவி சுத்தமான நெய்யை ஊற்றித் தயாரிக்கிறனர்

இப்போது தட்டு இட்லி, ஃப்ரை இட்லி, சீஸ் இட்லி, காய்கறி தோசை... என வெரைட்டிகள் அசத்துகின்றன.

“1977ல அப்பாவும் அம்மாவும் தள்ளுவண்டில கடையை ஆரம் பிச்சாங்க. ஆரம்பத்துல கடைக்குப் பெயரெல்லாம் கிடையாது. அப்பா பேரு சீனிவாசன். இங்க இருக்கிறவங்க சீனு அண்ணானு கூப்பிடுவாங்க. வட மாநிலத்தைச் சேர்ந்தவங்க அதிகமா வாழற பகுதியாச்சே இது... அவங்க அப்பாவை ‘பாய்’னு கூப்பிடுவாங்க.

இந்த இரண்டும் சேர்ந்து ‘சீனா பாய்’னு ஆகிடுச்சு! இது மக்களே வச்ச பேரு. அதனால அதையே கடைக்கு வைச்சுட் டோம்...” என்கிறார் இப்போது இக்கடையை நிர்வகித்து வரும் ரகுபதி.

மாலை 6 மணி முதல் இரவு 11.30 வரை கடை இயங்குகிறது. கூட்டம் அலைமோதும் நாட்களில் 12 மணி வரை நீட்டிக்கிறார்கள். காத்திருந்து சாப்பிடுபவர்களுக்கு சமமாக பார்சல் வாங்கிச் செல்ப வர்களின் எண்ணிக்கையும் இருக்கிறது என்பதுதான் ஹைலைட்.

நெஞ்சை உறுத்தாத காரமும், முகத்தில் அடிக்காத இட்லிப் பொடியின் வாசமும், உடலுக்கு கேடு விளைவிக்காத டிபன் அயிட் டங்களும் இவர்களிடம் கிடைப்பதால் மக்கள் தங்கள் ஏகோபித்த ஆதரவைத் தருகிறார்கள். இவர்கள் தரும் தட்டையான உளுந்து வடையை வேறு எங்கும் சாப்பிட முடியாது!

“பொடியும், நெய்யும்தான் எங்க ஸ்பெஷல். இதுதான் எங்க ஃபார்முலாவும். எங்கரெசிப்பிக்கு மக்கள் அடிக்ட் ஆக காரணமே இதுதான். பொட்டுக்கடலை, பட்டாணி, பாசிப்பருப்பு, நிலக்க டலை, அரிசி... இதோட ஐந்து வகையான தானியங்களை குறை வான சூட்டுல வாசம் வரும்வரை வறுப்போம்.

இட்லிப் பொடிக்கு காரமான குண்டூர் மிளகாயைப் பயன் படுத்தறோம். மத்தபடி வேற எந்த ரகசியமும் இல்ல. கைப்பக்கு வமும் அரைக்கிற பதமும் முக்கியம். இதெல்லாம் கொஞ்சம்கூட குறைவா இருந்தாலும் ருசி கெட்டுடும்.

அப்புறம் நெய்யை நாங்க கடைல வாங்கறதில்ல. ஆந்திரால இருக்கிற எங்க பூர்வீக கிராமத்துல நாட்டு மாட்டுப் பால்ல இருந்து நாங்களே நெய் தயாரிக்கறோம். அப்பா காலத்துலயிருந்து இதுதான் வழக்கம்... பழக்கம்...” என்கிறார் ரகுபதி.

வாழை, மந்தாரை இலையில் உணவை பரிமாறுகின்றனர். போர்டு இல்லாமல் வெறும் வாய் வழி தகவலாகவே பிரபலமாகி இயங்கி வந்த இந்த உணவகத்துக்கு சமீபத்தில்தான் பெயர்ப் பலகை

வைத்துள்ளனர். அது மட்டுமல்ல; சென்ட்ரல், வியாசர்பாடி, வண்ணாரப்பேட்டை... போன்ற வடசென்னைப் பகுதிகளில் கிளைகளையும் தொடங்கியுள்ளனர்.

“12 மணி நேரத்துக்கு முன்னாடி அரைச்சு புளிக்க வைச்ச மாவை, தோசைக்கல்லுல ஊத்தி, அதுமேல வெங்காயம், கொத்த மல்லி, பச்சை மிளகாய் எல்லாம் போட்டு, எண்ணெய் ஊத்தி, இட்லிப்பொடி தூவணும். நல்லா வெந்ததுக்கு அப்புறம், மறுபக்க மும் நல்லா வேக வைச்சு எடுத்தா பொடி ஊத்தப்பம் தயார்.

வெயில் காலத்துல அரிசி உளுந்து ஊற வைக்கும் நேரமும் அரைக்கும் பதமும் மாறும்.

தோசைல வெங்காயம் வேகும் பதமும், அதுமேல தூவும் பொடியோட நேரமும்தான் ருசியை தீர்மானிக்குது. தொட்டுக்க எதுவும் இல்லாம இதைச் சாப்பிடலாம்! ஆனாலும் நாங்க சாம்பார்; புதினா, பூண்டு சட்னிகளும் தர்றோம்...” என்கிறார் ரகுபதி.

மதுரை

கூரைக்கடை கறி தோசை

நல்வரி இறால் புரையும் மெல் அடை
அயிர் உருப்பு உற்ற ஆடு அமை விசயம்
கவவொடு பிடித்த வகை அமை மோதகம்
தீ சேறு கூவியர் தூங்குவனர் உறங்க

- சங்க கால மதுரையில் இனிப்பு அடை, மோதகம் விற்கும் வணிகர் பற்றிய தகவலுடன் இரவு நேரத்தில் மதுரை மாநகரில் உண்பதற்குப் பல சிற்றுண்டிக் கடைகளும் அசைவ உணவகங்களும் இருந்தன என்கிறது 'மதுரைக் காஞ்சி' 627வது பாடல் வரி. போலவே 'புயலிலே ஒரு தோணி' நாவலில் சென்ற நூற்றாண்டின் மத்தியில் மதுரையில் உணவு விற்கப்பட்ட கடைகளைப் பற்றி ப.சிங்காரம் நுட்பமாக விவரித்திருக்கிறார். ஆக, எல்லா காலங்களிலும் மதுரையின் வரலாற்றுச் சுவடைப் புரட்டும்போது ஒரு

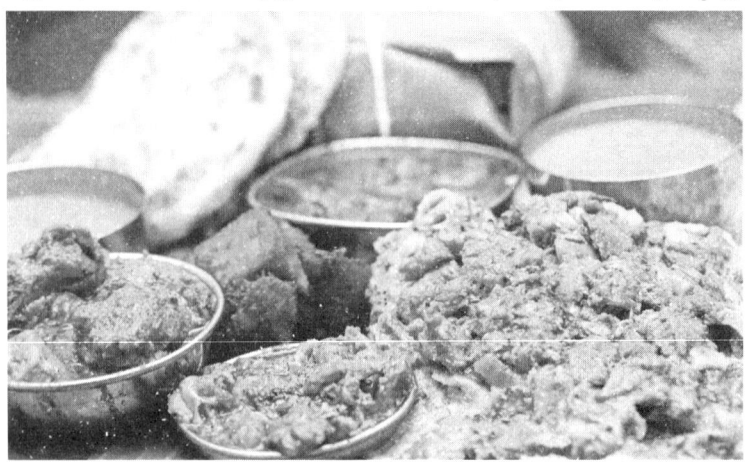

கூரைக்கடை கறி தோசை

தோசை மாவு – தேவைக்கேற்ப.
மட்டன் கலவை கொத்துக்கறி – 250 கிராம்.
நல்லெண்ணெய் – தேவையான அளவு.
தக்காளி – 100 கிராம்.
இஞ்சி, பூண்டு விழுது – 2 ஸ்பூன்.
மிளகாய்த்தூள் – ஒரு ஸ்பூன்.
மிளகுத்தூள் – அரை ஸ்பூன்.
பச்சை மிளகாய் – 1.
தேங்காய் துருவியது – ஒரு கப்.
முட்டை – 1.
கொத்தமல்லித்தழை – 2 கொத்து.
மிளகு, சோம்பு, சீரகம் – 1 தேக்கரண்டி.
உப்பு – சிறிதளவு.

பக்குவம்: எண்ணெய்யில் பச்சை வாசம் போக வதக்கிய தக்காளியுடன் சிறிது உப்பு சேர்த்து வேகவைத்த கொத்துக்கறியை சேர்த்து அரைத்த இஞ்சி, தேங்காய் விழுதை சிறிது நீர் சேர்த்து சில நிமிடங்கள் வதக்கவும். பிறகு மிளகாய்த்தூள், மிளகுத்தூள் கலந்து மேலும் எண்ணெயிட்டு வதக்கி சுக்கா வறுவல் தயார் செய்து கொள்ளவும். தோசைக்கல்லில் ஊத்தப்பம் அளவுக்கு மாவை ஊற்றி, அதன் மீது நாட்டுக்கோழி முட்டையை ஊற்றி அதற்கும் மேலாக சுக்கா வறுவலை பரப்பி, நல்லெண்ணெயுடன் சிறிதளவு மிளகுப் பொடியைத் தூவி வேக வைக்கவும். நன்கு வெந்ததும் கொத்தமல்லித் தழையை தூவவும்.

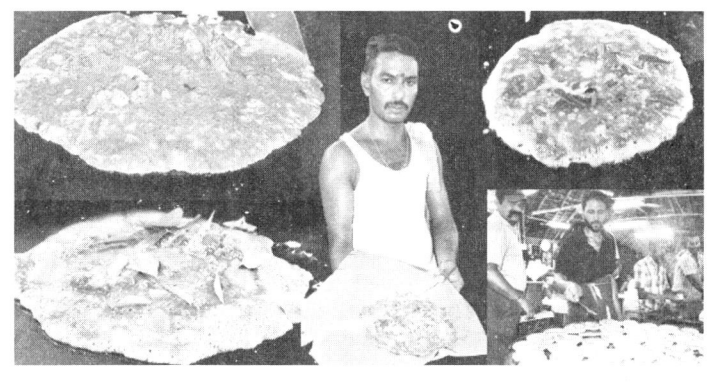

பத்தியிலாவது உணவுக்கான பருக்கை வந்துவிடுகிறது. குறிப்பாக கறிச் சோற்றின் வாசம்! அறுசுவை உணவு, அதிரசம், பாயாசம்

லன்ச் மேப்

குடல் வறுவல்

குடல் – 1/2 கிலோ.
சின்ன வெங்காயம் – 100 கிராம்.
இஞ்சி பூண்டு விழுது – 2 தேக்கரண்டி.
தக்காளி – 50 கிராம்.
மிளகுத்தூள் – 1 சிட்டிகை.
மிளகாய்த்தூள் – 2 சிட்டிகை.
மஞ்சள் தூள் – 1 சிட்டிகை.
கறிவேப்பிலை – சிறிது.
சீரகம் – 1 டீஸ்பூன்.
உப்பு – தேவைக்கு.
நல்லெண்ணெய் – சிறிதளவு

பக்குவம்: குடலை நான்கு மணி நேரத்தில் குறைந்தது ஆறு முறையாவது சுத்தம் செய்யவும். கடாயில் நல்லெண்ணெய் சேர்த்து சீரகம், கறிவேப்பிலையை வாசம் வர தாளித்து, நறுக்கிய வெங்காயம், தக்காளி, இஞ்சி பூண்டு விழுது சேர்த்து பச்சை வாசம் போக வதக்கி மிளகாய்த்தூள், மஞ்சள் தூள், மிளகுத்தூள், உப்பு கலந்து குடலை நன்கு வேக விடவும். பலமுறை சட்டியில் பிரட்டிக்கொண்டே இருக்கவேண்டும். வெந்து சுருண்டு வந்ததும் (இதுதான் பதம்) இறக்கி பரிமாறவும்.

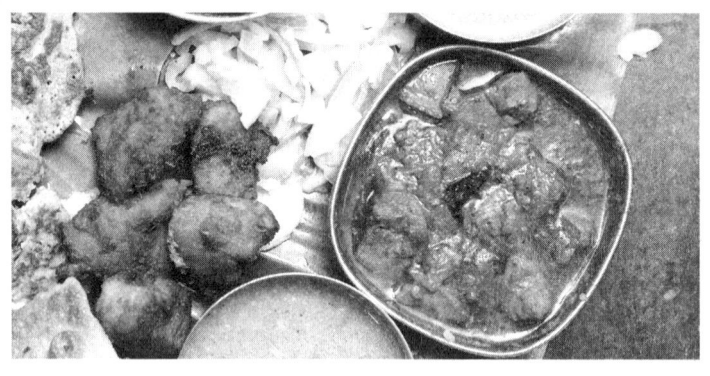

என்றால் மதுரை மக்கள் மதிக்கக் கூட மாட்டார்கள்.

காதுகுத்தோ, கல்யாண வீடோ, கறிச் சோறுதான் எல்லாமும். ஆட்டின் கொம்பு தொடங்கி குளம்பு வரை அனைத்து உறுப்புகளையும் ரகம் பிரித்து சமைப்பதில் மதுரைக்கு நிகர் மதுரைதான். அந்த வகையில் மதுரை பால்பண்ணை பகுதியில் இருக்கும் கூரைக்கடைக்கு தனி மவுசு உண்டு. கறி தோசையும், குடல் வறுவலும் இவர்களது தனி ஸ்டைல். போர்டோ வாசலோ

கிடையாது. இருபதுக்கு இருபது இடத்தில் மூங்கிலில் வேய்ந்த கூரைக் கொட்டகையில் பரிமாறப்படும் ருசி... உண்மையிலேயே வேற லெவல். “ஆரம்பத்துல இது ஆட்டுக்கறிக்கடை. உணவகமா மாறி 40 வருஷங்களாகுது. இப்பவும் காலைல இது கறிக்கடைதான்! ஆனா, மாலைல இதே இடம் உணவகமா மாறிடும்! முதல்ல ஆட்டுக்கால் சூப் மட்டும் செஞ்சோம்.

அப்புறம் இட்லியும் குடல் குழம்பும். பிறகு கறி தோசை, மட்டன் சுக்கானு படிப்படியாதான் கொண்டு வந்தோம். இதுக்கு காரணம் என் மனைவி கஸ்தூரி. கறிக்கடை வருமானத்தை வைச்சு குடும்பம் நடத்த முடியலை. அஞ்சு பசங்க... அதுல மூணு பொண்ணுங்க. அப்பதான் கஸ்தூரி ஹோட்டல் யோசனையை சொன்னா...” சிரிக்கிறார் போஸ். “அம்மாதான் இங்க எல்லாமும். தொடக்கத்துல வீட்ல இருந்து செஞ்சு தருவாங்க. இங்க வைச்சு அதை விற்போம். அவங்க கைப்பக்குவம்தான் மக்களை இங்க வரவைச்சது...” நெகிழ்கிறார் போஸின் மகன் மாரிமுத்து. மதுரையிலுள்ள பல கடைகளில் கறி தோசை கிடைக்கிறது. பெரும்பாலும் எலும்பை நீக்கி ஆட்டின் சதையை மட்டுமே தோசையில் சேர்க்கின்றனர்.

இது குறிப்பிட்ட ருசியை மட்டுமே தரும். ஆனால், முன்பே சொன்னதுபோல் பால்பண்ணை பகுதியில் இருக்கும் கூரைக்கடை மட்டும் இதில் ஸ்பெஷல். சுக்கா வறுவல், நெஞ்சுக் கறி பிரட்டல், தொடைக்கறி, தலைக்கறி, ஈரல்... என ஆட்டின் எல்லா உறுப்புகளையும் இவர்கள் மட்டுமே தோசையில் சேர்க்கின்றனர். அதனாலேயே ருசி தனித்திருக்கிறது! “உண்மைல இதையெல்லாம் வாடிக்கையாளர்கள் கிட்டேந்துதான் கத்துகிட்டோம். ஒருமுறை ஈரல் கறி தோசையை ஒருத்தர் கேட்டார். அவர் சொன்ன மாதிரி செஞ்சு கொடுத்தோம். இப்ப அதையே ஒரு மெனுவா மாத்திட்டோம்! ‘காரம் குறைவா... வெங்காயம் அதிகமா’னு குரல் கொடுக்கிற வாடிக்கையாளர்கள்தான் எங்களுக்கு தொழிலைக் கத்துக் கொடுக்கறவங்க! எப்பவும் செக்குல ஆட்டுன கடலையெண்ணெய்தான் பயன்படுத்துவோம்.

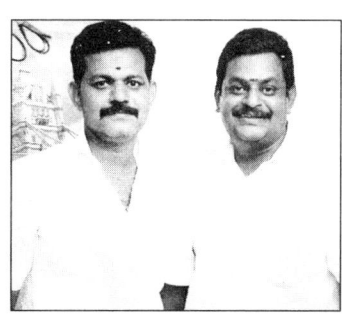

செக்கு எண்ணெய்லதான் வாசமும் சத்தும் அப்படியே இருக்கும். அதேமாதிரி கொங்கு மண்டல கன்னிவாடில கிடைக்கிற இளம் ஆட்டைத்தான் வாங்குவோம். 7 - 9 கிலோ வரை இருக்கும். அசைவத்துல இஞ்சி, பூண்டு சேர்க்கிறப்ப கவனமா இருக்கணும். அதிகமாச்சுனா இதனோட டேஸ்ட்தான் தனிச்சு

தெரியும். கறியோட மணம் மழுங்கிடும். அதேமாதிரி மிளகு, சீரக மசாலா. இதை பதமா வறுத்து சமைச்சுப் பாருங்க... உங்க கை மணம் உங்களுக்கே பிடிக்கும்! சின்ன விஷயம்தான். குறிப்பிட்ட சூட்டைத்தான் நம்ம கை தாங்கும். மேல போச்சுனா சூடு தாங்காம துடிப்போம். அப்படித்தான் காரமும். நாக்கும் வயிறும் குறிப்பிட்ட அளவு காரத்தைத்தான் தாங்கும்.

அப்புறம் இன்னொரு விஷயம். எந்த சாப்பாடா இருந்தாலும் அது குழந்தைகளுக்கும் பெண்களுக்கும் பிடிக்கணும். அவங்க வயித்துக்கு சரிப்படணும். சமையலுக்கு இதுதான் அழகு!'' என்கிறார் கஸ்தூரி அம்மாள். "விறகு அடுப்புலதான் சமைக்கறோம். மரக்கரி அனல்தான் எல்லா உணவையும் முழுமையாக்குது. குழம்பு செஞ்சதும் அது ரத்த சிவப்பா இருக்க மரக்கரி அனல்ல வைப்போம். அப்பதான் நல்லா சுண்டி சுவை கூடும். கறி தோசை சுடுற கல்லோட அனல் எப்பவும் ஒரே அளவுலதான் இருக்கணும். மாறினா சுவையும் போயிடும்.

என்ன நிறத்துல உணவு வருதோ அதை அப்படியே பரிமாறுவோம். மக்கள் வாங்கணும்னு கலர் சேர்க்க மாட்டோம்...'' என்கிறார் போஸ். ஆட்டுக்குடலை குறைந்தது ஆறு முறையாவது கழுவுகின்றனர். இதையும் கால் மணி நேரம் இடைவெளிவிட்டுச் செய்கின்றனர். "அப்பதான் சுத்தமாகும். கடைசி முறை கல் உப்பும் மஞ்சளும் சேர்த்து அலசுவோம்...'' என்கிறார் கஸ்தூரி அம்மாள். இதனால்தானோ என்னவோ தூக்குச் சட்டி எடுத்து வந்து வீட்டுக்காக பலரும் வாங்கிச் செல்கின்றனர். மாலை 5 மணி முதல் நள்ளிரவு ஒரு மணி வரை கடை திறந்திருக்கும். கறி தோசையின் மணம் மறுநாளும் வீசும்!

திலீபன் புகழ்

ஸ்ரீவில்லிப்புத்தூர்

கதிரவன் ஹோட்டல்!

ஆண்டாள் பாடிய பாசுரங்களைக் கேட்டு ரங்கநாதர் மயங்கியது போல் ஸ்ரீவில்லிப்புத்தூரைச் சுற்றி இருக்கும் மக்கள் கதிரவன் ஹோட்டலின் சுவைக்கு மயங்கி உள்ளனர்! 106 ஆண்டுகளாக இயங்கி வரும் இந்த ஹோட்டலின் சுவையும் தரமும் இன்றும் அப்படியே இருப்பதுதான் ஸ்பெஷல்.

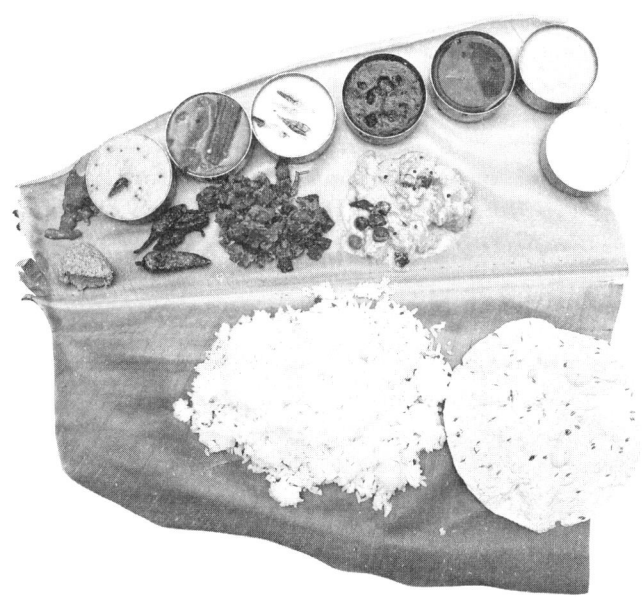

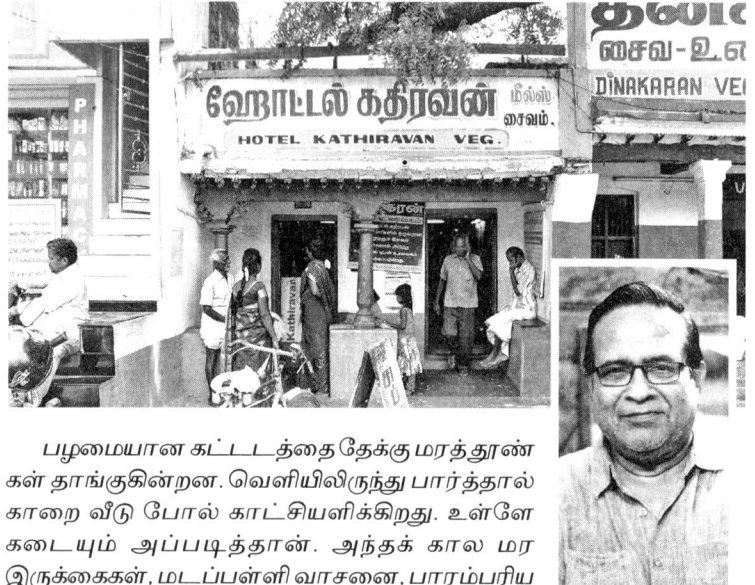

பாலசூரியன்

பழமையான கட்டடத்தை தேக்கு மரத்தூண்கள் தாங்குகின்றன. வெளியிலிருந்து பார்த்தால் காறை வீடு போல் காட்சியளிக்கிறது. உள்ளே கடையும் அப்படித்தான். அந்தக் கால மர இருக்கைகள், மடப்பள்ளி வாசனை, பாரம்பரிய சுவையில் சமைத்துச் சமைத்து பழுப்பேறிய பாத்திரங்கள்... என எல்லாமும் நம்மை வேறொரு உலகுக்கு அழைத்துச் செல்கிறது.

காலை டிபனுக்கு நான்கு வகையான சாம்பாரை பரிமாறுகிறார்கள். மதிய உணவில் மணக்கும் அவியல் கட்டாயம் உண்டு. இரவு கேழ்வரகு தோசை, வெந்தயத் தோசை... என தனி மெனு.

மதிய உணவை எடை போட்டுத்தான் பரிமாறுகிறார்கள். உணவை வீணாக்கக்கூடாது என்பதில் உறுதியாக இருக்கிறார்கள். அதேநேரம் உடலுக்குத் தேவையான சத்துக்கள் சம அளவில் இருக்க வேண்டும் என்றும் மெனக்கெடுகிறார்கள். விலை குறைவு என்பது மிகப்பெரிய ஆறுதல்.

“1912ம் ஆண்டு எங்க தாத்தா சண்முகம் பிள்ளை இந்த ஹோட்டலை ஆரம்பிச்சார். அவருக்குப் பிறகு அப்பா கோதண்டம் இதை நடத்தினார். தொடக்கத்துல கூரைக் கட்டடம்தான். அப்புறம் காரை வீடா மாத்தினோம்.

எமர்ஜென்சி காலத்துலதான் அளவுச் சாப்பாடை அறிமுகப்படுத்தினோம். அரைக்கிலோ சாதத்துக்கு எவ்வளவு கிராம் பருப்போ அதைத்தான் கொடுப்போம். சாப்பிட்டு முடிச்சுட்டு எக்ஸ்ட்ரா தேவைனா சந்தோஷமா வழங்குவோம்.

இதனாலதான் எங்களால குறைந்த விலைல உணவு தரமுடியுது. அதேநேரம் உணவும் வீணாகறதில்லை...” உற்சாகத்துடன் பேசத் தொடங்குகிறார் மூன்றாம் தலைமுறையாக இந்த ஹோட்டலை

கதிரவன் வத்தக்குழம்பு

சுண்டக்காய் – 100 கிராம்
புளி – 75 கிராம்
வெந்தயம் – 2 சிட்டிகை
உளுத்தம் பருப்பு – 2 மேஜைக்கரண்டி
துவரம் பருப்பு – 2 மேஜைக்கரண்டி
மல்லி – 2 மேஜைக்கரண்டி
மிளகு – 1 மேஜைக்கரண்டி
பெருங்காயத்தூள் – 1 சிட்டிகை
மஞ்சள் தூள் – 1 சிட்டிகை
வரமிளகாய் – 4
சின்ன வெங்காயம் – 10
வெல்லம் – 1 தேக்கரண்டி
கறிவேப்பிலை – சிறிது
உப்பு – தேவையான அளவு
நல்லெண்ணெய் – தேவையான அளவு

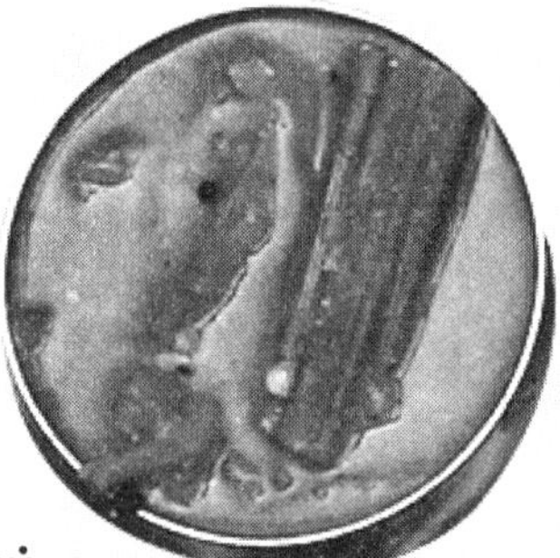

தாளிப்பதற்கு: கடுகு, உளுத்தம் பருப்பு, கடலைப் பருப்பு.

பக்குவம்: புளியைக் கரைக்கவும். வெங்காயத்தை பொடியாக நறுக்கிக் கொள்ளவும்.

வாணலியை அடுப்பில் வைத்து வெந்தயத்தை வறுத்து பொடி யாக்கவும். அதே வாணலியில் வரமிளகாய், மிளகு, அரிசி, மல்லி, துவரம் பருப்பு, உளுத்தம் பருப்பு ஆகியவற்றை தனித்தனியாக வறுத்து பொடிசெய்து தனியாக வைத்துக்கொள்ளவும்.

இதுதான் கதிரவன் ஹோட்டலின் தனிப் பக்குவம்.

மற்றொரு பாத்திரத்தில் எண்ணெய் ஊற்றி காய்ந்ததும் தாளிப்ப தற்கு கொடுத்துள்ள பொருட்களைத் தாளித்து, பின் வெங்காயத் தைப் போட்டு பொன்நிறமாக வதக்கவும். பின்னர் சுண்டக்காய் சேர்த்து நன்கு பிரட்டி, அத்துடன் வெந்தயப் பொடி சேர்த்துக் கிளற வும். பிறகு இதில் கரைத்து வைத்த புளியைச் சேர்த்துக் கிளறவும்.

குழம்பு கொதிக்க ஆரம்பித்தவுடன் அதில் அரைத்து வைத்துள்ள பொடியைச் சேர்த்து மஞ்சள் தூள், பெருங்காயத் தூள், வெல்லம், கறிவேப்பிலை மற்றும் தேவையான அளவு உப்பு சேர்த்து பச்சை வாசனை போக கொதிக்க விடவும்.

நல்லெண்ணெய் பயன்படுத்தினால் சுவையாக இருக்கும். இறுதியாக, குறைவான சூட்டில் அப்படியே அடுப்பில் வைத்தால் நன்றாக சுண்டும்.

நிர்வகித்து வருபவர்களில் மூத்தவரான பால சூரியன்.

இவர்கள் தயாரிக்கும் வத்தக் குழம்பை சப்புக் கொட்டி சாப்பிடாதவர்களே இல்லை! கெட்டிப் பதத்தில் நன்றாக சுண்டி, வீட்டு மசாலாவுடன் தருகின்றனர்.

பருப்பு, நெய், சாம்பார், ரசம்... என அனைத்தும் வீட்டு சமையல் ருசியில் மிதமான மசாலா வாசனையுடன் மணக்கிறது.

"தாத்தா காலத்துல இருந்து இப்ப வரை செய்முறை அதேதான். எங்க சமையல்ல காரம் அதிகம் இருக்காது. உடலை சூடாக்கக் கூடிய உணவை தவிர்த்திடுவோம்.

சைவ உணவுக்கு அடிப்படையே காய்கறிகளும் தானியங்க ளும்தான். சந்தைல குறைவா கிடைக்குதுனு பார்க்கிற காய்களை எல்லாம் வாங்க மாட்டோம். எங்க பக்குவம் என்னவோ... உடலுக்கு எது தேவையோ அந்தக் காய்களை மட்டும்தான் வாங்குவோம்.

புதிய புதிய சுவைகளை அறிமுகப்படுத்தலாமேனு நிறைய பேர் கேட்கறாங்க. அதுல எங்களுக்கு உடன்பாடில்லை. உணவே மருந்துதான் எங்க பாலிசி. அதேநேரம் ருசிக்கும் சுவைக்கும் முக்கி யத்துவமும் கொடுக்கறோம்..." என நீண்ட வருடங்களாக தாங்கள் இயங்கி வரும் ரகசியத்தைப் போட்டு உடைத்தார் பாலசூரியன்.

"வெளியூர்ல இருந்து வர்றவங்க இங்க சாப்பிட்டு முடிச்சதும் செய்முறை என்னனு ஆவலா கேட்பாங்க. யார்கிட்டயும் நாங்க மறைக்கிறதில்ல. சொல்லுவோம். மசாலாக்களை நாங்களே தயாரிக்கிறோம்னு தெரிஞ்சதும் நீங்களே அந்த அயிட்டங்களை தனியா விற்கலாமேனு சிலர் கேட்டாங்க.

எங்களுக்கும் அது சரினு பட்டுச்சு. இப்ப எங்க ஹோட்டல்லயே வத்தக் குழம்பு பொடி, சாம்பார் பொடி, பருப்புப் பொடி, ரசப் பொடி... எல்லாம் விக்கிறோம். தேவைப்படுபவர்கள் வாங்கிக்க லாம்!"

குடும்பமாகச் சேர்ந்துதான் ஹோட்டலை நடத்துகிறார்கள். பாலசூரியன், பாலசந்திரன், ராதாமோகன் ஆகிய மூன்று சகோ தரர்களும் ஒற்றுமையுடன் தங்கள் தாத்தாவின் பெயரையும் புகழையும் கட்டிக் காப்பாற்றுகிறார்கள்.

பச்சரிசியுடன் பாசிப்பருப்பும் நெய்யும் சரிவிகிதத்தில் கலந்து தயாரிக்கப்பட்ட பொங்கல், காலை உணவை ஸ்பெஷலாக்கு கின்றது. பொங்கலை வெறுப்பவர்கள் கூட அல்வா பதத்தில் இருக்கும் இவர்களது பொங்கலைச் சாப்பிட்டால் அடிமையாகி விடுவார்கள்!

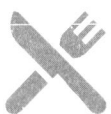

திலீபன் புகழ்

ஸ்ரீவில்லிபுத்தூர்

கணேஷ் டிபன் கடை

சன் தொலைக்காட்சிப் புகழ் பட்டிமன்ற பேச்சாளர்கள் ராஜாவும், பாரதி பாஸ்கரும் அடிக்கடி, "ஸ்ரீவில்லிபுத்தூர் கோயில் வாசல்ல இருக்கிற 'கணேஷ் டிபன் கடை'ல இருக்கிற வெள்ளை அப்பத்தை நாள் முழுக்க சாப்பிட்டுக்கிட்டே இருக்கலாம்..." என்பார்கள்.

இவர்கள் என்றில்லை. இக்கடையில் வெள்ளை அப்பத்தை சாப்பிடும் எல்லாருமே அப்படித்தான் சொல்வார்கள். குறிப்பாக பெண்கள், 'நாங்களும்தான் தினமும் சாம்பார் வைக்கறோம். ஆனா, இந்தக் கடை சாம்பார் ருசி வரவே மாட்டேங்குது' என

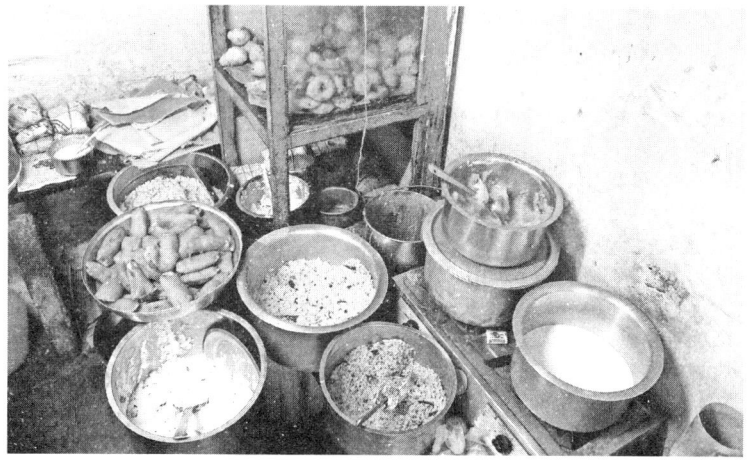

வீட்டு மிளகாய்த்தூள்

காய்ந்த மிளகாய் – 500 கிராம்
முழு மல்லி – 500 கிராம்
சீரகம் – 200 கிராம்
வெந்தயம் – 50 கிராம்
மிளகு – 25 கிராம்
சோம்பு – 50 கிராம்
துவரம் பருப்பு – ஒரு கைப்பிடி
கடலைப் பருப்பு – ஒரு கைப்பிடி
கடுகு – 3 சிட்டிகை
கசகசா – 3 சிட்டிகை
அரிசி – 50 கிராம்
கறிவேப்பிலை – இரண்டு கைப்பிடி
கட்டிப் பெருங்காயம் – 3 துண்டு

பக்குவம்: மிளகாய் மற்றும் மல்லியை வெயிலில் நன்கு காய வைக்க வேண்டும். மிளகாய் வத்தலைத் தவிர மற்ற எல்லா பொருட்களையும் அடி கனமான பாத்திரத்தில் மிதமான சூட்டில் அந்தந்த பொருட்களின் மணம் வரும்வரை சிவக்க வறுக்கவேண்டும்.

கறிவேப்பிலையை முன்னதாகவே நிழலில் உலர்த்தி வாணலியில் மொறு மொறுவென வறுத்து சேர்த்துக்கொள்ளவும். கட்டிப்பெருங்காயத்தை எண்ணெயில் பொரித்து சேர்க்கும்போது வாசனை இருந்துகொண்டே இருக்க வேண்டும். தூள் பெருங்காயமும் தேவைக்கேற்ப பயன் படுத்திக் கொள்ளலாம்.

இவை அனைத்தையும் ஒன்றாகக் கலந்து மில்லில் அரைக்கும்போது நைசாகக் கிடைக்கும். மிக்சியில் அரைத்தால் துல்லியமான பதம் கிடைக்காது. அரவை மில்லைத் தேடிச் சென்று அரைப்பது நல்லது

நான்கு பேர் கொண்ட குடும்பத்துக்கு இந்த அளவில் மிளகாய்த் தூள் அரைத்தால் ஐந்து மாதங்களுக்கு வரும்.

அழுத்துக்கொள்வார்கள்!

அந்தளவுக்கு அனைவரது நாவையும் கட்டிப் போட்டிருக்கும் இந்த 'கணேஷ் டிபன் கடை', ஸ்ரீவில்லிபுத்தூர் ஆண்டாள் கோயில் கோபுரவாயிலில் இடதுபக்கம் இருக்கும் சன்னதி தெருவில் வீற்றிருக்கிறது.

1969ம் ஆண்டு எந்த இடத்தில் பத்துக்குப் பத்து சைசில் இயங்கத் தொடங்கியதோ அதே இடத்தில் இன்றும் அப்படியே செயல்

வெள்ளையப்பம்

பச்சரிசி – 200 கிராம்
புழுங்கல் அரிசி – 100 கிராம்
உளுந்து – 100 கிராம்
இஞ்சி – 1 துண்டு
பச்சை மிளகாய் – 2
கறிவேப்பிலை – சிறிது
பெருங்காயம் – 1/4 சிட்டிகை
மிளகு – 1 சிட்டிகை
உப்பு – தேவைக்கு
எண்ணெய் – பொரிக்க
பொடியாக நறுக்கிய தேங்காய் – 1 தேக்கரண்டி

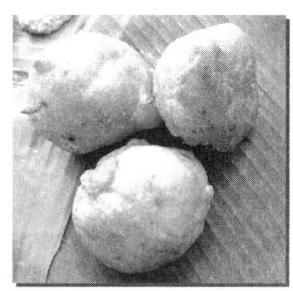

பக்குவம்:

அரிசி, உளுந்தை 3 மணி நேரம் தண்ணீரில் ஊற வைத்து பின் இட்லி மாவு பதத்துக்கு அரைக்கவும். இதில் பச்சை மிளகாய், இஞ்சி, கறிவேப்பிலை, தேங்காய், பெருங்காயம், மிளகு, உப்பு சேர்த்து நன்கு கலக்கவும்.

கடாயில் எண்ணெய் ஊற்றி காய்ந்ததும் சிறுகரண்டியால் அப்பமாக விட்டு நன்கு வெந்ததும் எடுக்கவும்.

மாவு அரைத்த ஒரு மணி நேரத்தில் வெள்ளையப்பம் செய்துவிட வேண்டும். இதற்கு சைடுடிஷ்ஷாக மிளகாய் சட்டினியை தொட்டுச் சாப்பிட்டால் சுவையாக இருக்கும்.

பட்டுவருகிறது.

இங்கு தயாராகும் இட்லி, தோசை, வடை, பூரி, அப்பம், பொங்கல், தயிர் சாதம், தேங்காய் சாதம், புளியோதரை உள்ளிட்ட சைவ உணவுகளுக்கு உள்ளூர் மக்கள் முதல் வெளிநாட்டு மனிதர்கள் வரை சகலரும் அடிமையாக இருக்கிறார்கள்! அதிகாலை 5 மணிக்கே இக்கடையின் முன் திரளும் கூட்டமே இதற்கு சாட்சி.

கறந்த பசும் பாலை அதன் கதகதப்பு குறைவதற்குள் அடுப்பில் ஏற்றி, காபிக் கொட்டையை அரைத்து சுடச்சுட காபி போட்டுத் தருகிறார்கள். பாலுக்கு பேர் போன ஊர் ஸ்ரீவில்லிபுத்தூர். அப்படியிருக்க காபியின் மணத்துக்கு சொல்லவா வேண்டும்?!

காலை டிபனாக பொங்கலும் தயிர்வடையும் சாப்பிடுபவர்களின் எண்ணிக்கை இங்கு அதிகம். சிலர் தயிர் வடையை வாங்கி அதில் பூரி, தோசையைத் தொட்டுச் சாப்பிடுகிறார்கள்!

"இந்தக் கடை ஆரம்பிச்சு 50 வருஷங்களாகுது. சொந்த ஊர் கழுகுமலை பக்கம். வறுமையான குடும்பத்துல பிறந்தேன். பிழைப்பு

லன்ச் மேப்

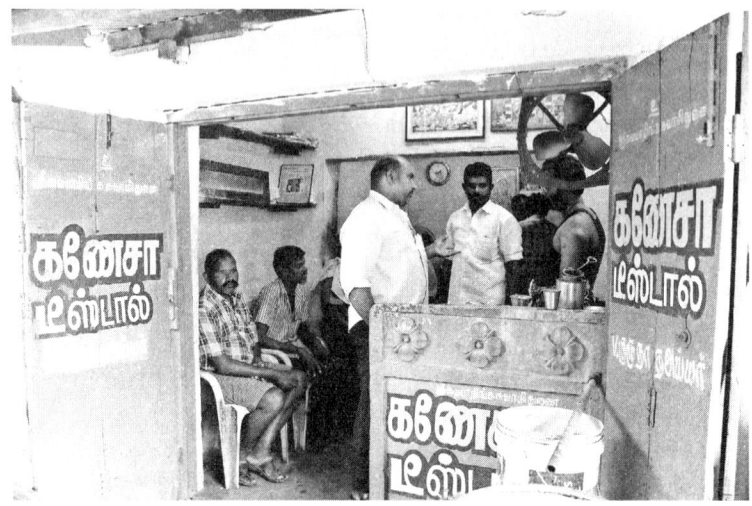

தேடித்தான் இந்த ஊருக்கு வந்தேன். ஆரம்பத்துல பலகாரம் செஞ்சு தெருவுல வித்தேன். கிடைச்ச பணத்தை சேர்த்து வைச்சு இந்தக் கடையை ஆரம்பிச்சேன்.

இயற்கை உணவுனு இப்ப பலரும் சொல்ல ஆரம்பிச்சிருக்காங்க. நல்ல விஷயம்தான். அதே நேரம் அந்தக் காலத்துல இயற்கை விவசாயம் தான் நாம செஞ்சோம் என்பதை மறக்கக் கூடாது. ஒரு ஏக்கர் நிலத்துல 15 மூட்டைதான் வரும். ஆனா, உடலுக்கு ஆரோக்கியமாகவும் தரத்துல குறைவில்லா மலும் இருந்தது.

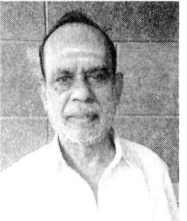

● குருநாதன்

இதை மாத்தி ஏக்கருக்கு 40 மூட்டை அள்ளணும்னுதான் பசுமைப்புரட்சியப்ப உரத்துக்கு மாறினோம்..." என மெல்ல அசைபோடுகிறார் கடையின் உரிமையாளரான குருநாதன்.

"இப்ப இயற்கையோட ருசியை இழந்துட்டோம். அதே நேரம் மக்கள்தொகை அதிகரிச்சும் உணவுத்தேவை பூர்த்தியாகுது. இதை கணக்குல கொண்டு இயற்கை விவசாயத்தை திரும்ப செய்ய ஆரம்பிச்சாலும் தேவையான ரசாயனங்களையும் பயன் படுத்தணும். அதேசமயம் விளையும் பொருட்களோட தரமும் கெடாம பார்த்துக்கணும்..." என்கிறார் குருநாதன்.

இட்லிக்கு இவர்கள் தரும் சாம்பார், தனித்த சுவையுடன் சப்புக் கொட்ட வைக்கிறது. இவர்களே அரைத்த வீட்டு மிளகாய்த் தூளில்தான் சாம்பாரை தயாரிக்கின்றனர். எனவேதான் வேறு எங்கும் கிடைக்காத தனிச்சுவையுடன் இருக்கிறது.

மாலையில் பஜ்ஜி, வடை, போண்டா, வெள்ளையப்பம்... என ஸ்நாக்ஸ் அயிட்டங்கள் உண்டு. எல்லாவற்றையும் சுடச்சுட பரிமாறுகிறார்கள். முழுதும் தீர்ந்தபிறகே அடுத்த செட்டை சமைக்கிறார்கள்.

“தயிர் வடைல இருக்கிற தயிர் புளிக்கக் கூடாது. அப்பதான் சுவையா இருக்கும். அதனால நைட் 11 மணிக்கு பாலைக் காய்ச்சி பொறை ஊத்தி குளிர்ச்சியான தண்ணீர்ல அதை வைப்பேன். காலை சரியா 6 மணிக்கு அந்தத் தயிரை வடைல சேர்ப்பேன்.

தயிர் வடைக்குனே ஸ்பெஷலா வடை சுடுவோம். இதுல வெறும் உளுந்த மாவுதான் இருக்கும். உப்பு, காரம் சேர்க்க மாட்டோம்.

சாம்பார் தயாரிக்கிறப்ப தனிக் கவனம் செலுத்தணும். ஏன்னா, சாப்பாட்டுல குறைவா ஊத்தி பிசைஞ்சு சாப்பிடுவோம். ஆனா, இட்லி, தோசைக்கு அதிகமா ஊத்தி தொட்டுப்போம். ஒண்ணு தெரியுமா, காலை டிபன்ல அதிகமா சாம்பார் ஊத்தி சாப்பிட்டா அன்று முழுக்க உற்சாகமா இருப்போம்!

இதை மனசுல வைச்சு தரமான பருப்பை வாங்கி மிளகாய், மல்லி, உப்பு மாதிரியான சேர்மானங்களை குறைவா சேர்க்கறோம். பருப்பை குக்கர்ல வேகவைப்பதில்லை. தனியா பாத்திரத்துல பஞ்சு மாதிரி வேக வைக்கறோம்...” என்கிறார் குருநாதன்.

காலை 5 மணி முதல் இரவு 8 மணி வரை இந்த டிபன் கடை திறந்திருக்கிறது. குறைவான விலைதான். ஐம்பது ரூபாயில் வயிறு நிறைய சாப்பிட்டு மீதி சில்லறையும் பெறலாம்!

 லன்ச் மேப்

ராஜபாளையம்

கூரைக்கடை

குலதெய்வ வழிபாட்டுக்கு செல்லும்போது பூசை போட்டு ஆடு, கோழி வெட்டி சமைப்பார்கள். அதுதான் படையல் சோறு.

குழம்பு, வறுவல், சோறு என அனைத்தும் பூர்வீக மண் வாசனையுடன் மணக்கும். புதுமையான அனுபவத்தைக் கொடுக்கும். காடுகளில் கிடைக்கும் விறகைக் கொண்டு சமையல் செய்வார்கள். மசாலா வாசனையுடன் சூடான சாதத்தை இலையில் வைத்து மொத்த குடும்பமும் சாப்பிடும்போது அதன் சுவையே தனி.

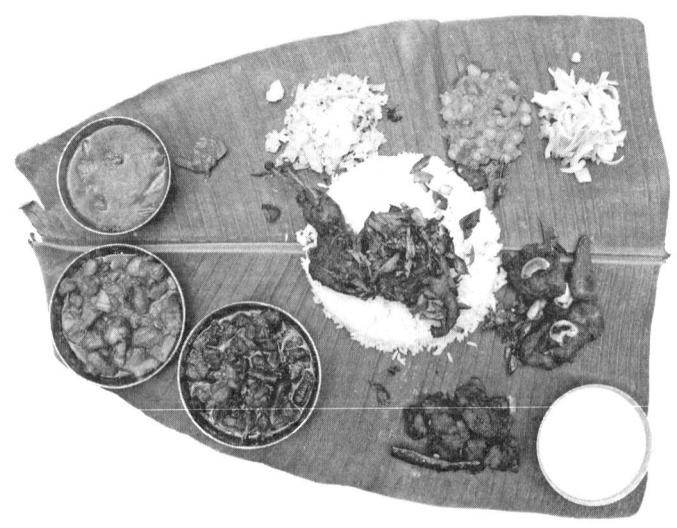

கோழி சுக்கா

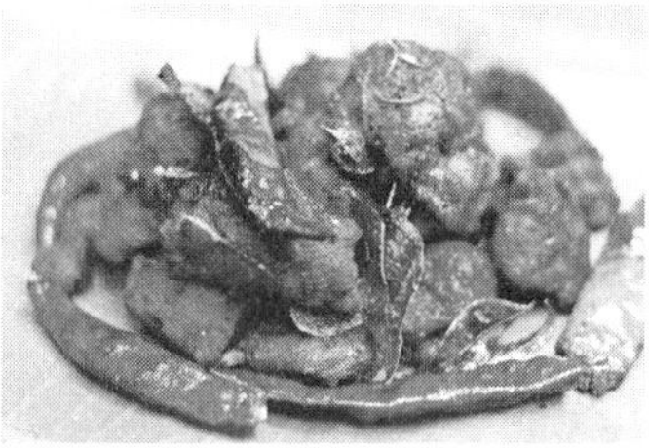

நாட்டுக்கோழி – அரைக்கிலோ
சின்ன வெங்காயம் – 1/4 கப்
பூண்டு – 10 பற்கள்
தக்காளி – 1
மஞ்சள் தூள் – 1/2 டீஸ்பூன்
மிளகாய்த் தூள் – 1 டீஸ்பூன்
மல்லித் தூள் – 1/2 டீஸ்பூன்
உப்பு – தேவையான அளவு
தாளிப்பதற்கு:
சோம்பு, சீரகம் – 1/2 சிட்டிகை
கறிவேப்பிலை – சிறிது
எண்ணெய் – தேவையான அளவு
பக்குவம்:

கோழியை மஞ்சள் சேர்த்து சுத்தமாகக் கழுவி தனியாக வேக வைத்துக் கொள்ளவேண்டும். வாணலியில் எண்ணெய் ஊற்றி தாளிக்கும் பொருட்களால் தாளித்து வெங்காயம், பூண்டை பொன்னிறமாக வதக்கி, தக்காளியைச் சேர்த்து, பச்சை வாசனை போக நன்கு வதக்க வேண்டும்.

பின்னர் மிளகாய்த் தூள், மல்லித்தூள் சேர்த்து கிளறி வேகவைத்துள்ள கோழியுடன் தண்ணீர் சேர்த்து நன்கு கிளறவும். எவ்வளவு சுண்டுகிறதோ அவ்வளவு சுவையாக இருக்கும். இங்கு விறகடுப்பு அனலில் சுண்ட வைக்கிறார்கள்.

வீட்டில் எப்படி சமைத்தாலும் அந்த செய்முறையை ஈடு செய்ய முடியாது.

சாமி வாசனையுடன் இருக்கும் அந்த சாப்பாட்டை பத்தியக்காரர்கள் கூட பலமைல் நடந்துவந்து சாப்பிடுவார்கள். கிடாவின் அனைத்து உறுப்புகளையும் குழம்பில் சேர்த்து அதன் சாறுகளை மொத்தமாக இறக்கி சமைப்பதால் தனித்த ருசியில் அவை இருக்கும்.

அப்படியான ருசியுடன் ராஜபாளையம் ரயில்நிலையம் அருகில் இருக்கும் கூரைக்கடையில் படையல் விருந்து தருகிறார்கள்!

குறைவான மசாலா வாசனை. பஞ்சுபோல வெந்த வெள்ளாட்டுக் கறியில் மட்டன் சுக்கா, சிக்கன் சுக்கா, காடை வறுவல். குறைவான மெனுதான். ஆனால், ருசியோ அதே ஆதிகாலத்து மணம்!

லன்ச் மேப்

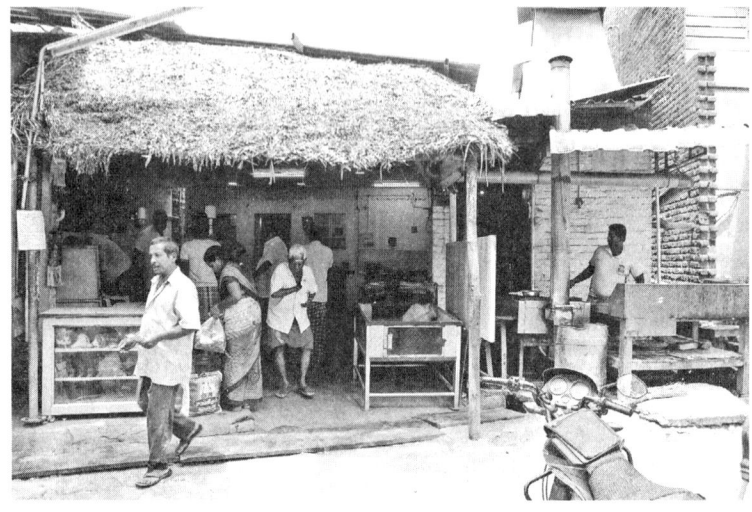

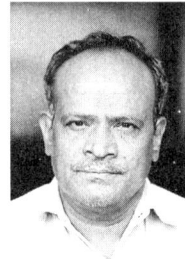

கருப்பசாமி

"33 வருஷங்களுக்கு முன்னால இந்த ரயில் நிலையத்துக்கு குறைவாதான் மக்கள் வருவாங்க. அப்படி வர்றவங்களுக்கு இது ஒண்ணுதான் கடை. சாலை ஓரமா ஓலைக் கொட்டகைல நாலு பேர் உட்கார்ந்து சாப்பிடற மாதிரி டீக்கடை யோடு இந்த உணவகத்தை ஆரம்பிச்சேன்.

இப்ப ஐம்பது பேர் வரை சாப்பிடற மாதிரி வளர்ந்திருக்கோம். ஆனா, அப்ப மக்கள் சூட்டிய 'கூரைக்கடை' பெயரே நிலைச்சுடுச்சு. நாங்களும் பெயர் மாத்த விரும்பலை..." உற்சாகத்துடன் கடையின் சரித்திரத்தை சொல்லத் தொடங்கு கிறார் கருப்பசாமி.

பொதுவாக உணவகங்களில் இருக்கைகள் நெருக்கமாக இருக் கும். இங்கு வராண்டா மாதிரியான இடத்தில் அகலமான டேபிள் போட்டிருக்கிறார்கள். அனைத்து சமையலும் கரி அடுப்பில்தான். விறகால் மட்டுமே சமைக்கிறார்கள். குழம்புகளை அனலில் சுண்டக் காய்ச்சி எப்போது போனாலும் சுடச்சுடத் தருகிறார்கள்.

கூரைக்கடையின் ஸ்பெஷல், மட்டன் சாப்பாடு. இங்கு கிடைக்கும் மட்டன், சிக்கன் சுக்காவுக்காகவே நெடுந்தொலை விலிருந்து வருகிறார்கள்.

"மதுரை ஜில்லாவுலயே 'ராஜபாளையம் வீட்டு மசாலா'வுக் குனு ஒரு தனி பேரு இருக்கு. சுவைக்கு தர்ற முக்கியத்துவத்தை செரிமானத்துக்கும் உடல் ஆரோக்கியத்துக்கும் கொடுக்கறோம். எல்லா உணவுகள்லயும் பூண்டு, இஞ்சி சேர்மானம் கச்சிதமா

தினீபன் புகழ்

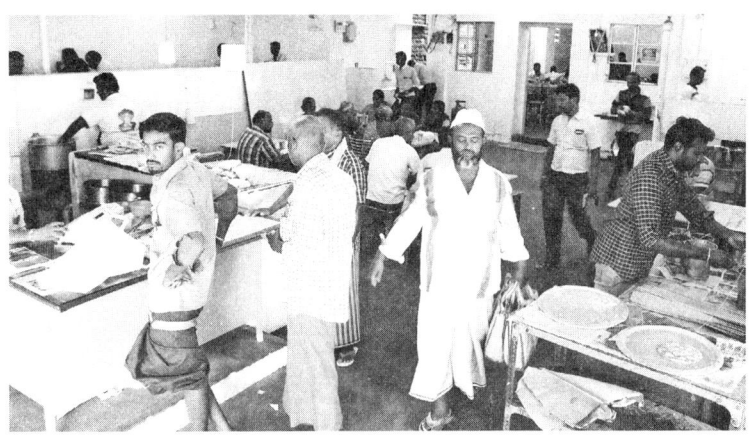

இருக்கும். காரம் குறைவாதான் போடறோம். வயித்துக்கு எந்தக் கெடுதலும் ஏற்படாது. சாப்பிட்ட மூணு மணி நேரத்துல செரிச்சுடும்..." அடுக்குகிறார் கருப்பசாமி.

மதுரை மட்டன் சுக்காவுக்கும் ராஜபாளையம் கூரைக்கடை மட்டன் சுக்காவுக்கும் வித்தியாசம் அதிகம். சுக்காவுடன் பட்டை, ஏலக்காய் என எந்த மசாலாவையும் இவர்கள் சேர்ப்பதில்லை. வீட்டில் அரைத்த மிளகாய், மல்லி ஆகியவற்றையே பயன்படுத்துகிறார்கள்.

மட்டன் குழம்பில் அடுக்குப் பானையின் வாசத்தை நிச்சயம் உணர முடியும். தென்மாவட்டங்களுக்கே உரிய கை மணம் இவர்களின் ஸ்பெஷல். மட்டன் / சிக்கன் / மீன் என மூன்று விதமான சாப்பாடு உண்டு. உணவுக்கு ஏற்ப மட்டன் / சிக்கன் சுக்காவைத் தருகிறார்கள்.

புலாவ் வகையிலேயே இங்கு பிரியாணி தயாராகிறது. சீரகச் சம்பா அரிசியை தம்மில் வேக வைக்கிறார்கள். சிக்கன், மட்டன் என எந்த பிரியாணி வாங்கினாலும் மட்டன் சிப்ஸ் உண்டு.

காலையும் இரவும் டிபன். மதியம் சுடச்சுட கறிச்சோறு. குடிக்கும் நீர் கூட இங்கு மணக்கிறது என்பதுதான் ஹைலைட்.

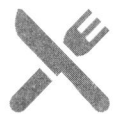

 லன்ச் மேப்

கோவை

வளர்மதி கொங்குநாட்டு சமையல்

மதுரைக்கு காரமான கறிச் சோறு, நாஞ்சில் நாட்டுக்கு கூட்டு - பொரியல் இருப்பது போல் கொங்கு பகுதிக்கு தனி அடையாளம் என எதுவும் சமையலில் இல்லை. ஆனாலும் தனித்துவமானது!

எப்போதும் மிதமான காரம். பாசிப் பருப்பு, மிளகு, சிறு தானியங்கள், தேங்காய் மற்றும் மஞ்சள் அதிகமாக இப்பகுதியில் கிடைப்பதால் வேண்டிய அளவுக்கு அவற்றை சமையலில் பயன் படுத்துகின்றனர். எளிதில் செரிமானம் ஆகும் என்பது கொங்கு சமையலின் மிகப்பெரிய சிறப்பு.

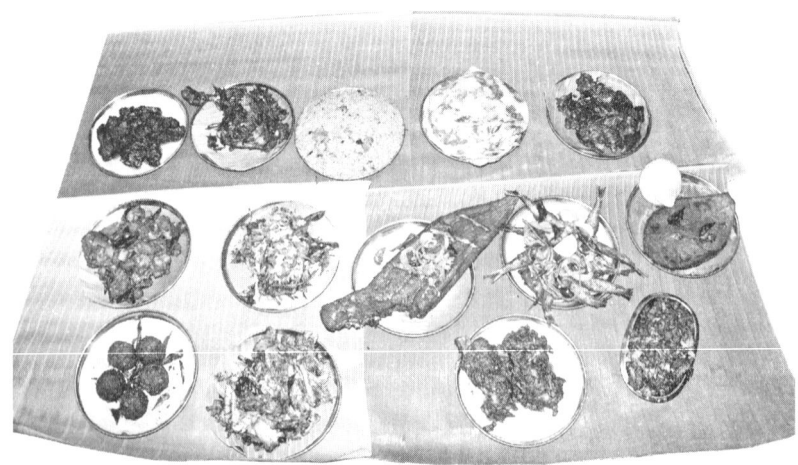

கொங்கு நெய் கோழி வறுவல்

நாட்டுக்கோழி – 1 கிலோ
சின்ன வெங்காயம்
(பொடியாக நறுக்கியது) – 100 கிராம்
காய்ந்த மிளகாய் – 10
கொத்தமல்லி விதைகள் – ஒரு மேஜைக்கரண்டி
மிளகு – 1 மேஜைக்கரண்டி
சோம்பு – 1 தேக்கரண்டி
சீரகம் – 2 தேக்கரண்டி
இஞ்சி – சிறு துண்டு
பூண்டு – 8 பல்
எலுமிச்சம்பழச்சாறு – 2 மேஜைக்கரண்டி
தயிர் – 4 மேஜைக்கரண்டி
மஞ்சள் தூள் – 1/4 தேக்கரண்டி
பசு வெண்ணெய் – 3 மேஜைக்கரண்டி
உப்பு – தேவையான அளவு
பசு நெய் – 3 சிட்டிகை

பக்குவம்:

நாட்டுக்கோழியை மஞ்சள் தேய்த்து நன்றாக சுத்தம் செய்யவும். அடி கனமான பாத்திரத்தில் மிளகு, சீரகம், சோம்பு, வரமிளகாயை தனித்தனியாக வறுக்கவும். பின்னர் மிக்ஸியில் இவற்றை ஒன்றாகக் கொட்டி எலுமிச்சை சாறு, இஞ்சி, பூண்டை சேர்த்து சிறிது தண்ணீர் விட்டு விழுதாக அரைக்கவும்.

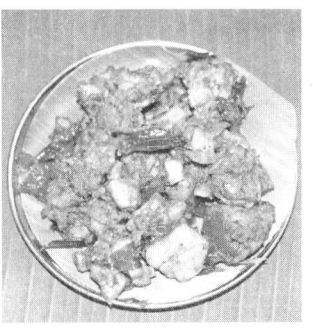

தனியாக ஒரு பாத்திரத்தில் நாட்டுக்கோழியுடன் தயிரை தேவையான உப்புடன் சேர்த்து நன்கு பிசைந்து ஒரு மணிநேரம் ஊற வைக்கவும்.

இன்னொரு தனி பாத்திரத்தில் வெண்ணெயை உருக்கி, நறுக்கி வைத்துள்ள வெங்காயத்தைச் சேர்த்து பொன்னிறமாக வதக்கி, பசு வெண்ணெய், நெய்யிலேயே ஊறவைத்துள்ள நாட்டுக்கோழியைச் சேர்த்து வேக வைக்கவும்.

பிறகு அரைத்த இஞ்சி பூண்டு மசாலாவைச் சேர்க்கவும். வாசம் போனதும் கெட்டி பதமாக வரும். அப்போது அரைத்த மிளகு சீரக மசாலாவைச் சேர்த்து குறைவான அனலில் 20 நிமிடங்கள் வேகவைக்கவும்.

லஞ்ச் மேப்

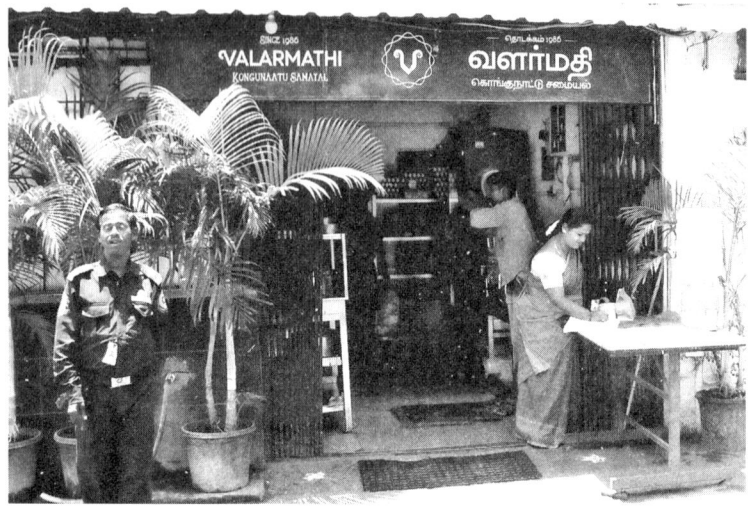

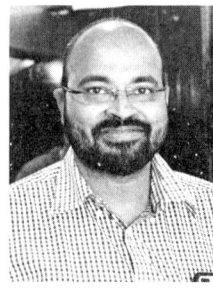

ராஜன்

போலவே அசைவ உணவுகளில் மிளகாயை விட மிளகையே இங்கு பிரதானமாகப் பயன் படுத்துகின்றனர். மீனை விட ஆடு, நாட்டுக் கோழியை வைத்தே அதிகமும் உணவு தயாரிக்கின்றனர்.

இப்படி சொல்லப்பட்ட... சொல்லாமல் விட்ட கொங்கு சமையலை பிரமாதமாக சமைத்து வாடிக்கையாளர்களுக்குத் தருகிறது வளர்மதி மெஸ். கோவை ரேஸ்கோர்ஸ் பகுதியில் இருக்கும் இந்த மெஸ்ஸின் பெயரே 'வளர்மதி கொங்கு நாட்டு சமையல்'தான்.

"பூர்வீகமே கோவைதான்..." சிரித்த முகத்துடன் பேச ஆரம்பிக்கும் ராஜன், பல ஆண்டுகளாக கொங்கு சமையல் குறித்து ஆய்வு நடத்தி வருபவர். கிராமம் கிராமமாகச் சென்று பாரம்பரிய கொங்கு சமையலை கைப்பக்குவத்துடன் கற்றுவருபவர்.

ஆட்டுக்கறியில் 'நல்லி கறி', கோழியில் 'பிச்சுப்போட்ட கோழி', கொத்துக்கறி, நாட்டுக் கோழி சூப் என இவர்கள் உணவகத்தின் ஸ்பெஷல் அனைத்தையுமே கிராமத்து கொங்கு ஃபார்முலாவில் செய்கிறார்கள்

"அப்பா ஜெயராமன் 1986ல இந்த மெஸ்ஸை ஆரம்பிச்சார். அக்கா பிறந்ததும் வளர்மதினு பெட்டிக் கடை ஒண்ணை தொடங்கினார். அந்தப் பெயரே மெஸ்ஸுக்கும் வந்துடுச்சு. அப்பாவும் அம்மாவும்தான் சமைப்பாங்க. கொங்கு நாட்டு கைப்பக்குவத்தோட அவங்க சமைச்சதால மக்கள் வர ஆரம்பிச்சாங்க. ஆரம்பத்துல 6

250

பேர்தான் இங்க உட்கார்ந்து சாப்பிட முடியும்...” என்று சொல்லும் ராஜன், குழம்புகள்தான் தங்கள் மெஸ்ஸின் ஸ்பெஷல் என்கிறார். சோறுடன் மட்டன் குழம்பு, சிக்கன் குழம்பு, நாட்டுக்கோழிக் குழம்பு, மீன் குழம்பு... என பல குழம்புகளைத் தருகிறார்கள். எல்லாமே கொங்கு நாட்டு கிராமத்து பக்குவம்.

“நான் எம்பிஏ முடிச்சிருக்கேன். அப்பாவுக்கு உடம்பு முடியாமப் போனதும் முழுசா இதுல இறங்கிட்டேன். கோவை சமையலுக்குனு தனி அடையாளமோ மெனுவோ கிடையாது. பொதுவா காரத்துக்கு மிளகைப் பயன்படுத்துவாங்க. புளிப்பு கூடுதலா இருக்கும். எல்லா ரெசிபிலயும் புளி கொஞ்சூண்டு சேர்ப்பாங்க. எங்க மெஸ்லயும் அப்படித்தான் செய்யறோம்.

முன்னாடி சமையலுக்குத் தேவையான பொருட்களை அப்பா பார்த்துப் பார்த்து வாங்குவார். அம்மா வீட்டுப் பக்குவத்துல செய்வாங்க. மூணு வருஷங்களுக்கு முன்னாடி அப்பா தவறிட்டார். இப்ப அம்மாவும் நானும் மெஸ்ஸை பார்த்துக்கறோம்.

பெண்கள்தான் சமைக்கறாங்க. இந்த வயசுலயும் அம்மா துடிப்பா இருக்காங்க. குழம்பு வாசனையை வைச்சே காரம், உப்பு அளவை சொல்லிடுவாங்க! பாரம்பரிய கொங்கு சமையல் எங்க மெஸ்ல கிடைக்கும்னு மக்கள் நம்பக் காரணம் எங்க அம்மாவோட கைப்பக்குவம்தான்...” என்கிறார் ராஜன்.

எல்லா ஊர்களிலும் இருக்கும் அதே ரெசிபிதான் கொங்கு மெனுவிலும் உள்ளது. ஆனால், செய்முறை வேறு. மற்ற பகுதிகளில் ஆட்டுக்கறி வறுவலில் மிளகாய் சேர்ப்பார்கள். இங்கு மிளகு. போலவே தேங்காய்ப் பால் கலந்து தொடுகறியை சுண்ட வைக்கிறார்கள்.

பிச்சுப்போட்ட கோழியும் பிரியாணியும் வளர்மதியில் தனி ரகம். மீன், மட்டன், நல்லி நெஞ்சுக்கறி, கோலா உருண்டை.... என எல்லாமே சப்புக்கொட்ட வைக்கின்றன. கொத்துக்கறி, ப்ரைன் ஃப்ரை, தவா மீன் வறுவல், நாட்டுக்கோழி சூப்... எல்லாம் வேற லெவல்! கோவை ஸ்டைல் வெள்ளாட்டு மட்டன் கறி தோசை, கொத்தமல்லி பெப்பர் பிரான், கறிவேப்பிலை பெப்பர் பிரான், இறால் தொக்கு, நண்டு மசாலா, மண்சட்டி மீன் குழம்பு... என சகலமும் திரும்பத் திரும்ப சாப்பிட வைக்கின்றன. காலை முதல் இரவு வரை மக்கள் கூட்டம் அலைபாய்வதே இதற்கு சாட்சி!

கொங்கு சமையலும், சாந்தி சோஷியல் சர்வீஸ் கேன்டீனும்!

வஞ்சனை இல்லா பழக்கமும் 'வா கண்ணு சாப்பிட...' என வாஞ்சையாக அழைத்து உபசரிக்கும் பாங்கும் கொங்கு பகுதிக்கு மட்டுமே சொந்தமானது.

கிராமிய உணவுகள் என்றால் அதற்கு சரியான ஊர் கோவையைச் சுற்றிய பகுதிகள்தான். துவரம்பருப்பு, பாசிப்பருப்பு, கொள்ளு... ஆகியவற்றை உணவில் அதிகம் சேர்க்கிறார்கள். அதுவும் துவரம் பருப்பும் அரிசியும் சேர்ந்த கலவை சாதம் இருக்கிறதே... வேறெங்கும் கிடைக்காத சுவையுடன் அப்படி ருசிக்கிறது!

பொதுவாக பாயசம் என்றால் ஜவ்வரிசிதான் பயன்படுத்துவார்கள். கொங்கு பகுதியில் பாசிப்பருப்பில் பாயசம் தயாரிக்கிறார்கள். கசடு நீக்கிய காய்ச்சிய வெல்லத்தில் பாசிப் பருப்பை

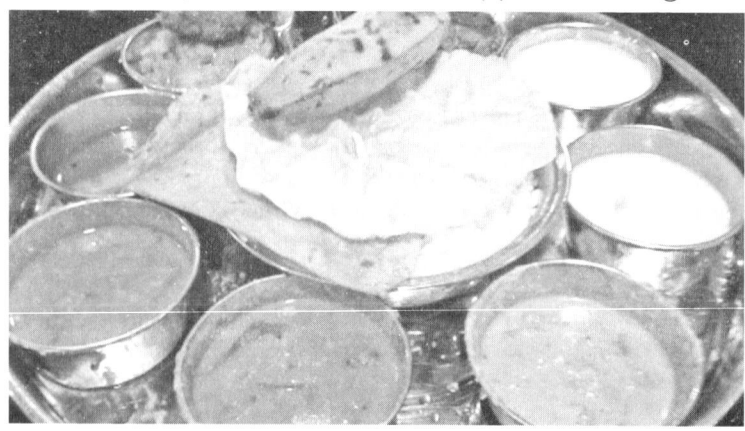

அரிசி பருப்பு சாதம்

அரிசி – 200 கிராம்
துவரம் பருப்பு – 50 கிராம்
சின்ன வெங்காயம் – 1 கைப்பிடி
தக்காளி – 2
பச்சை மிளகாய் – 4
காய்ந்த மிளகாய் – 4
பூண்டு – 10 பல்
தேங்காய்த் துருவல் – 5 சிட்டிகை
கடுகு – 1 சிட்டிகை
சீரகம் – 2 சிட்டிகை
மஞ்சள்தூள் – 1/2 டீஸ்பூன்
கறிவேப்பிலை, கொத்துமல்லி இலை – சிறிது
உப்பு – தேவையான அளவு
எண்ணெய் அல்லது நெய் – தேவைக்கு ஏற்ப

பக்குவம்: தக்காளி, வெங்காயத்தை பொடியாக நறுக்கி அரிசி, பருப்பை நன்றாகக் கழுவி ஊற வைக்கவும்.

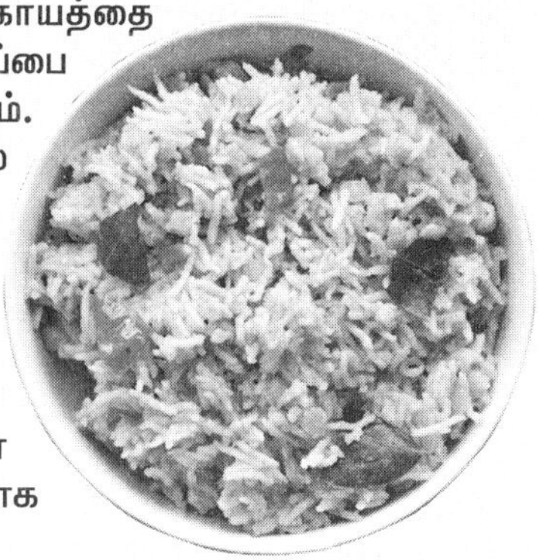

தனியாக ஒரு பாத்திரத்தில் எண்ணெயைக் காயவைத்து கடுகு, சீரகம் தாளித்து, நறுக்கிய வெங்காயம், பச்சை மிளகாய், கறிவேப்பிலை, காய்ந்த மிளகாய், பூண்டு, தக்காளி, மஞ்சள்தூள் என ஒன்றன்பின் ஒன்றாகச் சேர்த்து பச்சை வாசம் போக வதக்கவும்.

பிறகு அரிசி, பருப்பு, தேங்காய்த் துருவல் சேர்க்கவும். பின்னர் தேவையான அளவு தண்ணீர் சேர்த்து குறைவான அனலில் – தம்மில் – வைக்கவும். தண்ணீர் சுண்டி சாதமாக வரும். கிட்டத்தட்ட பிரியாணியைப் போல!

குறிப்பு: மிளகாய்த் தூளுக்கு பதிலாக கொங்கு சாம்பார் தூளையும் வீட்டு அரைப்பு குழம்பு மிளகாய்த் தூளையும் சேர்த்தால் தனிச் சுவை கிடைக்கும் .

இதற்காகவே வேகவைக்கிறார்கள்.

ஒரே வார்த்தையில் சொல்வதென்றால் அரிசியும் பருப்பும் (இதை, அரிசிம்பருப்பு என்கிறார்கள்) தான் கொங்குப் பகுதியின் வீட்டு உணவு. சிறுதானியங்களை இவர்கள் அளவுக்கு

கொள்ளு மசியல்

கொள்ளு – 100 கிராம்
பச்சை மிளகாய் – 2
மிளகாய் வற்றல் – 2
சீரகம் – 1/2 தேக்கரண்டி
தனியா – 1/2 தேக்கரண்டி
உப்பு – தேவைக்கேற்ப
சின்ன வெங்காயம் – ஒரு கைப்பிடி அளவு
தாளிக்க – தேங்காய் எண்ணெய் 1 தேக்கரண்டி

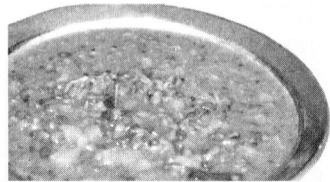

பக்குவம்:

கொள்ளு, பச்சை மிளகாய், காய்ந்த மிளகாய், சீரகம், தனியா, கறிவேப்பிலை சேர்த்து குக்கரில் 6 விசில்கள் வரும்வரை வேகவிடவும். கொள்ளை முதல் நாளே ஊறவைத்தால் அதிக விசில் தேவையில்லை.

சின்ன வெங்காயத்தை உரித்து ஒரு கைப்பிடி அளவு எடுத்து தேங்காய் எண்ணெயில் அரை வதக்கலாக வதக்கி, வெந்த கொள்ளுடன் கலக்கி, உப்பு சேர்த்து கொஞ்சம் கரகரப்பாக அரைத்தால் கொள்ளு மசியல் கிடைக்கும். இதை சாதத்துடன் பிசைந்து சாப்பிடலாம்.

வேறு யாராவது உணவில் சேர்க்கிறார்களா என்பது சந்தேகமே. கம்பு, அரிசி, தினை... உள்ளிட்டவை பிரதான ரெசிபிகள். வீட்டில் அரைத்த மசாலாவைத்தான் இங்குள்ள ஹோட்டல்களில் பயன்படுத்துகிறார்கள்.

முழு கொத்தமல்லியை அரைத்து பயன்படுத்துவதில்லை. மாறாக, சமைக்கும்போது அந்தந்த பதத்துக்கு ஏற்ப இடித்து சேர்க்கிறார்கள்.

ஆம். கொங்கு சமையலின் தனி அடையாளமே எளிமையும் திகட்டாத மிதமான சுவையும் தான்.

சிங்காநல்லூரில் இருக்கும் சாந்தி கேன்டீன் அப்படித்தான். மிகமிகக் குறைந்த விலை. தரமும் சுவையும் அபாரம்.

தொழில்துறையில் புழங்குபவர்கள் சாந்தி கியர்ஸ் குறித்து கேள்விப்பட்டிருப்பார்கள். ஆட்டோமொபைல் ஸ்பேர் பார்ட்ஸ் தயாரிக்கும் நிறுவனமான இது, உலகளவில் பிரபலமும் கூட.

இந்த சாந்தி கியர்ஸ் நிறுவனத்தாருக்கு ஒரு கட்டத்தில் பங்குகளை விற்கவேண்டிய சூழல். வலித்தாலும் இதைத்தவிர வேறு வழியில்லை என துணிந்து நிறுவனத்தின் பங்குகளை விற்ற அக்குடும்பத்தைச் சேர்ந்த சுப்ரமணியன், இப்போது முழுக்க முழுக்க சுற்றுவட்டாரப் பகுதிகளுக்கு மருத்துவம், போக்குவரத்து என சேவை செய்து வருகிறார்.

அதன் ஒரு பகுதிதான் இந்த சாந்தி கேன்டீன்.

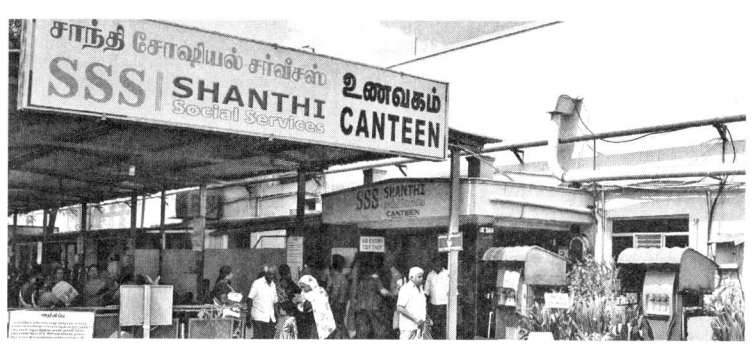

காலையில் இட்லி, சப்பாத்தி, வடை... உள்ளிட்டவை. ஒவ்வொன்றும் வெறும் ஐந்து ரூபாய்தான். அதற்காக தரத்தில் காம்ப்ரமைஸ் செய்யவில்லை. இதற்கு சைடுடிஷ்ஷாக நான்கு வகை சட்னி ப்ளஸ் சாம்பார் என்பது ஹைலைட்.

மதியம் கூட்டு, பொரியல், வடை, அப்பளம், பழம்... என 13 வகைகளுடன் முதல் தரமான சாப்பாடு. அதுவும் அன்லிமிடெட். விலை? வெறும் ரூ.25. 'இன்று என்ன ஸ்பெஷல்' என்பதை தினமும் கரும்பலகையில் எழுதி வைக்கிறார்கள்!

ஃபில்டர் காபி? அதுவும் ரூ.5தான். பண்ணை பசும்பாலில் நாட்டுச் சர்க்கரை, வெல்லம், கருப்பட்டி... என நமக்கு என்ன தேவையோ அதை நாமே போட்டுக் கொள்ளலாம்!

நம்புங்கள். தினமும் காலை, மதியம், இரவு என மொத்தமாக 15 ஆயிரம் பேர் இங்கு வந்து சாப்பிடுகிறார்கள்!

சுற்றுவட்டாரத்தில் தொழிற்சாலைகள் அதிகம். அங்கு பணி புரியும் தொழிலாளர்கள் குறைந்த விலையில் வயிறார சாப்பிட வேண்டும் என்பதற்காகவே லாப நோக்கமின்றி இந்த கேன்டீனை சுப்ரமணியன் நடத்துகிறார்.

சோற்று வற்றல் கேள்விப்பட்டிருக்கிறீர்களா..? கோவைப் பகுதியில் அதிகம் பார்க்கலாம். பழைய சோற்றை நீர் வடிய எடுத்து கிரைண்டரில் மைய அரைத்து அதனுடன் காய்ந்த மிளகாய், உப்பு, சீரகம், ஒரு கைப்பிடி சின்னவெங்காயம், பூண்டை நசுக்கி சேர்த்துக் கிளறி மூன்று நாட்கள் வரை வெயிலில் சிறு சிறு உருண்டைகளாகக் காய வைப்பார்கள். பிறகு எண்ணெயில் பொரிப்பார்கள்!

சாந்தி கேன்டீனில் இந்த வற்றல் வேண்டிய அளவுக்கு கிடைக்கிறது.

 லன்ச் மேப்

99 கிலோமீட்டர் காபி ஸ்டாப்

உடலின் தூய்மையை உணர்ந்து வாழ்வை எளிமையாக்கும் உன்னத சத்துகள் சிறுதானிய உணவு முறையில் அதிகம்.

நாம் உண்ணும் உணவு குறித்த அக்கறையும் மரபு வழி அறிவும் மிகவும் அவசியம். மரபுமுறை உணவுகளான கம்பு, சோளம், வரகு, குதிரைவாலி, சாமை போன்றவை வெறும் பசியை மட்டும் போக்குவதில்லை; கூடவே உடலுக்கு ஆற்றலையும் நோய்களை எதிர்க்கும் சக்தியையும் தருகின்றன.

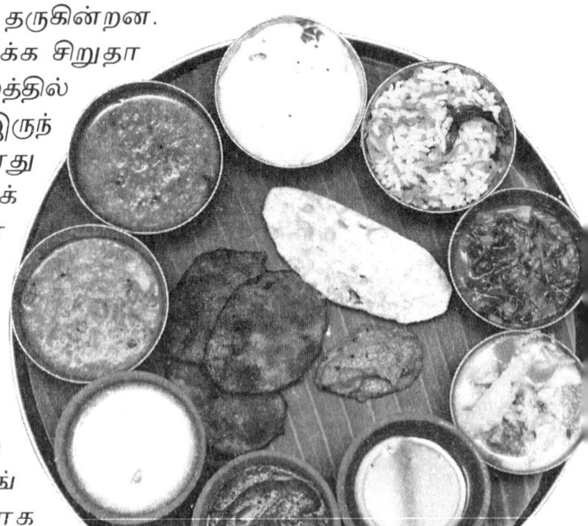

இவ்வளவு சிறப்புமிக்க சிறுதானிய உணவுகள் ஒரு காலத்தில் ஏழைகளின் உணவாக இருந்தன. இன்று அனைவரது உணவாகவும் மாறியிருக்கின்றன. இதற்குக் காரணம் சிறுதானியங்கள் குறித்த விழிப்புணர்வே.

ஆனால், தேவை அதிகரித்த அளவுக்கு இவற்றின் உற்பத்தி இல்லை என்பதால் விளையும் சிறுதானியங்களின் விலை அதிகமாக இருக்கிறது. எனவே பணக்காரர்கள் மட்டுமே சாப்பிடும் உணவாகவும் சிறுதானியங்கள்

பாரம்பரிய மிளகுப் பொங்கல்

குதிரைவாலி அரிசி – 200 கிராம்
லேசாக வறுத்த பாசிப்பருப்பு – 100 கிராம்
தண்ணீர் – 4 குவளை
உப்பு – தேவைக்கு
இஞ்சி – தேவையான அளவு
பச்சைமிளகாய் – சிறிது
சீரகம் – 2 சிட்டிகை
மிளகு – 3 சிட்டிகை
கறிவேப்பிலை – சிறிது
நெய் – 50 கிராம்,
முந்திரிப்பருப்பு – 20 கிராம்

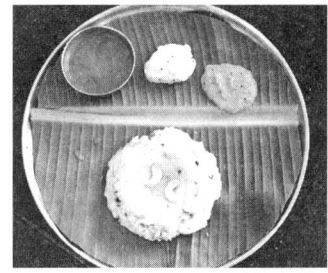

பக்குவம்: தண்ணீரைக் கொதிக்க வைத்து குதிரைவாலி அரிசி, பாசிப்பருப்பைச் சேர்த்து குழைய வேகவிடவும். சிறிதளவு நெய் சேர்க்கவும்.

நன்றாக வெந்ததும் உப்பு சேர்த்து பொங்கல்பதம் வந்ததும் எண்ணெயைக் காய வைத்து சீரகம், மிளகு, இஞ்சி, முந்திரி, கறி வேப்பிலை, பச்சைமிளகாய் போட்டு தாளித்து பொங்கலில் சேர்த்து கிளறி இறக்கவும்.

பொங்கல் மேல் நன்றாக நெய்யை சேர்க்கவும். மிளகை அப்படியே முழுசாகச் சேர்க்காமல் அம்மியில் லேசாகத் தட்டிப் போட்டால் சுவையாக இருக்கும்.

மாறிவிட்டன.

இந்நிலையில்தான் மரபான நம் உணவுகளை எளிய மக்களும், அதுவும் பயண நேரங்களில் உண்ணும் வகையில் '99 கிலோ மீட்டர் காபி ஸ்டாப்' உணவகம் இயங்கிவருகிறது. முதல் தரம். விலையோ மலிவு.

சென்னை - திருச்சி தேசிய நெடுஞ்சாலையில் அச்சிறுப் பாக்கம் அருகில் சரியாக 99 வது கிலோ மீட்டரில் இருக்கிறது இந்த உணவகம்.

"விமானத்துறைல கட்டுப்பாட்டாளர் பணில இருந்தேன். இந்தியா முழுக்க சுத்தியிருக்கேன். எங்க போனாலும் அந்த ஊர் உணவைத்தான் விரும்பிச் சாப்பிடுவேன். சரியான சாப்பாட்டு ராமன்னு என்னை சொல்லலாம்!

சிறுதானிய உணவுகள் குறித்த விழிப்புணர்வு பரவலாகாத காலத்துலயே இந்த உணவகத்தை ஆரம்பிச்சுட்டேன். 'ஊருக்குள்ள தொடங்கினாலே யாரும் சாப்பிட மாட்டாங்க. நீ நெடுஞ்சாலைல தொடங்கியிருக்கியே...'னு என் நண்பர்களே வருத்தப்பட்டாங்க.

லன்ச் மேப்

தினை : பல்லாயிரம் ஆண்டுகளுக்கும் மேலாக கிழக்கு ஆசியாவில் பயிரிடப்படும் தானிய வகைகளில் தினை முக்கியமானது. தினை உற்பத்தியில் உலகிலேயே இந்தியா முதலிடம் வகிக்கிறது. குழந்தை பெற்ற தாய்க்கு தினையைக் கூழாக்கித் தருவது தமிழர் மரபு.

குதிரைவாலி : மானாவாரி நிலத்தில் விளையக்கூடிய தானியம்தான் குதிரைவாலி. குறைந்த நாட்களில் விளைச்சல் தரும் பயிர். இதன் கதிர், குதிரையின் வால் போல் இருக்கும். நெல்லுக்கு இணையான சுவையைக் கொண்ட தானியம் இது. குறைவாக நீரைப் பாய்ச்சினாலே போதும். வளர்ந்துவிடும்.

சாமை : புன்செய் நிலங்களில் பயிரிடப்படும் முக்கியமான தானியம் இது. மலச்சிக்கலைப் போக்கி உடலைச் சுத்தப்படுத்தும். அந்தக் காலத்தில் திருமணமான ஆண்கள் இதையே அதிகம் சாப்பிடுவார்கள். ஆண்மைக் குறைவை நீக்கும் வல்லமை இதற்கு உண்டு. சாமைப் பயிரை பூச்சிகள் அதிகம் தாக்குவதில்லை. பராமரிப்பதும் சுலபம்.

கம்பு : இந்தியாவில் அதிகளவில் பயிரிடப்படும் சிறுதானியம் என்றால் அது கம்புதான். வறண்ட பகுதிகளிலும் விளையும் தன்மை இதற்கு உண்டு. அதிகத் தட்பவெப்ப சூழலிலும், குறைவான சத்துள்ள நிலத்திலும், களை, பூச்சி தாக்குதல் இருந்தாலும் அவற்றைக் கடந்து கம்பு விளையும்.

வரகு : பல நாடுகளில் வரகுதான் பாரம்பரிய உணவாக இருந்திருக்கிறது என்கிறது அகழ்வாராய்ச்சி. இந்த தானியத்தின் தோலில் ஏழு அடுக்குகள் உண்டு. இதை பறவைகள், ஆடு, மாடு, கோழிகளால் உண்ண முடியாது. வறண்ட பகுதிகளில் கூட விளையக்கூடிய தன்மை இதற்கு உண்டு.

இதன் விதை ஆயிரம் வருடங்கள் வரைக்கும் முளைப்புத் திறன் கொண்டது! இதற்கு நேர் எதிராக விரைவிலேயே செரிக்கும் தன்மையும் இதற்கு உண்டு. கோயில் கோபுரக் கலசங்களில் வரகை அதிகம் வைப்பார்கள். பஞ்ச காலங்களில் இதை எடுத்து பயிர் செய்து உணவுத் தேவையைப் பூர்த்திசெய்வார்கள்.

கேழ்வரகு : ஒரு காலத்தில் ஏழைகளின் உணவாக இருந்த இது, இன்று காஸ்ட்லி கெலாக்ஸ் ஆகியுள்ளது! வசதியானவர்களும், நோய்வாய்ப்பட்டவர்களும் உண்ணும் உணவாக கேழ்வரகு இன்று காட்சியளிக்கிறது. மிகவும் வெப்பமான பகுதிகளிலும் விளையும் தன்மை கேழ்வரகுக்கு உண்டு. உடலுக்கு உறுதியைக் கொடுக்கும் உணவு இதுதான். மற்ற உணவுகள் எல்லாவற்றுக்கும் இரண்டாம் இடம்தான்.

மனோ சாலமன்

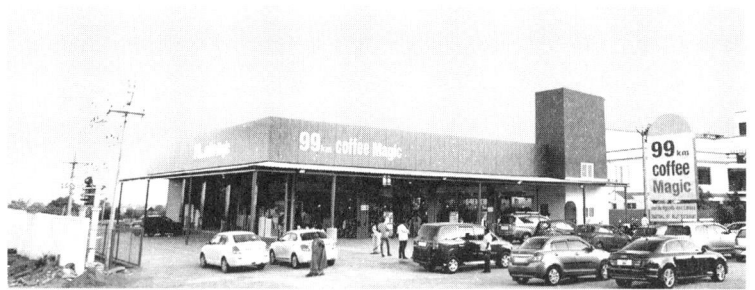

ஆனா, எனக்கு நம்பிக்கை இருந்தது. மக்களை நம்பினேன். அவங்க உடல்நலத்துல அக்கறை காட்டினேன்...” புன்னகையுடன் உணவகத்தை ஆரம்பித்த கதையைச் சொல்கிறார் மனோ சாலமன்.

“தொடக்கத்துல நாட்டுச்சக்கரைல காபியும், சிறுதானிய இட்லி, தோசையும் வழங்கினோம். மெல்ல மெல்ல மக்கள் ஆதரவு தர ஆரம்பிச்சாங்க. அதுக்கு அப்புறம்தான் மெனுவை அதிகரிச்சோம்.

மதுராந்தகம்தான் என் ஊர். பெரும்பாலும் சென்னைல இருந்துதான் தென் மாவட்டங்களுக்கு அதிகளவுல மக்கள் போறாங்க... வர்றாங்க. இதையே இப்படியும் சொல்லலாம். தென் மாவட்டங்கள்ல இருந்துதான் அதிகமான மக்கள் சென்னைக்கு வர்றாங்க... ஊருக்குத் திரும்பறாங்க.

ஆக, சென்னைதான் மையம். அந்த சென்னைல இருந்து கார்ல தென் மாவட்டங்களை நோக்கிப் போறப்ப எவ்வளவு நேரத்துல உணவு கிடைச்சா நல்லா இருக்கும்... சரியா இருக்கும்னு ஆராய்ச்சி பண்ணினேன்.

100வது கிலோமீட்டர் கச்சிதமா இருக்கும்னு ஆராய்ச்சி முடிவு சொன்னது. யோசிக்கவே இல்ல. நடுக் காட்டுல கடையை ஆரம்பிச்சேன்...” என்ற மனோ சாலமன், நல்ல உணவுதான் தெளிவான சிந்தனையை அளிக்கும் என்கிறார்.

“இதை சிறுதானிய உணவுகள் சிறப்பா செய்யும். ஆக்சுவலா நாங்க மருந்தையே உணவா தர்றோம்...” கண்சிமிட்டுகிறார் மனோ சாலமன்.

பல்வேறு விதமான செப்பு, பித்தளைப் பானைகளில் விதவிதமாக குடிநீரை வைத்திருக்கிறார்கள். சீரகக் குடிநீர், ஓமக் குடிநீர், நன்னாரி, வெட்டிவேர் தண்ணீர், சிரட்டைக் குடிநீர், தாகமுத்திக் குடிநீர்... என பட்டியல் நீள்கிறது. ஒவ்வொன்றும் ஒவ்வொரு தட்ப வெப்பநிலைக்கு ஏற்றது. உணவு அருந்த வருபவர்கள் என்றில்லை. யார் வேண்டுமானாலும் இங்குவந்து குடிநீரைக் குடிக்கலாம்.

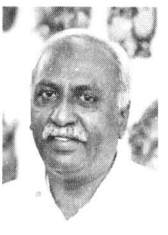

 லன்ச் மேப்

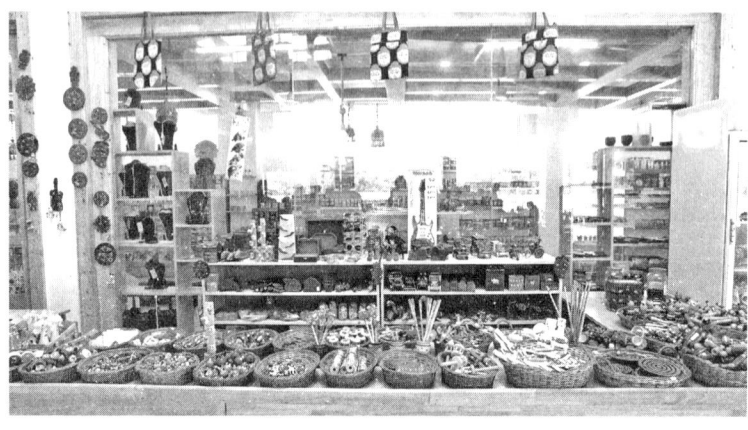

பாட்டில்களில் பிடித்துச் செல்லலாம்!

காலை 6 மணிக்கு உணவகத்தைத் திறக்கிறார்கள். மரபுவழி உணவான குதிரைவாலி மிளகுப் பொங்கல், மாப்பிள்ளைச் சம்பா உப்புமா, கொள்ளு - முளைகட்டிய பயிர் இட்லி, சீரக இட்லி, முடக் கத்தான் தோசை, வல்லாரைத் தோசை, தூதுவளைத் தோசை, பிரண்டைத் தோசை... என பிரேக்ஃபாஸ்ட் களைகட்டுகிறது.

மதியத்துக்கு கம்பு, சாமை, குதிரைவாலியில் தயிர்சாதம், சாம்பார்சாதம் என வெரைட்டி ரைஸ். இது தவிர கருப்பட்டி இனிப்பில் தினைப் பாயசம், வரகரிசி ரச சாதம் ஆகியவையும் உண்டு. சிரமமே இல்லாமல் செரிமானமாகின்றன.

மண்பானையில்தான் சாப்பிடத் தருகிறார்கள். சாப்பிட்டு முடித்ததும் அந்த மண் குவளையைக் கழுவி நாமே எடுத் துச் செல்லலாம்! இதற்கு பணம் தர வேண்டியதில்லை. 4.30 வரை மதிய சாப்பாடு. பிறகு இரவு 9 மணி வரை சிறுதானிய சிற்றுண்டியும் நொறுக்குத் தீனியும்.

தனியாக சமையல் அறை கிடையாது. அனைத்து ரெசிபிகளை யும் மக்கள் முன்னிலையிலேயே சமைக்கிறார்கள். திறந்தவெளி கூடம்தான். மூலிகைகள், விளையாட்டுப் பொருட்கள் என கற்றல்வழி கூடமாகவும் இந்த உணவகம் காட்சியளிக்கிறது.

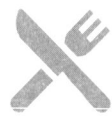

திலீபன் புகழ்

புதுச்சேரி

காமாட்சி ஹோட்டல்

தமிழகத்தில் இன்று எத்தனையோ அசைவ உணவகங்கள் இருக்கின்றன. ஆனால், ஒருகாலத்தில் முக்கியமான ஊர்கள் அனைத்திலும் 'முனியாண்டி விலாஸ்' மட்டுமே இருக்கும். டவுனுக்கு துணி எடுக்க குடும்பமாகச் செல்பவர்கள் தவறாமல் முனியாண்டி விலாஸில் ஒரு வெட்டு வெட்டிவிட்டு வருவார்கள்!

மதுரை திருமங்கலம் அடுத்து வடக்கம்பட்டி என்ற கிராமம் உள்ளது. இந்த வடக்கம்பட்டி கிராமம்தான் தமிழகம் முழுவதும் உள்ள முனியாண்டி விலாஸ் ஹோட்டலின் தாய்வீடு! இந்த ஊர்க்காரர்கள்தான் தமிழகம் முழுக்க பரவி தங்கள் ஊர் பெயரை முனியாண்டி விலாஸாக பறைசாற்றிவருகின்றனர்.

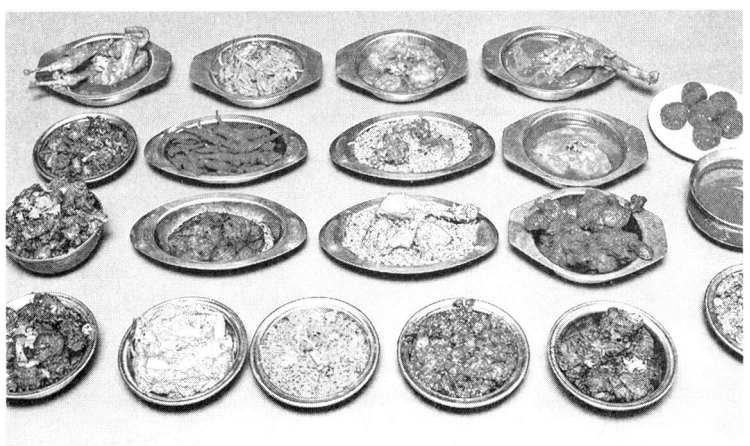

அந்த பாரம்பரிய மரபில் வந்த துரைராஜ்தான் பாண்டிச்சேரி என்கிற புதுச்சேரியில் காமாட்சி ஹோட்டலை நடத்தி வருகிறார். புதுச்சேரிக்கு வரும் அரசியல், சினிமா பிரபலங்கள் தவறாமல் இந்த ஹோட்டலுக்கு விசிட் அடிக்கிறார்கள் அல்லது இங்கிருந்து பார்சல் வாங்கிச் சாப்பிடுகிறார்கள். வீட்டுச் சாப்பாடு முறையும் பாரம்பரிய முனியாண்டி விலாஸ் பக்குவமும்தான் இவர்களின் ஸ்பெஷல். புதுச்சேரி முதலியார்பேட்டை நூறடி ரோட்டில் கம்பீரமாக வீற்றிக்கிறது இந்த உணவகம்.

“ஆமா... எங்க குடும்பம் முனியாண்டி விலாஸ் பாரம்பரியத்தைச் சேர்ந்ததுதான். பூர்வீகம் மதுரை. அப்பா துரைராஜ் கடலூர்ல முனியாண்டி விலாஸ் நடத்திட்டு இருந்தார். திடீர்னு ஒருநாள் அவர் இறந்ததும் குடும்பச் சுமையை ஏத்துக்க வேண்டிய சூழல். தம்பி தங்கைகளை அப்பா இடத்துல இருந்து நல்லபடியா வளர்த்து ஆளாக்கினேன்.

அப்புறம் கடலூர் முனியாண்டி விலாஸை தம்பிங்க கிட்ட கொடுத்துட்டு பாண்டிச்சேரி வந்து இந்த உணவகத்தை ஆரம்பிச்சேன். 17 வருஷங்களுக்கு முன்னாடி வெறும் 20 பேர் மட்டுமே அமர்ந்து சாப்பிடுற மாதிரி இந்த ஹோட்டலை தொடங்கினோம். எல்லா ஹோட்டல்களும் பின்பற்றும் ஃபார்முலாவை நாங்க பின்பற்றலை. எங்களுக்குனு தனித்துவத்தை உருவாக்கினோம். முனியாண்டி விலாஸ் பக்குவத்தில் எங்க வீட்டு செய்முறை மசாலா வகைகளைக் கொண்டும் உணவு சமைக்கிறோம். ஹோட்டலுக்கு வரும் வாடிக்கையாளர்களுக்கு வீட்டுச் சமையலின் ருசியை நாங்க உணர வைக்கிறோம்...” என்கிறார் உரிமையாளர் துரை கோவிந்தராஜ்.

அக்கறையும் அன்புமாக பெண்கள்தான் சமைக்கிறார்கள். எந்த உணவையும் தனி ஒருவர் செய்வதில்லை. ஒருவர் மசாலா கலப்பார். இன்னொரு அம்மா கடாயில் வதக்குவார். ஓர் அக்கா குழம்பைக் கூட்டி வைப்பார்.

இப்படி கூட்டு முயற்சியில் உணவுகள் தயாராகின்றன. எந்த உணவையும் செய்து வைப்பதில்லை. மாறாக, ஆர்டர் வரும் போது ஃப்ரெஷ்ஷாக செய்கிறார்கள். கூட்டுக் குடும்ப சமையல் கூடம் போல காட்சிதரும் காமாட்சி ஹோட்டலின் அடுப்பங்கரை வாசமே தனி.

பிரியாணிதான் இங்கு ஸ்பெஷல். சீரக சம்பா அரிசியில் மிதமான மசாலா வாசத்தில் ருசிக்கிறது. சாப்பிடும்போதே பாரம்பரிய மணத்தை உணர முடிகிறது. அதேபோல் சிக்கன் காமாட்சி, பிரான் காமாட்சி, ஃபிஷ் காமாட்சி... என இவர்களின் தனிக் கண்டுபிடிப்பு ரெஸிப்பிகள் நாக்கில் உமிழ்நீரை ஊற வைக்கின்றன. இவை அனைத்தும் வேறு எங்கும் கிடைக்காதவை.

காமாட்சி அயிரை மீன் குழம்பு

அயிரை மீன் – அரைக் கிலோ
வெந்தயம் – அரை சிட்டிகை
சின்ன வெங்காயம் – 20
தக்காளி – 2
பச்சை மிளகாய் – 2
பூண்டு – 4 பல்
புளி – 25 கிராம்
மிளகாய்த் தூள் – 2 சிட்டிகை
மல்லித் தூள் – 4 சிட்டிகை
மஞ்சள் தூள் – அரை சிட்டிகை
தேங்காய்ப் பால் – 100 மில்லி
கறிவேப்பிலை – சிறிதளவு
நல்லெண்ணெய், உப்பு தேவைக்கு

பக்குவம்: சட்டியில் சிறிது நல்லெண்ணெய் ஊற்றி காய்ந்ததும் வெந்தயம் தாளித்து அதனுடன் கறிவேப்பிலை, சின்ன வெங்காயம், பச்சைமிளகாய், உரலில் நசுக்கிய பூண்டு சேர்த்து நன்றாக வதக்குங்கள்.

பின்னர் தக்காளியை விழுதாக அரைத்துச் சேருங்கள். தேவையான அளவு உப்பு சேர்த்து, பொன்னிறமாகும் வரை வதக்குங்கள். பிறகு 25 கிராம் புளியைக் கரைத்து ஊற்றி மிளகாய்த்தூள், மல்லித்தூள், மஞ்சள்தூள், தேவையான அளவு உப்பு சேர்த்து நன்றாகக் கொதிக்கவிடுங்கள்.

பின்னர் அயிரை மீன்களைப் போட்டு ஐந்து நிமிடம் குறைந்த தீயில் கொதிக்க விடுங்கள். பிறகு தேங்காய்ப் பாலை ஊற்றி ஒரு கொதி வந்ததும் இறக்கி வையுங்கள். கடையில் விற்கிற மசாலாவை விட வீட்டில் அரைத்த மசாலாவைப் பயன்படுத்தினால் சுவை கூடும்.

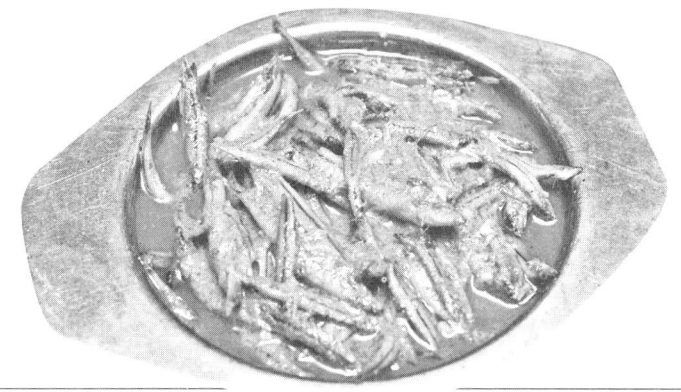

 லன்ச் மேப்

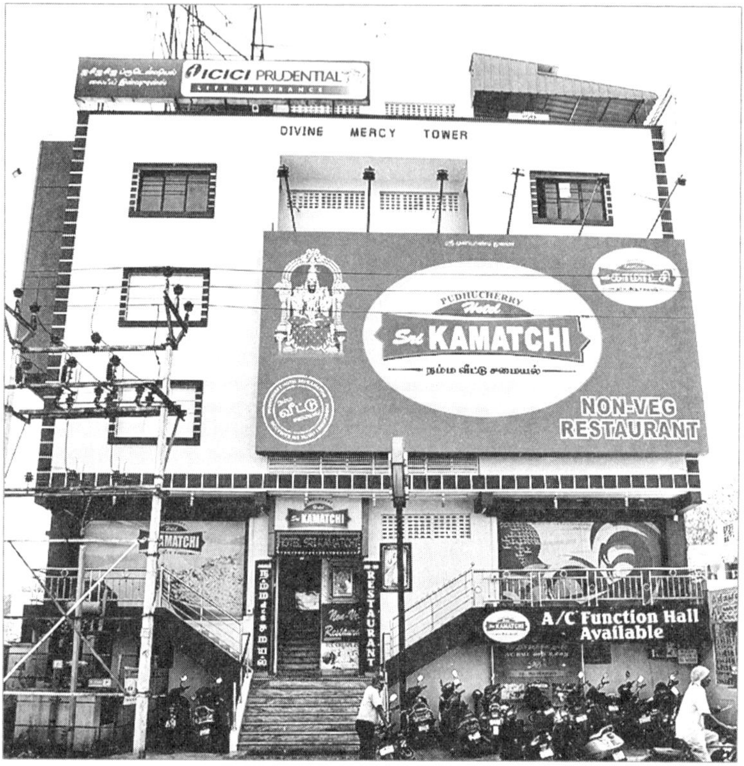

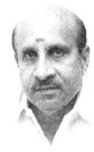
துரைராஜ்

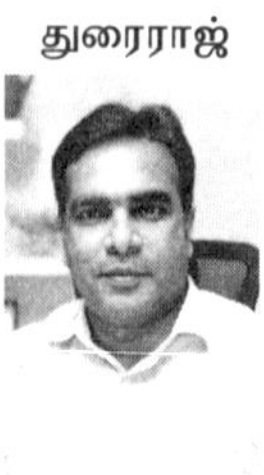

அக்கேஷ்ராஜ்

நாட்டுக்கோழி வறுவலிலும் மட்டன் சுக்காவிலும் சீரகம், மிளகின் வாசத்தை நன்கு உணரமுடிகிறது. நாட்டுக்கோழி குழம்புக்கென்றே ஒருவித தனி மணம் உண்டு. அந்த மணத்தை இங்கு நுகரலாம்.

பொதுவாக உணவகங்களில் ஸ்டீமில் சாதத்தை சமைப்பார்கள். ஒரு குழாயில் நீராவி தனியாக ஒரு பாத்திரத்தில் சேர்ந்து சாதத்தை வடித்துக் கொட்டும் எந்திரத்தை பயன்படுத்துவார்கள். இங்கு அப்படியல்ல. தனியாக அடுப்பை வைத்து சாதத்தை பொங்குகிறார்கள்.

'அருமையான ரசம் சாப்பிட வேண்டும் என்றால் காமாட்சி ஹோட்டலுக்குத்தான் போகவேண்டும்...' என பாண்டிச்சேரிக்காரர்கள் சப்புக்கொட்டுவதில் உண்மை இருக்கத்தான் செய்கிறது!

புதுச்சேரிக்கு அயிரை மீனை அறிமுகப்படுத்தியது இவர்கள்தான். "கடல்மீனை மட்டுமே சாப்பிட்டு பழ

திலீபன் புகழ்

அயிர... அயிர!

அயிரைமீனை சுத்தம் செய்வது சற்று சிரமம். ஆற்றில் இருந்து உயிருடன் பிடித்து வருவார்கள். தேங்காய்ப் பாலில் அதை நீந்த விட்டு பாலைக் குடித்து மீன் புஷ்டியாகும்.

பிறகு உப்பு கலந்த நீரில் நீந்த விடுவார்கள். உப்புநீர் உள்ளே போய் மீனின் வயிற்றுக் கழிவை நீக்கிவிடும்.

அதன்பிறகு கருங்கல்லில் மென்மையாகத் தேய்க்க வேண்டும். குறைந்தது ஐந்து முறையாவது கழுவ வேண்டும். அழுத்திக் கழுவினால் மீன் கரைந்துவிடும்.

இப்படி மிகப்பெரிய ப்ராசஸுக்குப் பிறகுதான் அயிரைமீனை சமைக்க வேண்டும்!

கினவங்களுக்கு ஆற்று மீனான அயிரை புதுசா இருந்தது. என்ன இதுனு தூக்கி எல்லாம் எறிஞ்சிருக்காங்க! இப்ப முன்பதிவு செஞ்சு சாப்பிடறாங்க! இதுக்காகவே மதுரைல இருந்து அயிர மீன் வருது! அதே போல ரசத்துக்கு முக்கியமே சீரகம், சோம்பு, மிளகுதான். குறைவான அளவுல முதல் தரமான புளியும் பூண்டும் சேர்த்து சரியா நசுக்கி தண்ணில போட்டா போதும். ரசம் மணக்கும்!" என்கிறார் துரைகோவிந்தராஜ்.

மதியம் சாப்பாடு, இரவு டிபன் என இயங்கும் இந்த ஹோட்டலை இப்போது துரைராஜின் மகன் அக்கேஷ்ராஜ் மேலும் இரண்டு கிளைகளாக விரிவுபடுத்தி நடத்துகிறார். சென்னை கிண்டியில் பாண்டிச்சேரி காமாட்சி ஹோட்டலின் கிளை உள்ளது.

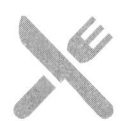

265

 லன்ச் மேப்

முனியாண்டி விலாஸின் கதை!

தமிழகத்தில் 30 வயதைக் கடந்தவர்களுக்கு நிச்சயம் முனியாண்டி விலாஸ் ஹோட்டலைத் தெரியாமல் இருக்காது. இப்போதும் உள்ளது.

குளிரூட்டப்பட்ட அறை இல்லை. சிறிய கட்டமைப்பு. சிவப்பு வண்ண போர்டில் வெள்ளி எழுத்துக்களால் அச்சிட்டு குமரி முதல் சென்னை வரை வித்தியாசமான தோற்றத்தில் இருக்கும்.

ஒரு காலத்தில் ஊருக்கு ஓர் அசைவ உணவகம்தான்

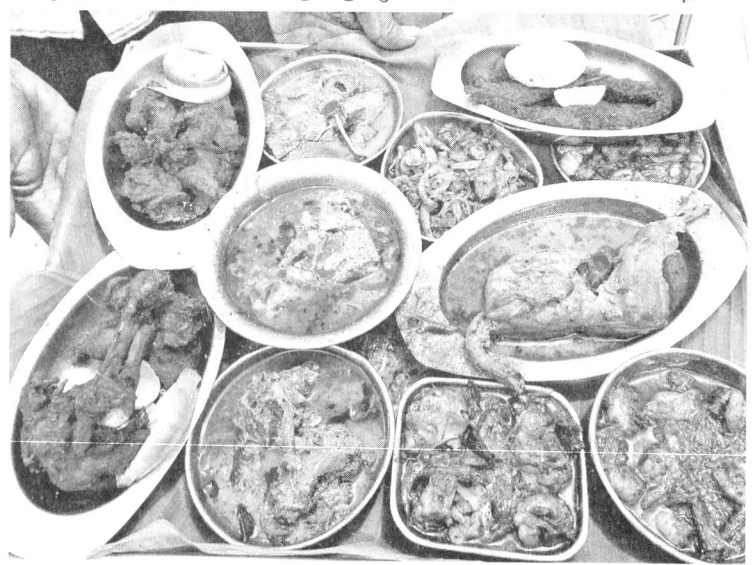

திலீபன் புகழ்

முனியாண்டி விலாஸ் அசைவ ரசம்

நல்லி எலும்புத் துண்டுகள் – 1/2 கிலோ
சின்ன வெங்காயம் – 8 (பொடியாக நறுக்கியது)
தக்காளி, பச்சைமிளகாய் – தேவையான அளவு
மஞ்சள்தூள் – 1/2 சிட்டிகை
தனியாத்தூள் – 1 சிட்டிகை
கொத்தமல்லித்தழை – ஒரு கைப்பிடி
எலுமிச்சை – அரை மூடி
உப்பு – தேவையான அளவு
மசாலா அரைக்க:
மிளகு, சீரகம் – 1 தேக்கரண்டி
பூண்டு – 10
கறிவேப்பிலை – சிறிதளவு

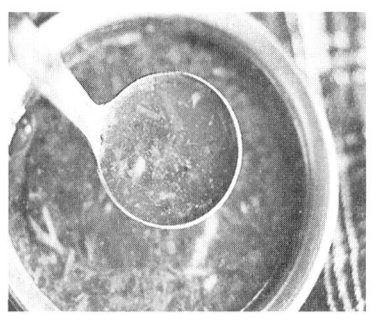

பக்குவம்: அரைக்க வேண்டியவற்றை லேசாக சிறிய உரலில் போட்டு இடிக்கவும். நல்லி எலும்புத் துண்டுகளை தண்ணீரில் நன்றாக அலசி அம்மியில் அசுக்கி வேகவைக்கவும். பின்னர் அதனுடன் தேவையான அளவு தண்ணீர் சேர்த்து நறுக்கிய வெங்காயம், பச்சை மிளகாய், உப்பு சேர்த்து தக்காளியை கைகளால் கரைத்து மூடி வைக்கவும்.

நன்றாக வெந்தபிறகு மூடியைத் திறந்து தனியாத்தூள், மஞ்சள்தூள், அரைத்த மசாலா ஆகியவற்றைச் சேர்த்து நன்றாகக் கொதிக்க விடவும்.

இறுதியில் எலுமிச்சைச்சாறு சேர்த்து கொத்தமல்லித் தழையைத் தூவி இறக்கவும்.

இருக்கும். சுற்றி சைவ உணவகங்கள். அசைவ உணவு என்றால் அது முனியாண்டி விலாஸ்தான். உலகிலேயே லைவ் மெனுகார்டை அறிமுகப்படுத்தியது இவர்கள்தான்.

பெரிய தட்டில் அனைத்து வறுவல், பிரட்டல், தொடுகறி, மீன், காடை... என அனைத்தையும் கொண்டு வந்து காட்டுவார் வெயிட்டர். எது வேண்டுமோ பார்த்து ஆர்டர் செய்யலாம்.

வேறெங்கும் இல்லாத இந்தப் பழக்கத்தை இப்போதும் தமிழகம் முழுதும் உள்ள முனியாண்டி விலாஸில் கடைப்பிடிக்கின்றனர்.

லன்ச் மேப்

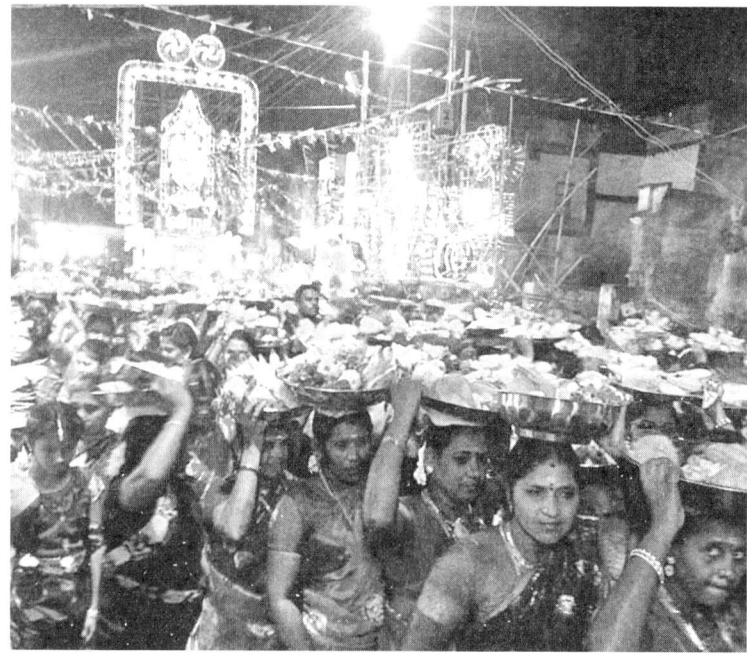

முனியாண்டி விலாஸ் என்ற ஹோட்டல் உருவானதற்குப் பின்னால் ஒரு கதை உள்ளது. மதுரை வடக்கம்பட்டியில் முனீஸ்வரர் கோயில் உள்ளது. 1930ம் வருடம் வடக்கம்பட்டி சுற்றுவட்டாரத்தில் பஞ்சம் ஏற்பட்ட போது சுப்பையா என்பவர் முனியாண்டி கோயிலுக்குச் சென்று வேண்டிக்கொண்டு 1935ம் ஆண்டில் காரைக்குடியில் முதன்முதலாக முனியாண்டி விலாஸ் அசைவ ஹோட்டலைத் தொடங்கியுள்ளார்.

சென்னையில் 1955ல் முதல் முனியாண்டி விலாஸ் சீனிவாசன் என்பவரால் தியாகராய நகரில் தொடங்கப்பட்டது. ஆரம்பித்த சிலவருடங்களிலேயே எடுத்துவிட்டார். சைவப்பிரியர்கள் அதிகம் வாழ்ந்த பகுதி என்பதால் வியாபாரம் சரியாக இல்லை. பிறகு சென்னையில் ராமு என்பவர் ராஜாபாதர் தெருவில் மிகச்சிறிய அளவில் ஆரம்பித்தார். தொடர்ந்து வடமாவட்டம் முழுவதும் முனியாண்டி உணவகம் வர ஆரம்பித்தது.

சுப்பையாவைத் தொடர்ந்து ஊர் மக்கள் பிறரும் ஒன்றன் பின் ஒன்றாக முனியாண்டி சாமியிடம் வேண்டிக்கொண்டு தமிழகம் முழுவதும் சென்று ஹோட்டல் தொடங்கினார்கள். ஊர்மக்களின் பஞ்சம் பஞ்சாய் பறந்தது.

அனைத்து முனியாண்டி விலாஸ் ஹோட்டல் ஓனர்களும்

திலீபன் புகழ்

வடக்கம்பட்டி கிராமம் அல்லது அதன் சுற்றுப் பகுதியைச் சேர்ந்த வர்கள்தான்! முனியாண்டி விலாஸ் உணவகம் தொடங்க விருப்பமுள்ளவர்கள் இந்த வடக்கம்பட்டியிலிருக்கும் முனியாண்டி கோயிலில் பூசைகள் செய்து அனுமதி கேட்பதுடன் இதற்காகக் கோயிலில் உணவகப் பெயரை ஊருடன் சேர்த்து பதிவும் செய்து கொள்கிறார்கள்.

இந்தக் கோயிலில் பதிவு செய்துகொண்ட உணவகங்களுக்கான அமைப்பின் நன்கொடையுடன் வருடம் தோறும் ஜனவரி 3ம் வாரம் நூற்றுக்கணக்கான ஆடுகளையும் கோழிகளையும் வெட்டி திருவிழா கொண்டாடப்படுகிறது.

நாள்தோறும் முதல் வாடிக்கையாளர் கொடுக்கும் பணத்தை உண்டியலில் போடுகின்றனர். வடக்கம்பட்டி கோயில் திருவிழாவுக்கு ஆண்டுதோறும் இந்தப் பணம் செல்லும்.

இரவு முழுவதும் கிடா வெட்டு நடைபெற்று சமையல் தொடங்கி அதிகாலை 4 மணியளவில் முனீஸ்வரருக்கு படையல் வைத்து, பூஜைகள் நடத்தி சுற்றுவட்டாரத்தில் உள்ள 50 கிராம மக்களுக்கும் பிரியாணியை பிரசாதமாக வழங்குகிறார்கள்.

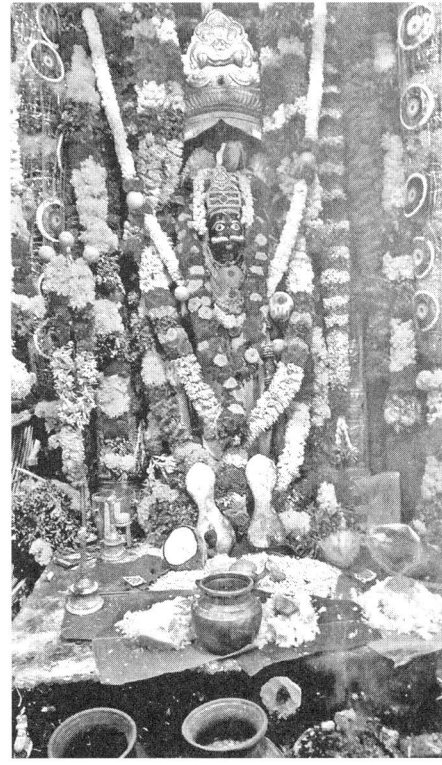

இந்த விழாவுக்கான முழு ஏற்பாடுகளையும் முனியாண்டி விலாஸ் உரிமையாளர்கள் மற்றும் அவர்களின் உறவினர்களே செய்கின்றனர். தமிழகம் முழுதும் உள்ள முனியாண்டி விலாஸ் காரர்கள் தவறாமல் விழாவுக்கு வருகை தருகின்றனர்.

அதிகாலை வழங்கப்படும் பிரியாணி பிரசாதத்தை சாப்பிடுவதன் மூலம் குழந்தை வரம், கல்யாண வரம், வீடு, வாகனம் போன்ற வசதிகளும், தீர்க்க முடியாத நோய்கள் தீரும் என்ற நம்பிக்கையும் இவர்களிடம் உள்ளது.

கால மாற்றத்தில் சில சமூகப் பிரிவினை காரண

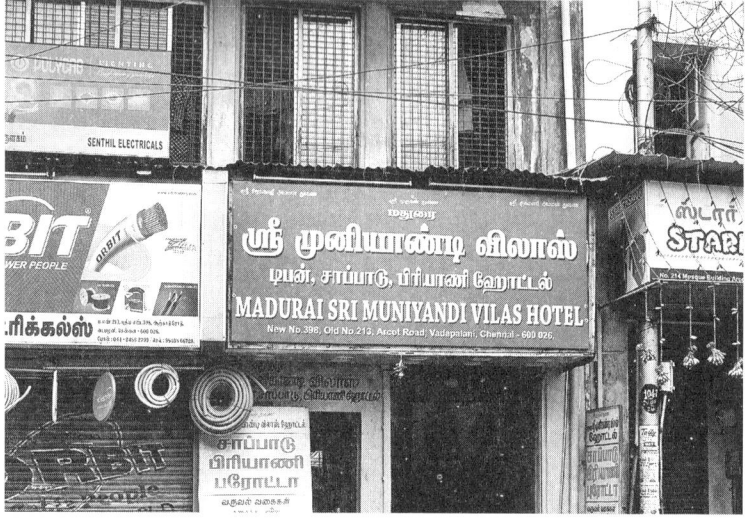

மாக இந்தக் கோயில் மூன்றாகப் பிரிந்து வடக்கம்பட்டி, அச்சம் பட்டி, புதுப்பட்டி என மூன்று முனியாண்டி சுவாமி கோயில்க ளாக மாறியுள்ளன. அந்தந்த கோயிலின் பெயர்களில் உணவகம் நடத்துபவர்கள் மூன்று அமைப்புகளாக இன்று வலம் வருகின்றனர்.

என்றாலும் தாங்கள் தொடங்கும் உணவகங்களுக்கு மூன்று பிரிவினருமே 'மதுரை முனியாண்டி விலாஸ்' என்றே பெயர் வைக்கின்றனர்.

பொதுவாக மற்ற உணவகங்களில் குளிர்சாதனப்பெட்டி இருக்கும். இன்றும் முனியாண்டி விலாஸில் இதைப் பார்க்க முடியாது. அதாவது குளிர்சாதனப் பெட்டியில் எந்தப் பொரு ளையும் தேக்கி வைத்து வாடிக்கையாளர்களுக்கு இவர்கள் தருவ தில்லை. அன்றன்று சமைக்கப்படும் அசைவ உணவுகள் அன்றன்றே தீர்ந்துவிடும்.

முனியாண்டி விலாஸ்காரரர்கள் பெரும்பாலும் சாப்பாட்டைத் தான் விற்பனை செய்ய விரும்புவார்கள். மதியமும் இரவும் சாப் பாடுதான் பிரதானம். ஏனெனில், 'அந்தக் கடையில் சாப்பாடு நல்லா இருக்கு...' என்றுதான் மக்கள் பேசிக்கொள்வார்களே தவிர, 'டிபன் நல்லா இருக்கு...' என பெரும்பாலும் கூறுவதில்லை.

அசைவத்தில் மட்டன் ரெசிப்பிகள்தான் அதிகம். சுக்கா வறுவல், தலைக்கறி, காடை, நண்டு, குடல் வறுவல் தவிர வத்தக் குழம்பும் ரசமும் இவர்களின் ஸ்பெஷல்.

ஆட்டுக்கறியின் எலும்பை நன்றாகக் கொத்திப் போட்டு மசாலா சேர்த்து நன்கு கொதிக்க வைத்து வடிகட்டுவார்கள். இந்த

வடிகட்டிய மஜ்ஜை கலந்த நீரில் தக்காளி, சீரகம், மிளகை அதிகம் சேர்த்து ஈயம் பூசிய சட்டியில் ரசம் வைப்பார்கள்.

காலம் மாற மாற நவீன தொழில் கருவிகள் சமையலுக்கு வர வர... அதை எல்லாம் பயன்படுத்த வேண்டுமா... என இவர்கள் தயங்கியதன் விளைவே இன்று மற்ற அசைவ உணவகங்கள் அதிகரிக்கக் காரணம்.

முதன் முதலாக கிரைண்டர் வந்தபோது இட்லி மாவை மட்டுமே அரைக்க வேண்டும்... தேங்காயை அரைத்தால் சுவையாக இருக்காது என நம்பினார்கள். கேஸ் அடுப்பு பயன்பாட்டுக்கு வந்தாலும் விறகடுப்பில் வெந்தால்தான் கறியில் மசாலா இறங்கும் எனக் கூறுகிறார்கள்.

என்றாலும் இப்போதும் முனியாண்டி விலாஸ் ஹோட்டல்கள் ஆர்ப்பாட்டமில்லாமல் முக்கிய நகரங்களில் இயங்கி வருகின்றன. அதற்கென்று ஒரு வாடிக்கையாளர் கூட்டமுள்ளது. நியாயமான விலை, வீட்டுச் சாப்பாடு போன்ற உணர்வு, கலப்படமில்லாத செய்முறை, பணத்துக்கு உணவு விற்றாலும் அதில் அறத்துடன் நடந்து கொள்ளும் விதம்... ஆகியவை அன்றும் இன்றும் என்றும் இவர்களை இயங்க வைக்கிறது; வைக்கும்!

லன்ச் மேப்

திண்டிவனம்

அச்சிறுப்பாக்கம் மன்னா மெஸ்

உண்மையில் சமையல் விஷயத்தில் நம் முன்னோர்கள் ஒன்றும் முட்டாள்கள் இல்லை!

ஐந்திணைகளாக தமிழக நிலப்பரப்பை பிரித்து அதற்கேற்ற உணவை ஒவ்வொரு திணையிலும் உண்டனர். அதாவது உணவையே மருந்தாக உட்கொண்டனர்.

அஞ்சறைப் பெட்டி என்ற ஒன்று எல்லோர் வீட்டிலும் இருக்கும். இப்போதும் இருக்கிறது. ஆனால், அதில் சரியான பொருட்கள் இன்று இருக்கின்றதா என்பது சந்தேகம்தான். ஏனெனில் பாக்கெட்டில் அடைக்கப்பட்ட மசாலா பொருட்களைத் தான் இப்போது அஞ்சறைப் பெட்டியில் பெரும்பாலானவர்கள்

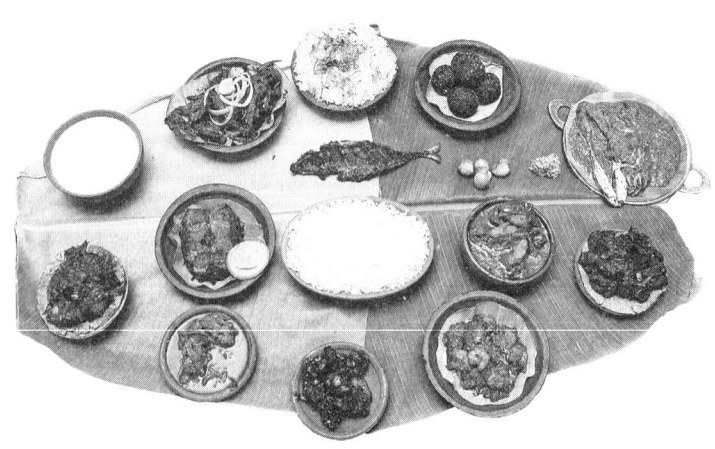

நாட்டுக்கோழி குழம்பு

நாட்டுக்கோழி -- 1 கிலோ
சின்ன வெங்காயம் 100 கிராம்
தக்காளி – 3
தேங்காய்ப் பால் – 1 கப்
மஞ்சள் தூள் – கால் சிட்டிகை
மிளகாய்த் தூள் – 2 தேக்கரண்டி
மல்லித் தூள் – 2 தேக்கரண்டி
சோம்பு – 1 தேக்கரண்டி
கறிவேப்பிலை, கொத்தமல்லி – சிறிதளவு
நல்லெண்ணெய் – 5 தேக்கரண்டி
உப்பு – தேவையான அளவு

பக்குவம்: மசாலா செய்முறை – சின்ன வெங்காயத்தை உரித்து பொடியாக நறுக்கவும். தக்காளியை நறுக்கி வைக்கவும். வாணலியில் சிறிதளவு எண்ணெய் விட்டு காய்ந்ததும் சோம்பு, கறிவேப்பிலை போட்டு தாளிக்கவும். இத்துடன் பாதி அளவு வெங்காயம் சேர்த்து வதக்கவும். வதங்கியதும் மிளகாய்த் தூள், மல்லித் தூள் சேர்த்து நன்றாக வதக்கவும். ஆறவைத்து அம்மியில் அல்லது ஆட்டு உரலில் மசாலாவாக நைசாக அரைக்கவும்.

நாட்டுக்கோழியை நன்றாகக் கழுவி சிறு துண்டுகளாக்கி, பாத்திரத்தில் எண்ணெய் விட்டு காய்ந்ததும் மீதமுள்ள வெங்காயம், பச்சை மிளகாய், கறிவேப்பிலை சேர்த்து வதக்கவும்.

இதில் தக்காளி சேர்த்து குழைய வதக்கி மஞ்சள் தூள், மிளகாய்த் தூள் சேர்த்து கோழிக்கறியுடன் நன்றாகக் கிளறவும். தேவையான அளவு உப்பு போட்டு வதக்கவும்.

சிறிது நேரம் வேக வைத்து பிறகு அரைத்து வைத்த மசாலாவை சேர்த்து கிளறவும். நாட்டுக் கோழி என்பதால் நன்றாக வேகவைத்து சாப்பிடலாம். அப்போதுதான் அதன் சாறு இறங்கும். நாட்டுக்கோழியைப் பொறுத்தவரை சாறு தான் சுவை; சத்து!

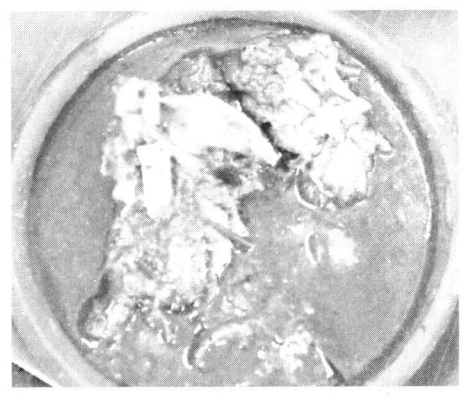

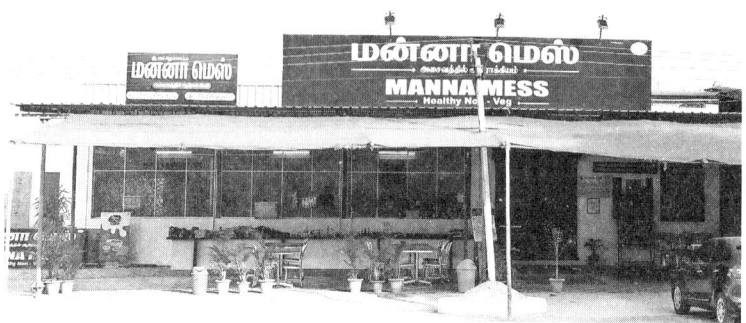

வைத்திருக்கிறார்கள்.

மஞ்சள் தூளை இன்று பெரும்பாலானவர்கள் பயன்படுத்துவதே இல்லை. ‘காரத்துக்கு மிளகாய்... சுவைக்கு புளி... எதற்கு மஞ்சள்?’ என்று கேட்கிறார்கள். போலவே பெருங்காயத்தின் பயன்பாடும் இன்று குறைந்திருக்கிறது.

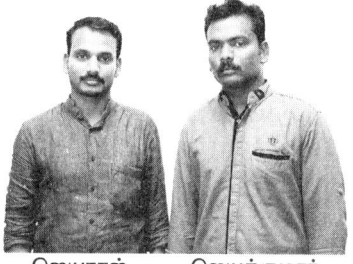

ஜெயராஜ் ஜெயக்குமார்

உண்மையில் மிளகாயை விட மிளகின் காரம்தான் உடலுக்குத் தேவை. சோம்பு, சீரகத்துக்கு இடையிலான வித்தியாச குழப்பமும் பலருக்கும் உள்ளது. முன்பெல்லாம் முறுக்கு சுட்டால் அதில் ஓமம் சேர்ப்பார்கள். அவ்வளவு சுவையாக இருக்கும்.

இந்தப் பொருட்கள் எல்லாமே அன்று அஞ்சறைப் பெட்டியில் இருந்தன. அதனால்தான் அன்று இப்பெட்டியே ஃபர்ஸ்ட் எயிட் பாக்ஸ் ஆகவும் இருந்தது!

அப்படிப்பட்ட அஞ்சறைப் பெட்டி ஃபார்முலாவை வைத்துதான் பாரம்பரியமான முறையில் திண்டிவனம் அருகே அச்சிறுப்பாக்கம் தேசிய நெடுஞ்சாலையில் உள்ள மன்னா மெஸ்ஸை நடத்துகிறார்கள்.

மலை அடிவாரத்தில் காற்றோட்டமான இடம். அருகே பச்சைப் பசேல் என விவசாய நிலங்கள்.

அசைவத்தில் என்னவெல்லாம் உண்டோ அவை அனைத்தும் இங்கு ஸ்பெஷல்! கிராமத்து ஸ்டைலில் நாட்டுக்கோழி குழம்பு, அந்தக் காலத்து நெய் சோறு, கருவாட்டுத் தொக்கு, மட்டன் சுக்கா, குளத்து மீன் வறுவல்... எல்லாமே ஏக சுவை. குறிப்பாக மதிய சாப்பாட்டுக்குத் தரப்படும் அனைத்தும் தொக்குதான்.

தி‌லீபன் புகழ்

ஈரல் பிரட்டல்

மட்டன் ஈரல் – 200 கிராம்
சின்ன வெங்காயம் – 100 கிராம்
தக்காளி – 3
பச்சை மிளகாய் – 4
இஞ்சி, பூண்டு – நசுக்கியது இரண்டு கைப்பிடி
மிளகாய்த்தூள் – ஒரு தேக்கரண்டி
மல்லித்தூள் – ஒரு தேக்கரண்டி
சோம்பு – ஒரு தேக்கரண்டி
பட்டை – 3 துண்டுகள்
நல்லெண்ணெய் – 5 தேக்கரண்டி
கொத்தமல்லி, உப்பு – சிறிது

பக்குவம்: கடாயில் எண்ணெய், பட்டை, சோம்பு, பச்சை மிளகாய் ஆகியவற்றை இஞ்சி, பூண்டு சேர்த்து வதக்கவும். பின் அதில் வெங்காயம், தக்காளி, சேர்த்து வதக்கவும்.

பின்னர் ஈரலைச் சேர்த்து மெல்ல பிரட்டவும். மிளகாய், மல்லித்தூள், மிளகுத்தூள் சேர்த்து தண்ணீர் ஊற்றி உப்பு சேர்த்து நன்கு கொதிக்க விடவும்.

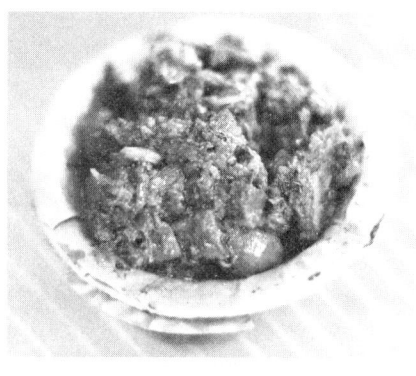

குறைவான அனலில் சுண்ட வைத்தால்தான் சுவை கிடைக்கும். தொக்கு பதத்துக்கு வந்ததும் இறக்கி கொத்தமல்லி தூவி பரிமாறவும்.

தொக்கில்தான் சாதத்தை பிசைந்து சாப்பிட வேண்டும். நாட்டுக் கோழி தொக்கு, எறா தொக்கு, மட்டன் தொக்கு... என நாக்கில் உமிழ்நீர் சுரக்கிறது.

தங்கள் உணவுக்கொள்கையைச் சுவரிலேயே பெரிய பேனராக்கி ஒட்டியிருக்கிறார்கள். பிராய்லர் கோழி, பிராய்லர் முட்டை பயன்படுத்துவதில்லை. நாட்டுக்கோழி, நாட்டுக்கோழி முட்டை மட்டுமே. மைதா, நிறமிகள், சுவையூட்டி ரசாயனங்கள் சேர்ப்பதில்லை. மிளகாயை விட மிளகுப் பயன்பாடே அதிகம். குழம்புகளுக்கு அதிகம் நல்லெண்ணெயைப் பயன்படுத்துகிறார்கள்.

லன்ச் மேப்

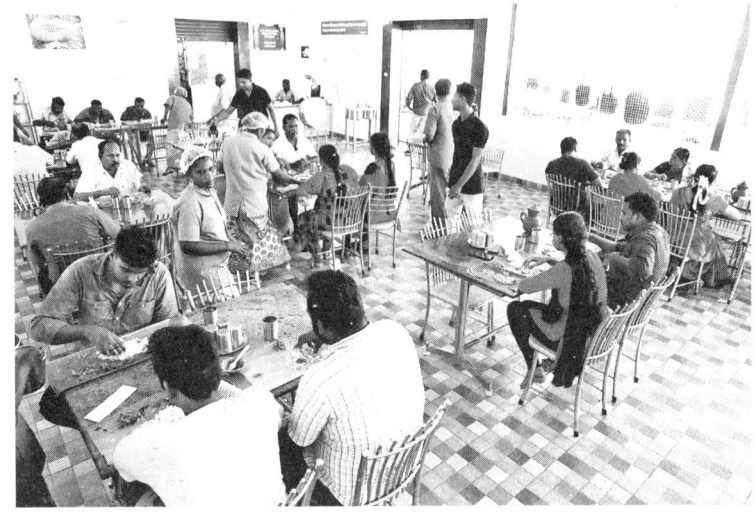

சாப்பிட வருபவர்கள் தாராளமாக கிச்சனை பார்வையிடலாம்!

உணவகத்தை நடத்தும் ஜெயராஜ், கல்லூரிப் பேராசிரியராக இருந்தவர். தீவிரமான உணவுப்பிரியர். எனவேதான் இந்த மெஸ் ஸையே ஆரம்பித்திருக்கிறார். சமையலை இவரது தம்பி கவனிக் கிறார். பரிமாறுபவர்கள் பெண்கள்தான். இதில் ஜெயராஜின் குடும்பத்தைச் சேர்ந்தவர்களும் அடக்கம். ஒவ்வொரு டேபிளுக்கும் ஒருவர் வீதம் விருந்தோம்பலாகப் படைக்கிறார்கள்.

"சின்ன வயசுலயே அப்பா இறந்துட்டார். அம்மா, நான், தம்பிதான். கல்லூரில படிக்கிறப்ப எந்த ஊருக்குப் போனாலும் அந்த ஊர் சாப்பாட்டை சாப்பிடுவேன். ஸ்கூல்ல படிக்கிறப் பவே ஹோட்டல் தொடங்கணும்னு முடிவு செய்துட்டேன்! இதனாலயே தம்பி ஜெயக்குமாரை ஹோட்டல் மானேஜ்மென்ட் படிக்க வைச்சேன்!

படிப்பை முடிச்சுட்டு வெளிநாட்டிலும் உள்நாட்டிலுமாக 17 வருஷங்கள் வேலை செய்தான்.

15 வருஷங்களுக்கு முன்னாடி இந்த மெஸ்ஸை ஆரம்பிச்சோம். அசைவத்தை பாரம்பரிய முறைப்படி சமைச்சுக் கொடுக்கறோம். கருவாட்டுத் தொக்கு, மட்டன் குழம்பு, நாட்டுக்கோழிக் குழம்பு, குளத்து மீன் குழம்பு, சாம்பார், ரசம், மோர், கூட்டு, பொரி யல், துவையல்னு எல்லாமே பாட்டி சமையல்தான்..." என்ற ஜெயராஜ், எந்தெந்த சீசனில் எந்தெந்த மீன்கள் கிடைக்குமோ அதை அந்தந்த சீசனில் சமைக்கிறார்.

"கிராமத்துக் கடைகள்ல கிடைக்கிற வெள்ளாட்டுக் கறியும், சுற்றி இருக்கிற மக்கள்கிட்ட நாட்டுக்கோழியும் வாங்கறோம்..."

தீபன் புகழ்

புன்னகைக்கிறார் ஜெயக்குமார்.

கானாங் கெளுத்தி மீனில் மாங்காய், முருங்கைக்காய், கத்தரிக்காய் சேர்த்து மண் சட்டியில் சமைக்கின்றனர். மாங்காயின் புளிப்பில் கலந்த மீன் சுவையாக இருக்கிறது.

கருவாட்டுத்தொக்கும், நாட்டுக்கோழி உப்புக்கறியும் இவர்களது தனி ரெசிப்பியில் சுவையாக இருக்கின்றன. காய்ந்த மிளகாயைக் கிள்ளிப் போட்டு பூண்டை நசுக்கிச் சேர்த்து மிளகைத் தூவி பிரட்டித் தருகிறார்கள்.

மதியமும் இரவும்தான் மெஸ் இயங்குகிறது. அனைத்து வறுவல், பிரட்டல்களும் இரவும் கிடைக்கும். கூடவே கறி தோசையுடன் டிபன் வகைகள்! அனைத்து மசாலா பொருட்களையும் இடித்துப் போட்டு மட்டன் கோலா செய்கிறார்கள். அனைத்து செய்முறைகளிலும் பூண்டு கட்டாயம் உண்டு. ஆனால், அதை அரைத்து சேர்ப்பதில்லை. மாறாக பூண்டை உரலில் இடித்துச் சேர்க்கிறார்கள். அதேபோல மிளகு, சீரகம், சோம்பையும் அரைத்து வைக்காமல் அவ்வப்போது இடித்துச் சேர்க்கின்றனர்.

பிரியாணி விரும்பிகள் இங்கு கிடைக்கும் நெய்ச்சோறு சாப்பிட்டுப் பார்க்கலாம். நெய்ச் சோற்றுக்கு குளத்து மீன் குழம்பு சுவையான காம்போ!

277

 லன்ச் மேப்

உடுப்பி ஹோட்டல்களின் வரலாறு

சைவ உணவு வகைகளில் உடுப்பி பதார்த்த உணவுகளுக்கு இருக்கும் முக்கியத்துவம் சொற்களுக்கு அப்பாற்பட்டது. குறிப்பாகச் சொல்வதென்றால் டிபன் வெரைட்டிகளை மக்களுக்கு அறிமுகப்படுத்தியதே உடுப்பி அய்யங்கார்கள்தான் என்கிறார்கள்.

அந்தக் காலத்தில் முக்கிய ஊர்களில் 'அன்ன சத்திரங்கள்' இருக்கும். கோயில் நகரங்களில் சமூகம் சார்ந்த சத்திரங்கள் கட்டாயம் இருக்கும். காசு கொடுத்து சாப்பிடும் பழக்கம் அப்போது கிடையாது. அது பாவம் என்ற எண்ணம் மக்களிடம் இருந்தது. இருப்பவர்களிடம் நன்கொடை பெற்று நடத்துவார்கள்.

இந்நிலையில் காசு கொடுத்து சாப்பிடும் ஹோட்டல் கலாசாரத்தை முதன் முதலில் இந்தியாவில் அறிமுகப்படுத்தியவர்கள் உடுப்பி அய்யங்கார்கள்தான். ஆங்கிலேயர்கள் இங்கே இருந்த

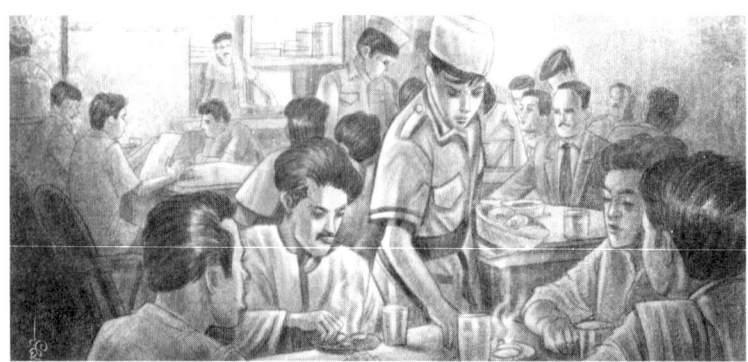

தில்பன் புகழ்

உடுப்பி இட்லி சாம்பார்

- துவரம்பருப்பு – 100 கிராம்
- பாசிப்பருப்பு – 50 கிராம்
- குடமிளகாய், முள்ளங்கி, கேரட் – தலா ¼ கிலோ
- புளிக்கரைசல் – 1 கப்
- மஞ்சள்தூள் – அரைத் தேக்கரண்டி
- உப்பு – தேவையான அளவு
- எண்ணெய் – தாளிக்கத் தேவையான அளவு
- அரைக்க: தேங்காய்த்துருவல் – அரை கப்
- தனியா – 2 தேக்கரண்டி
- சீரகம் – 1 தேக்கரண்டி
- வரமிளகாய் – 4

செய்முறை: அடி கனமான பாத்திரத்தில் எண்ணெய் விட்டு கடுகு தாளித்து, காய்கறிகளை ஐந்துநிமிடம் வதக்கிய பின் வேகும் அளவுக்கு தண்ணீர் சேர்க்கவும்.

பின் புளிக்கரைசலை சேர்த்து உப்பு, மஞ்சள் தூள் சேர்த்து நன்கு கொதிக்கவிடவும். காய் வெந்தபின் சேர்த்தால்

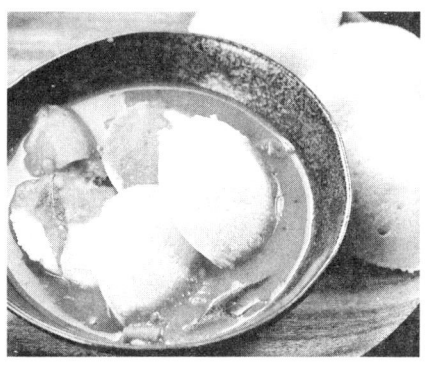

உப்பு, புளி ஆகியவை காய்களின் உள்ளே சேராது.

வெந்தபிறகு அரைத்த விழுதைச் சேர்த்து ஐந்து நிமிடங்கள் கொதிக்க வைத்து பருப்புகளைச் சேர்த்து அடுப்பை குறைந்த தணலில் ஐந்து நிமிடங்கள் வைத்து இறக்கவும்.

இதனுடன் நறுக்கிய கொத்தமல்லியைத் தூவவும்.

குறிப்பு: உடுப்பி சாம்பாரில் பூசணிக்காய், வாழைக்காய், பலாக்காய் முதலியவற்றை அந்தந்த தட்பவெப்ப நிலைக்கு ஏற்ப சேர்ப்பார்கள். எல்லா பருவங்களிலும் வெல்லம் கட்டாயம் உண்டு. எனவேதான் அனைத்து உணவிலும் லேசான இனிப்புச் சுவை இருக்கிறது.

தும் அதற்கு ஒரு காரணம். ஐரோப்பிய கலாசாரத்தில் ஹோட்டலை ஆரம்பித்த இவர்கள், டேபிள், இருக்கைகள், சீருடை அணிந்த பணியாளர்கள், பிளேட்டில் பரிமாறுவது... என்ற பாணியைக் கொண்டு வந்தார்கள். அதற்கு முன் இலையில் சாப்பிடும்

279

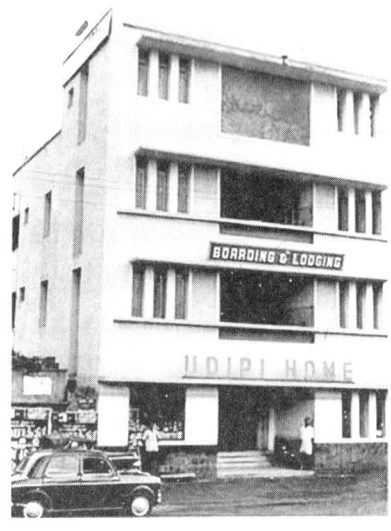

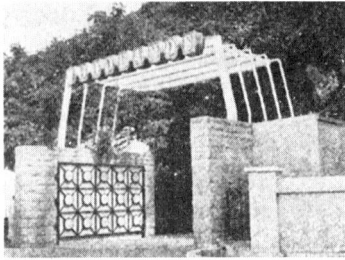

●உட்லண்ட்ஸ் டிரைவ் இன் ஹோட்டல் - அன்று

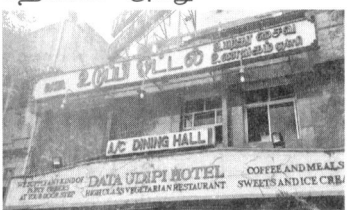

வழக்கமே இருந்தது.

உடுப்பி உணவகம் 1900களில் பிரபலமடையத் தொடங்கியது. முதன்முதலில் மும்பையில் 'ஸ்ரீகிருஷ்ணா உடுப்பி ஹோட்டல்' ஆரம்பிக்கப்பட்டது. இங்கு தினமும் கோயிலைப் போலவே உணவு சமைப்பது நடைபெற்றது.

இட்லி, தோசை, பொங்கல், பிசிபெலாபாத் எனப்படும் சாம்பார் சாதம்... ஆகியவை இவர்களின் ஆல்டைம் ஃபேவரைட். அதிகாலையில் எழும் பழக்கம் அன்று இருந்ததால் கட்டாயம் காலையில் மக்கள் சாப்பிட்டார்கள். அதாவது ஃபாஸ்ட்டை பிரேக் செய்தார்கள்!

எனவே இட்லி - வடை, காபி என உடுப்பி ஹோட்டல்கள் காலையில் டிபன் கொடுக்கத் தொடங்கியதும் மக்கள் அதை வரவேற்றார்கள்.

ஆங்கிலேயர்கள் காலத்தில் வணிகம் மற்றும் நிர்வாகத்துக்காக பல ஊர்களுக்கும் பயணப்பட்ட இந்திய மக்களின் பசியை உடுப்பி ஹோட்டல்களே போக்கின. பெரும்பாலும் அப்போது குறிப்பிட்ட சமூகத்தைச் சேர்ந்தவர்களே அரசாங்க வேலையில் இருந்ததாலும், அவர்களே நாடு முழுக்க பயணம் செய்ததாலும் தங்கள் உணவில் வெங்காயம், பூண்டு சேர்ப்பதை உடுப்பி ஹோட்டலில் தவிர்த்தனர். போலவே நிலத்துக்கு அடியில் விளையும் கிழங்குகளையும் பயன்படுத்தாமல் இருந்தனர்.

பிறகு மெல்ல மெல்ல காலம் மாற இப்பொழுது அவற்றையெல்லாம் தங்கள் ஹோட்டல்களில் பயன்படுத்துகின்றனர்.

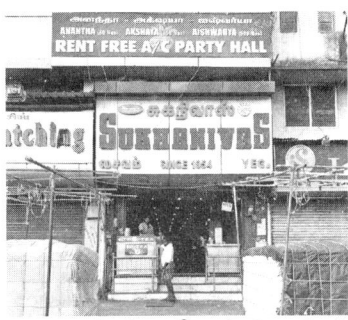

●மைலாப்பூர் சுகநிவாஸ் ஹோட்டல்

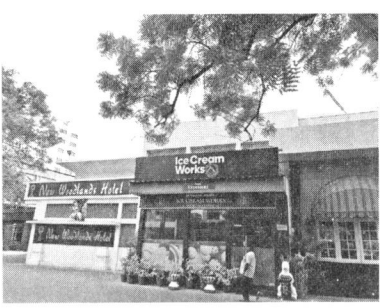

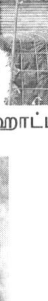

●கிருஷ்ணா ராவ்

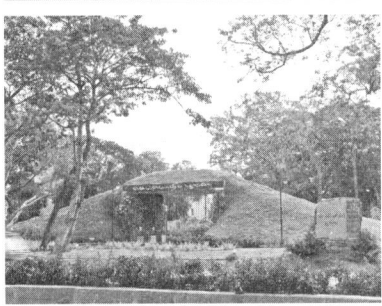

●உட்லண்ட்ஸ் டிரைவ் இன் ஹோட்டல் இருந்த இடம்

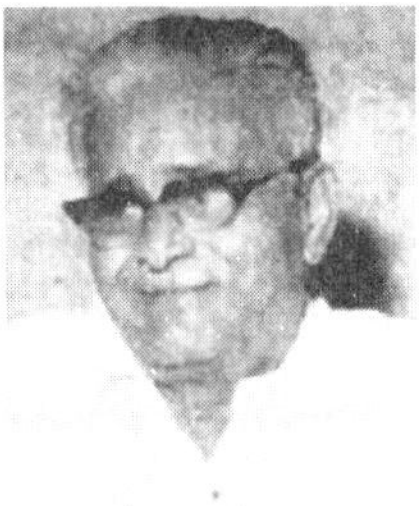

என்றாலும் அமாவாசை, கிருத்திகை போன்ற தினங்களில் அவற்றைத் தவிர்க்கும் வழக்கம் இன்றும் உண்டு.

டிபன் வகைகளின் தாய் வீடு என மங்களூர் மற்றும் உடுப்பி சுற்றுவட்டாரப் பகுதியைச் சொல்லலாம். காலையில் டிபன் வகைகளில் அதிகம் பருப்பு வகைகள் இருக்கும். சாம்பார் வகைகளில் கட்டாயம் பரங்கிக்காய் இருக்கும். பரங்கிக்காயை வேகவைத்து அதை பேஸ்ட் போல செய்து பொரியல், கூட்டு என வெரைட்டி காண்பிக்கிறார்கள்.

மதிய உணவில் சாம்பார், கூட்டு, பொரியல், அவியல் என பக்காவான அறுசுவை. நீர்க்காய்களை அதிகம் உணவில் சேர்க்கின்றனர். எண்ணெயில் வறுப்பதும் பொரிப்பதும் குறைவு. வேகவைத்தே சமைக்கின்றனர்.

கர்நாடக மலைப்பகுதிகளில் விளையும் பியாடாகி (biyadagi) என்கிற சிவப்பு நீட்டு மிளகாய், தேங்காய், வெல்லம் மற்றும் தேங்காய் எண்ணெய், பாசிப்பருப்பு, பரங்கிக்காய், பூசணிக்காய் ஆகியவையே பிரதானம்.

1926ம் ஆண்டில் தமிழகத்துக்கு உடுப்பி ஹோட்டல் வந்ததாகச் சொல்கிறார்கள். இன்று அண்ணாசாலை என்றழைக்கப்படும் அன்றைய மவுண்ட் ரோட்டில் முதன்முதலாக உடுப்பி

சமைத்தல் என்றால் என்ன?

'சமைத்தல்' என்ற சொல்லுக்கு பக்குவப்படுத்து தல் என்பது பொருள். அடுப்பில் ஏற்றிச் சமைப்பது 'அடுதல்' எனப்படும். சமையல் செய்யப்படும் இடம் அட்டில் அல்லது அடுக்களை.

தமிழர்களின் வீட்டு அமைப்பில் வீடு எந்தத் திசை நோக்கி அமைந்திருந்தாலும் சமையலறை வீட்டின் வடகிழக்கு அல்லது தென் மேற்கு மூலையிலேயே அமைக்கப்படும்.

நீரிலிட்டு அவித்தல், அவித்து வேக வைத்தல், வறுத்து அவித்தல், சுடுதல், வற்றலாக்குதல், எண்ணெயிலிட்டுப் பொரித்தல், வேகவைத்து ஊற வைத்தல்... ஆகியன சமையலின் முறைகள்.

நகர்ப்புறமயமாதல், தொடர்பு சாதனங்களின் விளம்பரத் தன்மை, பொருளியல் வளர்ச்சி, பயண அனுபவங்கள் ஆகியவை காரண மாகக் கடந்த ஒரு நூற்றாண்டுக் காலத்திற்குள் தமிழர்களின் உணவு முறைகள் மிகப் பெரிய அளவில் நவீன மாறுதல் அடைந்திருக்கிறது.

காய்கறி என்ற சொல் காய்களையும் மிளகையும் சேர்த்துக் குறிக்கும். கி.பி. 15ம் நூற்றாண்டில்தான் சிலி நாட்டில் இருந்து வந்த மிளகாய், தமிழ்நாட்டிற்குள் புகுந்தது. அதுவரை தமிழர் சமையலில் உறைப்புச் சுவைக்காகக் கறுப்பு மிளகினை மட்டுமே பயன்படுத்தி வந்தனர்.

இறைச்சி உணவிற்கு அதிகமாகக் கறியினைப் பயன்படுத்திய தால் இறைச்சியே 'கறி' எனப் பின்னர் வழங்கப்பட்டது. வெள்ளை மிளகினை தமிழர் குறைவாகவே பயன்படுத்தியுள்ளனர்.

பழந்தமிழர் உணவு வகைகளைக் கூர்ந்து கவனித்தால் ஓர் உண்மை புலப்படும். தமிழர் உணவு முறைகளில் வறுத்தும், சுட்டும், அவித்தும் செய்யப்படும் உணவுப் பண்டங்களே அதிகமாக இருந்தன. எண்ணெயில் இட்ட பண்டங்கள் அண்மைக் காலங்களிலேயே மிக அதிகமாகப் பயன்படுத்தப்பட்டு வருகின்றன. இவற்றின் தயாரிப்பில் அதிகமாகப் பயன்படுத்தப்படும் நிலக்கடலை எண்ணெயும் விஜயநகர ஆட்சிக் காலத்திலேயே இங்கு அறிமுகமானது.

('அறியப்படாத தமிழகம்' நூலில் தொ.பரமசிவன்)

ஹோட்டலைத் தொடங்கியவர் வெங்கடராமய்யர்.

சில வருடங்களிலேயே தன்னிடம் வேலை செய்த கிருஷ்ணா ராவிடம் அதை விற்றுவிட்டார். இதன் பிறகு நவீன சைவ உண வகமாக 'உடுப்பி ஸ்ரீ கிருஷ்ண விலாஸ்' பெயர் மாற்றம் பெறுகிறது.

அந்த சமயத்தில் ராயப்பேட்டையில் இராமநாதபுரம் சேதுபதி மன்னருக்குச் சொந்தமான பங்களா ஒன்றை முனிவெங்கடப்பா

என்பவர் வாங்கியிருந்தார். அதை ஹோட்டலாக மாற்ற நினைத்த வெங்கடப்பா, அந்த கட்டடத்தை ஐந்நூறு ரூபாய் வாடகையில் கிருஷ்ணா ராவிற்கு 10 ஆண்டு குத்தகைக்கு கொடுத்தார்.

1938ல் ராயப்பேட்டையில் ‘உட்லண்ட்ஸ் ஹோட்டல்’ (old woodlands) தொடங்கப்பட்டது. மரங்கள் சூழ்ந்த கட்டடம் என்பதால் ‘உட்லண்ட்ஸ்’ என்று பெயர் வைத்துவிட்டார் கிருஷ்ணாராவ்.

பிறகு 1962ல் சென்னை வேளாண் விவசாய வாரியத்தின் தோட்டத்தில் - இப்போதைய செம்மொழிப் பூங்கா உள்ள பகுதியில் - இந்தியாவின் முதல் ‘உட்லண்ட்ஸ் டிரைவ் - இன் ஹோட்டலை’த் தொடங்கினார். காரில் வந்து, காரில் அமர்ந்தபடியே சாப்பிடலாம்!

பல பிரபலங்களின் விருப்ப இடமாக இருந்த உட்லண்ட்ஸ் டிரைவ் - இன் ஹோட்டல், 2008ம் ஆண்டு நீதிமன்ற உத்தரவுப்படி மூடப்பட்டது.

உடுப்பி ஸ்ரீகிருஷ்ணா, உடுப்பி ஸ்ரீராமா, உடுப்பி விலாஸ்... தவிர பவன், நிவாஸ், விலாஸ்... என்றெல்லாம் பல பெயர்களில் இன்றிருக்கும் உணவகங்கள் அனைத்தின் பூர்வீகமும் உடுப்பிதான்!

நாகர்கோவில்

ஆரியபவன்

நாஞ்சில் நாட்டு சமையல் முறை கிட்டத்தட்ட கேரள உணவைப் போலவே இருக்கும். நாகர்கோவில் விருந்தோம்பலில் ஒருவித ஒழுங்கு இருக்கும்.

இலை முழுவதும் வண்ணமயமாக அனைத்து காய்களும் நிறைந்து அறுசுவையையும் உள்ளடக்கி இருக்கும். திருவிதாங்கூர் சமஸ்தான காலத்தில் இருந்தே வாழை, ரப்பர், உணவு தானியம் என சிறப்பாக இயங்கிய நெற்களஞ்சிய ஊர் இது.

அந்த வகையில் நாகர்கோவில் அண்ணா பேருந்து நிலையம் அருகில் இருக்கும் ஆரியபவன், 53 வருடங்களாக நாஞ்சில் விருந்து படைத்து வருகிறது.

எந்த உணவு செய்தாலும் அதில் தேங்காய் கட்டாயம் இருக்கும். அதே போல நீர்க்காய்கள் அதிகம் பயன்டுத்துகிறார்கள்.

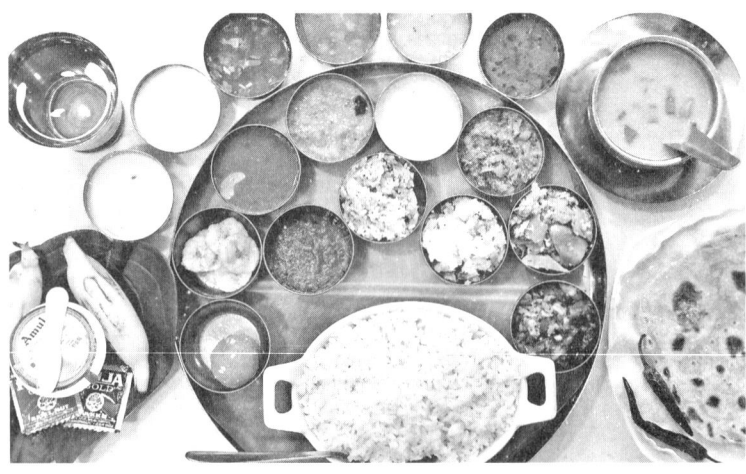

மிளகுப் பொங்கல்

பச்சரிசி – 200 கிராம்
பாசிப்பருப்பு – 150 கிராம்
மிளகு – 2 தேக்கரண்டி
உப்பு, நெய் – தேவைக்கு
கறிவேப்பிலை – சிறிதளவு
பச்சை மிளகாய் – 2
சீரகம் – 2 டீஸ்பூன்
இஞ்சித் துருவல் – சிறிதளவு
முந்திரி – 20

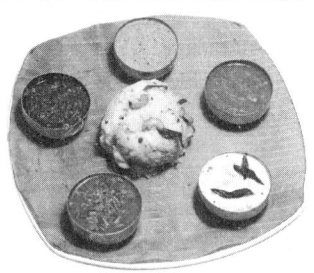

பக்குவம்: இஞ்சியை தோல் நீக்கி பொடியாக நறுக்கிக் கொள்ளவும். போலவே பச்சைமிளகாயையும் நறுக்கவும். பச்சரிசி, பாசிப்பருப்பை வெறும் வாணலியில் தனித்தனியாக வறுத்துக் கொள்ளவும்.

வறுத்த அரிசி, பருப்பை சாதம் வைக்கும் பாத்திரத்தில் போட்டு அதனுடன் சீரகம், பச்சை மிளகாய், இஞ்சி, உப்பு, 1 பங்கு தண்ணீர் கலந்த பால் சேர்த்து குழைய வேகவிடவும். பிறகு தேவையான அளவு தண்ணீர் தெளித்து இறுக வைத்து தனியாக வாணலியில் நெய் விட்டு முந்திரி, கறிவேப்பிலை சேர்த்து தாளித்து பொங்கலுடன் கலந்து பரிமாறவும்.

நேந்திரங்காய் வற்றல், பழம்பொறி, எரிசேரி, புளிச்சேரி என ஏகப்பட்ட கேரள பதார்த்தங்கள் நாஞ்சில் லிஸ்ட்டில் உள்ளன.

ஆரியபவனில் ஐம்பது வகையான் இட்லி, அதே போல தோசையும். காலையில் பொங்கல் சாப்பிட பெரும் ரசிகர் கூட்டமே இருக்கிறது, அதேபோல நுங்கு தோசை என்ற ஒன்றை அறிமுகப்படுத்தி உள்ளனர். கோதுமை, மைதா, இளம் நொங்கு, பனைவெல்லம் சேர்த்து நெய்யை தூக்கலாக ஊற்றி இதைச் செய்கிறார்கள். குழந்தைகள் விரும்பி உண்கின்றனர்.

போலவே சுக்கா தோசை, பனீர் பட்டர் மசாலா, காளான் வறுவல், கோதுமை பரோட்டா, சிறுதானியப்புட்டு... என தனிச் சிறப்பான மெனுக்கள் உமிழ்நீரை சுரக்க வைக்கின்றன.

“1968ல என் அப்பா திருவேங்கடம் இந்த உணவகத்தை ஆரம்பிச்சாரு. அப்பா கடையை நடத்திட்டு இருந்த வரைக்கும் எதுலயும் ஈடுபடலை. திடீர்னு ஒருநாள் கடையை என்கிட்ட அவர் தந்தப்ப என்ன செய்றதுனு தெரியலை.

எனக்கு சமைக்கத் தெரியாது. ஆனா, நல்லா சாப்பிடுவேன்! வீட்ல எப்படி சமைச்சு சாப்பிடுகிறோமோ அப்படியே வாடிக்கையாளர்களுக்கும் கொடுக்கணும்னு நினைச்சேன்.

எந்த ஊருக்குப் போனாலும் அந்த ஊர் உணவைப் பத்தி

நுங்கு தோசை

மைதா, கோதுமை கலந்து – 250 கிராம்
அரிசி மாவு – 150 கிராம்
நெய் – 15 கிராம்
பனை வெல்லம் – 400 கிராம்
ஏலக்காய் 2
நுங்கு – 4

பக்குவம்: தனியாக ஒரு பாத்திரத்தில் வெல்லத்தை பாகு காய்த்து அதில் உள்ள கசடுகளை நீக்கி வடிகட்டி வைத்துக் கொள்ளவும்.

நான்கு நுங்கையும் மிக்சியில் மைய அரைத்து அதனுடன் கோதுமை, மைதா கலவை, அரிசி மாவு சேர்த்து தேவையான அளவு தண்ணீர் ஊற்றி கட்டி விழாமல் மாவு பதத்துக்கு கலக்கவும்.

பிறகு ஏலக்காய் சேர்த்து நெய் தூக்கலாக விட்டு தோசைக் கல்லில் வார்த்து எடுக்கவும்.

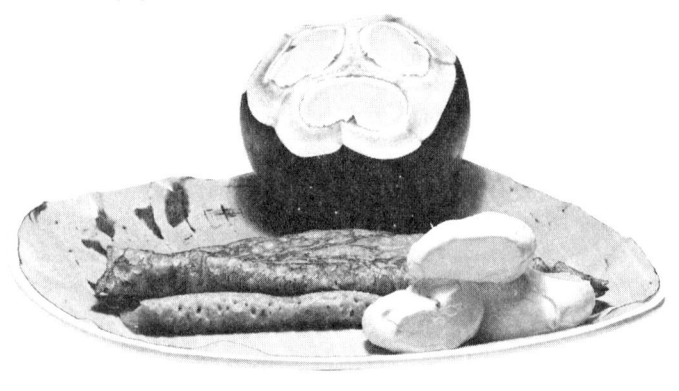

தெரிஞ்சுட்டு வந்து அதை நாஞ்சில் செய்முறைல தயாரிச்சு கொடுக்க ஆரம்பிச்சேன்...” என்று சொல்லும் இக்கடையின் உரிமையாளரான ரமேஷ், ஓர் உணவகத்தின் சமையல் அறை சுத்தமாக இருந்தால் மற்ற அனைத்தும் தன்னால் வந்துவிடும் என்கிறார்.

“என் குருநாதர் சௌந்தர் அண்ணாதான் இந்த ரகசியத்தையும் சொல்லிக் கொடுத்தார். சத்குரு மேல அதிக ஈடுபாடு கொண்ட அவர், மிதமான மென்மையான உணவு உடலையும் மனசையும் ஒழுங்குபடுத்தும்னு சொல்வார்.

நாங்க சிறுதானிய, பாரம்பரிய உணவுகளுக்கு முக்கியத்துவம் கொடுக்கறோம்...” புன்னகைக்கிறார் ரமேஷ்.

ஐந்து நிமிடங்களுக்கு ஒருமுறை சமையலறை உட்பட சாப்

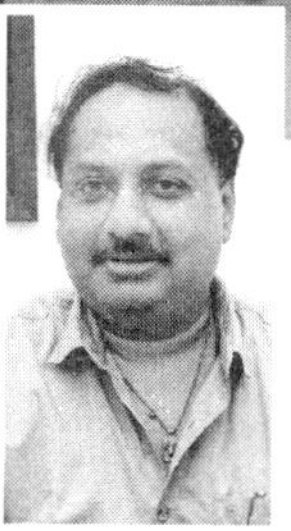

ரமேஷ்

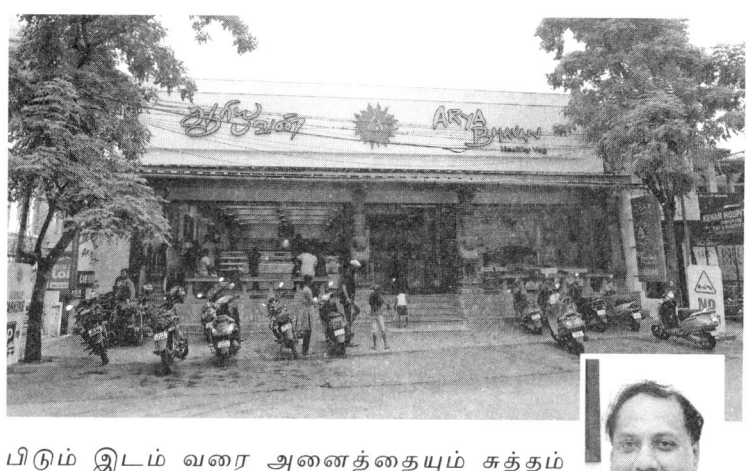

பிடும் இடம் வரை அனைத்தையும் சுத்தம் செய்துகொண்டேயிருக்கிறார்கள்.

தம்மில் செய்த பிரியாணி மதியத்துக்கு உண்டு. காய்கறிகள் மற்றும் இஞ்சி பூண்டு கலவையில் பச்சைமிளகாயை பதமாக சேர்த்து தம்மில் போட்டு சீரக சம்பா அரிசியில் ஆக்கித் தருகிறார்கள்.

எண்ணெயை குறைவாகவே பயன்படுத்துகிறார்கள். காரத்துக்கு மிளகும் குறுமிளகும்.

“ஹோட்டல்ல ஃபிரிட்ஜ் கிடையாது. அன்றன்றைக்கு தேவையான மசாலா பொருட்களை மீதம் வைக்காம அன்றன்றைக்கே பயன்படுத்தறோம். தினமும் புதிய காய்கறிகள். சமைக்கிற உணவு மீதமாகாது...” என்ற ரமேஷ், தரமான பொருட்களாக பார்த்துப் பார்த்து வாங்கிச் சமைக்கிறார். சின்னச் சின்ன விஷயங்களுக்குக் கூட மெனக்கெடுகிறார்கள்.

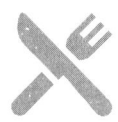

அதனாலேயே இந்த உணவகத்துக்கு நாகர்கோவிலில் மட்டும் இரு கிளைகள் உள்ளன. இது தவிர கோவை, சிங்கப்பூரிலும் தங்கள் கிளைகளைத் துவக்கியிருக்கிறார்கள்.

 லன்ச் மேப்

சமையல் புழங்கு பொருட்கள்

சுவையான உணவு எல்லா காலங்களிலும் சமைக்கப்பட்டுக் கொண்டேதான் இருக்கின்றது. ஆனால், எதைக் கொண்டு என்ன முறையில் சமைக்கப்படுகிறது..?

சாதாரண இந்தக் கேள்விதான் எல்லாவற்றையும் விட முக்கியமானது.

பெரும்பாலான சமையல் புத்தகங்கள் செய்முறையை மட்டுமே விளக்குகின்றன. மற்றபடி என்ன மூலப்பொருட்களுடன் தயா ரிக்கப்படும் சமையல் பாத்திரங்கள் என்ன வகையான சுவையை சமையலுக்கு தருகின்றன...என்பதை எல்லாம் விளக்குவதில்லை.

ஒரு கீரை மசியலை மண்பானையில் சமைக்கும்போது ஒரு

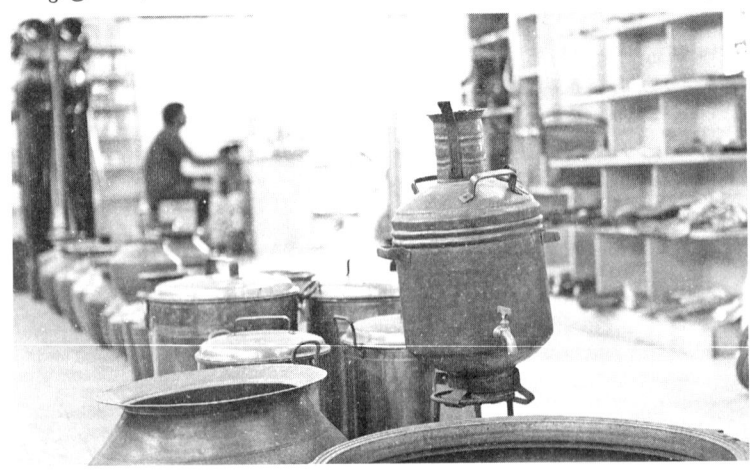

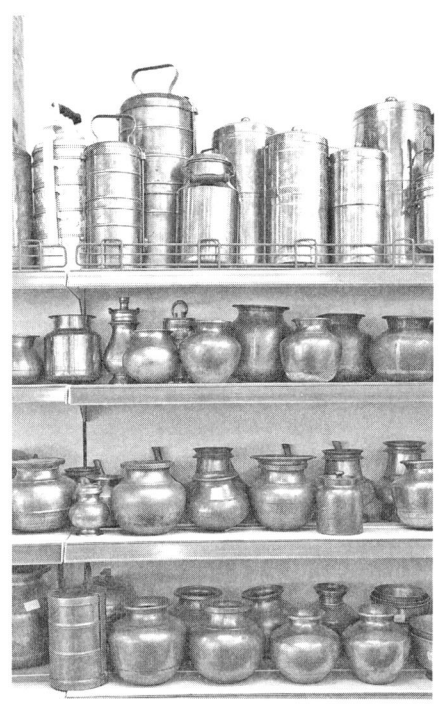

சுவை கிடைக்கும். சாம்பாரை ஈயம் பூசிய பித்தளைப் பாத்திரத்தில் வேக வைக்கும்போது தனித்த சுவையை அது தரும்.

ஆக, உணவு சமைக்கும் பாத்திரத்துக்கும், அதன் மீது பட்டு பதார்த்தத்துக்கு வந்து சேரும் அனலுக்கும் நுட்பமான ஒரு கூட்டு இருக்கிறது. சமையலின் ருசிக்கு இதுவும் முக்கியம்.

எனவே தான் அந்தக்கால அடுப்பங்கரை முதல் இந்தக் கால மாடுலர் கிச்சன் வரை கட்டாயம் இருக்க வேண்டிய, பயன்படுத்த வேண்டிய பாத்திரங்கள் என சில உலோகங்கள் உள்ளன.

இதை தமிழர்கள் ஆதியிலேயே புரிந்து வைத்திருந்தார்கள். இதனாலேயே சமையல் சம்பந்தப்பட்ட பொருட்களும் உபகரணங்களும் என்னென்ன இருந்தன... அவற்றை எப்படி மக்கள் பயன்படுத்தினார்கள் என்றெல்லாம் பாடல்களாகவும் குறிப்புகளாகவும் எழுதி வைத்திருக்கிறார்கள். மட்டுமல்ல, கால மாற்றத்துக்கு ஏற்ப பாத்திரங்களிலும் மாறுதல்களைச் செய்துவருகின்றனர்.

அவற்றை எல்லாம் படித்துப் பார்க்கும்போது நம் முன்னோர்களை நினைத்து அவ்வளவு ஆச்சர்யமாகவும் பெருமையாகவும் இருக்கிறது.

தொடக்கத்தில் சமையலுக்கு மண் பாத்திரங்களையும், தண்ணீர் பிடித்து வைக்க செம்பு, பித்தளைப் பாத்திரங்களையும் பயன்படுத்தினர். என்றாலும் சமைக்க மண்பானை சட்டிகள்தான். நீண்ட நேரம் தீயில் வாட்டி உருவாக்கப்பட்ட கறுப்பு சட்டி, கனமாகவும் இருக்கும்.

செம்பு, பித்தளைப் பாத்திரங்களை உபயோகிக்கும்பொழுது அடிக்கடி ஈயம் பூச வேண்டும். அப்படிப் பூசாவிட்டால் அவற்றில் வைக்கும் உணவில் உள்ள உப்பு, புளி போன்றவைகளில் உள்ள ரசாயனங்கள் கலந்து உணவுப்பொருட்களின் இயல்பை மாற்றி

நஞ்சாக்கி விடும்.

சுத்தமான அலுமினியப் பாத்திரம் அனைத்தையும் தாங்கும். கன மின்றி அவை லேசாகவும் இருப்பதால் கையாளுவதும் சுலபம். மற்ற உலோகப் பாத்திரங்களைவிட விரைவில் சூடாகும் என்பதால் விறகு அல்லது கேஸ் அதிகம் செலவாகாது.

மக்கள் வாழும் சூழல், சமூக நிலை சார்ந்து மண்பானைகளும் அதிலிருந்து தயாரிக்கப்படும் பாத்திரங்களும் பல வடிவங்களை எடுக்கின்றன.

தோசை சுட இரும்புக் கல் அல்லது குறிப்பிட்ட பாறையிலிருந்து வெட்டி எடுக்கப்படும் மாவுக்கல் ஆகியவை சிறந்தது.

கல், மண், மரம் ஆகியவற்றில் ஒன்றிலிருந்து தயாரான குந் தாணி உரலை வைத்து, அதில் முக்கால் பாகம் நிறையும்படியாக நெல்லைக் கொட்டி, இரண்டு மூன்று பேர் உலக்கைகளைக் கொண்டு மாறி மாறி குத்துவார்கள்.

இதன் வழியாக நெல்லில் இருந்து உமியும் அரிசியும் பிரிக்கப் படும். இதைக் கிளறும்போது கைக்குத்தல் அரிசி கிடைக்கும். நெல்லின் மேல் தோல் மெல்லிசாக நீக்கப்பட்டு. அரிசியின் பிரதான சத்துகள் அடங்கிய மேல் அடுக்கு அப்படியே இருக்கும்.

இந்த கைக்குத்தல் அரிசியின் சுவையே தனி. குக்கிராமங்களில் இப்போதும் கைக்குத்தல் அரிசி சாதம் சாப்பிடும் பழக்கம் உள்ளது.

தானியங்களையும் பருப்பு வகைகளையும் இடிக்க திருவை உருளையும்; தயிரை கடைய கனமான மண்சட்டியையும் அதற்கு ஏற்ற மத்தையும் பயன்படுத்தி உள்ளனர்.

பருப்பை இன்று குக்கரில் வைக்கிறோம். ஆனால் முன்பு அதை வேகவைத்து அடி கனமான பானையில் வைத்து மத்தினால் கடைவார்கள். மண்பானையில் இருக்கும் மண்ணும் மத்தின் மர வாசமும் பருப்புடன் கலக்கும்! இதன் கூடவே சமையல் செய்பவரின் கைப்பக்குவமும் ஒன்றிணையும்போது சுவை தனித்து சப்புக் கொட்ட வைக்கும்.

இன்று எண்ணெயில் வேக வைக்கும் வடையை சல்லடைக் கரண்டியால் எடுக்கிறோம். அன்று குச்சி கம்பியால்தான் ஒவ்வொரு வடையையும் திருப்பிப் போட்டு வேக வைத்து எடுத் தார்கள். இந்த முறையே சிறந்தது என இப்பொழுது நியூட்ரிஷி

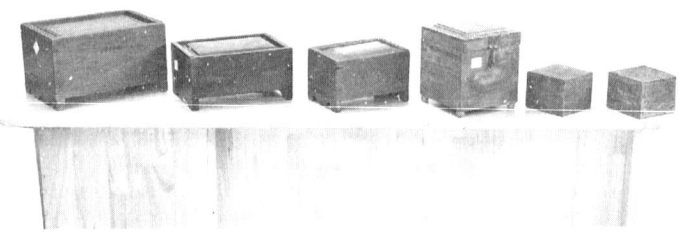

திலீபன் புகழ்

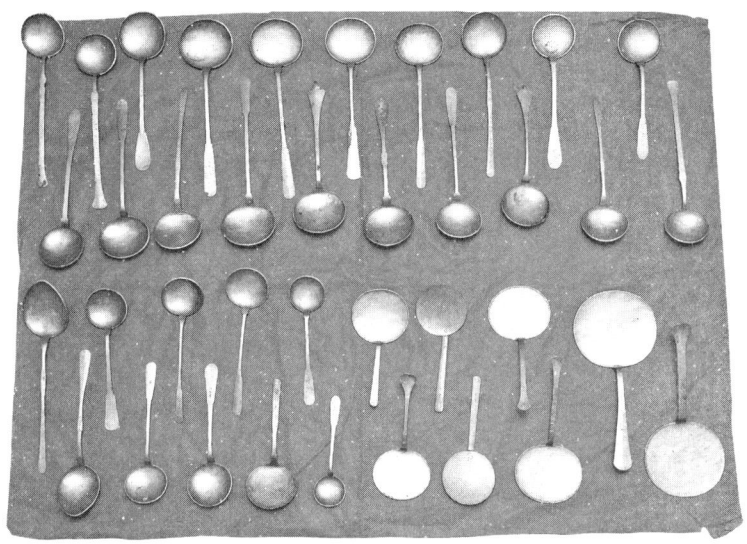

யன்ஸ் சொல்கிறார்கள்.

ஊறுகாய், தயிர், வத்தல் போன்றவற்றை உறிகட்டி தமிழர்கள் தொங்கவிட்டார்கள். இதன் வழியாக எறும்பு, பூஞ்சைகளில் இருந்து அதைக் காப்பாற்றினார்கள்.

சாதம் வடிக்க பாதி ஓட்டை போட்ட சிப்பித் தகடு, காய்கறி நறுக்க அருவா மணை, ரசத்துக்கு குழிக் கரண்டி, வெந்த சோற்றை எடுக்க கைவடிவிலான அன்னக் கரண்டி, உப்பு வைக்க மரப் பெட்டி, வேம்பு - கருவேலம் மரத்தால் ஆன அஞ்சறைப்பெட்டி... என அடுக்கிக்கொண்டே போகலாம்.

செம்புப்பாத்திரத்தில் தண்ணீர் குடிப்பதும், வெயில் காலத்தில் மண்பானையில் தண்ணீர் குடிப்பதும் நமது உடலுக்கு நல்லது என்பதை ஆதி முதலே தமிழர்கள் உணர்ந்திருந்தார்கள்.

அலுமினியப் பாத்திரத்தில் இட்லியை வேக வைத்தால்தான் ஆவி நின்று மாவை முழுமையாக இட்லியாக அவிக்கும். போலவே துணியில் மாவை ஊற்றி இட்லிப் பானைக்குள் வைப்பதே சரி.

ஒரே வார்த்தையில் சொல்வதென்றால் ஆயிரக்கணக்கான சமையல் பாத்திரங்களை அன்று தமிழர்கள் பயன்படுத்தி இருக் கிறார்கள். இவற்றில் சிலவற்றையாவது இன்று நாம் பயன்ப டுத்த வேண்டும்... அதுதான் உடலுக்கு நல்லது என்கிறார்கள் பாரம்பரிய மருத்துவர்கள்.

சமையல் செய்ய நினைக்கும் ஒவ்வொருவரும் அடிப்படைப் பொருட்களை தயார் செய்வது கடமை. துடுப்பு, கரண்டி, மத்து,

லன்ச் மேப்

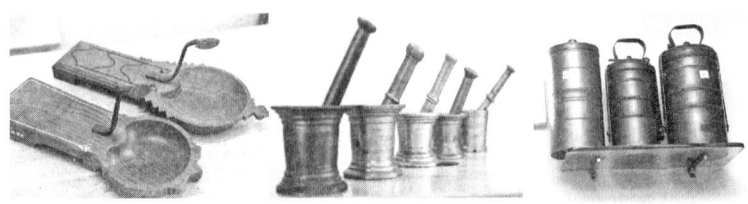

கிண்ணம், சட்டி... என அந்தந்த சமையலுக்கு ஏற்ற பாத்திரத்தை தேர்வு செய்ய வேண்டும்.

வேகவைப்பதற்கு அடி அகலமாகவும் வாய் சற்று குறைவாகவும் இருக்கும் பாத்திரமே சிறந்தது. வறுப்பதற்கான பாத்திரம் குழியாக அகண்டிருக்க வேண்டும். எத்தனை பேருக்கு சமைக்கிறோம் என்பதைத் தெளிவாக உணர்ந்து அதற்கேற்ப பொரிக்க மற்றும் சுடுவதற்கான பாத்திரங்களை தேர்வு செய்தபிறகே சமையல் கட்டுக்கு செல்ல வேண்டும்.

இது இந்தக் காலத்தில் சாத்தியமா என்ற கேள்வி எழும். ஆனால், சாத்தியம்தான்... இப்படி சமைத்துப் பாருங்கள். சுவையும் கூடும், ஆரோக்கியமும் மேம்படும்.

இயற்கையாக விளைந்த பொருட்கள் நேரடியான மனித உழைப்பால் நிகழ்ந்து சமையல்கட்டுக்கு வந்து சேர்கின்றன. இன்று சிறுதானியங்கள் குறித்த விழிப்புணர்வு அதிகரித்துள்ளது.

இவற்றை எல்லாம் நான்ஸ்டிக் தாவாவில் சமைக்காமல் இருப்பது நல்லது. கம்புச்சோறை பானையில் பொங்க வேண்டும், கேழ்வரகுக் களியைக் கிண்டும் துடுப்பு மரத்தால் உருவானதாக இருக்க வேண்டும். வரகரிசி புளிசாதத்தைப் பாக்கு மட்டையில் கட்டி வைத்தால் பத்துப் பதினைந்து நாட்களுக்கு கெடாமல் சுவையாகவும் இருக்கும்.

காலத்துக்குத் தகுந்தபடி சமையல் பாத்திரங்களும், அவற்றிற்கான உலோகங்களும் மாறியுள்ளன.

ஆனால், அன்று முதல் இன்று வரை உணவு செரிக்கும் உடல் உறுப்புகளின் தன்மை மாறவில்லை!

எனவே, அனுபவம் வழியாக மனிதர்கள் கண்டறிந்த அறிவு சேகரிப்பை... அதன் வழியான சமையலை... நாமும் பயன்படுத்தி வருங்காலத் தலைமுறைக்கும் அதைக் கொண்டு சேர்க்க வேண்டும்.

அதுதான் நலமுடன் நாம் வாழ்வதற்கான ஒரே வழி!

ஆதிமனிதன் முதல் இன்றைய மனிதன் வரை...

மாறாத செய்முறை... சுவை...

Kebab..!

காலம்காலமாக உணவு முறைகள் மாறி வந்திருக்கின்றன. முன்னோர்கள் விரும்பிச் சாப்பிட்ட உணவுகள் இப்போது மாறுவேடமிட்டு, சில திருத்தங்களுடன், பல மசாலா சேர்மானங்களுடன் வலம் வருகின்றன.

ஆனால், இன்றைக்கும் சுவை குறையாமலும் பக்குவம் மாறாமலும் ஆதி காலம் முதல் அப்படியே இருப்பது *Kebab* (கபாப்) என்னும் அனலில் வாட்டி எடுக்கும் இறைச்சிதான்.

ஆதி மனிதன் வேட்டையாடி வெற்றிக்களிப்பில் சுட்டு சாப்பிட்ட அதே ருசியில் இப்பொழுதும் சாப்பிட முடிவதுதான் *Kebab*இன் ஸ்பெஷல்.

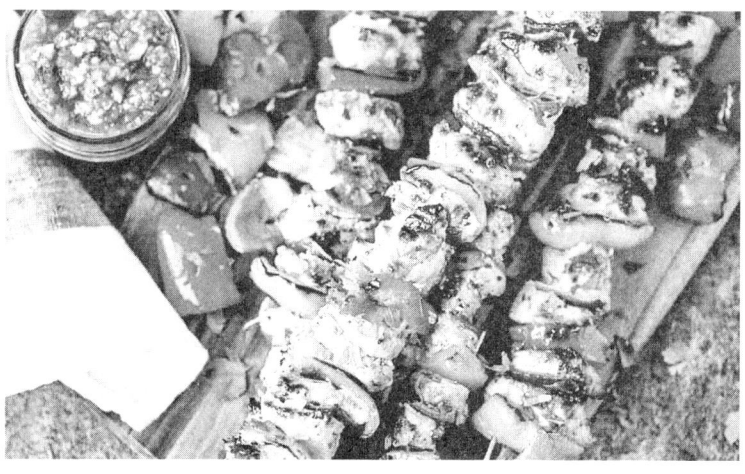

போர்க்களத்திற்கு சென்று வாகை சூடிய மன்னர்கள், சிப்பாய்கள் அந்த கூரிய வாளில் இளம் ஆட்டின் தொடைப்பகுதியை குத்தி நெருப்பில் வாட்டி சாப்பிட்டதாக செவி வழி வரலாறு. உப்பு, காரம் தடவி... இறுகிய, சீரான தொடர் நெருப்பில் காய்ந்து தயாராகும் இந்த கபாப் ருசி, பல நூற்றாண்டு கடந்து நம்மைத் தொடரும் தீராத பெரும் சுவை.

உணவு என்பதற்கான வழிவகை அதை தயார் செய்கிற முறையிலும் பிரத்யேக மசாலா சேர்மான அணுகுமுறையிலும்தான் இருக்கிறது.

19ம் நூற்றாண்டின் இறுதியில்தான் kebab மும்பை சுற்று வட்டாரப் பகுதியில் பிரபலம் ஆகத் தொடங்கியது. புளித்த தயிர், மிளகாய்த்தூள் உப்பு கொண்டு மசாலாக்கள் தடவிய இறைச்சியை கம்பியில் செருகி நெருப்பின் தணலில் வாட்டி பரிமாறப்படுவதே Kebab. நம் கண்பார்வையில் நேரடியாக தயாராவதுதான் இதன் ஸ்பெஷஸ்.

1980களுக்குப் பிறகுதான் Kebab சென்னைக்கு வந்தது. சென்னை பாரிமுனை இரண்டாவது கடற்கரைச் சாலை சந்தில் உள்ள ‘பாய்க்கடை’தான்’ சென்னைக்கு Kebabஐ முதலில் அறிமுகப் படுத்தியது.

பெயர்ப் பலகை கிடையாது. எட்டுக்கு எட்டு அறையில் சிறிய கடை. இங்கிருந்துதான் Kebab தமிழகம் முழுக்க பரவியது. இதன் செய்முறையை பலருக்கும் சொல்லித் தந்தது இஸ்லாம் மன்னர் வகையறாவுக்கு சமைத்த சமையல்காரரான முகமது குரு. இவரிடம் தொழில் கற்றுக்கொண்ட பலர் தமிழகம் முழுவதும் Kebab, தந்தூரி, க்ரில்ட் கடைகளாக தனியாக நடத்தி வருகின்றனர்.

முகலாயர்கள் காலத்தில் ரெட் மீட் எனப்படும் ஆடு, மாடு போன்றவைகளில்தான் Kebab தயாராகின.

எலும்பை மட்டுமே கொண்ட நாட்டுக்கோழியை சாப்பிட்டு வந்த நமக்கு அதிக சதைப்பகுதியுடன் கூடிய பிராய்லர் கோழியின் வருகையால் சிக்கன் Kebab தனித்த சுவையுடன் நம் விருப்பத்துக்கு உரியதானது.

எது எப்படியோ... துருக்கிதான் இதன் பூர்வீகம். அங்கிருந்து இஸ்லாமிய மக்களால் உலகம் முழுக்க பரவியது. பெர்சிய போர் வீரர்கள் தங்களது வாள்களை கம்பிகளாக உபயோகித்து இறைச்சிகளை நெருப்பில் சுட்டு உண்பார்களாம்! Kebab என்ற பெர்சிய சொல்லுக்கு நெருப்பில் வாட்டி சுட்டு சமைக்கும் உணவு என்று பொருள்.

முகமது குரு

Kebab என்றால் அசைவம் மட்டுமல்ல... சைவ Kebabஉம் உண்டு. மல்லித் தூள், மிளகாய்த்தூள்,

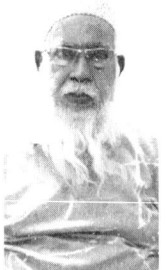

தீலீபன் புகழ்

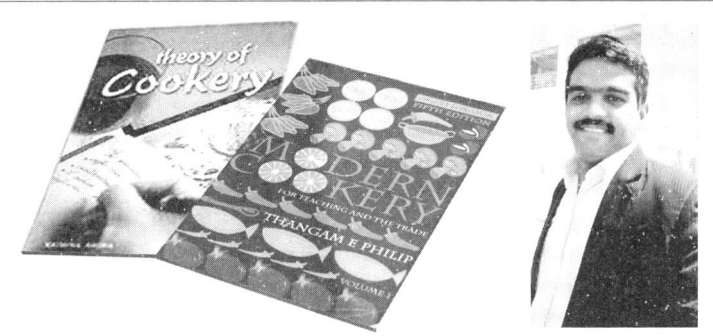

ஹோட்டல் மேனேஜ்மெண்ட் படிக்கும் மாணவர்களின் முக்கிய நூல்களில் ஒன்று என 'Theory of cookery'ஐ சொல்லலாம்.

சமையலுக்கு தேவையான அடிப்படைகள் அனைத்தும் இந்நூலில் சொல்லப்பட்டுள்ளன. கூடவே உலகளவில் உணவுகளின் வரலாறு, சமையலின் நோக்கம், வேக வைத்தல், பொரித்தல், வறுத்தல், வதக்குதல், பேக்கிங்... என சகலமும் தெளிவாகவும் எளிமையாகவும் இப்புத்தகத்தில் கொடுக்கப்பட்டுள்ளன.

அதாவது செய்முறை விளக்கங்கள் கடந்து சமையல் பற்றிய நுட்பமான தகவல்கள் அடங்கிய நூல் இது. எனவேதான் கிருஷ்ணா அரோரா எழுதிய இந்நூலை அடிப்படை கையேடு என்கிறார்கள்.

உலகளவில் பிரெஞ்சுக்காரர்கள்தான் உணவை ரசித்து சமைக்கக் கூடியவர்கள். கொண்டாட்டமாகவும் அதை உண்ணக் கூடியவர்கள். இவர்களே சூப்பில் தொடங்கி இனிப்பில் முடிக்க வேண்டும் என சாப்பாட்டுக்கான வரையறையை வகுத்தார்கள்.

நடிகர்கள், விளையாட்டு வீரர்களுக்கு சமமாக சமையல் கலைஞர்களை மதித்து மரியாதை செய்யும் வழக்கமும் இவர்களிடம் உண்டு. திறமையான செஃப் எங்கு சென்றாலும் அவரை சூழ்ந்து கொண்டு செல்ஃபி எடுத்துக்கொள்வது பிரெஞ்சு மரபு!

'Theory of cookery' போலவே தங்கம் பிலிப் எழுதிய 'Modern cookery' நூலும் முக்கியமானது. சர்வதேச உணவுகளின் வரலாறும் செய்முறையும் தகவல்களும் அடங்கிய நூல் இது...

– என முக்கியமான இரு சமையல் நூல்களையும் அறிமுகப் படுத்துகிறார் ஹோட்டல் மேனேஜ்மெண்ட் துறையின் விரிவுரையாளராக இருந்து பயிற்றுநராக உள்ள விஜய் ஆனந்த்.

எலுமிச்சைச் சாறு, புதினா, கடுகு எண்ணெய் மற்றும் புளித்த தயிருடன் ஊறவைத்த பன்னீர் துண்டுகளைக் கம்பியில் குத்தி அனலில் சுட்டு எடுத்தால்... அசைவத்துக்கு இணையான

லன்ச் மேப்

சிக்கன் கபாப்

கோழித் துண்டுகள் – 1/2 கிலோ.
மஞ்சள்தூள் – 1 சிட்டிகை.
தனியாத்தூள் – 1 சிட்டிகை.
கரம் மசாலா – 1 தேக்கரண்டி.
காய்ந்த மிளகாயை ஊறவைத்து அரைத்தது – 2 தேக்கரண்டி.
கல் உப்பு – தேவையான அளவு.
புளித்த தயிர் – 1 கப்.
ஆலிவ் எண்ணெய் – தேவையான அளவு.
எலுமிச்சம் பழம் – ஒன்று.
இஞ்சி பூண்டு பேஸ்ட் – இரண்டு தேக்கரண்டி.

பக்குவம்: சுத்தம் செய்த கோழிக்கறித் துண்டுகளுடன் மஞ்சள்தூள், மிளகாய் பேஸ்ட், கரம் மசாலாத்தூள் சேர்த்து, இஞ்சி பூண்டு கலவையுடன் தயிரை ஊற்றிக் கிளறி மூன்று மணி நேரம் ஊறவைக்கவும்.

தனியாக விறகடுப்பை எரிய விடவும்.

கோழித் துண்டுளின் மீது லேசாக அதேநேரம் பரவலாக எண்ணெய் பூசவும்.

எடுத்த துண்டுகளை ஒவ்வொன்றாக நீண்ட கம்பியில் குத்தி விறகடுப்புத் தீயின் சூட்டில், சுழற்சி முறையில் வாட்டி எடுக்கவும்.

பரிமாறுவதற்கு முன் எலுமிச்சம் பழத்தை பிழியவும். மென்மையான இறைச்சித் துண்டுகளும், ஊற வைத்து அரைத்த மிளகாய் பேஸ்ட் மற்றும் கல் உப்பு ஆகியவைதான் Kebabஇன் சுவைக்கு காரணம் என்பதை மறக்க வேண்டாம்.

கம்பிகளின் இடையில் வெள்ளரி, தக்காளி, வெங்காயம், குடைமிளகாய் போன்றவற்றை வட்டமாக வெட்டி வைத்தால் சுவை கூடும்.

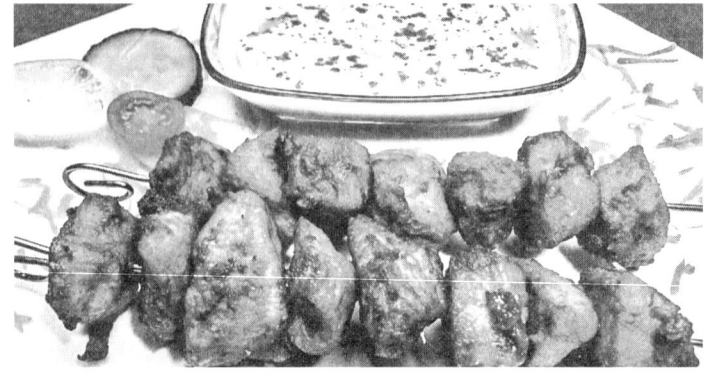

திலீபன் புகழ்

சைவ Kebab ரெடி! காளான். குடைமிளகாய் கொண்டும் செய்யலாம்.

"14 வயசுல சமையல் வேலைக்கு வந்தேன். மும்பைலதான் Kebab செய்முறையை கத்துக்கிட்டேன். அப்ப சொல்லித்தர யாரும் தயாரா இல்லை. நானே நின்னு கவனிச்சு, பார்த்து கத்துக்கிட்டேன்.

திருமணமாகி சென்னைக்கு வந்ததும் இதையே தொழிலா பண்ணலாம்னு ஐடியா வந்தது. இஸ்லாமிய திருமணங்க ளுக்கு சமைக்கப்போறப்ப இதையும் மெனுவுல சேர்த்தேன். எல்லாருக்கும் இந்தச் சுவை பிடிச்சிருந்தது.

நம்பிக்கையோடு 1990ல இந்தக் கடையை ஆரம்பிச்சேன். மும்பைல மிளகாய்த்தூளைப் பயன்படுத்துவாங்க. அது அவ்வளவு சுவையைத் தராது. காய்ந்த மிளகாயை சுடுநீர்ல ஊற வைச்சு பேஸ்ட் மாதிரி அரைக்கணும். கல் உப்புதான் பயன்படுத்துவேன். உருட்டு மல்லியை வாங்கி நானே அரைப்பேன்.

ஒரு கிலோ உள்ள முழுக்கோழி வாங்கணும். அதை சுத்தம் செஞ்சா 700 கிராம் கிடைக்கும். இதுதான் சாப்பிடறதுக்கு ஏற்ற கோழி இறைச்சி.

சாப்பிடறப்ப நார் நாரா இருக்கக் கூடாது. எலும்புகளை நீக்கிய கோழியின் மார்பு, தொடைப் பகுதி சதைதான் Kebab செய்ய ஏற்றது..." என்கிறார் முகமது குரு.

மலாய் கபாப், மிண்ட் கபாப், சிக்கன் மட்டன் ஃபிஷ் கபாப், சாலட், தந்தூரி க்ரில்ட், இறைச்சியை மைய அரைத்து தயாரிக்கப் படும் ஸீக் கபாப்... என Kebabஇல் பல அசைவ வெரைட்டிகள் உண்டு.

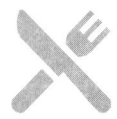

லன்ச் மேப்

ஈரோடு

தோட்டத்து விருந்து!

கிராமத்து சமையலில் எப்போதுமே ஒருவித பூர்வீக வாசம் இருக்கும். புளிப்பும் காரமும் அதன் இயல்பான தன்மையில் நெஞ்சை உறுத்தாது. அறுசுவையை உணரமுடியும்.

அந்த வகையில் ஈரோடு, வில்லரசம்பட்டியில் இருக்கும் 'தோட்டத்து விருந்து' உணவகம் பாரம்பரிய சுவையில் மணக்கிறது.

தென்னை, வேம்பு, மா என இயற்கை சூழ்ந்த தோட்டம். அதன் நடுவே கீற்றுக் கூரைகளால் ஆன குடில். தோட்டத்துக்கு நடுவே விருந்து... இதுதான் இந்த உணவகத்தின் கான்செப்ட்.

உணவகத்தின் சிறப்பே அந்தக் காலத்து பூர்வீக சமையல் முறை தான். அம்மியில் அரைத்த மசாலா. கிராமத்து பாட்டி சமையல் முறையில் இயல்பாய் திகட்டாமல் இருக்கிறது.

மட்டன் சுக்கா, கோழிக்கறி என இறைச்சியை சிறு துண்டுகளாக

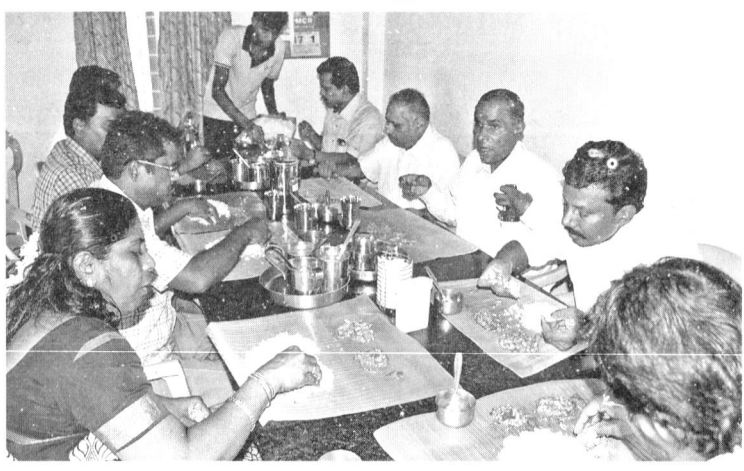

பச்சைப் புளி ரசம்

புளி – 50 கிராம்
கல் உப்பு – தேவையான அளவு
சின்ன வெங்காயம் – 100 கிராம் (இடித்தது போல)
பச்சை மிளகாய் – 5 (நசுக்கியது)
சீரகத்தூள் – அரை தேக்கரண்டி
முழு கொத்தமல்லி – ஒரு தேக்கரண்டி
மிளகுத் தூள் – ஒரு தேக்கரண்டி
மஞ்சள்தூள் – 1/4 தேக்கரண்டி
கொத்தமல்லி இலைகள் – 1 கைப்பிடி

பக்குவம்: புளியை தண்ணீர் ஊற்றி நன்றாக கரைத்து கரைசலை எடுக்கவும். பிறகு ஒரு பாத்திரத்தில் நசுக்கிய வெங்காயம், பச்சை மிளகாயை சேர்த்து தேவையான அளவு கல்உப்பையும் கலந்து புளிக் கரைசலுடன் ஊற்றவும்.

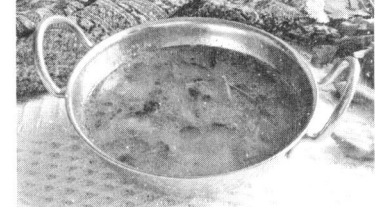

தனியாக உரலில் சீரகத் தூளையும் மிளகுத் தூளை யும் இடித்து கொத்தமல்லியில் மஞ்சள் கலந்து தண்ணீர் விட்டு நன்றாகக் கிளறவும். ஒரு சிட்டிகை வெல்லத்தை பொடி செய்து சேர்த்துக் கொள்ளலாம். குழந்தைகள் விரும்பிச் சாப்பிடுவார்கள்.

பச்சை மிளகாயையும் புளியையும் தேர்வு செய்வதில்தான் இதன் சிறப்பே அடங்கியிருக்கிறது. முக்கியமாக அனைத்தையும் இடித்து கையால் மட்டுமே சேர்க்க வேண்டும்!

இறுதியாக கொத்தமல்லி இலைகளைத் தூவிவிட்டால் பச்சைப் புளி ரசம் ரெடி.

வெட்டி வறுவலாக்குகிறார்கள். சின்ன வெங்காயமும் பூண்டும் அனைத்து ரெசிப்பிகளிலும் பிரதானமாக இருக்கின்றன.

பச்சை மிளகாயை பதமாகப் பயன்படுத்துகிறார்கள். உண்மையில் இது ஒரு கலை. பச்சை மிளகாயின் காரம் சுர்ரென்று ஏறும். எனவே கூடவோ குறையவோ கூடாது. இந்தப் பக்குவத்தை அம்சமாக இந்த உணவகத்தில் கடைப்பிடிக்கிறார்கள்.

தோட்டத்து விருந்து ஸ்பெஷல் என நாட்டுக்கோழி வறுவல் கிடைக்கிறது. இவர்களின் தனி தயாரிப்பு இது. இதற்கென ஏகப்பட்ட ரசிகர்கள் உண்டு.

பூண்டு, வர மிளகாய், பச்சை மிளகாயை தேர்வு செய்து

இதனுடன் இதை சாப்பிடக்கூடாது!

ஜீரணமாக எடுத்துக்கொள்ளும் கால அளவு, அதற்கு ஆகும் சக்தி ஆகியவற்றைக் கணக்கில் கொண்டுதான் நம் உடல் உறுப்புகள் இயங்குகின்றன.

எனவே எதனுடன் எதை சாப்பிடக்கூடாது என்று அறிவது அவசியம்.

உதாரணமாக இரவில் கீரை சாப்பிடக் கூடாது. மது அருந்திய வர்கள் அகத்திக்கீரை சாப்பிடக் கூடாது.

நம் பாரம்பர்ய மருத்துவ முறைகளில் ஒன்றான ஆயுர்வேதம், சாப்பிடும் நேரம், இடம், அளவு, தரம், தயாரிக்கப்பட்ட முறை எல்லா வற்றையும் கணக்கில்கொண்டு 'இந்த உணவை இதனோடு சேர்த்து உண்ணக்கூடாது' என பட்டியலிட்டுள்ளது.

பால், தயிர், கீரை, இறைச்சி ஆகியவை வெவ்வேறு துருவங்கள் என்பதை மனதில் கொள்வது நல்லது.

சாதத்துடன் பழங்களைச் சேர்த்து உண்பது தவறு. நம் ஜீரண மண்டலத்தை இது பலவீனமாக்கும்; உடலில் கபம், பித்தம் ஏற்பட வழிவகுக்கும்.

தேனை சூடுபடுத்தவோ, வேகவைக்கவோ, சமைக்கவோ கூடாது. அப்படிச் செய்தால் அது தன் தன்மையை இழந்து நஞ்சாகும்.

பால், யோகர்ட், வெள்ளரி, தக்காளி இவற்றோடு எலுமிச்சையைச் சேர்த்துச் சாப்பிடுவது அசிடிடிக்கு வழிவகுக்கும்.

ஒரே நாளில் சிக்கனும், கீரையும் சாப்பிடக் கூடாது. நம் உடலின் வளர்சிதை மாற்றத்தையே இது பாதிக்கும்.

நெய்யுடன் தேனைச் சேர்த்தால் நஞ்சாக மாறும்.

இறைச்சியோடு தேன் மற்றும் வேக வைத்த முள்ளங்கி, கறுப்பு உளுந்து, முளைகட்டிய பயறு வகைகளைச் சேர்த்துச் சாப்பிடுவது தவறு. இவற்றில் இருக்கும் துணைப்பொருட்கள் நெஞ்செரிச்சலை

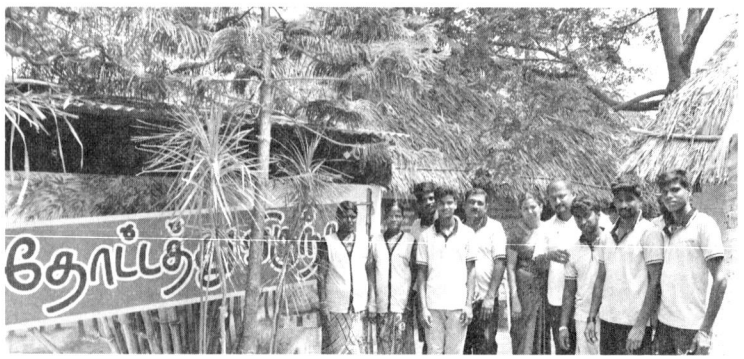

உண்டாக்கும். அஜீரணம், குமட்டல், வாந்தி, படபடப்பு ஆகியவையும் உண்டாகலாம்.

பலாப்பழம், முள்ளங்கி ஆகியவற்றை கறுப்பு உளுந்தில் தயாரான உணவுடன் சேர்த்து சாப்பிடக் கூடாது.

வாழைப்பழம் – மோர், தயிர் – பேரீச்சம்பழம், பால் – மதுபானம்... இந்தக் கூட்டணிகள் ஆகாதவை. இந்தத் தவறான சேர்க்கை, நம் உடலில் கபத்தை உருவாக்கிவிடும். அதன் காரணமாக வெகு எளிதாக மூச்சுத்திணறல் உண்டாகும்.

10 நாட்களுக்கு மேல் நெய்யை வெண்கலப் பாத்திரத்திலோ, பிளாஸ்டிக் டப்பாவிலோ வைத்திருந்தால் அது நச்சுப் பொருளாகிவிடும். நெய்யை வைத்துப் பயன்படுத்த எவர்சில்வர் மற்றும் கண்ணாடிப் பாத்திரங்களே சிறந்தது.

சமைத்த உணவையும் சமைக்காத உணவையும் கலப்பது தவறு. உதாரணமாக சமைத்த சாதத்துடன் சாலட் சேர்த்துச் சாப்பிட்டால் அஜீரணக் கோளாறு உண்டாகும்.

வாங்குகிறார் கடையின் உரிமையாளர் சிவானந்தம். வர மிளகாயை வாங்கி நெல்லை வேகவைப்பது போல தண்ணீரில் சுட வைத்து, பிறகு அதை வெயிலில் மூன்று நாட்கள் காய வைத்து தேவைக்கு அரைத்துக் கொள்கிறார்கள்.

அல்சர் உள்ளவர்கள் கூட இந்த மிளகாய்த் தூளில் சமைத்ததை தாராளமாக சாப்பிடலாம்! அதேபோல பச்சை மிளகாயின் விதையை நீக்கி, அதன் தோல் மற்றும் சாறுகளை மட்டுமே இங்கு பயன்படுத்துகிறார்கள்.

“படிப்பு குறைவுதான். ஆரம்பத்துல பைனான்ஸ் தொழில்ல இருந்தேன். நண்பர்களோடு டூர் போகும்போதெல்லாம் சமைப்பேன். ரொம்ப எளிமையா குலதெய்வ படையல் சாதம் போல அசைவ சாப்பாடு இருக்கும்.

‘நீயே ஒரு ஹோட்டல் ஆரம்பிச்சா நல்லா இருக்கும்’னு சாப்பிட்ட நண்பர்கள் உற்சாகப்படுத்த, நண்பரின் தோட்டத்திலேயே உணவகத்தைத் தொடங்கினேன்.

மனைவியுடன் சிவானந்தம்

ஒரு வருஷம் வரைக்கும் எந்த வருமானமும் இல்ல. ஹோட்டல் உணவு மாதிரி இல்லாம வீட்டு சாப்பாடா இருக்கணும்னு உறுதியா இருந்தேன்.

கொங்கு வட்டார அசைவக் குழம்புகள்ல தேங்காயும் மிளகும் அதிகமா இருக்கும். தண்ணி

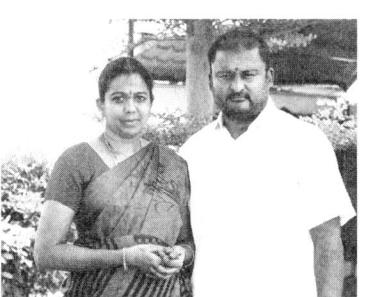

குழம்பாதான் வைப்போம். கோழிக் குழம்பு, ரசம் மாதிரி இருக்கும். சமையலுக்கு சின்ன வெங்காயம்தான்.

நாட்டுக்கோழிகளை வீட்டுலயே வளர்க்கறோம். ஞாயிற்றுக் கிழமை மட்டும் கொஞ்சமா நாட்டுக்கோழி பிரியாணி செய்வோம். அதிலயும் கொங்கு மசாலாதான் சேர்ப்போம்...” என்கிறார் சிவானந்தம்.

தன் மனைவி மற்றும் சமையலில் அனுபவமிக்க பாட்டிகள் சூழ குடும்பமாகத்தான் இந்த உணவகத்தை இயக்குகிறார். எலும்பு நீக்கப்பட்ட கோழியை துண்டுகளாக்கி வறுவலாக்குகி றார்கள். காரம் சேர்க்காமல் முட்டையை மட்டும் சேர்த்து பிரட்டி பரிமாறுகிறார்கள்.

தலைக்கறியில் எலும்பை நீக்கிவிடுகிறார்கள். ஈரல், சுக்கா, ஆந்திர முட்டை வறுவல்... என டிஷ்களை பார்க்கும்போதே நாக்கில் உமிழ்நீர் சுரக்கிறது. கொங்கு வட்டாரத்தில் ‘பள்ளிப்பா ளையம் சிக்கன்’ மிகவும் பிரபலம். காய்ந்த மிளகாயில் தேங்காய் சில்லுகளைச் சேர்த்து தவாவில் பிரட்டி எடுக்கிறார்கள். தேங்காய்ப் பாலும் மிதமான காரமும் இதமளிக்கிறது.

சைவச் சாப்பாடும் இந்த உணவகத்தில் உண்டு. தினம் ஒரு தானிய சாம்பார், பொரியல், ரசம்.

கொள்ளு, பச்சைப்பயறு, பாசிப்பருப்பு, தட்டப்பயிறு... என தினம் ஒரு தானியம் போட்டு சாம்பார் வைக்கிறார்கள். கொங்கு வட்டாரத்தில் மட்டுமே கிடைக்கக்கூடிய இந்த அரிசியையும் பருப்பையும் இங்கு சுவைக்க முடியும்.

மண்வாசம் மாறாத பச்சைப்புளி ரசம், தரமான ஈரோடு ஸ்பெஷல். மிதமான புளிப்புச் சுவை கொண்ட புளியை ஊற வைத்து சின்ன வெங்காயம், பச்சை மிளகாய், மல்லி, சீரகம் சேர்த்து நன்றாக உரலில் போட்டு இடித்து நசுக்கி பச்சையாக சேர்க்கிறார்கள்.

இதை புளித்தண்ணீரில் கொட்டி ரசம் வைக்கிறார்கள். இந்த ரசத்தை சாதத்தில் பிசைந்து சாப்பிட்டால் ஆளையே மயக்குகிறது. மினரல் வாட்டரை பயன்படுத்தாமல் ஊர் நீரையே உபயோகிப் பதால் ருசி ஊரையே தூக்குகிறது!

12 மணிக்குத் தொடங்கி 4 மணி வரை மதிய சாப்பாடு. இரவிலும் தோட்டத்து விருந்து உண்டு.

இரவில் டிபனும் உண்டு என்றாலும் சாதம் சாப்பிடுபவர்களே அதிகம். எனவே இரவு 10 மணிக்கும் ஃபுல்மீல்ஸ் இங்கு கிடைக்கிறது.

சென்னை

காவிரிநீரில் தயாராகும் துரைப்பாக்கம் தொன்னை பிரியாணி!

சிறந்த சமையல் மாஸ்டர் எங்கு சமைக்கச் சென்றாலும் அந்த நிலத்தின் தண்ணீரைத்தான் முதலில் குடித்துப் பார்ப்பார். "லேசா உப்பு கலந்த நீருப்பா... துவர்ப்பு தண்ணியா இருக்கு... தேங்காய் தண்ணி மாதிரி அள்ளுதுப்பா..." என்று சக மாஸ்டர் களிடம் கூறுவார். அவர்களும் தன்ணீரின் தன்மைக்கு ஏற்ப சமையலில் உப்பு, புளியைச் சேர்ப்பார்கள்.

இதுதான் முக்கியம். நல்ல குடிநீர் இல்லாமல் சுவையான சமையலை ஒருபோதும் சமைக்க முடியாது. அல்வா என்றால் திருநெல்வேலிதான் என்று புகழப்பட அந்த ஊரில் பாயும் தாமிர

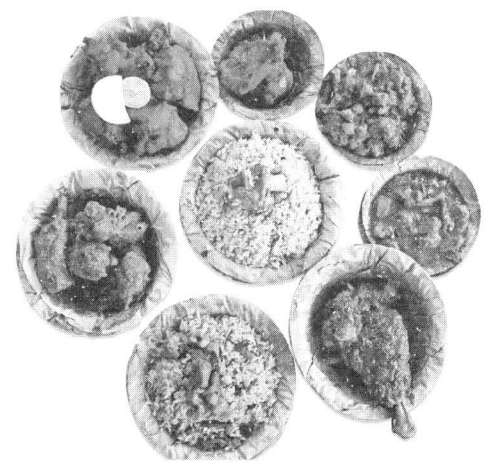

லன்ச் மேப்

பரணிதான் காரணம். போலவே மணப்பாறை முறுக்குக்கு காவிரி.
ஏனெனில் நீரைக் கழித்தால் வெறும் அரிசியும் மைதாவும் தான் மிஞ்சும்.

அந்த வகையில் சென்னை, பழைய மகாபலிபுரம் சாலையில், ஒக்கியம்பேட்டை, துரைப்பாக்கத்தில் மூட்டக்காரன்சாவடி என்ற இடத்தில் இருக்கிறது மிலிட்டரி அசைவ பக்குவத்தில் சமைக்கப்படும் தொன்னை பிரியாணி ஹவுஸ்.

திறந்தவெளி சமையற்கூடம். முகப்பில் வரிசையாக அடுப்புகள். கேஸ் அடுப்பும் இல்லை விறகடுப்பும் இல்லை. மாறாக டீக்கடைகளில் பாய்லருக்கு பயன்படுத்தும் எரிந்த விறகு கரிக்கட்டைகளில்தான் அனைத்து சமையலும்.

இப்படி கரிக்கடைகளில் சமைப்பதால் நின்று எரிகிறது. சமைக்கும் பொருட்கள் நேரடியாக நெருப்பில் படாமல் பாத்திர அனலில் வேகின்றன.

வறுவல், பிரட்டல் ஆகியவை வீட்டு செய்முறை. மட்டன் சுக்கா, இறால் தொக்கு, வஞ்சிர மீன் வறுவல், கோலா உருண்டை, நாட்டுக்கோழி மிளகு வறுவல்... உள்ளிட்டவை கடாய் சமையல் முறை. இதனால் வெங்காயம், மசாலா என அனைத்தும் முழுதாக சமைக்கப்பட்டு சுண்டக் காய்ச்சிய கலவையைத் தருகிறது.

"திருச்சி பக்கத்தைச் சேர்ந்தவன். விவசாயக் குடும்பம். உணவகம் தொடங்கியிருக்கும் முதல் தலைமுறை நான். படிச்சது எம் சிஏ எம்பிஏ. சொந்தத் தொழில் தொடங்கணும்னு ஆசை. ஆனா, தொழில் தொடங்க பணமில்லை. அதுக்காக சோர்ந்து போகலை.

படிச்ச படிப்பைப் பத்தி எல்லாம் கவலைப்படாம பெங்களூர்ல ரோட்டோரமா கடை போட்டேன். பெரிய நஷ்டம். ஆனா, ஹோட்டல் நடத்தறதுல இருக்கற பிரச்னைகள், சிக்கல்களை அதுதான் புரிய வைச்சது; பெரிய படிப்பினையை கொடுத்தது.

இந்த அனுபவத்தோடு கோவை போய் உணவகம் ஆரம்பிச்சேன். மெஸ் டைப்ல வீட்டு சமையல்னு உறுதியா இருந்தேன். மக்கள் இருகரம் கூப்பி வரவேற்றாங்க. அதை அப்பாவையும் அண்ணனையும் பார்த்துக்க சொல்லிட்டு சென்னைக்கு வந்து உணவகத்தை தொடங்கினேன்..." நிதானமாக சொல்லும் ஜெயேந்திரன், தரமான பொருட்களை வாங்க சிரமப்பட்டேன் என்கிறார்.

"ஆரம்பத்துல தரமான பொருட்களைத் தேடித் தேடி வாங்கற துக்குள்ள விழி பிதுங்கிடுச்சு. இப்பவும் ஊர்ல இருந்துதான் மசாலா பொருட்களை வரவைக்கிறேன்.

இப்ப பிரியாணிதான் எங்க ஸ்பெஷல்னு மக்கள் சொல்றாங்க. ஆனா, ஆரம்பத்துல எல்லா பொருட்களையும் போட்டு சமைச்சும் பிரியாணி ருசியாவே வரலை. மருந்து வாசம்தான் திரும்பத் திரும்ப வந்தது.

தீபன் புகழ்

கோழி சுக்கா வறுவல்

எலும்பில்லாத கோழிக்கறி – அரைக் கிலோ
சின்ன வெங்காயம் – 100 கிராம்
பட்டை – 3 துண்டு
மஞ்சள் தூள் – அரை சிட்டிகை
மிளகு – 2 தேக்கரண்டி
சீரகம் – 1 சிட்டிகை
சோம்பு – 1 சிட்டிகை
இஞ்சி – 1 துண்டு
பூண்டு – 20 பல்
கறிவேப்பிலை, கொத்தமல்லி – சிறிதளவு
எண்ணெய் – தேவையான அளவு
உப்பு – தேவையான அளவு

பக்குவம்: வெங்காயம், கொத்தமல்லியை பொடியாக நறுக்கிக் கொள்ளவும். கோழிக்கறியை நன்றாகக் கழுவி சிறு துண்டுகளாக நறுக்கவும்.

சின்ன உரலில் பட்டை, சீரகம், மிளகு, சோம்பு, இடித்து இஞ்சி, பூண்டை நசுக்கிக் கொள்ளவும்.

வாணலியில் சிறிதளவு எண்ணெய் ஊற்றி சூடானதும் கறிவேப் பிலை தாளித்து வெங்காயத்தைக் கொட்டி வதக்கவும். பின்னர் கோழிக்கறித் துண்டுகளை சேர்த்து மிதமான அனலில் வேக வைக்கவும். அரைத்த மசாலாவைச் சேர்த்து அடிக்கடி கிளறவும்.

கோழிக்கறியில் உள்ள தண்ணீரே போதுமானது. தண்ணீர் வற்றிய பிறகு சிறு தீயில் வைத்துக் கிளறிக்கொண்டே இருக்கவும். சுண்டக் காய்ந்ததும் இறக்கினால் கோழி சுக்கா வறுவல் ரெடி.

இதற்கு மிளகாய் காரம் தேவையில்லை. மிளகு காரமே போதும்.

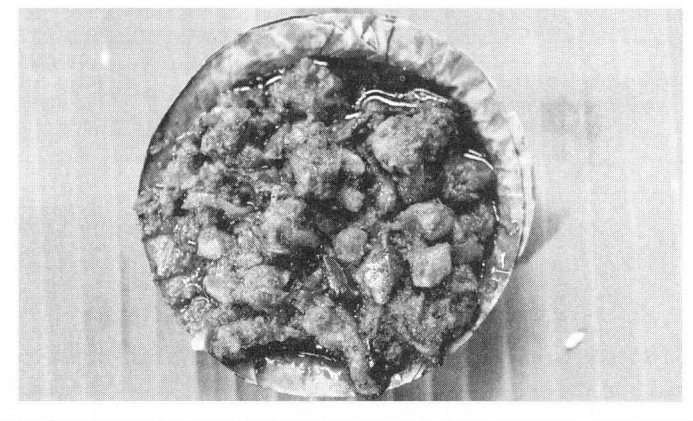

305

லன்ச் மேப்

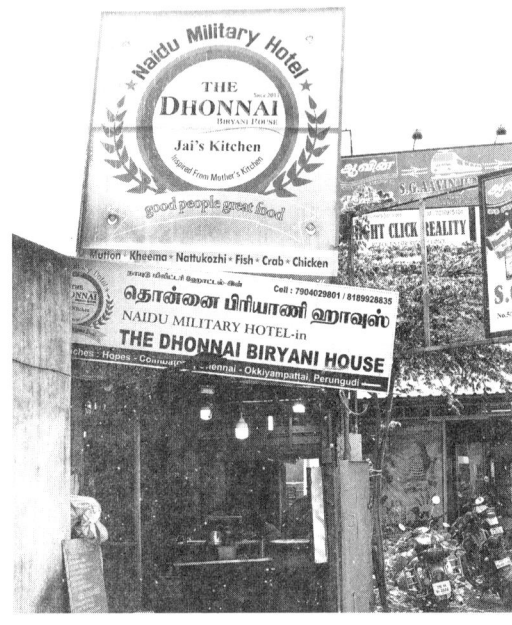

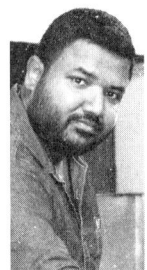

ஜெயேந்திரன்

"ஒண்ணும் புரியாம ஊர்ல போய் பிரியாணி செஞ்சோம். சுவையா இருந்தது. இத்தனைக்கும் சென்னைல எந்த செய்முறையோ அதையே தான் மாத்தாம ஊர்லயும் கடைப்பிடிச்சோம். ஆனா, ஊர்ல செய்த பிரியாணி டேஸ்ட்டா இருந்தது.

அப்பதான் சென்னைல கிடைக்கிற மினரல் கேன் வாட்டர்ல எல்லாம் க்ளோரின் வாசம் இருப்பது புரிஞ்சுது. இதை மாத்தி பிராண்டட் கேனை வாங்கினேன். அப்பவும் மருந்து வாசம் போகலை.

இதுக்கு அப்புறம்தான் திருச்சில இருந்தும் பெங்களூர்ல இருந்தும் காவிரி நீரை வரவைச்சு சமைக்கத் தொடங்கினோம். நினைச்ச மாதிரியே டேஸ்ட்டும் அள்ள ஆரம்பிச்சது..." என்ற ஜெயேந்திரன், தினமும் ஆம்னி பஸ் மூலம் கேனில் காவிரி நீரை வரவைக்கிறார். "எப்பவாவது கேன்ல காவிரி நீர் வருவது மிஸ் ஆனா அன்றைக்கு பிரியாணி சமைக்க மாட்டோம்..." கறாராகச் சொல்கிறார் ஜெயேந்திரன்.

இங்குள்ள பாத்திரங்கள் அனைத்தும் அடி கனமானவை. இதனால் ஒருமுறை சூடு ஏறியதும் நீண்ட நேரம் அச்சூட்டை தக்க வைக்கிறது. இப்படிப்பட்ட பாத்திரங்களே தேவை என உருக்கு நிறுவனத்தில் ஆர்டர் செய்து ஜெயேந்திரன் வாங்குகிறார்.

பிரியாணியும் தொடுகறிகளும் தொன்னையில் பரிமாறப் படுகின்றன. மந்தாரை இலையில் தயாராகும் தொன்னையில்

தீலீபன் புகழ்

சுடச்சுட பிரியாணியைக் கொண்டு வரும்போதே வாசம் ஊரைத் தூக்குகிறது.

நாட்டு பச்சைமிளகாய், பெங்களூர் மல்லி இலை, புதினாவை எல்லாம் அரைத்து ஊற்றி பெயருக்கு சிறிதளவு மசாலாக்கள் சேர்த்து செய்கிறார்கள். இளம் ஆட்டுக்கறியும் சீரக சம்பா அரிசியும் பிரியாணியை வேறு தளத்துக்கு எடுத்துச் செல்கின்றன. கறியின் சாறு அரிசியில் கலந்து மணக்கிறது.

இங்கு கிடைக்கும் வடைச்சட்டி சோறை வேறெங்கும் சாப்பிட முடியாது. வீட்டில் சமைத்த கறிக்குழம்பு மீந்தால் மறுநாள் அந்தச் சட்டியில் சாதம் போட்டு பிசைந்து நம் பாட்டிகள் தருவார்கள் இல்லையா... அதே பாட்டியின் கைமணத்தில் வடைச்சட்டி சோறு இங்கு கிடைக்கிறது.

பொன்னியரிசி சாதம், செட்டிநாடு சிக்கன் குழம்பு, 'ராணி யம்மா' வீட்டு மீன்குழம்பு, ரசம், மோர், பொரிச்ச சிக்கன்... என சாப்பாட்டில் டிஷ்கள் அதிகம்.

அதென்ன 'ராணியம்மா வீட்டு மீன் குழம்பு'?

வேறொன்றுமில்லை. ஜெயேந்திரனின் அம்மா பெயர் ராணி. தன் அம்மா கற்றுத் தந்த முறையில் மீன்குழம்பு செய்வதால் அம்மாவின் பெயரையே அதற்கு வைத்துவிட்டார்!

இரவு 7 மணிக்கு சிற்றுண்டி உண்டு.

பிரியாணி முதல் தொக்கு வரை அனைத்து சமையல் பொறுப்பும் ஜெயேந்திரன்தான். அம்மாவின் ரெசிபியை நோட்டில் எழுதி வைத்து சமைக்கிறார்.

உணவகத்தை அதிகாலை 3 மணிக்குத் திறக்கிறார்கள். திறந்த வுடன் சுடச்சுட மட்டன் பிரியாணி சாப்பிடலாம். மதியம் 3 மணிக்கு மூடி மீண்டும் மாலை 6 மணிக்குத் திறந்து இரவு 10 வரை உணவகத்தை நடத்துகிறார் ஜெயேந்திரன்.

நந்தனம்

ஓல்ட் ஸ்கூல் ரெஸ்ட்டாரன்ட் காண்டினென்டல் சமையல்

தனது அடிப்படைத் தேவையை, தான் வாழும் பகுதியைச் சார்ந்தே மனிதன் அமைத்துக் கொள்கின்றான். போலவே ஒவ்வொரு நிலப்பரப்பிலும் அங்கு விளையும் பொருட்களை வைத்தே சமைக்கின்றனர். இதனால்தான் பகுதிக்குத் தகுந்தாற்போல உணவு முறைகள் மாறுபடுகின்றன.

ஆனால், சில உணவுகள் மட்டும் ஓர் இடத்தில் உருவாகி உலகம் முழுவதும் பயணிக்கின்றன.

அப்படி 17ம் நூற்றாண்டில் தொடங்கி உலகம் முழுவதும் பரவி, எல்லா தட்பவெப்பநிலையிலும் வாழும் மக்கள் விரும்பி உண்ணும் உணவாக கம்பீரமாக வரலாற்றில் இடம்பெற்றிருக்கிறது காண்டினென்டல் எனப்படும் ஐரோப்பிய உணவுகள்.

பெரும்பாலும் நீராவியில் வேக வைத்து அல்லது அனலில் சுட்டு சாப்பிடும் முறைதான் காண்டினென்டல். சாலட், சூப், பாஸ்த்தா, சிக்கன், மட்டன், மீன்... என சுட்டு சமைக்கின்றனர்.

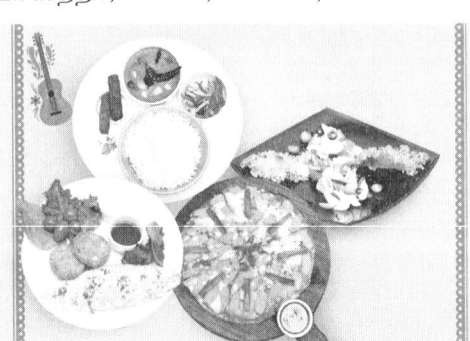

ஆனால், செய்முறை முழுக்க வேறு.

சென்னை நந்தனம் எக்ஸ்டென்ஷன் பகுதியில் இருக்கும் ஓல்ட் ஸ்கூல் காண்டினென்டல் குசைன் ரெஸ்ட்டாரன்ட், ஐரோப்பிய உணவுகளை அதன்

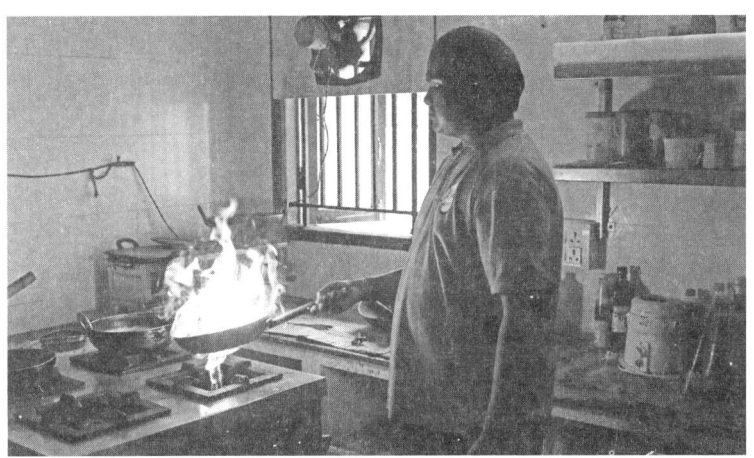

தன்மையிலேயே சமைக்கிறது.

பொதுவாக ஒரு நாட்டு உணவை வேறு நாட்டில் சமைக்கும் போது சம்பந்தப்பட்ட நாட்டில் கிடைக்கும் பொருட்களை வைத்தே தயாரிப்பார்கள். இதனால் சுவை மாறும்.

ஆனால், இந்த ரெஸ்ட்டாரன்டில் எல்லாமே அந்தந்த நாடு களில் விளைந்த பொருட்களை வைத்து சமைக்கப்படுபவைதான்!

“கடல் பயணிகள்தான் கான்டினென்டல் உணவுகள் உலகம் முழுக்க பரவியதற்கு காரணம்...” என்கிறார் இந்த உணவகத்தின் செஃப்பான ராம். இவர், அமெரிக்காவில் பணிபுரிந்தவர்.

“கொலம்பஸ், வாஸ்கோடகாமா போன்ற கடல் பயணிகள் மாதக்கணக்கில் / வருடக்கணக்கில் கண்டம் விட்டு கண்டம் பயணம் செய்தார்கள். எனவே சமையலுக்குத் தேவையான பொருட்களை தங்களுடனேயே எடுத்துச் சென்றார்கள்.

இவர்கள் புதியதாக எந்த நிலத்தைப் பார்த்தாலும் அந்த நிலத்தின் உணவு எது என்றுதான் தேடினார்கள்! இதனால்தான் தங்கத்தை விட மிளகை விலை உயர்ந்ததாக வாஸ்கோடகாமா நினைத்தார்; உயர்த்திப் பிடிக்கவும் செய்தார்.

நம் ஊரில் வெங்காயம், தக்காளி, பட்டை, ஏலக்காய், சீரகம் இல்லாமல் எந்த உணவும் இல்லை. அதேபோல் ஐரோப்பிய உணவில் ரோஸ்மெரி, செல்லரி, ஒரியானோ, ஆலிவ் இல்லாத சமையலைப் பார்க்கவே முடியாது.

இவற்றுடன் காய்கறிகள், சிக்கன், மட்டன், பீஃப், போர்க் ஆகியவற்றை வைத்து சமைப்போம். கான்டி உணவுகளை பதப் படுத்திக் கொண்டே சமைக்க வேண்டும். அதாவது இட்லிமாவை நொதிக்க வைப்பதுபோல்.

காய்கறி சாலட் வகைகள் தன்னைத்தானே தயார்படுத்திக்

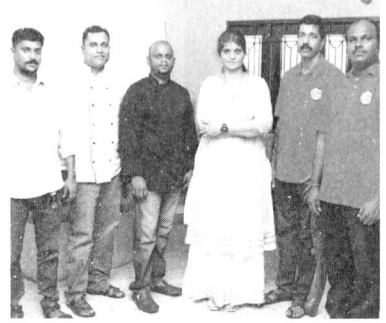

கொள்ள சில மணிநேரங் களாகும். ஈஸ்ட் கலந்து பெரும் பாலான உணவுகள் நொதித் தல் அடையும். அசைவத்தில் அனைத்துப் பகுதிகளையும் சமைக்க மாட்டார்கள். கோழி, ஆட்டின் நெஞ்சுப் பகுதிகளை த்தான் கிரில் செய்வார்கள்...” என்கிறார் செஃப் ராம்.

ஓல்ட் ஸ்கூல் குசைன், வெறும் ரெஸ்ட்டாரன்ட் மட்டுமில்லை. பல விளையாட்டுப் பொருட்கள், புத்தகங்கள் ஆகியவையும் இங்குண்டு. பாஸ்த்தா, தாய்லாந்து மீல்ஸ், இத் தாலியன் மீல்ஸ், அமெரிக்கன் மீல்ஸ்... என எல்லா வகையான ஐரோப்பிய உணவுகளும் இங்கு கிடைக்கின்றன. சாலட் வகைக ளும், பாஸ்த்தாவும் இவர்களது ஸ்பெஷல்.

“வெளிநாடுகளில் ஓல்ட் ஸ்கூல் கிளப்புகள் அதிகம். படித்து முடித்த மாணவர்கள் மீண்டும் சந்திக்க ஓர் இடத்துக்கு வருவார் கள். அது பெரும்பாலும் ரெஸ்ட்டாரன்டாகத்தான் இருக்கும். அங்கே பல ரெஸ்ட்டாரன்ட்கள் ‘ஓல்ட் ஸ்கூல்‘ என்ற பெயரில் தான் துவங்கும்.

வெளிநாடுகளுக்குச் செல்லும்போதெல்லாம் இத்தாலியன் உணவுகளை விரும்பிச் சாப்பிடுவேன். நமக்குத் தேவையான அனைத்து ஊட்டச்சத்துக்களும் அதில் கிடைக்கும். குறிப்பாக காய்கறி சாலட் வகைகள். நமக்கு எப்படி இட்லி, தோசை காலை உணவோ அப்படி ஐரோப்பியர்க்ளுக்கு சாலட். மதியம் பர்கர், சீஸ் சாண்ட்விச், ரெட் மீட். இரவில் பாஸ்த்தா, நூடுல்ஸ், கார்லிக் பிரட் வகைகள் கட்டாயம் இருக்கும்...” என்கிறார் ரெஸ்ட்டா ரன்டின் உரிமையாளரான சுஜாதா

நாம் காய்கறிகளை முழுதும் வேகவைத்து சாப்பிடுகிறோம். இவர்கள் அரைவேக்காடாக சாப்பிடுகிறார்கள். முழுதும் வெந்தால் அனைத்து சத்துக்களும் கிடைக்காதாம். போலவே எல்லாவற்றிலும் காரம் குறைவாக இருக்கும்படி பார்த்துக்கொள் வோம். ஐரோப்பியர்கள் புளிப்பு அதிகம் இருக்கும்படி சமைக் கிறார்கள்.

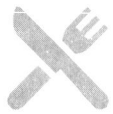

திலீபன் புகழ்

எண் சாண் உடலுக்கு நாவே பிரதானம்!

மனித நாவின் உயிர் மூச்சு என சுவையை சொல்லலாம். சுவை அறியும் திறன் மட்டும் இல்லை என்றால் பரிணாம வளர்ச்சியில் ஒரு கேப்ஸ்யூலில் அடங்கிவிடும் மூன்று வேளை உணவும்! சுவை மொட்டுக்கள்தான் உமிழ்நீரைச் சுரக்க வைக்கின்றன; உணவை செரிக்கவும் செய்கின்றன;

ஹார்வர்ட் பல்கலைக்கழக உளவியலாளர் எட்வின் ஜி. போரிங் எழுதிய ஆய்வுக் கட்டுரை ஒன்றின் மூலம் சுவையின் முக்கியத்துவம் ஆவணப்படுத்தப்படுகிறது. அவரின் மூல ஆய்வுக் கட்டுரையில்

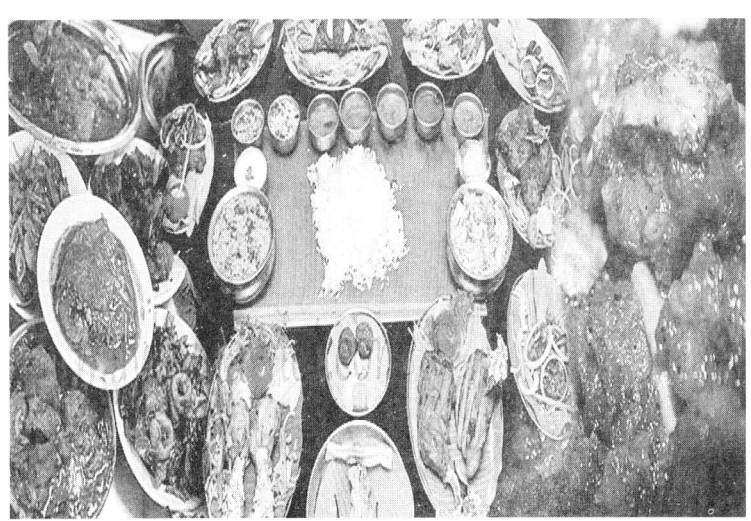

 லன்ச் மேப்

நாவின் ஒவ்வொரு பகுதியும் வெவ்வேறு மூலச் சுவையை சுவை மொட்டுக்கள் மூலம் உணர்வதாக முடிவெடுக்கிறார்.

ஒருவர் புளியம் பழம் சாப்பிட்டால் நமக்கு கடைவாயில் எச்சில் சுரக்கும். கசப்பு உடம்பை உலுக்கும், இனிப்பை பார்த்தால் குழந்தை போல துள்ளிக் குதிப்போம். உடல் முழுவதும் குதூகலத்தை உண்டாக்கும் இனிப்பு.

இப்படியாக சுவையை நாவின் வழியாக முறைப்படுத்துகிறார். பெரும்பாலும் சுவை குறைபாடு பிறக்கும்போதே யாருக்கும் வருவதில்லை. சிறு வயதில் மிகவும் அபாரமாகவே செயல்படுகிறது. பிற்பாடு ஒரே உணவை அதிகம் சாப்பிடும்போது சுவை உணர்வு மெல்ல மெல்ல குறையத் தொடங்குகிறது.

உதாரணமாக வெற்றிலை பாக்கு அதிகம் போடுபவர்களுக்கு சுவை அறியும் உணர்வு குறைந்துகொண்டே வரும். வெற்றிலை போட வேண்டும் என்பதற்காகவே மற்ற உணவை சாப்பிடக் கூட தவிர்க்கத் தயாராவார்கள்.

நாவின் பின்புறம்	கசப்புச் சுவை.
நாவின் பின்புற இரு விளிம்புகள்	புளிப்புச் சுவை.
நாவின் முன்புற இரு விளிம்புகள்:	உவர்ப்புச் சுவை.
நாவின் முன்பகுதி	இனிப்புச் சுவை.
நாவின் நுனிப்பகுதி:	துவர்ப்புச் சுவை.

சமைப்பவர் எப்படி கலைஞனோ அப்படி அதை நன்றாக ருசித்துச் சாப்பிடுபவன்/ள் மகா கலைஞன்! மாங்காய் குழம்பு, பாயசம், பாகற்காய் பொரியல், வாழைப்பூ கூட்டு, கார வறுவல், வடுமாங்காய்... என உணவில் அறுசுவையையும் கவனித்து சமைக்கிறோம். ருசித்து மகிழ்ந்து சாப்பிடுகிறோம்.

நாம் உண்ணும் உணவில் தினசரி அறுசுவைகளும் சரியான அளவில் இருந்தாலே ஆரோக்கியம் நிச்சயம்.

அதென்ன அறுசுவை?

இனிப்பு, புளிப்பு, உவர்ப்பு, கைப்பு, கார்ப்பு மற்றும் துவர்ப்பு... இந்த ஆறு சுவைகள்தான் உணவுக்கு அடிப்படை. தொண்டைப்பகுதி வரை இயங்கும் நுண் நாளங்கள்தான் அனைத்து வியாதிகளுக்கும் காரணம்.

இந்த அறுசுவைகளும் சரியாக இயங்க வேண்டும். குறிப்பாக கசப்பு, உவர்ப்பு. இதைப் புரிந்துகொள்ளாமல் பலர் இன்று குறிப்பிட்ட சில சுவைகளைத் தொட்டுக்கூடப் பார்ப்பதில்லை. தொடர்ந்து ஒரேவிதமான சுவையுடைய உணவை அதிகம் உண்பது ஆரோக்கியம் தொடர்பான பிரச்னைகளுக்கு வழிவகுத்துவிடும்.

டாப் யார்?

'ரெஸ்டாரண்ட்ஸ்' என்ற பிரிட்டிஷ் பத்திரிகை ஆண்டுதோறும் ஒரு பட்டியலை வெளியிடுகிறது.

சர்வதேச அளவில் முக்கியமான சமையல்காரர்கள், சமையல் நிபுணர்கள் மற்றும் உணவக விமர்சகர்களிடம் ஆய்வு செய்து, வாடிக்கையாளர்கள், உணவு ஆர்வலர்கள் அளிக்கும் வாக்குகளின் அடிப்படையில் உலகளவில் சிறந்த 50 உணவகங்கள், சமையல் கலைஞர்கள் பற்றி ஆண்டு தோறும் வெளியிடுகிறார்கள்.

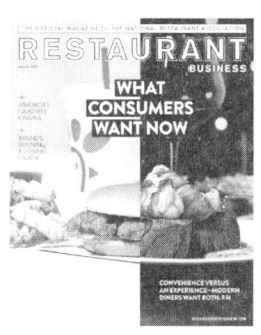

உலகளவில் இருக்கும் உணவுப் பிரியர்களால் அதிகம் எதிர்பார்க்கப்படும் பட்டியல் இது.

உலகின் சிறந்த உணவகமாக பெரும்பாலும் பிரெஞ்ச் உணவகமே தேர்வு செய்யப்பட்டு வருகிறது.

இந்தத் தரவரிசைப் பட்டியலில் இடம்பெற்றுள்ள 50 உணவகங்களில் சரிபாதி ஐரோப்பிய நாடுகளிலும், 12 உணவகங்கள் அமெரிக்க நாடுகளிலும், ஐந்து உணவகங்கள் ஆசிய நாடுகளிலும் அமைந்துள்ளன.

உலகின் சிறந்த 50 உணவகங்களுக்கான பட்டியலில் இடம் பிடித்துள்ளது பிரான்சில் இருக்கும் 'மிராசுர் ரெஸ்டாரன்ட்'. அதன் தலைமை செஃப், அர்ஜென்டினாவைச் சேர்ந்த மவ்ரோ கோலாக்ரீகோ.

காரத்தை அதிகம் விரும்புகிறோம். அது மூல நோய் மற்றும் மலச்சிக்கலை உண்டாக்குகிறது. இனிப்பை அதிகம் சுவைக்கிறோம். உடல் பருமன், சர்க்கரை நோயால் அவதிப்படுகிறோம். இப்படி பட்டியலிடலாம்.

எல்லா நாட்டு மருத்துவமும் சொல்வது ஒன்றைத்தான். சாப்பிடும்போது ருசித்துச் சாப்பிட வேண்டும். நாவில் படும்போது அரை நொடிக்கும் குறைவாகத்தான் ருசி இருக்கும். அதை நன்கு கவனித்து சாப்பிட வேண்டும்.

இதனால்தான் சாப்பிடும்போது பேசக்கூடாது, எதையும் யோசிக்க வேண்டாம் என்கிறார்கள்.

இனிப்பு: மனதுக்கு மகிழ்ச்சி தரக்கூடிய சுவை இதுதான். இந்தச் சுவையை நாம் மிதமான அளவு உண்டு அனுபவிக்கும் போது, அது உடலுக்கு பலத்தைத் தரும்.

இன்று நாம் சாப்பிடும் உணவுகளிலேயே இனிப்புச்சுவை

உலகைத் திரும்பிப் பார்க்க வைக்கும் தமிழர் வகை

பிரபல ஆங்கிலப் பத்திரிகையான Traveler, உலகின் தலைசிறந்த 100 உணவகங்களின் பட்டியலை வெளியிட்டு வருகிறது.

இத்தனை ஆண்டுகளில் முதல் முறையாக 2019ம் ஆண்டின் தொடக்கத்தில் 17ம் இடத்தில் இந்திய உணவகம் ஒன்று இடம் பெற்றுள்ளது.

'ககன் ஆனந்த்' என்ற தமிழர் வகை உணவகத்தின் உரிமையாளரும் தலைமை சமையல்காரருமான ககன் ஆனந்த், கொல்கத்தாவில் பிறந்து, தமிழகத்திலும் வேறு இடங்களிலும் பயின்று, இப்போது பாங்காக்கில் இந்த உணவகத்தை நடத்தி வருகிறார்.

இவர் இதற்கு முன் இந்தியாவில் முன்னாள் குடியரசுத்தலைவர் அப்துல் கலாம் அவர்களுக்கு சமையல் செய்துள்ளார். அத்துடன் முன்னாள் அமெரிக்க அதிபர் பில் கிளிண்டன் இந்தியா வந்திருந்த போது அவருக்கும் இவர் சமைத்துள்ளார்.

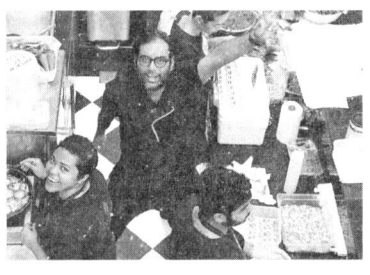

பாரம்பரிய இந்திய உணவுகளை நவீன உணர்வுடன் பரிமாறுவதுதான் இந்த ககன் உணவகத்தின் தனித்தன்மை.

அதிகம் இருக்கிறது. இதனால் செயற்கை இனிப்பு சேர்ந்த ஸ்வீட் வகைகளை உண்ணும்போது, உடலில் தேவைக்கு அதிகமாக சர்க்கரை சேர்ந்துவிடும். தொப்பை, உடல்பருமன், பித்தம், வாயுத் தொல்லை போன்ற பிரச்னைகள் ஏற்படும்.

புளிப்பு: சாப்பிட்ட உணவு செரிக்கவும் நல்ல ஜீரண சக்தியைத் தந்து, வயிற்றைச் சுத்தப்படுத்தும் பணியையும் புளிப்பே செய்கிறது. பசியைத் தூண்டும் நரம்புகளை இது வலுவாக்கும். ஆனால், புளிப்பை அதிகம் சாப்பிட்டால், வயிற்றுக்கோளாறு, இரத்த அழுத்தம், உடல் சோர்வு ஏற்பட வாய்ப்புண்டு.

எலுமிச்சை, புளி, மாங்காய், தயிர், மோர், நார்த்தங்காய் போன்றவற்றில் உள்ள புளிப்பைச் சேர்த்துக்கொள்ளலாம்.

உவர்ப்பு: மற்ற சுவைகளைச் சமன்படுத்தி நாவுக்குச் சுவையைத் தரக்கூடிய பணியை உவர்ப்பு செய்கிறது. ஆனால், இது உடல் சூட்டை அதிகப்படுத்தும் என்பதால் மிதமான அளவு உண்ணலாம். இதனால், உடலில் வியர்வை பெருகி இரத்தம் சுத்தமடையும். அதிகமானால் வாதம், உடலின் உள் உறுப்புகள் பாதிப்பு அடைதல், முடி நரைத்தல் போன்ற பிரச்னைகள் ஏற்படலாம்.

தீபன் புகழ்

கின்னஸில் பழமையான சைவ உணவு விடுதி

சுவீட்சர்லாந்தின் ஜூரிச் நகரில் இயங்கி வருகிறது 'ஹாஸ் ஹில்டில்' உணவு விடுதி.

1898ம் ஆண்டு ஆரம்பிக்கப்பட்ட இந்த சைவ உணவு விடுதிக்கு இப்போது வயது 120.

மிகப் பழமையான உணவு விடுதி என்ற கின்னஸ் சாதனையைப் பெற்றிருக்கும் இந்த உணவகம், இந்திய உணவுகளுக்குப் புகழ் பெற்றது.

ஜெர்மனியில் இருந்து இந்தியாவுக்கு சுற்றுலா வந்தவர்கள், இந்தியாவில் சுவைக்கப்படும் சைவ உணவுப் பழக்கத்தை ஜெர்மனியில் பரப்பும் விதத்தில் இந்த விடுதியை ஆரம்பித்திருக்கிறார்கள்.

இப்போது ஹில்டில் குடும்பத்தைச் சேர்ந்த ஐந்தாவது தலைமுறையினர் இதை நடத்தி வருகிறார்கள்.

சாம்பார் வடை, பாலக் பன்னீர், விதவிதமான சட்னிகள், சாலட்களை ருசிக்க அனைத்து நாட்டினரும் இந்த விடுதிக்கு படையெடுக்கிறார்கள். தமிழகத்தின் வாழை இலை சாப்பாடும், வடஇந்திய உணவுகளும் இங்கே பிரபலம்.

இந்தியாவிலேகூட இப்படியான 120 வருட உணவகங்கள் இருக்கின்றன. ஏன், கும்பகோணம், திருச்சியில் கூட 100 வருடங்களுக்கும் மேலான மங்கள விலாசும், பார்த்தசாரதி ஹோட்டலும் உள்ளன.

என்றாலும் இவை எல்லாம் ஏன் கின்னஸில் இடம்பெறவில்லை?

காரணம், இங்கு உள்ளூர்க்காரர்கள்தான் அதிகம் சாப்பிடுகிறார்கள்.

ஆனால், ஹாஸ் ஹில்டில் ரெஸ்டாரன்டில் உலகம் முழுவதும் உள்ள மக்கள் வந்து சாப்பிடுகிறார்கள்!

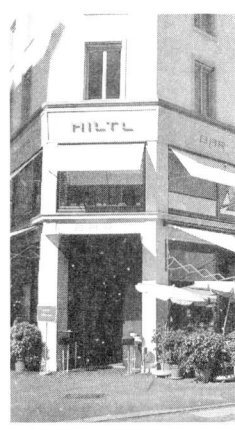
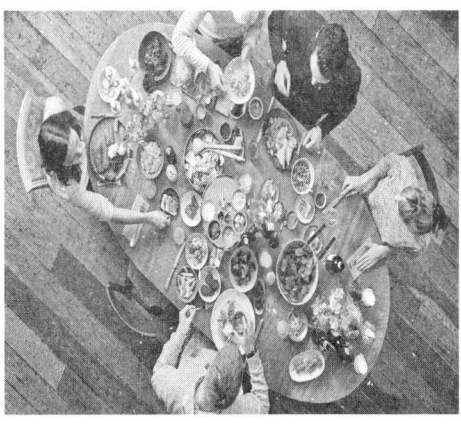

 லன்ச் மேப்

கடுக்காய், கீரைத்தண்டு, வாழைத்தண்டு, முள்ளங்கி, பூசணிக் காய், சுரைக்காய், பீர்க்கங்காய் போன்றவற்றில் உள்ள உவர்ப்புச் சுவை உடலுக்கு மிகவும் நல்லது.

கைப்பு (கசப்பு): உடலுக்கு அதிக நன்மையைத் தரக்கூடிய கசப்பை பலரும் வெறுத்து ஒதுக்குகிறார்கள். ஆனால், வயிற்றில் உள்ள கிருமிகளை அழிக்கும் சிறந்த கிருமிநாசினி இது. தோல் எரிச்சல், அரிப்புகளில் இருந்து நிவாரணம் தரும். இரத்தத்தைச் சுத்தம் செய்யும். இந்தச் சுவை அதிகமானால் உடல் உறுப்புகள் சோர்வடைந்துவிடும்.

பாகற்காய், சுண்டைக்காய், கத்தரிக்காய், வெந்தயம், எள், வேப்பம்பூ போன்றவற்றில் உள்ள கசப்பு, உணவில் சேர்க்கத் தகுந்தது.

கார்ப்பு (உறைப்பு): இந்தச் சுவை நுனிநாக்கில் எரிச்சலை உண்டாக்கும். கண், வாய் போன்றவற்றில் நீர் வரச்செய்யும். மித மாகப் பயன்படுத்துவது ஜீரணத்துக்கு உதவும். அதிகமானால் வயிறு மற்றும் குடல்பகுதியில் புண்களை உண்டாக்கும்.

பூண்டு, மிளகு காரச் சுவைக்கு ஏற்ற பொருள்

துவர்ப்பு: மெதுவாக ஜீரணமாகக்கூடிய இந்தச் சுவை, இரத் தத்தைச் சுத்தப்படுத்தும். சர்க்கரை நோயாளிகளுக்கு மிகவும் நல்லது. கல்லீரல், கணையம், சிறுநீரகத்துக்கு சிறந்தது. பித்தத்தைச் சமன்படுத்தக் கூடியது. அதிகமானால் நாக்கு தடிக்கும். வாயுவை அதிகப்படுத்தும். வாதம் ஏற்படும் வாய்ப்பும் அதிகம்.

வாழைக்காய், மாதுளை, மாவடு, அத்திக்காய் போன்ற காய் வகைகள் அனைத்திலும் இயற்கையாகவே உள்ள துவர்ப்புச் சுவை, உடலுக்கு நல்லது.

தேனி

விக்னேஷ் நாட்டுக்கோழி கூரைக்கடை

நாட்டுக் கோழிக்கும் பிராய்லர் கோழிக்குமான வித்தியாசமே எலும்புதான்! குறைவான சதைகளும் அதிக எலும்பும்தான் நாட்டுக் கோழியின் அடையாளம். இதன் எலும்பில்தான் மொத்த சத்துக்களே அடங்கியிருக்கிறது. குழம்பின் ருசிக்கும் இதுவே காரணம்!

அப்படிப்பட்ட நாட்டுக்கோழியின் ஸ்பெஷலிஸ்ட்டாக இருக்கிறது விக்னேஷ் கூரைக்கடை. தேனியிலிருந்து போடி செல்லும் சாலையில், கோடாங்கிபட்டியில் இக்கடை இயங்குகிறது. முழுக்கவே கோரைப் புற்களாலான கூரை. பக்கவாட்டில் தென்னை ஓலைத் தட்டிகள். சுற்றிலும் வயல்வெளி. திறந்தவெளி

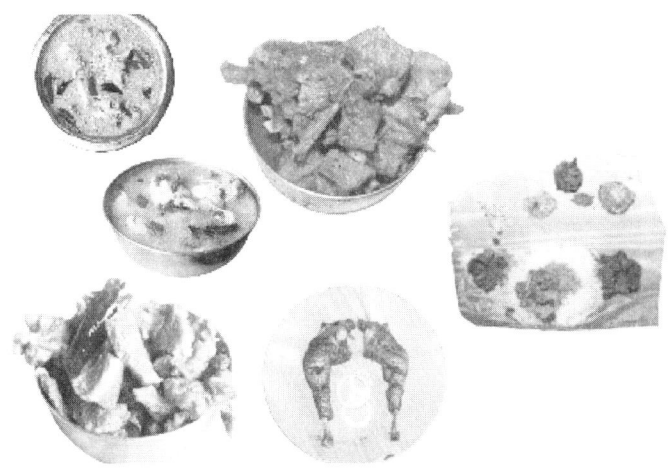

சமையல்கூடம். அகன்ற அலுமினிய பாத்திரம், மண்பானை, இரும்புத் தோசைக்கல் என எது எதற்கு எது சரியாக இருக்குமோ அவற்றைப் பயன்படுத்தியே இங்கு சமைக்கின்றனர்.

"விவசாயக் குடும்பம். சரியா வெள்ளாமை பண்ண முடியலை. ஏதாவது தொழில் செய்யலாம்னு தோணினப்ப என் மனைவி போதுமணிதான் உணவகம் தொடங்கலாம்... நாட்டுக்கோழி சமைக்கலாம்னு சொன்னா.

எனக்கும் சரினு பட்டது.நண்பர்கிட்ட இடத்தை வாங்கி, கூரை போட்டு, உணவகத்தைத் தொடங்கிட்டோம். சமையல் பொறுப்பை அவளே ஏத்துக் கிட்டா. வீட்ல இருந்த ஆட்டு உரல், அம்மிக்கல்னு எல்லாத்தையும் கடைக்கு கொண்டு வந்து வீட்டுச் சாப்பாடு மாதிரி போடணும்னு மெனக்கெட்டா..." உற்சாகமாகப் பேச ஆரம்பிக்கிறார் முருகன்.

கருவாட்டுக்குழம்பு, கோழிரசத்தை மண்பானையிலும், ஆட்டுக் கறி பிரட்டல், எலும்பு வறுவல் ஆகியவற்றை வதக்க இரும்புத் தோசைக் கல்லையும், சாதம் வடிக்க அலுமினியப் பாத்திரத்தையும் பயன்படுத்துகின்றனர். இப்படிச் சமைத்தால்தான் பற்கள் நன்கு வளருமாம்!

குழம்பு கொதிக்கும்போது எழும் மணம் ஆளை மயக்குகிறது என்றால் கோழி வறுவல் நாவை பதம் பார்க்கிறது! கடைக்காகவே உணவகத்தின் பின்புறம் பண்ணை அமைத்து கோழிகளை வளர்க்கின்றனர்.அம்மாவுக்கு சமையலில் உதவியபடி பரிமாறும் வேலையையும் மூன்று மகன்களும் செய்கின்றனர்.

"பெரிய பெரிய உணவகங்கள்ல கூட பண்ணைல வளருகிற நாட்டுக்கோழியைத்தான் வாங்கி சமைக்கறாங்க. பெரும்பாலான பண்ணைகள்ல கோழிக்கு கெமிக்கல் சத்து கொடுக்கறாங்க. நாங்க அப்படிச் செய்யாம இயற்கை முறைல மேயவிட்டு வளர்க்கறோம். சமைக்கறதும் அதே பாரம்பரிய கிராமத்து முறைலதான்.

நாட்டுக் கோழியோ ஆட்டுக் கறியோ எலும்புதான் எல்லாம். அதோட சாறுதான் குழம்பை ருசிக்க வைக்கும். நாட்டுக்கோழி சமைக்கிறப்ப நல்லெண்ணெய் பயன்படுத்தணும். அப்பதான் கோழியால வர்ற சூடு தணியும்..." என அடுக்குகிறார் முருகனின் மனைவி போதுமணி.

இங்கு மீல்ஸ் 60 ரூபாய்.

நாட்டுக்கோழி ரசம், கருவாட்டுக் குழம்பு, ஆட்டுக்கறி உப்புசாறு, மீன்குழம்பு, ரசம், மோர்... என சகலத்தையும்'பாட்டி சமையலில்' சமைக்கிறார்கள். காய்ந்த மிளகாய், மல்லி, சீரகம், குமுளி மிளகு என மேற்குத் தொடர்ச்சி மலையில் விளையும் மசாலாக்களையே பயன்படுத்துகின்றனர். மதிய உணவைத்

தீலீபன் புகழ்

நாட்டுக்கோழி ரசம்

நாட்டுக்கோழி – 500 கிராம்
சின்ன வெங்காயம் – 200 கிராம்.
பச்சை மிளகாய் – 2
தக்காளி – 50 கிராம்
சீரகம் – 1 சிட்டிகை
மிளகு – 2 சிட்டிகை
இஞ்சி, பூண்டு விழுது – 2 தேக்கரண்டி
பட்டை, லவங்கம் – மிகவும் குறைவாக
மிளகாய்த்தூள் – 1 தேக்கரண்டி
தனியாத்தூள் – 1 தேக்கரண்டி
மஞ்சள்தூள் – 1 தேக்கரண்டி

பக்குவம்: குக்கரில் எண்ணெய் ஊற்றி பட்டை, லவங்கம் சேர்த்து தாளித்து, சின்ன வெங்காயத்தை அரைத்து சேர்த்து வதக்கவும். இத்துடன் இஞ்சி, பூண்டு விழுது, தக்காளி, பச்சை மிளகாய் சேர்த்து நன்கு வதக்கவும். மிளகு, சீரகம் இரண்டையும் மிக்சியில் தூளாக்கவும். இவற்றை மிளகாய்த்தூள், தனியாத்தூள், மஞ்சள்தூள், உப்பு, கோழிக்கறியுடன் சேர்த்து நன்கு கலக்கி வதக்கவும்.

நாட்டுக்கோழியில் அதிகம் மஞ்சள் சேர்த்து சில நிமிடங்கள் ஊற வைத்து சிறு துண்டுகளாக வெட்ட வேண்டும். பின்னர் தேவையான அளவு தண்ணீர் ஊற்றி வேகவிடவும். சதை கரைந்து எலும்புச் சாறு இறங்க வேண்டும். பின்னர் கறிவேப்பிலை, கொத்தமல்லி தழைகளைத் தூவி சாதத்தில் ஊற்றியும் சாப்பிடலாம். சூப்பாகவும் சாப்பிடலாம்.

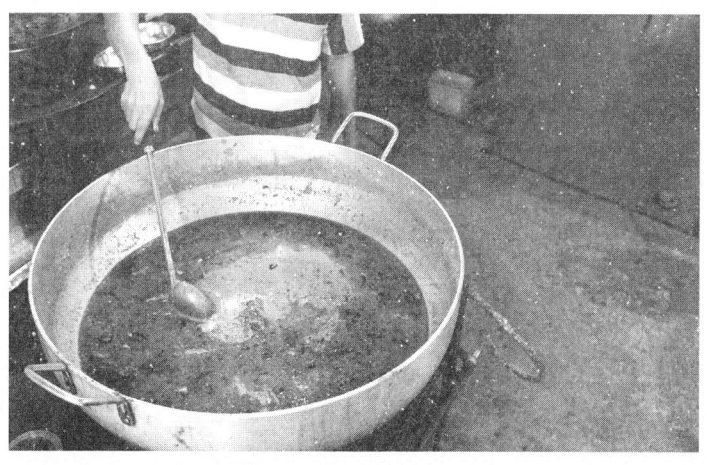

உப்புச் சாறு குழம்பு

ஆட்டுக்கறி எலும்பு – ஒரு கிலோ
தக்காளி – 2
சின்ன வெங்காயம் – 200 கிராம்
பச்சை மிளகாய் – 20
சீரகம் – 1 தேக்கரண்டி
சோம்பு – 1 தேக்கரண்டி
வெள்ளை மிளகுத்தூள் – ஒரு சிட்டிகை
இஞ்சி, பூண்டு விழுது – 2 மேஜைக்கரண்டி
பட்டை – 2 துண்டு
கிராம்பு – 5
ஏலக்காய் – 5
தயிர் – 200 மில்லி
மல்லி, புதினா – ஒரு கைப்பிடி
தேங்காய் – அரை மூடி,
கசகசா – 2 தேக்கரண்டி
முந்திரிப் பருப்பு – 8
நல்லெண்ணெய் – 2 மேஜைக்கரண்டி
வெண்ணெய் (அ) நெய் – 50 கிராம்கல் உப்பு – தேவையான அளவு
எலுமிச்சைச் சாறு – ஒரு மேசைக்கரண்டி
பக்குவம்: கசகசாவை மிக்ஸியில் தண்ணீர் சேர்க்காமல் பொடித்து

தவறவிட்டால் மாலை நாட்டுக்கோழிக் குழம்பு, வறுவல், சுக்காவோடு சுடச்சுட இட்லி, தோசை, பரோட்டா சாப்பிடலாம். தோசைக்கல்லில் எலும்பை உதிர்த்துப் போட்டு நன்றாகப் பிரட்டி நாட்டுக்கோழி எலும்பு பிரட்டலைத் தருகிறார்கள். “எலும்பை நல்லா கடிச்சு மென்று சாப்பிட்டு சக்கையைத் துப்பணும்...” என்கிறார் போதுமணி அம்மாள்.குறைவான மெனு என்றாலும் கூட்டம் அலைமோதுகிறது. கம்பம், குமுளி, போடியில் இருந்து பல கிலோமீட்டர் பயணித்து இங்கு வந்து சாப்பிடுகிறார்கள். தேனி பக்கம் ஷூட்டிங் வரும் சினிமாக்காரரர்கள், அரசியல்வாதிகள் என சகலரும் இங்கு வந்து ஒரு பிடி பிடிக்கிறார்கள்.

“எங்க கோழிச் சாறு உண்மைல மருந்து. மல்லி, மிளகு, பூண்டுனு மூணும் பதமா இருக்கும். இஞ்சி பூண்டு அதிகம் இருக்காது. மசாலாத்தூள் பயன்படுத்த மாட்டோம். வீட்டு சேர்மானம்தான். தேவைக்கேத்த மாதிரி அப்பப்ப வீட்லயே செய்வோம். ஸ்டாக் வைச்சுக்க மாட்டோம். கூரையை மாத்தி கட்டடம் கட்டுங்கனு

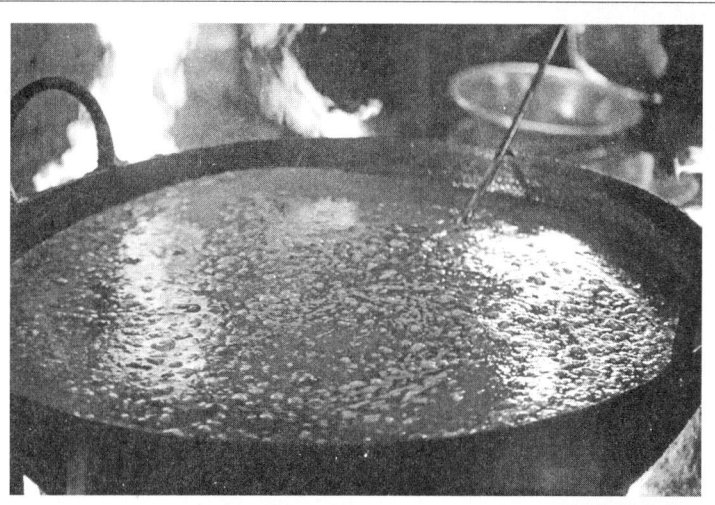

முந்திரி, தேங்காய் துருவலை அதில் இட்டு தண்ணீர் கலந்து அரைக்கவும். வெங்காயம், பச்சை மிளகாய். தக்காளி, மல்லி, புதினா ஆகியவற்றையும் நறுக்கி வைக்கவும். குக்கரில் எண்ணெய் மற்றும் வெண்ணெயை சரிபாதி கலந்து காய்ந்ததும் பட்டை, ஏலம், கிராம்பு, சீரகம் ஆகியவற்றை வாசம் வர வதக்கவும்.பின்னர் நறுக்கிய வெங்காயத்தைப் பொன்னிறமாக வதக்கி கீறிய பச்சை மிளகாய், தக்காளி, கொத்தமல்லி, புதினா ஆகியவற்றையும் சேர்த்து வதக்கி இஞ்சி, பூண்டு விழுது சேர்த்து வதக்கவும்.பின்னர் ஆட்டு எலும்பை சேர்த்து கிளறி லேசாக வதக்கிய பின்பு அனைத்தையும் சேர்த்து நன்கு கிளறிவிட்டு பின்னர் தயிரை ஊற்றவும்.

அனைத்தையும் ஒன்றுசேர கிளறிய பின்னர் அதில் அரை லிட்டர் தண்ணீர் விட்டு தேவையான அளவு கல்உப்பு சேர்த்து அழுத்தமாக மூடி 20 நிமிடங்கள் வேகவிடவும். அப்போதுதான் எலும்பின் சாறு இறங்கும்.இதில் அரைத்த தேங்காய் விழுதைச் சேர்த்து குறைவான தீயில் வேகவிடவும். தேங்காய் அதிகம் வெந்தால் சுவை மாறும்.

பலரும் சொல்றாங்க. எங்களுக்கு அதுல விருப்பமில்ல. கூரைல உட்கார்ந்து சாப்பிடற சுகம் வேற எதுல கிடைக்கும்!" அழுத்தமாகக் கேட்கிறார் முருகன். அதானே?!

 லன்ச் மேப்

கோவை

பாரம்பரியம் உணவகம்

பாரம்பரிய உணவகத்தைப் பொறுத்தவரை சூழல்தான் இதன் சிறப்புகள்.

அந்தவகையில் கோவையில் இருக்கும் பாரம்பரிய உணவகம் தனிச்சிறப்புடன் திகழ்கிறது.

அசல் செட்டிநாட்டு அமைப்பில், அனைத்து வசதிகளுடன் இயங்குகிறது. காரைக்குடியில் இருப்பது போலவே மச்சு வீடு, திண்ணை, ஆட்டு உரல்... என நகரத்தார் வாழ்வியல் சூழலை சிலையாக, ஓவியமாக உணவகத்தின் முன்னே தோட்டம் அமைத்து உருவாக்கியுள்ளனர்.

முகப்பில் மிகப்பெரிய ஜல்லிக்கட்டு காளையை வீரர்கள்

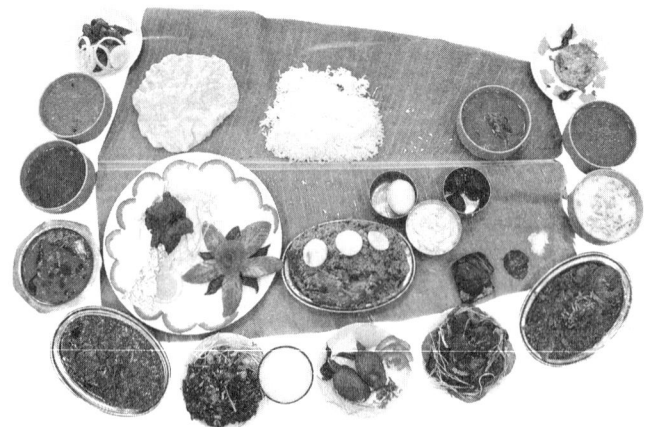

பாரம்பரிய ரசப்பொடி

காஷ்மீரி மிளகாய் – 15 (அ) 20
தனியா (மல்லி) – அரை கப்
மிளகு – ஒரு தேக்கரண்டி
சீரகம் – ஒரு மேஜைக்கரண்டி
வெந்தயம் – ஒரு சிட்டிகை
கடுகு – ஒரு சிட்டிகை
பெருங்காயம் – சிறு கட்டி
தேங்காய்த் துருவல் – 3 தேக்கரண்டி
நல்லெண்ணெய் – 2 டீஸ்பூன்

பக்குவம்: வாணலியில் எண்ணெய் விட்டு மிளகாய் சேர்த்து மிதமான சூட்டில் வறுத்து எடுக்கவும். அதே வாணலியில் தனியாக தனியா, மிளகு, சீரகம், வெந்தயம், கடுகு, பெருங்காயம், தேங்காய்த் துருவல் தனித்தனியாகச் சேர்த்து மிதமான சூட்டில் கருகாமல் வறுத்து எடுக்கவும்.

ஆறியபின் வறுத்த பொருள்களை ஒன்றாகக் கலந்து, மிக்ஸியில் சேர்த்து குறைவான வேகத்தில் கொரகொரப்பாக அரைக்கவேண்டும்.

அதிக வேகத்தில் அரைத்தால் மசாலா சூடாகும். சீக்கிரம் கெட்டுப் போகும். ஆகையால் குறைவான வேகத்தில் இயக்கவும். அதனை தனியாக காற்றுப் புகாத டப்பாவில் வைக்கவும்.

இந்தப் பொடியை ரசத்திற்கு பயன்படுத்தலாம்.

அடக்குவது போல சிலை. முறத்தால் தானியங்களை புடைக்கும் ஆச்சியின் சிலை... என நகரத்தார் வாழ்வியலைச் சொல்லும் சூழல் அமைப்புக்காகவே இங்கு சாப்பிடப் போகலாம்.

கோவை தொண்டாமுத்தூர் சாலையில் ஊரின் மெயின் ரோட்டில் உள்ளது 'பாரம்பரியம் உணவகம்'. மிகப்பெரிய இடத்துடன் உள்ளே சமையலறை. சுத்தமாக இருக்க வேண்டு என்பதற்காக விசாலமாக உள்ளது.

சமைத்ததை அனைத்து தொடுகறி வறுவல்களுடன் அடுப்புக் கதகதப்பிலேயே வைத்திருக்கிறார்கள். நன்றாக சுண்டி ருசியை அதிகரிக்கும் செட்டிநாட்டு தொழில்நுட்பம் அது.

மதிய உணவு, இரவு டிபன் வகைகள் மட்டும்தான். 12 மணிக்குத் தொடங்கி 4 மணிக்கு நிறைவடைந்து விடும். 12 மணிக்கெல்லாம் தோட்டமும் வெளித் திண்ணையும் நிறைந்துவிடுகிறது. ஸ்பெஷல் சாப்பாடு, சீரக சம்பா பிரியாணி என பாரம்பரிய சமையல் அள்ளுகிறது.

சாதத்துக்கு பொரியல், சிக்கன் குழம்பு, மட்டன் குழம்பு, மீன்

குழம்பு, சாம்பார், ரசம், மோர், தயிர்... என சகலமும் வீட்டு சமையல் முறையில் ருசியில் அள்ளுகிறது. குறிப்பிட வேண்டிய விஷயம், அன்லிமிட்டெட் சாப்பாடு என்பது.

சிக்கன் செமி கிரேவியாக இருக்கிறது. பிராய்லர் சிக்கன்தான். குடல் தோசை, சீரக சம்பா பிரியாணி இவர்களின் தனிச் சிறப்பு.

"கொங்கு சமையல்னா தானியங்கள் நிறைந்தது. அரிசி, பருப்பு, சோளம், கம்பு, கொள்ளு, பாசிப்பருப்புனு வேகவைத்த துவையல்தான். கோவை மக்களுக்கு பக்காவான காரைக்குடி சைவ உணவு தரணும்னு நானும் என் நண்பர் மோகனும் சேர்ந்து முடிவு செய்தோம்.

கன்ஸ்ட்ரக்ஷன் துறைல இருக்கோம். ரெண்டு பேருமே தீவிர உணவு ஆர்வலர்கள். நாங்க எந்த ஊர் போனாலும் அந்த ஊர் உணவை தேடித் தேடி சாப்பிடுவோம். அந்தக் காலத்து சமையல் முறைனா எங்களுக்கு அவ்வளவு பிடிக்கும். அதை இந்தக் காலத்து இளைஞர்களுக்கு பிடித்தா மாதிரி மாடர்னா கொடுத்தா என்னனு தோணிச்சு. அதனோட செயல் வடிவம்தான் இந்த உணவகம்!

இப்ப வெளியூர்ல இருந்து வர்றவங்க பாரம்பர்யத்தைத் தேடி எங்க கடைக்கு வர்றாங்க. உள்ளூர்க்காரங்க புதுவிதமான உணவுகளை எதிர்பார்க்கறாங்க.

அதனால, ரெண்டையும் இணைச்சு எல்லாவிதமான உணவுகளும் கிடைக்கிறா மாதிரி ஆரம்பிச்சோம். ஆரம்பத்துல, செட்டிநாட்டு லஞ்ச், கெட்டிக்குழம்பு, மோர்க்குழம்பு, வறுவல், பிரட்டல்னு இந்தப் பகுதிக்கு மட்டுமே உரிய டிஷ்களை செஞ்சோம்..." என்கிறார் உரிமையாளர்களில் ஒருவரான பிரபு.

மிதமான காரம். தரமான அரவை மசால். எனவே தனித்த சுவையுடன் ஒவ்வொரு டிஷ்ஷும் சப்புக்கொட்ட வைக்கிறது. பாசிப் பருப்பு, மிளகு, சிறு தானியங்கள், தேங்காய் மற்றும் மஞ்சள் அதிகமாக இப்பகுதியில் கிடைப்பதால் வேண்டிய அளவுக்கு அவற்றை சமையலில் பயன்படுத்துகின்றனர்.

எளிதில் செரிமானம் ஆகும் என்பது கொங்கு சமையலின் ஸ்பெஷல். அசைவ உணவுகளில் மிளகாயைவிட மிளகையே இங்கு பிரதானமாகப் பயன்படுத்துகின்றனர். மீனை விட ஆடு, நாட்டுக் கோழியை வைத்தே அதிகமும் உணவு தயாரிக்கின்றனர்.

"இதுவரை சொல்லப்பட்ட... சொல்லாமல் விட்ட கொங்கு சமையலை செட்டி நாட்டுப் பாணில பிரமாதமா சமைச்சுக் கொடுக்கறதுதான் எங்க நோக்கம்..." சிரித்த முகத்துடன் சொல்கிறார் செஃப் ராஜா.

ஆட்டுக்கறி, நல்லி கறி, கோழி வறுவல், குடல் வறுவல், குடல் தோசை, நாட்டுக் கோழி சூப்... என அனைத்தையுமே கிராமத்து கொங்கு ஃபார்முலாவில் செய்கிறார்கள்.

திலீபன் புகழ்

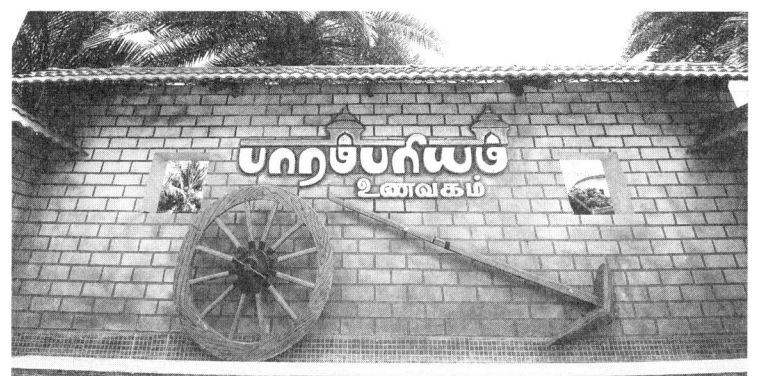

சோற்றுடன் மட்டன் குழம்பு, சிக்கன் குழம்பு, நாட்டுக்கோழி குழம்பு, மீன் குழம்பு... என பல குழம்புகளைத் தருகிறார்கள். எல்லாமே கொங்கு மற்றும் செட்டிநாட்டு கிராமத்துப் பக்குவம்.

"மிளகாய், மல்லி, மஞ்சளை எல்லாம் பார்த்துப்பார்த்து தரமா வாங்கறோம். மசாலாவை பெண்கள்தான் தயாரிக்கறாங்க. அவங்க எல்லாம் வாசனையை வைச்சே காரம், உப்பு அளவை சொல்லக் கூடியவங்க! பாரம்பரிய செட்டிநாட்டு சமையல் எங்க மெஸ்ல கிடைக்கும்னு மக்கள் நம்பிக்கையோட வரக் காரணமே வீட்டு முறைல நாங்க தயாரிக்கிற மசாலாதான்..." என்கிறார் செஃப் ராஜா.

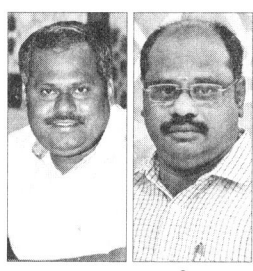

ராஜா பிரபு

எல்லா ஊர்களிலும் இருக்கும் அதே ரெசிபிதான் கொங்கு மெனுவிலும் உள்ளது. ஆனால், செய்முறை வேறு. மற்ற பகுதிகளில் ஆட்டுக்கறி வறுவலில் மிளகாய் சேர்ப்பார்கள். இங்கு மிளகு, தேங்காய்ப் பால் கலந்து தொடுகறியை சுண்ட வைக்கிறார்கள். செட்டிநாட்டு மசாலாவும் கொங்கு செய்முறை பக்குவத்தில் தயாராகிறது.

பொதுவாகவே கொங்கு பகுதியில் மீன் உணவை தவிர்ப்பார்கள். ஆடு, கோழி மற்றும் ஆட்டின் நல்லி நெஞ்சுக்கறி, கோலா உருண்டை... என மட்டன் வகைகள் ஏராளம்.

ரசத்திலும் பல வகைகள் உண்டு. ரசம் தயாரிப்பதில் ரசப்பொடி ஒரு முக்கிய அங்கம். சில ரசப்பொடிகள் செய்யும் விதங்கள் சுவாரஸ்யமானவை.

"முதலில் புளியைக் கரைத்து, பச்சை வாசனை போக கொதிக்க விடவும். பொடியாக நறுக்கிய தக்காளியை நன்கு பிழிந்து, மசித்துச் சேர்த்துக் கொதிக்கவிடவும்.

 லன்ச் மேப்

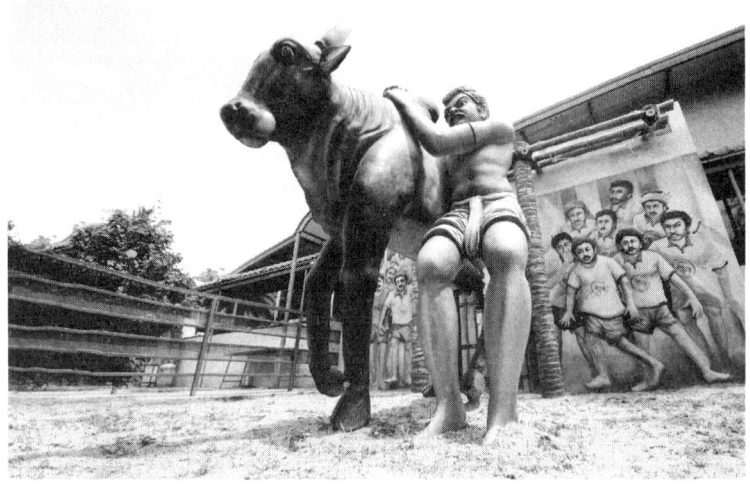

பருப்பு சேர்ப்பதாக இருந்தால், பருப்பை தண்ணீரில் கரைத்துச் சேர்த்துக் கொதிக்க விடவும். கொதித்தபின் ரசப்பொடி, பெருங் காயம் சேர்த்து நுரைத்து வந்தவுடன் உப்பு சேர்த்து, அடுப்பை அணைத்து விடவும்.

பிறகு கீழே இறக்கி நெய்யில் கடுகு, சீரகம், பெருங்காயம், கறிவேப்பிலை தாளித்து ரசத்தில் சேர்க்கவும். பொடியாக நறுக்கிய கொத்தமல்லித்தழையைச் சேர்த்து மூடி வைக்கவும்...." என்கிறார் செஃப் ராஜா.

தீபன் புகழ்

சென்னை

அடையாறு வயலும் வாழ்வும்

ஒரு காலத்தில் சிறுதானியங்கள்தாம் நம் பிரதான உணவு. 'கடலெண்ணெயைச் சேர்த்துக்கொண்டால் கொழுப்பு உருவாகிவிடும்' என்று பிரசாரம் செய்து அதை நம் உணவிலிருந்து அந்நியப்படுத்தினார்கள்; மெல்ல மெல்ல சிறுதானியங்களை நம் சமையலறையிலிருந்து அப்புறப்படுத்திவிட்டார்கள்.

ஆனால், மாற்றாக அறிமுகப்படுத்தப்பட்ட உணவுகள் அனைத்தும் விதவிதமான நோய்களைத் தந்து, மீண்டும் சிறுதானி யங்களை நோக்கி நம்மை இன்று ஓடவைத்திருக்கின்றன.

நட்சத்திர உணவகங்களில் லட்சங்களில் மாதச் சம்பளம் வாங்கிக் கொண்டிருந்த மகேஷ்வரன், அந்த வேலைகளை உதறிவிட்டு சிறுதானியங்கள் மீதுள்ள தீரா ஆர்வத்தால் திறந்த உணவகம்தான் சென்னை அடையாரில் உள்ள 'வயலும் வாழ்வும் உண்வகம்'.

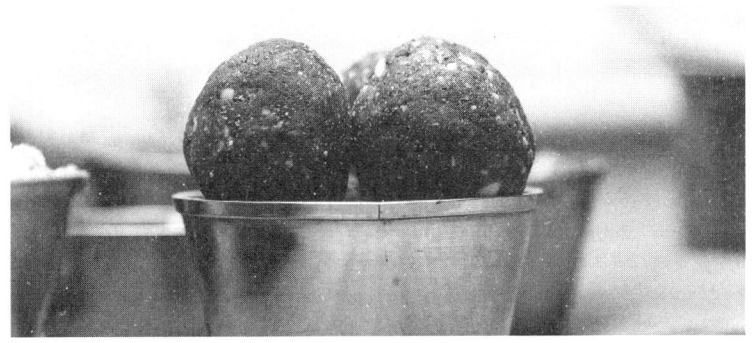

பருத்திப்பால்

தேவையானவை
பச்சரிசி – 100 கிராம்
கருப்பு பருத்தி விதை – 50 கிராம்
தேங்காய் பெரிய மூடி – 1
முந்திரி – சிறிதளவு
சுக்கு – சிறிதளவு
ஏலக்காய் – 3
கருப்பட்டி – 1 உருண்டை

பக்குவம்: பருத்திவிதையை தண்ணீரில் 6 மணிநேரம் ஊற வைக்கவேண்டும். பச்சரிசியை மிக்ஸியில் ரவை பதத்துக்கு பொடித்துக் கொள்ளவும். ஊறிய பருத்தி விதையை தண்ணீர் விட்டு மிக்ஸியில் அரைத்து பால் எடுக்கவும். கருப்பட்டியை நன்றாகப் பொடித்து அதில் தண்ணீர் விட்டு கரையும் வரை காய்ச்சி வடிகட்டி வைத்துக் கொள்ளவும்.

தேங்காய் முழுவதையும் துருவி, அதில் முக்கால் பங்கு எடுத்து தண்ணீர் சேர்த்து மிக்ஸியில் அரைத்து பால் எடுக்கவும்.

அடி கனமான பாத்திரத்தில் 6 டம்ளர் தண்ணீரை கொதிக்க வைக்கவும். அதில், பொடித்து வைத்துள்ள அரிசியைப் போட்டு சிறிதுநேரம் வேகவிடவும். கொதி வந்தவுடன் தீயைக் குறைத்து பருத்திப்பாலை ஊற்றி நன்றாகக் கொதிக்க விடவும்.

பருத்திப்பாலின் பச்சை வாசனை போனவுடன் கருப்பட்டி பாகை சேர்க்கவும். பின்னர் சுக்கு, ஏலக்காய், மீதமுள்ள தேங்காய்த் துருவல், வறுத்த முந்திரி ஆகியவற்றைச் சேர்த்துக் கிளறவும்.

தேங்காய்ப் பாலை கடைசியாக ஊற்ற வேண்டும். அதன் பிறகு கொதிக்க விட வேண்டாம்.

அடையாறு பாலம் அருகில் தள்ளுவண்டி கடையாக தொடங்கப்பட்ட இந்த உணவகம் படிப்படியாக வளர்ந்து அடையார் காந்தி நகரில் ரெஸ்டாரன்ட்டாகவளர்ந்திருக்கிறது.

உணவகத்தின் சூழலே மருத நில ஓவியங்களால் நிறைந்து சிறுதானிய சத்துக்கள் குறித்த செய்திகளுடன் வசீகரிக்கிறது. சாமை, குதிரை வாலி, கம்பு, கேழ்வரகு என சிறுதானியங்கள் அனைத்தையும் தென்மாவட்ட கிராமங்களில் இருந்துகொண்டு வந்து சமைக்கிறார்கள்,

12 மணிக்குத் தொடங்குகிறது சிறுதானிய காம்போவுடன் லஞ்ச்.

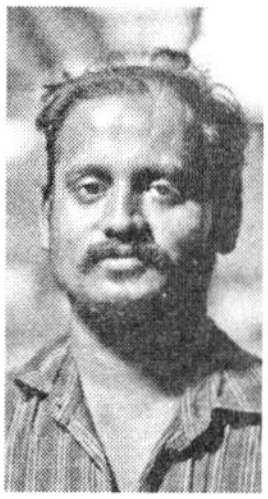

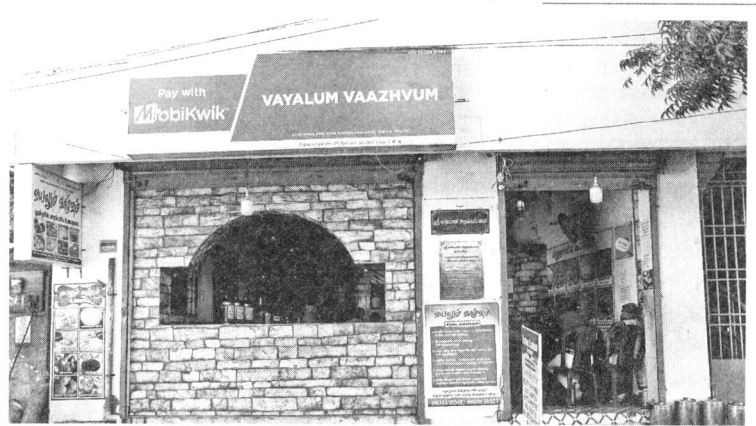

மகேஷ்வரன்

பூண்டு சூப், மாப்பிள்ளைச் சம்பா பிரியாணி, குதிரைவாலி சாம்பார் சாதம், சீரக சம்பா ரச சாதம், வாழைப்பூ வடை, உளுந்து அப்பளம்... என மதிய சாப்பாடு களைகட்டுகிறது.

அதுபோலவே இரவில் பலவகை தோசைகள் வரிசை கட்டுகின்றன. முடக்கத்தான் கீரை தோசை, சோளப் பணியாரம், வாழைப்பூ தோசை, காளான் தோசை என அனைத்தும் சிறுதானிய அதிரடிகள்.

ரெஸ்டாரன்ட் ஒருபக்கம் நிரம்பிவழிய அடையாறு பாலம் அருகில் தொடங்கப்பட்ட தள்ளுவண்டி கடையையும் மூடாமல் இன்னமும் இயக்குகிறார்கள். இங்கு பத்து ரூபாய், 20 ரூபாய் என குறைவான விலைக்கு சிறுதானிய உணவுகள் கிடைக்கின்றன.

இந்த உணவகத்தின் ஸ்பெஷலே சிறுதானிய மாடர்ன் ரெசிப்பிகள்தான். இதை மகேஷ்வரனே தன் அனுபவத்தின் வழியே கண்டுபிடித்திருக்கிறார். மிளகு, தக்காளி சேர்த்த சில்லி ஃப்ரைட் இட்லி, சில்லி ஃப்ரைட் பணியாரம், உளுந்துக்களி, சிறு தானிய பக்கோடா... என நீளும் பட்டியல் அனைத்தும் மகேஷ் வரனின் கண்டுபிடிப்பை பறைசாற்றுகின்றன.

“ஹோட்டல் மேனேஜ்மென்ட் படிச்சுட்டு 10 வருஷங்களுக்கும் மேல ஸ்டார் ஹோட்டல்கள்ல வேலை பார்த்தேன். பல நாட்டு உணவுகளை சமைப்பேன். ருசி பார்த்த எல்லாருமே என்னைப் பாராட்டியிருக்காங்க.

ஒருநாள் எதேச்சையா தெருவோரக் கடைல சிறுதானிய தோசை சாப்பிட்டேன். ரொம்ப பிடிச்சிருந்தது. இதுதான் நம்ம பாரம்பரிய உணவு... தலைமுறை தலைமுறையா இதைத்தான் நாம சாப்பிட்டு வளர்ந்தோம். இடைல திசைமாறி வேறவேற

சங்க இலக்கியம் முதல்...

பருத்திப் பாலுக்கு இரண்டாயிரம் வருட பாரம்பரியம் உண்டு. 'மதுரைக் காஞ்சி' நூலில் அரசர்களின் பிரதான பானமாக பருத்திப் பால் குறிப்பிடப்பட்டுள்ளது. போலவே சங்க இலக்கியங்களில் பருத்திக் கொட்டையை உணவுக்காக பெண்கள் சேகரித்ததும், பருத்திக்கொட்டையை கொக்கு போன்ற பறவைகள் உணவாக உட்கொள்வதையும் பல சங்கப் பாடல்கள் பதிவு செய்துள்ளன.

சிவகங்கை, தேனி, மதுரை உள்ளிட்ட மாவட்டங்களில் சாலை யோரக் கடை முதல் எல்லா இடங்களிலும் இந்த பருத்திப் பால் கிடைக்கின்றது.

பாரம் எனப்படும் பருத்திப்பூவை எடுத்த பின்னர் அதைமூட்டைக ளில் கட்டி வீட்டுக்கு எடுத்துச் செல்வர். அதனால் ஏற்படும் நெஞ்சு வலிக்கு சிறந்த மருந்து பருத்திப்பால்.

உணவுகளை சாப்பிட ஆரம்பிச்சிருக்கோம்னு அந்த செகண்ட்ல புரிஞ்சுது.

உடனே இதுதான் நம்ம துறைனு முடிவு செய்தேன். சிவகாசில மாறன் ஜி என்கிறவர் சிறுதானிய சமையல் பயிற்சி அளிப்பதை கேள்விப்பட்டு அவர்கிட்ட நேர்ல போய் கத்துக்கிட்டேன்.

முதல் போட கைல சுத்தமா பணமில்லை. ஆனாலும் நம்பிக் கையோட அடையார்ல தள்ளுவண்டிக் கடை ஆரம்பிச்சேன்..." என்று சொல்லும் மகேஷ்வரன், நல்ல உணவுக்கு விளம்பரம் தேவையில்லை என்பதை, தான் அனுபவபூர்வமாக இக்காலத்தில் உணர்ந்ததாக சொல்கிறார்.

"மக்கள் தேடித் தேடி வந்து சாப்பிட்டாங்க. நம்பிக்கையோடு அடையாறு காந்திநகர்ல ரெஸ்டாரன்ட் திறந்தேன். நல்லா போயிட்டு இருக்கு. பெரும்பாலும் நாங்க இயற்கை வேளாண்மைல விளைஞ்ச தானியங்கள், அரிசிகளைத்தான் பயன்படுத்தறோம்.

எங்ககிட்ட தோசைல ஏகப்பட்ட வெரைட்டிகள் உண்டு. ஆனாலும் கீரை தோசைக்குதான் வரவேற்பு அதிகம். இதுல பொன் னாங்கண்ணி, முள் முருங்கை, முடக்கத்தான் கீரை தோசைகளை விரும்பிச் சாப்பிடறாங்க... வீட்டு விசேஷங்களுக்கு ஆர்டரும் எடுக்கறோம்..." உற்சாகமாகச் சொல்கிறார் மகேஷ்வரன்.

சாப்பாடு, டிபன் தவிர சிறுதானியங்களில் செய்யப்பட்ட ஸ்நாக் ஸும் இங்கே கிடைக்கின்றன. சேலம் தட்டு வடை, தினை முறுக்கு, ராகி லட்டு... என நீளும் பட்டியல் சப்புக்கொட்ட வைக்கின்றன!

திலீபன் புகழ்

விருதுநகர்

ராஜமணி ஹோட்டலின் ஸ்ரீ மகாலிங்க விலாஸ்

விருதுநகர் வியாபாரிக்கு சின்னக் கண்ணு - நீயும் வித்துப்போட்டுப் பணத்தை எண்ணு செல்லக்கண்ணு!
- என்று மருதகாசி எழுதுவதற்கு முன்பிருந்தே உணவுக்கும் அது சார்ந்த பொருட்களுக்கும் பெயர் போன ஊர்தான் விருதுநகர். விருதுநகரின் பழைய பெயர் விருதுப்பட்டி. அந்தக் காலத்திலேயே உணவுப் பொருட்களின் வியாபாரமும், மலைத்தோட்ட விளைபொருட்கள் வணிகமும் பெரிய அளவில் இங்கு நடைபெற்றுள்ளன.

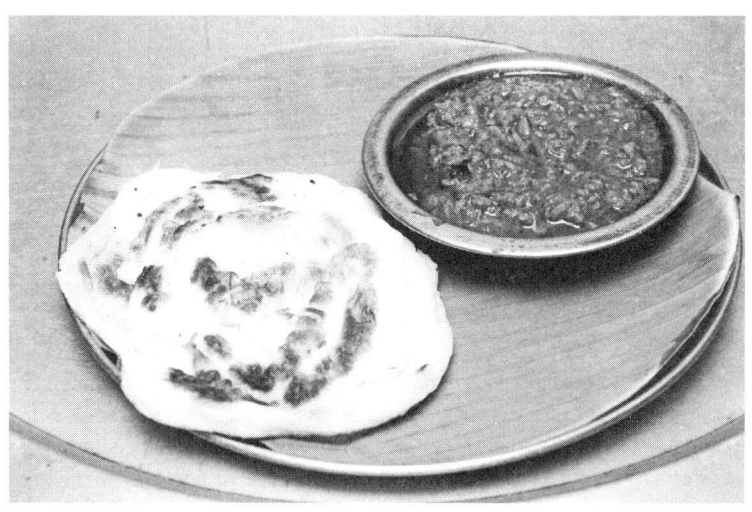

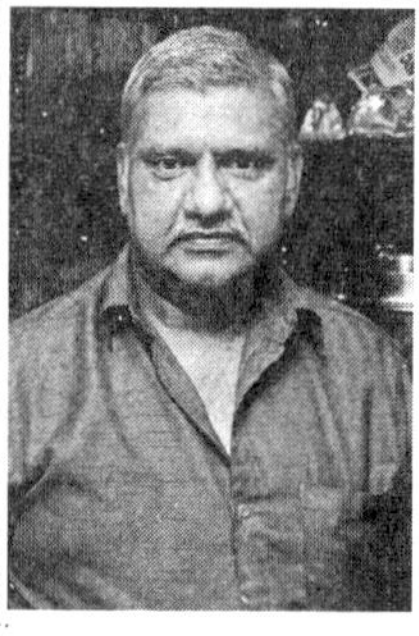

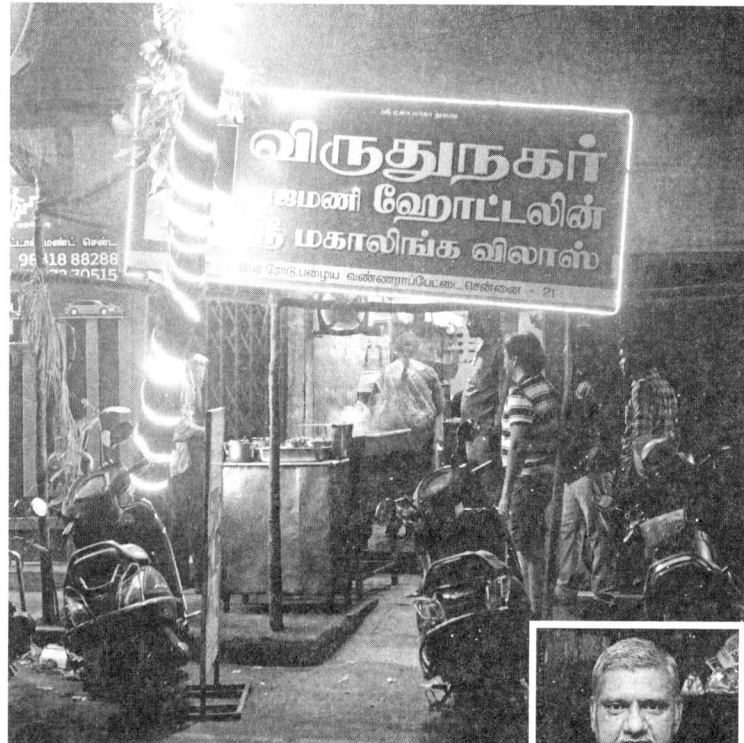

உயர்ரக கருங்கண்ணிப் பருத்தி பல ஆ
ஆலைகளுக்கு இங்கிருந்து ஏற்றுமதியாகி இருக்கி
இப்போதும் ஏற்றுமதியாகிறது. நல்லெண்ணெ
மிளகாய் வற்றல் முதலியனவும் இங்கிருந்து தெ
வெளியிடங்களுக்கு அனுப்பப்படுவதால், இ
வண்டி நிலையத்தில் மிக நீளமான நடைமேடையும், சரக்கு ஏற்ற வசதியாக தனி இடத்துடன் கூடிய பகுதியும் ஆங்கிலேயர் காலத்திலேயே அமைக்கப்பட்டன.

பெருந்தலைவர் காமராஜர் பிறந்த ஊர் என்பதையும் தாண்டி மிக முக்கிய வியாபார நகரம். இவற்றை எல்லாம் விட உணவுப் பிரியர்களின் எண்ணெய் பரோட்டா என்னும் உணவுக்கு இந்த ஊர் சிறப்பு பெற்றது. அப்படிப்பட்ட பெருமை வாய்ந்த விருதுநகர் மெயின் பஜாரில் 50 வருடங்களுக்கும் மேலாக உள்ளது பாரம்பரியமான ராஜமணி ஹோட்டல். அதன் கிளை வடசென்னை வண்ணாரப்பேட்டையில் பல வருடங்களாக சென்னைக்காரர்களை வசப்படுத்தி இயங்கி வருகிறது.

கொத்துக்கறி பிரட்டல்

வெள்ளாட்டுக் கறி – 500 கிராம்
மிளகாய்த் தூள் – 2 தேக்கரண்டி
மஞ்சள் தூள் – 1 தேக்கரண்டி
உப்பு – தேவையான அளவு
கடலை எண்ணெய் – 1/4 கப்
சோம்பு – 2 தேக்கரண்டி
சின்ன வெங்காயம் – 200 கிராம்
பச்சை மிளகாய் – 3
இஞ்சி பூண்டு விழுது – 2 தேக்கரண்டி
மிளகாய்த் தூள் – 1 தேக்கரண்டி
மல்லித் தூள் – 1 தேக்கரண்டி
கரம் மசாலா தூள் – 1 டீஸ்பூன்
மிளகுத் தூள் – 2 சிட்டிகை
கறிவேப்பிலை, கொத்தமல்லி – சிறிதளவு

பக்குவம்: எலும்பு இல்லாத ஆட்டுக்கறி துண்டுகளை கொத்தி எடுத்து உப்பு, மிளகாய்த் தூள், மஞ்சள் தூள் சேர்ந்த தண்ணீரில் நன்றாக வேக வைக்கவும். குறைவான நீரில் ஒரு கடாயில் எண்ணெய் ஊற்றி சீரகம், வெங்காயம், மிளகாய், கறிவேப்பிலை சேர்த்து நன்றாகக் கலக்கி இஞ்சி பூண்டு விழுது சேர்த்து வதக்கவும்.

இத்துடன் வேகவைத்த ஆட்டுக்கறியில் மிளகாய்த் தூள், மல்லித் தூள் மற்றும் கரம் மசாலா தூள் சேர்த்து நன்றாகக் கலக்கவும். கறியில் உள்ள தண்ணீர் நன்கு சுண்டும் வரை குறைவான வெப்பத்தில் வைக்கவும். பிறகு சிறிது மிளகுத் தூள் சேர்க்கவும். கரண்டியால் நன்கு கொத்தி பின்னர் கொத்தமல்லி இலையைத் தூவி பரிமாறவும்.

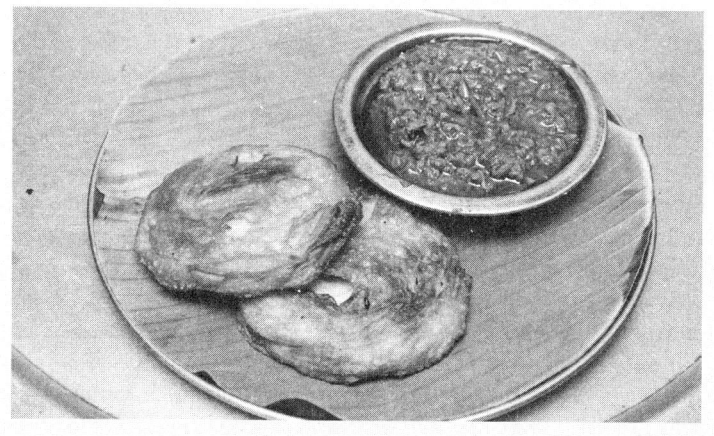

 லன்ச் மேப்

எல்லா ஊர்களிலும் தோசைக்கல்லில் பரோட்டா செய்கையில் இங்கு எண்ணெயில் 'குளித்த' பரோட்டாவை செய்ய ஆரம்பித்தார்கள். வணிக நகரம் என்பதால் வெளியூர்க்காரர்கள் விரும்பிச் சாப்பிட்டனர். சற்று குழியான சட்டி போன்ற கல். அதில் பாதி பரோட்டா மூழ்கும் அளவு நல்லெண்ணெயை ஊற்றி பரோட்டாவை நன்றாகப் பொரித்து எடுக்கின்றனர்.

விருதுநகர் குழி ஆம்லெட், முட்டை வழியல், பொடிமாஸ்... என முட்டை சார்ந்த செய்முறை மட்டுமே நூறுக்கும் மேல் இங்குள்ளன. அத்தனையும் ஒவ்வொரு சுவை. ராஜமணி ஹோட்டலைப் பொறுத்தவரை எண்ணெய் பரோட்டாவும், கொத்து பரோட்டாவும் மிகவும் பிரபலம். பரோட்டாவை விரும்பாதவர்கள் கூட இங்கு கிடைக்கும் சிக்கன் கொத்து பரோட்டாவை நிச்சயம் ரசித்துச் சாப்பிடுவார்கள். கூடவே இட்லி மட்டன் கொத்துக்கறியை காம்போவாக சுவைத்தால் நிச்சயம் திருப்தியாக இருக்கும்.

"1962ல் எங்க அப்பா ராஜமணி விருதுநகர் மெயின் பஜாரில் இந்த ஹோட்டலை ஆரம்பிச்சார். இப்பவும் அங்க கடை இருக்கு. தம்பிங்க பார்த்துக்கறாங்க. அப்பாவோட செய்முறை வித்யாசமா இருக்கும். மிளகாய், மல்லி, சீரகம், மிளகு, எல்லாத்தையும் நல்லா வாசம் வர வறுத்து உரலில் போட்டு இடிப்பார். மெஷின்ல இடிச்சா பொடியா ஆகிடும். வறுக்கும் போதே கைல எடுத்து நசுக்குனா மாவா மாறும்.

அதுதான் வறுக்கற பதம். எல்லா நாளும் இதே முறைலதான் சமையல் பொருட்கள் தயாராகும். அதேபோல ஒவ்வொரு நாளும் குப்பைத்தொட்டியை கிளறிப்பார்ப்பாரு. காய்கறி பொரியலை அதிகமா மக்கள் எறிஞ்சிருந்தாங்கனா சமையல் மாஸ்டரைக் கூப்பிட்டு சொல்லுவார். இல்லைனா அடுத்த நாள் அவரே இறங்கி சமைச்சிடுவாரு.

அதேபோல கல்லாப்பெட்டில உக்கார்ந்துட்டு யார் என்ன சாப்பிடறாங்கனு பார்ப்பார். அந்த பதார்த்தத்தை அதிகம் வைக்கச் சொல்லுவார். அவர்கிட்ட தொழில் கத்துக்கிட்டு இப்ப நான் அதே பக்குவத்துல செய்றேன்..." என்கிறார் மூர்த்தி.

காமராஜர் காலத்தில் நிறைய அரசியல் தலைவர்களும் சினிமா பிரபலங்களும் விருதுநகருக்கு வரும்போதெல்லாம் இந்த ஹோட்டலுக்கு வந்து சாப்பிட்டுவிட்டுச் செல்வார்களாம். இப்போதும் வடசென்னையில் உள்ள இவர்களது ஹோட்டலுக்கு இயக்குநர் வசந்தபாலன் உட்பட பலர் ரெகுலர் கஸ்டமர்ஸ். குறைவான காரம், நெஞ்சை உறுத்தாத உணவு செய்முறை, வதக்கிய வெங்காயத்தில் கொத்துக்கறி... என எல்லாமே புதிய சுவையில் மணக்கின்றன.

எண்ணெயில் பொரித்த பரோட்டா என்றுதான் பெயர். ஆனால், கையில் எண்ணெய் ஒட்டுவதே இல்லை! சாம்பார், இட்லி, தோசை, சிக்கன் சாப்ஸ் என அனைத்தும் விருதுநகர் ஸ்டைலில் வீட்டு செய்முறையில் கமகமக்கின்றன. "விருதுநகர் வியாபாரிங்க பலர் வடசென்னைல இருக்காங்க. அதனால முதல் தரமான பொருட்கள் குறைந்த விலைக்கு கிடைக்குது. இதனாலதான் குறைந்த விலைக்கு உணவையும் கொடுக்க முடியுது..." என புன்னகைக்கிறார் மூர்த்தி. காலை, இரவு என இரு வேளைகளில் மட்டுமே இந்த ஹோட்டல் இயங்குகிறது. இரவு 9:30க்கு கடையை மூடிவிடுகிறார்கள். மூர்த்தியின்

கரண்டி முட்டை

முட்டை வெங்காயம் பச்சை மிளகாய் மிளகுத்தூள் உப்பு கொத்தமல்லி முதலில் ஒரு பாத்திரத்தில் முட்டையை உடைத்து ஊற்றி அதில் உப்பு சேர்க்கவும். பின்பு, ஒரு குழிக் கரண்டியில் – இரும்புக் கரண்டியாக இருந்தால் சுவையாக இருக்கும் – சிறிதளவு நல்லெண்ணெய் ஊற்றி, பொடியாக நறுக்கிய சின்ன வெங்காயம், கொத்தமல்லி, பச்சை மிளகாய் ஆகியவற்றைச் சேர்த்து லேசாக வதக்கவும்.

அதன் பின்பு மிளகுத்தூள் தூவி, கலக்கி வைத்திருக்கும் முட்டையை ஊற்றவும். பின்னர் இதை திருப்பிப் போட்டு எடுக்கவும். நல்லெண்ணெய் அதிகம் ஊற்றினால் நன்கு உப்பலாக இருக்கும். இதுவும் தனித்த சுவையுடன் மணக்கும். முதல் தரமான மிளகும் சின்ன வெங்காயமும்தான் கரண்டி முட்டையின் சுவையை முடிவு செய்யும்!

இரண்டு மகன்களும் தோசைக்கல்லில் நிற்கின்றனர். துணைவி ஜான்சிராணி சாம்பார், ரசம் உட்பட அனைத்து வகைகளையும் தயார் செய்கிறார். பரிமாறுவதும் கல்லாவில் பணம் வாங்குவதும் மூர்த்தியின் பணி. வெளியாட்கள் யாரையும் பணிக்கு இவர்கள் அமர்த்தவில்லை. குடும்பத்துடன் சேர்ந்து விருந்தினர்களை உபசரிப்பது போலவேவரவேற்று பரிமாறுகின்றனர்!

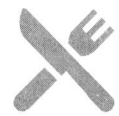

Food itself a religion!
உண்டு செழிப்போம்!
உணவால் இணைவோம்!

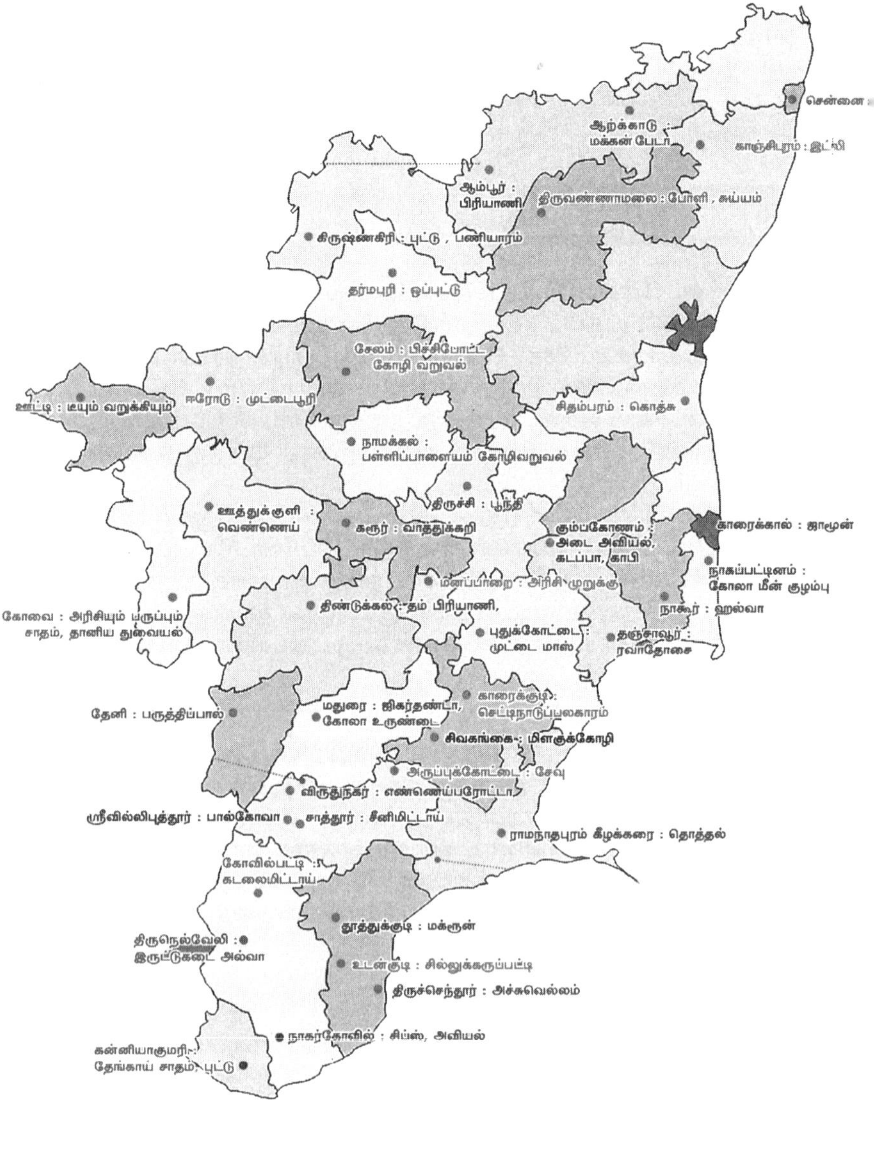

சென்னை :
ஆற்க்காடு :
மக்கன் பேடா
காஞ்சிபுரம் : இட்லி
ஆம்பூர் :
பிரியாணி
திருவண்ணாமலை : போளி , சுய்யம்
கிருஷ்ணகிரி : புட்டு , பணியாரம்
தர்மபுரி : ஒப்புட்டு
சேலம் : பிச்சிபோட்ட
கோழி வறுவல்
ஊட்டி : டீயும் வறுக்கியும்
ஈரோடு : முட்டைபூரி
சிதம்பரம் : கொத்சு
நாமக்கல் :
பள்ளிப்பாளையம் கோழிவறுவல்
திருச்சி : பூந்தி
ஊத்துக்குளி :
வெண்ணெய்
கரூர் : வாத்துக்கறி
கும்பகோணம் :
அடை அவியல்,
கடப்பா, காபி
காரைக்கால் : ஜாமூன்
நாகப்பட்டினம் :
கோலா மீன் குழம்பு
மணப்பாறை : அரிசி முறுக்கு
நாகூர் : ஹல்வா
கோவை : அரிசியும் பருப்பும்
சாதம், தானிய துவையல்
திண்டுக்கல் : தம் பிரியாணி,
புதுக்கோட்டை :
முட்டை மாஸ்
தஞ்சாவூர் :
ரவாதோசை
தேனி : பருத்திப்பால்
மதுரை : ஜிகர்தண்டா,
கோலா உருண்டை
காரைக்குடி :
செட்டிநாட்டுப்பலகாரம்
சிவகங்கை : மிளகுக்கோழி
அருப்புக்கோட்டை : சேவு
விருதுநகர் : எண்ணெய்பரோட்டா
ஸ்ரீவில்லிபுத்தூர் : பால்கோவா
சாத்தூர் : சீனிமிட்டாய்
ராமநாதபுரம் கீழக்கரை : தொத்தல்
கோவில்பட்டி :
கடலைமிட்டாய்
தூத்துக்குடி : மக்ரூன்
திருநெல்வேலி :
இருட்டுகடை அல்வா
உடன்குடி : சில்லுக்கருப்பட்டி
திருச்செந்தூர் : அச்சுவெல்லம்
நாகர்கோவில் : சிப்ஸ், அவியல்
கன்னியாகுமரி :
தேங்காய் சாதம், புட்டு